江苏省基本药物增补药物
临床应用指南

（化学药品和生物制品）

东南大学出版社
·南　京·

图书在版编目(CIP)数据

江苏省基本药物增补药物临床应用指南/《江苏省基本药物增补药物临床应用指南》编写组. 一南京:东南大学出版社,2014.1

ISBN 978 - 7 - 5641 - 4680 - 1

Ⅰ.①江…　Ⅱ.①江…　Ⅲ.①临床药学－指南　Ⅳ.①R97 - 62

中国版本图书馆 CIP 数据核字(2013)第 291278 号

东南大学出版社出版发行

(南京四牌楼 2 号　邮编 210096)

出版人:江建中

江苏省新华书店经销　印刷 南京工大印务有限公司

开本:850mm×1168mm　1/32　印张:19　字数:516 千字

2014 年 1 月第 1 版　2014 年 1 月第 1 次印刷

ISBN 978 - 7 - 5641 - 4680 - 1

印数:1～3000 册　定价:60.00 元

本社图书若有印装质量问题,请直接与营销部联系。电话(传真):025 - 83791830

《江苏省基本药物增补药物临床应用指南》
编辑委员会

一、编辑委员会委员名单

主 任 委 员 王咏红

副主任委员 周政兴 陈亦江

委　　　员 （以姓氏笔画为序）

卜　秋　　卢晓玲　　朱　珉　　孙玉东　　孙宁生
沈志洪　　沈敏华　　张金宏　　张悦忠　　陈宋义
陈　玮　　邵　教　　周卫兵　　周　炜　　赵国祥
赵淮跃　　胡建伟　　姜　仑　　秦锡虎　　戚兴锋
彭宇竹　　葛永良　　管　皎

二、编委会办公室人员名单

主　　　任 赵淮跃

副　主　任 俞荣华

成　　　员 王　玥　张宜启

三、编审人员名单

审 稿 专 家 殷凯生

编 写 专 家 （以姓氏笔画为序）

王　刚　　尹　玥　　卢新政　　吉宁飞　　朱玉静
乔　迪　　仲恒高　　刘　军　　刘　虎　　刘鸿飞
许家仁　　李　爽　　何　畏　　张保国　　张继生
张缪佳　　陈仁杰　　陈　彦　　范志宁　　周东辉
周　璘　　宣　枫　　袁永贵　　徐健峰　　殷凯生
殷稚飞　　符晓苏　　鲁　严　　鲁　翔　　游　娜

前　言

新医改实施以来,我省以建立国家基本药物制度为抓手,破除"以药补医"机制,同步推进基层医疗卫生机构综合改革,初步构建了维护公益性、调动积极性、保障可持续的基层运行新机制,基本医疗卫生服务的公平性、可及性得到了显著提升。到 2011 年 6 月底,全省所有政府办基层医疗卫生机构全部实施基本药物制度,配备使用并零差率销售基本药物,提前实现了制度全覆盖。政府办基层医疗卫生机构使用的基本药物实行以省为单位的网上集中采购、统一配送,其他各类医疗机构也将基本药物作为首选并达到一定的使用比例。

2009 年 10 月,我省出台了《江苏省基层医疗卫生机构增补药物目录(2009 版基层部分)》,列入省增补药物目录的药品执行国家基本药物制度各项政策。2011 年 6 月,在对各地基本药物使用情况充分调研论证的基础上,我们对省增补药物目录进行了调整,并对药品的名称、剂型进行了规范,形成了 2011 版省增补药物目录,共有药品 281 种,其中化学药 172 种、中成药 109 种,更好地满足了基层临床用药的需要。

为指导、帮助医务人员科学诊疗、合理用药,我们组织有关临床专家编写了《江苏省基本药物增补药物临床应用指南》(以下简称《应用指南》),作为合理用药的指导性文件。该书突出了保基本、强基层的理念,力求内容简洁、通俗易懂、方便使用,更好地指导和规范医务工作者,特别是基层医务工作者合理用药。《应用指南》按照疾病类别分章节编写,所列有关跨学科的疾病,按照疾病涉及的主要学科进行编排,内容包括概述、诊断要点、药物治疗和注意事项等,共覆盖了 19 大类疾病 228 个病种。本书编写中注重与临床常见病、多发病、慢性病防治的衔接,同时结合实际,有针对性地增加了适用于老年、孕妇、儿童的科学诊疗、合理用药的内容。

本书作为实施国家基本药物制度的重要技术指南,能够帮助医务人员树立科学的诊疗用药观念,有效地为患者服务。学习使用《应用指南》,加强宣传和培训,有利于进一步巩固完善基本药物制度和基层运行新机制,指导临床科学诊疗、合理用药,规范处方行为,有利于增强全社会对基本药物的信任,转变不良用药习惯,也有利于建立健全基本药物采购机制,实现招采合一,量价挂钩,全程监管。

《应用指南》从临床用药实际出发,对规范临床医生安全合理使用省增补药物具有指导作用。希望广大医务人员认真执行,不断实践,努力形成科学规范的用药观念。《应用指南》的编写凝聚了临床专家们的心血和汗水,我们对在编写过程中给予大力支持和帮助的有关单位和专家们表示衷心的感谢。

编委会办公室
2013 年 10 月

目　　录

目录

目
录

目录

第一章 急诊及危重症

第一节 猝死和心肺复苏

【概述】

医学上所说的"死亡"通常包括以下两个定义：

1. 临床死亡：即病人心搏和呼吸已经停止。应该称之为接近或表面上的死亡，临床死亡是可以防止和逆转的。

2. 生物学死亡：即病人由于缺氧而致的永久性脑死亡，这是最终而不可逆的。

"猝死"即指病人突然、意外的临床死亡，值得注意的是，它可以逆转，可由经过培训的任何人，在任何地方，抓住时机，仅用人们的双手、肺和人们的智慧便可使猝死逆转。即在"猝死"最终成为生物学死亡之前，正确而迅速地施行心肺复苏术，可给猝死者提供有可能接受进一步治疗的时间和机会。

心肺复苏术(简称 CPR):是指对早期心跳呼吸骤停的患者,通过采取人工循环、人工呼吸、电除颤等方法帮助其恢复自主心跳和呼吸。它包括三个环节:基本生命支持、高级生命支持、心脏骤停后的综合管理。

【诊断要点】

引起心搏呼吸骤停的原因很多,如冠心病,突然的意外事件(电击伤、溺水、自缢、严重创伤等),严重的酸中毒、高血钾、低血钾,各种原因引起的休克和中毒,手术及其他临床诊疗技术操作中的意外事件(心包或胸腔穿刺、小脑延髓池穿刺、心导管检查、心血管造影、脑血管造影、气管切开、气管插管等),麻醉(麻醉过深、病人对麻醉剂的过敏、迷走神经的刺激、气管支气管吸引等)。心脏骤然停搏后,能否急救成功,最重要的是及时迅速的判断心脏停搏。

猝死的临床判断可以根据以下三点:(1)意识丧失;(2)呼吸停止;(3)心跳停止或大动脉搏动消失。

【药物治疗】

1. 肾上腺素:是抢救心脏骤停的首选药,能提高冠状动脉和脑灌注压,并可以改变细室颤为粗室颤,增加复苏成功率。每 3~5 分钟静脉推注 1 mg,不推荐递增剂量和大剂量使用。在至少 2 分钟 CPR 和 1 次电除颤后开始使用。研究结果表明,血管加压素、去甲肾上腺素及去氧肾上腺素与肾上腺素相比在预后上无差异。

2. 胺碘酮:对于序贯应用 CPR -电除颤- CPR -肾上腺素治疗无效的室颤或无脉性室速患者应首选胺碘酮,初始量为 300 mg 快速静脉推注,随后电除颤 1 次,如仍未恢复,10~15 分钟后可再推注 150 mg,如需要可以重复 6~8 次。在首个 24 小时内使用维持剂量,先 1 mg/min 持续 6 小时,之后 0.5 mg/min 持续 18 小时。每日最大剂量不超过 2 g。

3. 利多卡因:如果没有胺碘酮,可以使用利多卡因。其显效快,时效短(一次静脉给药保持 15~20 分钟),对心肌和血压影响小。初始剂量为 1~1.5 mg/kg 静脉推注,如果室颤/无脉性室速持续,每 5~10 分钟可再给 0.5~0.75 mg/kg 静脉推注,直到最大量

3 mg/kg。也可静脉滴注 1～4 mg/min。

4. 阿托品:2010 年新指南不建议在治疗无脉性心电活动/心搏停止时常规性使用阿托品,并已将其从高级生命支持的心脏骤停流程中去掉。

5. 碳酸氢钠:大多数研究显示,心脏骤停时应用碳酸氢钠没有益处,甚至与不良预后有关。在心肺复苏的最初 15 分钟内主要发生呼吸性酸中毒,因此,仅用于代谢性酸中毒、高钾血症及长时间心肺复苏时(15 分钟以上)。用法:5％碳酸氢钠 40～60 ml 静脉滴注,最好根据动脉血气分析结果决定用量 。使用原则:晚用、少用、慢用。

6. 呼吸兴奋剂:对呼吸心脏骤停者无益,只有在自主呼吸恢复后,为提高呼吸中枢的兴奋性才考虑使用。

7. 镁剂:只用于低镁血症和尖端扭转型室性心动过速。生理盐水 100 ml＋25％硫酸镁 10 ml 静脉滴注。

【注意事项】

1. 基础生命支持

(1) 判断和呼救:判断意识、呼吸和颈动脉搏动,如无气流,立即给予 2 次人工呼吸。判断时间小于 10 秒。同时呼救。

(2) 人工呼吸:仰头举颌开通气道,立即给予人工呼吸。人工呼吸分为徒手和器械人工呼吸。徒手包括口对口、口对鼻、口对瘘管人工呼吸。器械科采用简易呼吸器辅助。每次给气量以观察患者胸廓起伏为准,每次为 1 秒。

(3) 胸外按压:胸骨中下段,按压次数不少于 100 次/分,深度大于5 cm,胸外按压与呼吸的比例为 30∶2。

(4) 电除颤:如存在心室颤动或无脉性室速,立即给予电除颤,单向波能量为 360 J,双向波能量为 150～200J。

(5) 基础生命支持的有效指标

① 自主呼吸及心跳恢复:可听到心音,触及大动脉搏动,心电图示窦性、房性(房颤、房扑)或交界性心律;

② 瞳孔变化:散大的瞳孔回缩变小,对光反射恢复;

③ 按压时可扪及大动脉搏动(颈动脉、股动脉);

④ 收缩压达 60 mmHg 左右;

⑤ 发绀的面色、口唇、指甲转为红润;

⑥ 脑功能好转:肌张力增高、自主呼吸、吞咽动作、昏迷变浅及开始挣扎。

(6) 基础生命支持的终止指标

① 复苏成功:自主呼吸及心跳已恢复良好,转入下一阶段治疗;

② 复苏失败:自主呼吸及心跳未恢复,脑干反射全部消失,心肺复苏 30 分钟以上,心电图成直线,医生判断已临床死亡。

2. 心脏骤停后的综合管理:是指自主循环和呼吸恢复后继续采取一系列措施,确保脑功能的恢复,同时继续维护其他器官的功能。

初期目的:① 使心肺功能及其他重要器官的血流灌注达到最佳状态;② 转送患者至可提供心脏骤停复苏后的综合治疗的重症监护病室中;③ 确定并治疗心脏骤停的诱因,并预防复发。

后续目的:① 亚低温治疗,将体温控制在可使患者存活及神经功能恢复的最佳状态;② 确定并治疗原发病;③ 妥善使用机械通气,尽量减少肺损伤;④ 降低多器官损伤的风险,支持器官功能;⑤ 客观地评估患者预后;⑥ 给予存活患者各种康复性服务。

(1) 气体交换的最优化:持续监测脉搏血氧饱和度,维持其在 94%～99%,确保输送足够的氧,也应避免氧中毒。当血氧饱和度为 100% 时,对应的氧分压可在 80～500 mmHg 之间,因此当血氧饱和度达到 100% 时,应适当调低吸入氧浓度,以免氧中毒。

(2) 心脏节律及血流动力学监测和管理:在自主循环恢复后,应连续心电监护直至患者病情稳定。如需要可以应用肾上腺素、多巴胺、去甲肾上腺素等血管活性药,并逐步调整剂量使收缩压 ≥ 90 mmHg,或平均动脉压 ≥ 65 mmHg。

(3) 亚低温治疗:亚低温治疗是唯一经过证实的能改善神经系统恢复的措施,在自助循环恢复后,对无反应的昏迷患者均可使用。推荐降温到 32～34℃ 并持续 12～24 小时。

(4) 血糖控制:应将血糖控制在 8～10 mmol/L 之间。

（5）病因治疗：当心脏骤停的病因为急性心梗时应立即行 PCI；当病因为酸中毒、高钾/低钾血症时应积极纠正电解质及酸碱平衡紊乱；当病因为低血容量及低氧血症时应纠正血容量和缺氧。当病因为中毒或药物过敏时，应给予解毒药或抗过敏治疗。

3. 药物治疗时，首先推荐血管用药。以前所用的心内注射和锁骨下注射因耽误心外按压，已经废弃不用。

4. 呼吸兴奋剂可用于呼吸停止或呼吸微弱患者。

5. 心肺复苏过程中应进行心电、血流动力学检测。

6. 复苏同时如有条件，尽快联系转入上级医院。

（吉宁飞　陈彦）

第二节　高血压急症

【概述】

高血压急症一般见于高血压病和一些继发性高血压，通常指高血压患者的血压因某些原因在短期内急骤升高，并伴有心、脑、肾等重要器官损害的一种严重危及生命的临床综合征。高血压急症包括许多临床类型，根据有无急性心、脑、肾和视网膜等靶器官的急性损害，可将高血压危象分为两类。

第一类是高血压患者发生急性靶器官相关疾病的高血压急症（emergency），需要立即降低血压（1 小时以内，但不必达到正常范围）的高血压危象，以预防和减少靶器官的损害，多采用静脉途径给药、快速降压。临床表现除血压高外，还可表现为高血压脑病、高血压危象、脑出血、急性左心衰合并肺水肿、妊娠高血压综合征与子痫、颅脑外伤、不稳定型心绞痛和急性心肌梗死、主动脉夹层、嗜铬细胞瘤危象和某些脑梗死等。此类情况临床并不少见（如表 1-2-1）。第二类是并无急性靶器官相关疾病的高血压急症，又称次急症或紧急高血压,此种允许于 24 小时内使血压降低,包括急进型或恶性高血压患者,以及严重的围手术期高血压。高血压次急症一般仅有轻度或无靶器官损害,但如未及时处理,可出现靶器官的进行性损害。若舒张压高于 140～150 mmHg 和(或)收缩压高于 220 mmHg,而无症状的高血压,亦应归为此类。

表 1-2-1　高血压急症

急进恶化性高血压伴视乳头水肿
脑血管疾病
高血压脑病
动脉血栓性脑梗死伴重度高血压
颅内出血
蛛网膜下腔出血
头部创伤
心脏疾病
　急性主动脉夹层
　急性左心衰竭
　急性或即将发生的心肌梗死
　冠状动脉搭桥术后
肾脏疾病
　急性肾小球肾炎
　肾血管性高血压
　胶原血管疾病所致肾脏危象
　肾移植后重度高血压
血液循环中儿茶酚胺浓度过高
　嗜铬细胞瘤危象
　食物或药物与单胺氧化酶抑制剂的相互作用
　服用拟交感神经药物(可卡因)
　突然停用降压药物后的反弹性高血压
　脊髓损伤后自主反射亢进
子痫
外科情况
　需即刻手术的重度高血压
　术后高血压
　术后血管缝线处出血
重度烧伤
重度鼻衄
血栓性血小板减少性紫癜

一、高血压脑病

【概述】

高血压脑病是在原发性高血压或某些继发性高血压患者病程中,血压极度升高,使脑循环发生急剧障碍,导致颅内压升高和脑水肿,临床上出现以脑组织受损为主要特点的一系列精神和神经系统功能障碍的表现。既可发生在原发性高血压的基础上,也可发生于肾实质疾病、肾血管性高血压、肾移植后、嗜铬细胞瘤、子痫等继发性高血压的基础上。任何可引起血压突然或极度升高的原因都可在疾病的基础上诱发高血压脑病,多在体力劳动或精神紧张、用脑过度时发病。肾功能损害也是常见的诱因。

【诊断要点】

高血压脑病具有特殊的临床表现,一般诊断不困难。当具备以下条件时,应考虑是高血压脑病。

1. 高血压患者突然出现血压迅速的升高。其中,以舒张压大于 120 mmHg 为其重要的特征。

2. 临床上出现脑水肿和颅内压增高的神经精神系统的异常表现。一般在血压显著升高后 12～48 小时内发生突然剧烈头痛,常伴有呕吐、视力障碍、抽搐和意识障碍。

3. 患者经紧急降压治疗后,症状和体征随着血压下降,一般在数小时内明显减轻或消失,不遗留任何的脑损害后遗症。

二、急进恶化性高血压

【概述】

急进恶化性高血压是介于缓进型高血压和高血压危象之间的一种特殊高血压临床类型,可由缓进型突然转变而来,也可起病即表现为急进型。其临床表现主要为血压持续在 200/130 mmHg 以上,并伴有重度视网膜病变——视乳头水肿(KW 4 级)和(或)眼底出血和渗出(KW 3 级)及肾功能障碍的一类高血压。

急进恶化性高血压又可分为急进型高血压和恶性高血压。急进型高血压是指血压显著升高,DBP 多在 130 mmHg以上,KW Ⅲ级眼底病变[火焰形出血和(或)棉絮状渗出而无视神经乳头水肿]及快速血管损害,出现纤维样坏死。恶性高血压是指 DBP 持续>130 mmHg,并有视网膜病变,眼底镜检查示 KW Ⅳ级(有视神经乳头水肿),以及出现非常快的血管损害和急性肾功能衰竭。

【诊断要点】

诊断急进恶化性高血压,除详细询问病史及体格检查外,还应完善各项检查以评价患者靶器官损伤情况,然后根据详细的临床资料做出诊断。

诊断条件:急进型恶性高血压诊断条件需具备:

(1)多数患者具有原发性高血压或继发性高血压病史。

(2)血压显著地增高,常以舒张压增高更明显,多在 130 mmHg以上。

(3)患者眼底检查可见视网膜有渗出、出血或视神经乳头水肿。

患者不同程度的心、脑、肾功能障碍的症状、体征和实验室检查的异常表现。

【药物治疗】

1. 硝普钠:硝普钠是强有力的血管扩张剂,能直接松弛血管平滑肌,既能扩张动脉又能扩张静脉,故能降低心脏前后负荷和改善左心室功能,不引起心率增快和心排血量增加,特点是起效快、作用强、持续时间短,是公认的最有效降压药物之一。静脉注射数秒钟内起效,作用持续仅 1~2 分钟,血浆半衰期 3~4 分钟,停止注射后血压在 1~10 分钟内迅速回到治疗前水平。本品见光很快分解,滴注时必须用黑纸遮光,否则影响疗效。在严密血流动力学监测下避光静脉滴注,开始剂量为 25 μg/min,因为对硝普钠的反应个体间有很大差异,所以在滴注过程中,尤其是开始点滴时宜每 5~10 分钟测血压 1 次,以调整最佳剂量,视血压和病情可逐渐增至 200~300 μg/min,在临床要求的时间内将血压降至 160~180 mmHg/100~110 mmHg 为宜。持续静脉滴注一般不宜超过 3 日,以免发生硫氰酸钠中毒,中毒症状主要为精神错乱;使用时须临时配制新鲜药液,滴注超过 6 小时重新配制。因其中间代谢产物氰化物需转化为硫氰酸盐从肾脏排泄,故有严重肝、肾疾病及心力衰竭患者应慎用该药。

2. 硝酸甘油:静脉应用的硝酸甘油作用迅速,作用消失亦快。硝酸甘油是强的静脉扩张剂,通过降低心脏前负荷和心排血量而降低血压,剂量较大时扩张动脉血管,使用硝普钠有禁忌证者可选用此药。对高血压合并心绞痛患者更为适用。开始剂量 5～10 μg/min,逐渐增加剂量,每 5～10 分钟增加 5～10 μg/min,停药数分钟作用即消失。在脑和肾脏灌注存在损害时,静脉使用硝酸甘油可能有害。过大或滴注速度过快时,易引起头昏、头痛、心动过速和呕吐等反应。

3. 乌拉地尔:乌拉地尔属于尿嘧啶类的选择性 α₁ 受体阻滞剂,具有外周和中枢双重降压作用。外周作用为阻滞突触后 α₁ 受体,扩张血管,降低外周阻力而使血压下降;中枢作用则通过激动中枢 5 - HTlA 受体,中枢作用主要为调节心血管中枢活性,同时防止反射性交感神经兴奋改变,对心率无明显影响,降压平稳,效果显著。此外,该药还能减轻心脏负荷,降低心肌耗氧量。还有轻度增加肾血流量的作用,不增加肾素活性,故对肾功能无不良影响,对肝功能也无损害。可用于高血压危象的治疗,尤其并发急性心力衰竭。可将乌拉地尔注射液 12.5～25 mg 稀释于 10 ml 生理盐水中,静脉缓慢推注,5 分钟后若效果不理想,可重复注射。继而以 125 mg 加入 250 ml 液体中静脉滴注,初始速度 2 mg/min,维持速度 9 mg/h,用药时间一般不超过 7 日。

4. 拉贝洛尔:拉贝洛尔同时阻断 α 和 β 肾上腺素受体。其 β 受体阻滞作用无选择性,能同时阻断 β₁ 和 β₂ 受体,静脉注射时其自身 α 与 β 受体阻滞作用强度为 1∶6。由于本药对 α 和 β 受体均有抑制作用,用于治疗高血压急症时可使周围血管阻力降低,血压下降,而无血管扩张剂及非选择性 α 受体阻滞剂降压后引起的反射性心动过速作用,故其适用于高血压伴有肺水肿、心绞痛和心肌梗死患者,对慢性肾功能不全者无不良影响,在血压下降的同时亦不减少脑血流量。多数在肝脏代谢,代谢产物无活性。静脉注射 2～5 分钟起效,

第一章 急诊及危重症

5～15 分钟达高峰,持续大约 2～4 小时。用法:首次静脉推注
20 mg,接着每次予 20～80 mg 静脉推注,或者从 2 mg/min 开始静
脉维持;最大累积剂量 24 小时内达 300 mg,达到目标血压后改口
服。有心力衰竭、哮喘、心动过缓、窦房传导阻滞时应禁用本药。主
要不良反应是尿潴留和麻痹性肠梗阻,并能导致直立性低血压。

5. 酚妥拉明:该药为非选择性 α 受体阻滞剂,常用于儿茶酚胺
诱导的高血压危象的治疗,如嗜铬细胞瘤、单胺氧化酶抑制剂所致
者,以及骤然停用可乐定或氯压胍后的血压反跳等。静脉推注后即
刻起效,可以持续 15 分钟,可以连续静脉输注。用法:每次 1～5 mg
静脉推注;待血压下降后,改用 10～20 mg 酚妥拉明加入 5%葡萄糖
液 250 ml 内,0.1～1 mg/min,血压达标后改为口服的 α-肾上腺素
能阻滞剂。酚妥拉明可以引起快速心律失常和导致心绞痛,对伴有
冠心病和心率较快者慎用。

6. 卡托普利和依那普利:卡托普利、依那普利是国内最常用的
血管紧张素转换酶抑制剂(ACEI)。卡托普利口服吸收迅速,舌下含
服 25～50 mg,15 分钟起效,30～60 分钟降压作用明显,持续 3 小时
左右,继续服用降压作用可增强,每日 2～3 次。依那普利较卡托普
利起效慢,1～2 小时发挥降压作用,4 小时达血药高峰浓度,半衰期
11 小时,但维持时间较长,作用也较强。一般剂量为每次 5～
10 mg,每日 2 次。两者的不良反应均较少而轻,但对患有双侧肾动
脉狭窄和严重肾功能不全者禁用,妊娠期和哺乳期妇女慎用。依那
普利作为静脉的血管紧张素转换酶抑制剂在临床得到越来越多的
应用。依那普利 15 分钟内起效,作用持续 12～24 小时,降压效果与
血浆肾素和血管紧张素Ⅱ浓度有相关性。用法:每次 1.25 mg,5 分
钟内静脉注射,每 6 小时 1 次;每 12～24 小时增加 1.25 mg/次,最大
每 6 小时为 5 mg。未发现严重副作用和有症状的低血压,孕妇禁用。

7. 可乐定:中枢 α 受体拮抗剂,开始服用 0.2 mg,以后每小时
加服 0.1 mg,直至总量 0.8 mg,0.5～2 小时起效,维持 6～8 小时,
能安全有效地降低非常高的血压,主要不良反应是精神抑郁作用和
停药后血压易反跳。

8. 艾司洛尔:艾司洛尔是心脏选择性的短效 β_1 受体阻滞剂,艾司洛尔经红细胞水解,不依赖于肝肾功能。60 秒内起效,作用持续 10~20 分钟。艾司洛尔特别适用于某些室上性心律失常、高血压危象和术后高血压。即便存在相对禁忌,艾司洛尔静脉注射用于急性心肌梗死一般是安全的。用法:首剂负荷量 500 $\mu g/(kg \cdot min)$ 静脉注射,接着 25~50 $\mu g/(kg \cdot min)$ 静脉注射,可以每 10~20 分钟增加 25 $\mu g/(kg \cdot min)$,直到血压满意控制,最大 300 $\mu g/(kg \cdot min)$。

9. 尼卡地平和其他钙离子拮抗剂(CCB):持续静脉内应用各种二氢吡啶类 CCB 都可产生稳定的持续降压作用,而对心率影响较小,心输出量可轻度增加。尼卡地平是二氢吡啶类 CCB,静脉用尼卡地平起效在 5~15 分钟之间,作用持续 4~6 小时。研究显示,静脉尼卡地平与硝普钠一样有效,但尼卡地平能够减轻心脏和脑缺血。用法:5 mg/h;根据效果每 5 分钟增加 2.5 mg/h,直至血压满意控制,最大 15 mg/h。其他静脉用的 CCB 包括维拉帕米也有效。尼莫地平对脑血管有高度选择性,可用来缓解伴蛛网膜下腔出血的血管痉挛。

10. 呋塞米:为速效强力利尿剂,其作用肾小管髓襻,抑制对钠离子和水的重吸收,甚至在肾小球滤过明显障碍时,使用该药也能增加钠和水的排泄。临床上用本品 10~20 mg 加入 25% 葡萄糖液 20~40 ml 内稀释后缓慢静脉注射。速尿可迅速降低心脏的前负荷,改善心衰症状,减轻肺水肿和脑水肿。最适合应用于有心、肾功能不全和高血压脑病的病人,并能与其他降压药物合用。由于本品能增强降压药物的作用,因此,当同时应用本品时,降压药物剂量应予减少。常见不良反应是低血钾,有时可产生直立性低血压和高尿酸血症。

【注意事项】

1. **降压的目标及速度:**急剧升高的血压是导致高血压急症的最直接原因,只有使血压在一定时间内下降,才有可能缓解高血压急症。高血压急症治疗的第一步是在数分钟至 2 小时内(一般主张在 1 小时内),多数采用非肠道给药,但平均动脉压下降不要超过

25％。然后第二步在 2～6 小时内使血压逐渐达到 160/100 mmHg。至于高血压次急症,去除诱因后,观察 15～30 分钟,如血压仍＞180/120 mmHg,则可选用发挥作用较快的口服降压药。降压速度宜比较慢,在数小时至 48 小时内血压控制在安全范围内。一般认为安全的水平在 160～180 mmHg/100～110 mmHg范围内。

2. 要密切注意血压下降的速度和幅度:临床上一旦确诊为高血压危象,须行紧急处理,迅速降低血压和保护靶器官的功能。但不适当降压治疗同样能损害病人靶器官的功能,造成预后不良。必须明确降压对机体的影响。

3. 个体化原则:降压治疗方案的制定除考虑病因外,还应根据高血压的病程、病前水平、升高的速度和靶器官受损的程度、年龄及其他临床情况,按个体化的原则制定。① 如患者为 60 岁以上,有冠心病、脑血管病或肾功能不全者,更应避免急剧降压。② 开始时降压药的剂量宜小,要密切观察患者血压对降压药的反应,有无神经系统症状、少尿等现象;然后逐渐增加剂量,确定个体化的最佳剂量。③ 鉴于 DBP 130～140 mmHg 以上对患者有即刻生命危险,均应采用静脉降压药,但剂量的调整必须遵循个体化的原则。不同类型的高血压危象血压下降的指标亦有差异,见表 1-2-2。

表 1-2-2　不同类型高血压危象的降压治疗

疾病类型	治疗药物	降压标准
高血压脑病	尼卡地平、尼群地平、依那普利、拉贝洛尔	降至正常或舒张压降至 110～120 mmHg
脑出血	拉贝洛尔、卡托普利、尼卡地平、尼群地平	血压＞200/110 mmHg者以降低 20％～30％为宜
蛛网膜下腔出血	依那普利、尼卡地平、尼群地平、拉贝洛尔	收缩压维持在 144～159 mmHg
急性左心室衰竭	硝普钠、依那普利、可乐定、硝酸甘油	降至正常水平
急性冠状动脉功能不全	依那普利、可乐定、硝酸甘油	降至正常水平

疾 病 类 型	治 疗 药 物	降 压 标 准
急进型恶性高血压	卡托普利、尼卡地平、肼屈嗪	血压逐渐降至 160/100 mmHg 以下
可乐定停药综合征	酚妥拉明、拉贝洛尔	降至正常水平
嗜铬细胞瘤	酚妥拉明、拉贝洛尔	降至正常水平
急性主动脉夹层	拉贝洛尔、β受体阻滞剂	收缩压降至 110～120 mmHg
头颅外伤	拉贝洛尔、硝普钠	降至正常水平
术后高血压	拉贝洛尔、硝普钠	降至正常水平
严重烧伤	拉贝洛尔、硝普钠	降至正常水平

4. 静脉用药与口服降压药的配合:静脉用药者 1～2 日内宜加用口服降压药,以便能在短期内停止静脉给药。患者血压稳定后,也应坚持长期抗高血压治疗。

5. 降压药物的选择:选择降压药时应考虑:① 静脉滴注还是口服;② 药物的降压速度、要达到的目标血压、起效、作用最强和维持时间;③ 药理学作用;④ 对心排出量(CO)、外周血管阻力(SVR)和大脑、心肌及肾血流量(RBF)的血流动力学效应;⑤ 不良反应。一般要选择能降低 SVR 而不改变 CO 或脑血流(CBF)、作用快、有效而不良反应少的降压药,如硝普钠、乌拉地尔、钙拮抗剂、硝酸酯类药物等。

6. 关于硝苯地平(心痛定)的应用:舌下含服短效硝苯地平在临床上被广泛应用于高血压危象的治疗,或家庭病床的患者出现血压升高时。近年来有报道含服硝苯地平后,血压最低可降至 75/45 mmHg,并出现有失语、偏瘫、昏迷、失去知觉、眩晕、呕吐、幻视、胸骨后不适等症状,有的患者心电图示 T 波倒置,完全性房室传导阻滞。舌下含服短效硝苯地平易致血压骤降,血管器质性病变和靶器官实质性损害,对血压骤降反应特别敏感,往往使已经狭窄的动脉供血进一步不足,加重突然损害;同时周围血管扩张可引起有病变血管扩张弱而供血不足,引起脑实质和心肌缺血;含服硝苯地平血压骤降后,引起交感神经反射性功能亢进,使心率增快,心肌收缩力加强,心肌耗氧量增加,使已经缺血心肌更加缺血。一般应尽量避免使用舌下含服短效硝苯地平这种方式。

7. 基层条件受限时,应及时转上级医院治疗。

(吉宁飞　陈彦)

第三节　急性左心衰竭

【概述】

心力衰竭是指在各种致病因素的作用下心脏的收缩和(或)舒张功能障碍,使心输出量绝对或相对下降,不能满足机体代谢需要而出现的临床综合征。其特征为组织器官灌注不足和机体循环淤血。急性左心衰竭多以急性肺水肿和心源性休克为主要表现。

【诊断要点】

根据既往心脏病史,突发严重呼吸困难、剧烈咳嗽和咯粉红色泡沫样痰,典型心源性肺水肿的诊断并不困难。心脏杂音、舒张期奔马律、肺部湿啰音和紫绀等体征,以及胸部 X 线检查对确诊肺水肿可提供重要佐证。

【药物治疗】

急性肺水肿的急诊治疗措施包括:消除患者紧张情绪、改善供氧、减轻心脏负荷、增加心肌收缩力和消除诱因等。这些措施应同时进行。在抢救过程中尽快寻找病因,以根据病因治疗。

1. 对急性肺水肿采用静脉给药。常用制剂有硝普钠、酚妥拉明、硝酸甘油、哌唑嗪和卡托普利。

(1)硝普钠:直接作用于血管平滑肌,均衡扩张小动脉和静脉。其作用强、起效快(2~5 分钟即可生效),作用持续时间短(2~15 分钟)。主要用于急性心肌梗死和高血压等引起的急性左心衰竭。对二尖瓣和主动脉瓣关闭不全所致的心力衰竭亦有效。用法:静脉滴注,滴注速度从小剂量开始,初为 2.5～25 μg/min,再根据临床征象和血压等调节滴速。血压正常者一般平均滴速 50～150 μg/min 有效。伴有高血压的左心衰竭者滴注速度可稍快,达 25～400 μg/min。

(2)酚妥拉明:为 α 受体阻断剂,以扩张小动脉为主,也扩张静脉。起效快(约 5 分钟),作用持续时间短,停药 15 分钟作用消失。用法:静脉滴注,初始剂量 0.1 mg/min,根据反应调节滴速,可渐增至 2 mg/min,一般 0.3 mg/min 即可取得较明显的心功能改善。紧急应用时,可用 1～1.5 mg 溶于 5％葡萄糖液 20～40 ml 内,缓慢直接静脉注入,再续以静脉滴注。该药可增加去甲肾上腺素的释放,使心率增快,剂量过大可引起低血压。

(3)硝酸甘油:主要扩张静脉,减少回心血量,降低左心室舒张末压力(LVEDP),减轻心脏前负荷。用法:片剂 0.5 mg,舌下含化。2 分钟内生效,作用持续 20 分钟,每 5～10 分钟含服 1 次;静脉滴注时,将 1 mg 硝酸甘油溶于 5％～10％葡萄糖液内,初始剂量为 10 μg/min,每 5～10 分钟可增加 5～10 μg。在血流动力学监测下,酌情增减剂量。待病情好转,可改用二硝酸异山梨醇酯(消心痛)维持治疗,初始剂量 5 mg,4 小时 1 次,可渐增至每次 20～40 mg。

(4)哌唑嗪:系轴突后受体阻断剂,能均衡地扩张动脉和静脉,减轻心脏的前和后负荷。口服后 45～60 分钟出现最大效应,药效持续 6 小时。可用以替代硝普钠等快速制剂,作维持治疗。用法:小剂量使用,首次 0.5 mg,如无不良反应可增至 1 mg,每 6 小时 1 次。后每 2～3 日增至每次 2～3 mg,每 6 小时 1 次。每日总量小于 20 mg。

(5)ACEI:应用最广的 ACEI 是卡托普利,该药通过降低血浆中血管紧张素和醛固酮水平而减轻心脏前后负荷。服药后 15～30 分钟起作用,心输出量(CO)增加,肺动脉楔压(PCWP)和周围血管阻力(SVR)降低。服药后 1.5 小时作用达高峰,6 小时左右消失。当急性心力衰竭不宜用硝普钠时可选用本药。用法:从小剂量开始,初始为每次 2.5～25 mg,每日 3～4 次,饭前服用。根据病情酌增剂量,每日总量不宜超过 450 mg。

2. 加强心肌收缩力:加强心肌收缩力旨在对抗升高了的压力负

荷,增加 CO,降低 LVEDP,缩小左室容量负荷,减少心肌张力,从而减少心肌氧耗量、改善心脏功能。

(1) 强心苷类:洋地黄制剂迄今仍是加强心肌收缩力最有效的药物。治疗急性心力衰竭时应选用速效制剂。对冠心病、高血压性心脏病所致者,选用毒毛旋花子苷 K 较好,剂量为 0.25~0.5 mg 加入 5%葡萄糖液 20 ml 内,缓慢静脉注射,必要时 4~6 小时后可再给予 0.125 mg。亦可选用毒毛旋花子苷 G,剂量与用法同上。对风湿性心脏病合并心房纤颤者,选用西地兰或地高辛较好。西地兰 0.4~0.8 mg 加入 5%葡萄糖液 20 ml 内,缓慢静脉注射,必要时2~4 小时后可再给予 0.2~0.4 mg。病情缓解后,可口服地高辛维持,剂量为 0.25 mg,每日 1 次。对二尖瓣狭窄而不伴心房纤颤者,一般不宜使用强心剂,以免因右心室 CO 增加而二尖瓣口直流不能相应增加致肺淤血愈重。

(2) 非苷类非儿茶酚胺类:如二联吡啶酮,此药通过选择性地抑制降解 cAMP 的磷酸二酯同工酶Ⅲ,增加心肌细胞内的 cAMP,进而使心肌细胞内 Ca^{2+} 增多,心肌细胞收缩力增高,同时可使血管平滑肌扩张,其作用较强,副作用较少,静脉滴注 50 $\mu g/kg$,后以 0.25~0.5 $\mu g/(kg \cdot min)$维持。长期应用可改口服制剂。

(3) 儿茶酚胺类:多巴酚丁胺系合成的儿茶酚胺类,主要作用于心脏 β 受体,可直接增加心肌收缩力。用药后 CO,EF 增加,LV-EDP 降低,SVR 无明显变化。主要用于以 CO 降低和 LVEDP 升高为特征的急性心力衰竭。初始剂量为 2.5 $\mu g/(kg \cdot min)$,参照血流动力学指标调节剂量,可渐增至 10 $\mu g/(kg \cdot min)$。多巴胺系去甲肾上腺素前体,兴奋心脏 $β_1$ 受体而增加心肌收缩力。与其他儿茶酚胺类不同的是,小剂量时[2~5 $\mu g/(kg \cdot min)$]可作用于肾、肠系膜、冠状动脉和脑动脉床的多巴胺受体,致相应血管床舒张,当剂量超过 10 $\mu g/(kg \cdot min)$,兼兴奋 α 肾上腺素能受体而致全身血管床收缩。

3. 利尿剂:利尿治疗主要是减少增加过多的血容量,即减轻心脏的前负荷,缓解肺循环和体循环的充血症状。对于急性左心衰竭,尤其是急性肺水肿患者,可酌选利尿剂以加强疗效。常用制剂包括速尿和利尿酸钠。除利尿作用外,静脉注射速尿还可扩张静脉、降低周围血管阻力,是缓解急性肺水肿的另一因素。静脉注射后约 5 分钟起效,疗效持续 4～5 小时。用法:速尿 20～40 mg 溶于 5％葡萄糖液 20～40 ml 内,缓慢静脉注射。或利尿酸钠 25～50 mg 溶于 5％葡萄糖液 30～50 ml 内,缓慢静脉注射。此外,可用氨茶碱 0.25 g,溶于 5％葡萄糖液 20 ml 内,缓慢静脉注射,能加强利尿,兼可减轻支气管痉挛,改善通气。

4. 镇静剂:首选吗啡,每次 5～10 mg,皮下或肌内注射,对左室衰竭和心瓣膜病所致的急性肺水肿疗效尤佳。一次注射常可收到显效,必要时 15～30 分钟后可重复应用 1 次。吗啡系中枢抑制药,能有效地消除患者的紧张情绪,减少躁动,使患者安静下来。且可扩张周围血管、减轻心脏负荷和呼吸困难。对老年、神志不清、休克和已有呼吸抑制者应慎用。此外,尚可选用杜冷丁,每次 50～100 mg,皮下或肌内注射。该药尚可用于合并慢性阻塞性肺部疾患或休克的肺水肿,以及颅内病变所致者。一般镇静药和安定药疗效不如吗啡和杜冷丁。

5. 糖皮质激素的应用:此类药物作用广泛,可降低毛细血管通透性,减少渗出,扩张外周血管,增加 CO,解除支气管痉挛,改善通气,促进利尿,稳定细胞溶酶体和线粒体,减轻细胞和机体对刺激性损伤所致的病理反应。对急性肺水肿的治疗有一定价值,尤其是伴通透性增加的肺水肿。应在病程早期足量使用。常用地塞米松每次 5～10 mg,静脉注射或溶于葡萄糖液内静脉滴注。或氢化可的松每次 100～200 mg,溶于 5％～10％葡萄糖液内静脉滴注。之后可酌情重复应用,直至病情好转。

【注意事项】

1. 应用血管扩张剂治疗急性心力衰竭主要适用于伴 LVEDP 增高的患者。选用血管扩张剂宜在严密的血流动力学监护下进行。使用时应防止血压过度下降,一般收缩压不宜低于 90 mmHg。避免用药过量,当 PCWP 低于 15 mmHg、有效循环血量不足时,不应单独继续使用血管扩张剂,否则可因心脏前负荷不足致 CO 和血压下降,心率增快,心功能恶化。

2. 将扩血管药物与非苷类正性肌力药物合用,可发挥各药疗效,减少其副作用,比单用一种药物疗效佳。诸如硝普钠与多巴胺或硝普钠与多巴酚丁胺联合应用治疗急性左心衰竭,既能改善组织灌注,又可迅速解除肺水肿症状,避免血压过度下降。对 CO 降低、PCWP 升高的患者可获较佳的血流动力学效应和满意的临床疗效。

3. 利尿治疗以将 PCWP 维持在 12~18 mmHg 为宜,需注意防止利尿过度而造成低血容量状态,此时因心室充盈不足而致 CO 下降。另外,利尿不当可引起电解质平衡失调,尤其是出现低钾血症和低镁血症等,可诱发严重心律失常,甚至危及患者生命,故应注意监测血电解质,及时相应补充。急性心肌梗死合并休克、而休克主要系低血容量所致者不宜应用强力的利尿剂,应着重纠正低血容量。主要因左室顺应性降低所致的老年心力衰竭,对利尿治疗反应差,主动脉口狭窄合并心力衰竭,需要较高的左室充盈压来维持 CO,过分利尿可导致 CO 急剧下降,病情恶化。

4. 治疗过程中应进行心电及血流动力学监测,若基层监护及救治条件受限时,建议转上级医院治疗。

(吉宁飞　陈彦)

第四节　休克

【概述】

休克是全身有效循环血量明显下降,引起组织器官灌注量急剧减少,导致以组织细胞缺氧及器官功能障碍为病理生理特征的临床综合征。有效循环血量明显降低和器官组织灌注不足是休克的血流动力学特征,组织缺氧是休克的本质,若不及时纠正,最终将导致多器官功能障碍综合征(MODS)。

一、低血容量性休克

【概述】

低血容量性休克是因大量出血或体液丢失导致有效循环血量减少而引起的休克。基本机制是循环容量丢失。由大血管破裂或脏器出血引起的低血容量性休克也称为失血性休克。各种损伤或大手术后同时具有失血和血浆丢失而发生的低血容量性休克也称为损伤性休克。

【诊断要点】

1. 继发于体内外急性大量失血或体液丢失,或有液体严重摄入不足史。低血容量性休克的常见病因,见表1-4-1。

2. 口渴、兴奋、烦躁不安,进而出现神情淡漠,神志模糊甚至昏迷等。

3. 表浅静脉萎陷,肤色苍白、紫绀,呼吸浅快。

4. 脉搏细速,皮肤湿冷,体温下降。

5. 收缩压低于90~80 mmHg,或下降基础血压20%,毛细血管充盈时间延长,尿量减少(每小时尿量少于30 ml)。

表1-4-1　低血容量性休克的常见病因

出血
　　大血管破裂出血
　　胃肠道和胆道出血
　　门脉高压所致食道和胃底静脉曲张出血
　　宫外孕破裂出血
　　创伤致肝脾和肠系膜破裂
　　夹层动脉瘤破裂
肾脏丢失
　　利尿
　　渗透性利尿
　　糖尿病
胃肠道丢失
　　呕吐
　　腹泻

　　胃肠减压
　　急性肠梗阻
　　外科瘘口渗液
液体向血管外重分布
　　烧伤
　　创伤
　　手术后
　　急性重症胰腺炎早期

【药物治疗】

1. 治疗原则:积极纠正休克,治疗原发病。

2. 补充血容量

(1) 补液:补液速度原则是先快后慢,先晶体液、0.9%盐水,后胶体液,可选用右旋糖苷。补液量视失液量决定。

(2) 血液制品:失血量大时应备血,积极进行输血。

3. 血管活性药

(1) 多巴胺:开始 $2\sim5\ \mu g/(kg\cdot min)$,10 分钟内以 $1\sim4\ \mu g/(kg\cdot min)$ 的速度递增,以达到最大疗效。多巴胺推荐极量为 $5\sim20\ \mu g/(kg\cdot min)$。

(2) 去甲肾上腺素:起始剂量为 $0.04\sim0.2\ \mu g/(kg\cdot min)$,逐渐调整至有效剂量,可达 $0.2\sim0.5\ \mu g/(kg\cdot min)$。

4. 纠正酸中毒及电解质紊乱

(1) 存在严重酸中毒(pH<7.1)时可给予 5%碳酸氢钠静脉注射,视酸中毒程度决定用量。

(2) 根据电解质紊乱情况,适量补充电解质。

5. 病因治疗:即迅速查明原因,制止继续出血或失液,出血量大、内科保守治疗无效时应积极进行手术或介入止血治疗。

6. 休克晚期可能会出现各种脏器功能衰竭,注意器官支持治疗。

【注意事项】

1. 凡遇到大量失血、失液或严重创伤时,均应考虑休克发生的可能。根据病史诊断低血容量性休克并不难,重要的是要作出早期诊断,当患者出现烦躁不安、皮肤苍白、心率加快、脉压减小、尿量减少等症状和体征时,应考虑休克的存在。血流动力学监测甚至最为简便的中心静脉压监测,对低血容量性休克的鉴别诊断和治疗具有重要价值。

2. 对于创伤和出血患者,早期诊断,快速补充血容量,同时积极处理原发病,控制出血和失液,是防止发生低血容量性休克的关键。在各类休克中,低血容量性休克的病死率往往是最低的。ICU 中低血容量性休克的病死率为 10%～30%。出血难以控制,休克诊断过迟,处理不及时,或并发 MODS,是低血容量性休克的主要死亡原因。

3. 休克治疗过程中,如有条件可进行血流动力学监测。

二、感染性休克

【概述】

感染性休克是由各种病原微生物及其代谢产物(内毒素和外毒素)引起机体免疫炎症反应失控,导致有效循环血量减少、微循环障碍、器官代谢和功能损害而发生组织缺氧的临床综合征。是临床上常见而又治疗困难的一类休克,病死率高达 40%～70%。

引起感染性休克的原因很多,几乎所有病原微生物如细菌、真菌、病毒、原虫等感染均可引起感染性休克。其中最常见的是大肠杆菌、铜绿假单胞菌、肺炎克雷伯菌和不动杆菌等革兰氏阴性杆菌,以及金黄色葡萄球菌和表皮葡萄球菌等革兰氏阳性球菌。近年来,真菌感染引起的感热性休克也呈明显增加的趋势。

高龄、营养状况差、使用激素或化疗、创伤及术后等情况导致的免疫力低下,是患者发生感染性休克的高危因素。

【诊断要点】

1. 有明确感染灶。

2. 有全身炎症反应存在。

3. 收缩压低于 90 mmHg,或较原来基础值下降 40 mmHg,经液体复苏后 1 小时不能恢复或需血管活性药维持。

4. 伴有器官组织的低灌注。

5. 血培养可能有致病微生物。

【药物治疗】

1. 补充血容量:首选 0.9% 氯化钠注射液,20 ml/kg 快速滴入;也可选用低分子右旋糖酐,20 ml/kg 快速滴入。

2. 血管活性药

(1) 多巴胺:开始时 1～5 μg/(kg·min),10 分钟内以 1～4 μg/(kg·min)的速度递增,以达到最大疗效。多巴胺的推荐极量为 5～20 μg/(kg·min)。

(2) 去甲肾上腺素:起始剂量为 0.04～0.2 μg/(kg·min),逐渐调节至有效剂量,可达 0.2～0.5 μg/(kg·min)。

3. 控制感染:应注意病灶的清除,抗菌药物可先用,不必等细菌培养结果。根据临床判断感染是由革兰氏阳性菌还是革兰氏阴性菌引起的选择抗菌药物。

(1) 革兰氏阳性球菌:首选是青霉素 G,每日 800 万～1 600 万 U,分 3～4 次静脉滴注。青霉素静脉给药的方法是溶解在 0.9% 氯化钠注射液 100～200 ml 中,每 4～8 小时静脉给药一次。对青霉素过敏者可用红霉素每日 1.2～1.5 g,分 3～4 次静脉滴注。

(2) 革兰氏阴性杆菌:首选是静脉给予氨苄西林或头孢唑啉加庆大霉素或阿米卡星。对青霉素过敏者可用红霉素加一种氨基糖苷类药。如上述抗菌药物用后无效者可选用头孢曲松,静脉给予每日 1～2 g,每 12～24 小时给药一次。庆大霉素一次 80 mg,每日 2～3 次(间隔 8 小时)。对于革兰氏阴性杆菌所致重症感染或铜绿假单胞菌全身感染,每日用量可达 5 mg/kg。

(3) 厌氧菌:首选甲硝唑,每日 1.2 g,静脉滴注,亦可用青霉素 G 等。

4. 纠正酸中毒:当 pH<7.1 可少量补充 5% 碳酸氢钠。

5. 糖皮质激素:如经过补液及血管活性药物治疗,低血压状态仍不能纠正,可予氢化可的松 200～300 mg/d,分 4 次给予,疗程小于 7 日。

6. 强心药:休克合并心功能不全时,可选用去乙酰毛花苷 0.2～0.4 mg,以后视病情可继续增加。

7. 休克晚期可能会出现各种脏器功能衰竭,注意器官支持治疗。

8. 当血色素小于 7 g/dl 时,应备血,积极进行输血治疗。

【注意事项】

1. 扩容治疗不能恢复血流动力学稳定是使用血管活性药物的指征。血管活性药物可选去甲肾上腺素、多巴酚丁胺、多巴胺、间羟胺等。血管活性药用量应从小剂量开始,平均动脉压维持在 8.0kPa(60 mmHg)左右或接近平时正常水平,不能盲目加大用量,以免加重胃肠道缺血和乳酸酸中毒等。外周血管阻力明显降低而心排出量明显增加的患者,可选用去甲肾上腺素。若心排出量增加不明显,或需要进一步提高全身氧输送,则可选择去甲肾上腺素与小剂量多巴酚丁胺联合应用,不但能明显提高心排出量,增加氧输送,而且能改善肠道和肾脏等内脏灌注。也可选用多巴胺,但该药对肠道和肾脏的保护作用并不确切。

2. 低排高阻、肺动脉嵌顿压正常或升高的血流动力学特征,是使用血管扩张剂和正性肌力药物的指征。小剂量应用硝酸甘油或硝普钠可改善心肌顺应性,扩张小静脉,有助于改善低心排状态。一般情况下,感染性休克患者不推荐使用非儿茶酚胺类正性肌力药物。洋地黄类药物的半衰期长,作用不稳定,易发生中毒。磷酸二酯酶抑制剂(氨力农及米力农)不但具有正性肌力作用,还可以扩张外周血管,改善心肌顺应性。因此,当感染性休克患者心肌顺应性明显降低时,可考虑应用磷酸二酯酶抑制剂,但需注意血压降低。另外,感染性休克常合并低钙血症,也可引起心肌收缩力下降,监测血钙浓度并及时补充是必要的。

三、过敏性休克

【概述】

过敏性休克是由免疫球蛋白 E 抗体(IgE)介导的一种严重变态

反应,引起变态反应的抗原包括药物、昆虫毒液或某些食物。速发型变态反应引起生物活性物质(包括过敏毒素 C3a、C5a,组织胺,缓激肽、前列腺素等)大量释放,导致血管迅速扩张、毛细血管通透性增加、喉头水肿、支气管痉挛、气道黏膜水肿,使体循环血管阻力迅速降低,导致心排出量明显降低和循环衰竭。过敏性休克发病急,在各种情况下均可发生,如果不及时救治,病死率高。

【诊断要点】

1. 有过敏原接触史。

2. 头晕、面色苍白、呼吸困难、胸闷、咳嗽。

3. 腹痛、恶心、呕吐。

4. 脉搏细速,血压下降。

【药物治疗】

1. 治疗原则:立即纠正休克,脱离过敏原,抗过敏治疗。

2. 立即停止进入并移开可疑的过敏原或致病药物。

3. 保持呼吸道通畅,吸氧,必要时气管切开或呼吸机支持治疗。

4. 肾上腺素:立即给 0.1% 肾上腺素,皮下注射 0.3~0.5 ml,病情需要可以间隔 15~20 分钟再注射 2~3 次。也可用 0.1~0.5 mg 缓慢静脉注射(以 0.9% 氯化钠注射液稀释到 10 ml)。如疗效不好,可改用 4~8 mg 溶于 5% 葡萄糖液 500~1 000 ml 中静脉滴注。不良性反应:心悸、头痛、血压升高、震颤、无力、眩晕、呕吐、四肢发凉;有时可有心律失常,严重者可由于心室颤动而致死;用药局部可有水肿、充血、炎症。

5. 糖皮质激素:氢化可的松 200~400 mg,静脉滴注。或地塞米松 10~20 mg,静脉注射。

6. 补充血容量:0.9% 生理盐水 500 ml 快速滴入,继之可选用 5% 葡萄糖或右旋糖酐,总入液量 3 000~4 000 ml/d。

7. 血管活性药

(1) 多巴胺:开始时 1~5 $\mu g/(kg \cdot min)$,10 分钟内以 1~4 $\mu g/(kg \cdot min)$ 速度递增,以达到最大疗效。推荐极量为 5~20 $\mu g/(kg \cdot min)$。

（2）去甲肾上腺素：起始剂量为 $0.04 \sim 0.2$ $\mu g/(kg \cdot min)$，逐渐调节至有效剂量，可达 $0.2 \sim 0.5$ $\mu g/(kg \cdot min)$。

8. 抗过敏治疗：氯苯那敏 10 mg，或异丙嗪 $25 \sim 50$ mg，肌内注射。

9. 解除支气管痉挛：氨茶碱 0.25 g 加入 5% 葡萄糖液 40 ml 中，静脉推注。

10. 对症治疗：积极治疗休克所致的并发症。

【注意事项】

1. 给予氧疗时，若患者一般情况不稳定、有意识障碍，动脉血氧分压低或有肺水肿，应立即予行气管插管并给予机械辅助通气治疗，既可以保证氧供，又可以减轻心脏负担。补液时，可通过中心静脉压监测，调整补液量。

2. 在用肾上腺素治疗后，如症状不缓解，可每 $20 \sim 30$ 分钟继续皮下或静脉注射 0.5 ml 直至脱离危险期为止。应注意就地抢救，在病人未脱离危险期之前，不宜转移就诊或作不必要的搬动。在上述抢救的同时，应用抗组织胺类药及静脉滴注肾上腺皮质激素类药物。若病人心搏呼吸骤停，应立即就地进行心肺复苏。

3. 过敏性休克大多可以预防。主要措施包括：①避免滥用药物：这是预防药物过敏性休克的重要措施。严格掌握用药原则，避免滥用药物。②仔细询问过敏史：用药前必须详细询问有无过敏史，对有过敏史的患者应提高警惕。③皮肤过敏试验：按规定进行药物的皮肤过敏试验，对抗毒血清可进行脱敏治疗。④加强观察：对于有过敏史的患者用药后，加强观察，以防意外发生。对于有可能引起过敏的药物，注射药物后，应留观 $20 \sim 30$ 分钟，以防发生意外。

4. 治疗过程中，应进行心电血压及血流动力学监测。

四、损伤性休克

【概述】

损伤性休克多见于一些遭受严重损伤的患者，如骨折、挤压伤、大手术等。血浆或全血丧失至体外,加上损伤部位的出血、水肿和渗出到组织间隙的液体不能参与循环,可使循环血量大减,导致受伤组织逐渐坏死或分解,产生具有血管抑制作用的蛋白分解产物,如组织胺、蛋白酶等,引起微血管扩张和管壁通透性增加,也使有效循环血量进一步减少,组织更加缺血。

【诊断要点】

1. 休克代偿期

(1) 精神紧张或烦躁。

(2) 面色苍白,手足湿冷。

(3) 心率加速,过度换气。

(4) 血压正常或稍高,脉压缩小。

(5) 尿量正常或减少。

2. 休克抑制期

(1) 神志淡漠,反应迟钝,甚至出现神志不清或昏迷。

(2) 口唇发绀,出冷汗。

(3) 脉搏细数,血压下降,脉压差更缩小。严重时,脉搏摸不到,血压测不出。

(4) 全身皮肤黏膜明显发绀,四肢冰冷,无尿,代谢性酸中毒。

(5) 皮肤、黏膜出现瘀斑或消化道出血。

(6) 进行性呼吸困难,动脉血氧分压降至 60 mmHg 以下。

【药物治疗】

常用平衡盐液、氯化钠及高渗氯化钠溶液。

1. 原则上在第一个 30 分钟快速静脉输注乳酸钠林格,或氯化钠,或复方氯化钠,或 5%葡萄糖氯化钠注射液 1 000～1 500 ml。如休克不缓解可再快速注入 1 000 ml 乳酸钠林格,或氯化钠,或复方氯化钠注射液或 5%葡萄糖氯化钠注射液。

2. 选用 7.5%氯化钠注射液 50 ml 于 3～4 分钟静脉注射,15 分钟后重复 1 次,以后每 30 分钟 1 次。4 小时内注入总量 400 ml,然后用乳酸钠林格,或氯化钠,或复方氯化钠注射液或 5%葡萄糖氯化钠注射液维持血压。

3. 血管活性药物应用见感染性休克治疗相关内容。

【注意事项】

1. 要早期诊断,对休克抢救具有重要价值。

2. 遇大量失血、严重创伤时,应想到休克可能发生。

3. 患者有精神兴奋、烦躁不安、出冷汗、心率加速、脉压缩小、尿量减少等,应认为已存在休克。

4. 患者神志淡漠、反应迟钝、皮肤苍白、出冷汗、四肢发凉、呼吸浅快、脉搏细数、收缩压降至 90 mmHg 以下和尿少等,应认为已进入休克抑制期。

5. 无论哪种类型的休克无法纠正时,均应立即转上级医院治疗。

(吉宁飞　陈彦)

第五节　糖尿病急性并发症

一、糖尿病酮症酸中毒

【概述】

糖尿病酮症酸中毒(简称 DKA)是由于体内胰岛素严重缺乏或胰岛素反调节激素显著增高,使糖尿病病情加重引起的以高血糖、高酮血症和代谢性酸中毒为主要改变的临床综合征,是糖尿病最常见的急性并发症。临床常见的诱发因素主要包括感染、应激状态、心血管事件、降糖药物使用不当、饮食失调、胃肠疾患、药物,其他如饮水不足或脱水,电解质紊乱,尤其是低钾血症患者;甲亢等疾病可以诱发 DKA。但有些患者并无明显诱因可查。

【诊断要点】

1. 病史:可见于任何年龄,30～40 岁者居多,多为 1 型糖尿病患者。大部分患者有明确糖尿病史或反复酮症病史,发病前多有诱因。

2. 临床表现

(1)症状:DKA早期除原有糖尿病症状加重外,常无其他特殊表现。多数病人有食欲减退、恶心、呕吐和乏力症状,有时出现肌痛和腹痛,儿童患者更为多见。病人往往有呼吸加快,呼吸具有酮味。部分患者出现酸中毒性深大呼吸(Kussmaul呼吸)。

(2)体征:早期即可出现脱水,尿量减少。随着病情发展,脱水进行性加重,皮肤弹性差,眼球下陷,心动过速和血压下降。晚期以中枢神经系统的症状为主要表现,各种反射迟钝甚至消失,嗜睡以至昏迷。

3. 辅助检查

(1)尿常规:尿糖和尿酮体强阳性。可有蛋白尿或管型。肾功能严重损害者,肾糖与肾酮阈值明显增高,此时,尿糖、尿酮阳性程度与血糖和血酮体数值不相平行。

(2)血液指标

① 血糖:一般在 $16.7 \sim 33.3$ mmol/L 之间,若血糖超过 33.3 mmol/L,则多伴有高渗状态或肾功能受损。

② 血酮体:定性测定呈现强阳性,定量一般在 4.8 mmol/L以上。

③ 酸碱平衡:pH 及 CO_2 结合力(CO_2CP)降低,轻者 pH>7.2,CO_2CP 在 $13.5 \sim 18.0$ mmol/L。中度酸中毒者血 pH 和 CO_2CP 分别在 $7.1 \sim 7.2$ 和 $10 \sim 15$ mmol/L。重度酸中毒时,pH 往往低于 7.1,而 CO_2CP 在 10 mmol/L 以下。此时,患者血中碱剩余负值增大(> -2.3 mmol/L),阴离子间隙增大与碳酸氢盐降低大致相等。

④ 电解质:血钾正常或偏低,无尿者可以升高。血钠、血氯降低。治疗以后,血钾开始降低,甚至出现低钾血症。

⑤ 肾功能:血清尿素氮和肌酐可以轻度至中度升高,多为肾前性。随着输液和 DKA 的恢复,肾功能不全的表现可消失。肾脏本身有病变或者脱水严重造成肾功能受损者,尿素氮和肌酐可以持续

升高。

⑥ 血渗透压:多数在正常范围,少数可以轻度升高,尤其是血糖明显升高者。

⑦ 其他:40%～75%患者血淀粉酶升高,治疗后一周内大多恢复正常,需要与急性胰腺炎鉴别。此外,病人白细胞常常升高,即使无合并感染,也可达$10×10^9$/L以上,中性粒细胞亦有增多表现。

4. 诊断与鉴别诊断:根据病史、详细的体检以及相关的辅助检查,一般可以确立 DKA 的诊断。有些糖尿病患者 DKA 为首发临床表现,此时,只要尿酮体阳性,血糖升高,血 pH 降低,无论有无糖尿病病史,均可诊断为 DKA。但是,DKA 病例引起昏迷者只占昏迷患者的少数,临床上应同其他导致昏迷的疾病,如糖尿病非酮症性高血糖高渗综合征、低血糖、乳酸酸中毒、尿毒症和脑血管意外等加以区别。提示 DKA 危重的指标如下:

① 临床表现有重度脱水、Kussmaul 呼吸和昏迷。

② 血 pH<7.1,CO_2CP<10 mmol/L。

③ 血糖>33.3 mmol/L,伴有血浆渗透压升高。

④ 出现血钾过高或低钾血症等电解质紊乱征象。

⑤ 血尿素氮和肌酐持续升高。

【药物治疗】

糖尿病酮症酸中毒是糖尿病急性并发症,一旦发生,应积极治疗。

1. 输液:输液是首要的、极其关键的措施。通常使用 0.9%氯化钠,补液总量可按原体重的 10%估计。一般在最初 2 小时可补液 1 000～2 000 ml,前 4～6 小时输入补液总量的 1/3,以后逐渐减慢补液量,不宜太快太多。以免脑水肿、肺水肿的发生。补液时最好用心电监护。

2. 胰岛素治疗:小剂量(速效)胰岛素治疗(每小时 0.1 U/kg)。通常将普通胰岛素加入生理盐水持续滴注。当血糖<250 mg/dl,改用 5%葡萄糖溶液加胰岛素注射。

3. 纠正酸碱平衡失调:当血液的 pH 低至 7.0～7.1 时,有抑制呼吸和中枢神经的可能,也可发生心律失常,应给予相应治疗,用5%碳酸氢钠溶液125 ml滴注,并进一步检测观察,必要时追加。

4. 处理诱发病和防治并发症。

【注意事项】

1. 补液速度:如治疗前已有低血压或休克,快速输液不能有效升高血压,应输入胶体溶液并采取其他抗休克措施。对老年人或伴有心脏病、心力衰竭患者,应在中心静脉压监护下调节输液速度及输液量。

2. 休克、严重感染、心力衰竭、心律失常、肾功能衰竭是导致死亡的主要原因,注意防治。

3. 注意与糖尿病其他并发症相鉴别。

4. 患者出现意识障碍,应与导致意识障碍的其他疾病进行鉴别,如脑血管病变等。

5. 糖尿病酮症酸中毒时可掩盖低血钾,在治疗过程中应注意早期补钾。需定时监测血钾水平,最好用心电图监护,结合尿量,调整补钾量和速度。病情恢复后仍应继续口服钾盐数天。

6. 治疗过程中应定时监测血糖,防止低血糖发生。

二、糖尿病非酮症性高渗综合征

【概述】

糖尿病非酮症性高渗综合征(简称 DNHS),旧名高渗性昏迷,是糖尿病的严重急性并发症,死亡率高达50%～70%。本症以重度高血糖、高渗性脱水和进行性意识障碍而不伴有明显的酮症酸中毒为基本特征,好发于50岁以上的2型糖尿病患者,男女发病率无显著差异。约2/3的病人病前无糖尿病史,患者大多数具有未被诊断的或不需胰岛素治疗的2型糖尿病。常见的诱因有引起血糖升高的因素(应激状态、糖摄入过多、药物、内分泌疾病),导致失水或脱水的因素(使用利尿剂和脱水制剂、入水量不足,或者呕吐、腹泻、胃肠引流等原因引起脱水、大面积烧伤、血液净化疗法),肾功能不全。

【诊断要点】

1. 临床表现

(1) 多见于 50 岁以上中老年人,半数以上发病前无明确糖尿病史。

(2) 起病隐匿,发展比 DKA 慢,多饮、多尿、多食、乏力可在发病前存在多日。

(3) 逐渐出现神经系统症状为突出表现的临床过程,定向障碍,意识模糊,嗜睡,局限性或全身性癫痫,偏瘫,失语或昏迷。

(4) 有明显的失水表现,严重脱水,皮肤失去弹性,眼窝塌陷,脉搏细速,血压下降,休克。

2. 辅助检查

(1) 尿常规:尿糖定性强阳性,尿酮体阴性或弱阳性。

(2) 血液检查

① 血糖:明显升高,一般大于 33.3 mmol/L。

② 血渗透压:可以直接测定或采用公式计算。血渗透压=2[血钠(mmol/L)+血钾(mmol/L)]+血糖(mmol/L)+尿素氮(mmol/L)。正常值为 280~300 mmol,DNHS 患者往往在 330 mmol/L 以上。

③ 血电解质:血钠可能大于 145 mmol/L,血钾可以升高、降低或者正常,而其他电解质变化不明显。

④ 血常规:由于血液浓缩,血红蛋白升高,白细胞计数增多。

⑤ 肾功能:尿素氮与肌酐多增高,补足血容量后,其值可以恢复正常,如仍不下降,提示预后不良。

⑥ 血气分析:大多无明显异常。

3. 诊断与鉴别诊断:DNHS 病死率高,与发病年龄、诱发因素以及潜在疾病密切相关,应注意早期诊断。详细地询问病史和诱因,结合临床表现和相应的实验室检查,一般可以确立 DNHS 的诊断。其实验室诊断依据是:① 血糖>33.3 mmol/L。② 血浆渗透压>350 mOms/L。③ 尿糖强阳性,尿比重高,酮体阴性或弱阳性。④ 血钠>145 mmol/L。⑤ 血肌酐、尿素氮升高。

DNHS 患者均应视为危重病例,但有下列情况时,表明预后不良:① 昏迷持续 48 小时以上。② 血浆高渗透压状态持续 48 小时以上仍未得到纠正。③ 昏迷伴癫痫样抽搐和病理反射阳性。④ 尿素氮与肌酐持续升高。⑤ 合并严重的细菌感染,尤其是革兰氏阴性菌感染者。

【药物治疗】

1. 补液:0.9%氯化钠,以便能较快扩张微循环而补充血容量,使血压及微循环迅速纠正。补液量须视失水程度,按其体重 10%~15%计算,一般在最初 2 小时可补液 1 000~2 000 ml,前 4~6 小时输入补液总量的 1/3,以后逐渐减慢补液量,不宜太快太多,以免脑水肿、肺水肿发生。补液时最好用心电图监护,并分期测定血钾,以免发生意外。

2. 胰岛素:通常将普通胰岛素(每小时 0.1 U/kg)加入生理盐水持续静脉滴注。当血糖下降到 300 mg/dl、血浆渗透压下降至 320 mOsm/L时应将胰岛素加入 5%的葡萄糖中滴注(葡萄糖 2~4 g: 胰岛素 1 U),每 2 小时测定血糖 1 次,密切随访血糖等。

3. 纠正电解质和酸碱平衡紊乱

(1) 纠正低血钾:10%氯化钾加入 0.9%氯化钠,静脉滴注,视低血钾程度决定补钾量及速度。

(2) 补碱:当血 pH 低至 7.0 时,可给予 5%碳酸氢钠静脉滴注。

【注意事项】

1. 处理诱发病和防治并发症。

(1) 抗休克治疗。

(2) 根据感染部位及可能的致病菌选择抗菌药物治疗。

(3) 纠正心力衰竭、心律失常。肾衰竭为主要死亡原因之一。

(4) 渗透压>380 mOsm/L 时可考虑加用小剂量肝素治疗,以防止血栓并发症。

(5) 防治脑血管病变。

2. 需要与糖尿病其他急性并发症进行鉴别。

3. 存在意识障碍时需要与脑血管病鉴别。

4. 应定时监测血糖,防止低血糖发生。

三、糖尿病乳酸性酸中毒

【概述】

糖尿病病人的葡萄糖氧化过程受阻,使得葡萄糖酵解增强,产生大量乳酸,如乳酸脱氢酶不足,乳酸不能继续氧化成丙酮酸,使乳酸的合成大于降解和排泄,体内乳酸聚集而引起的一种糖尿病急性代谢性合并症。多见于老年糖尿病病人,多在服用双胍类降糖药后,表现为食欲不振、恶心、呕吐,呼吸渐快、烦躁、谵妄、昏迷。

【诊断要点】

1. 病史:常见于服用大量双胍类药物的糖尿病病人,合并感染、脓毒血症及严重心、肺、肝、肾慢性疾病者,也易引起乳酸生成增加、代谢障碍。

2. 临床表现:主要为恶心、呕吐、腹泻等。体检发现体温低,深大呼吸、皮肤潮红、血压下降、休克、意识障碍。

3. 实验室检查:血乳酸增高(>5 mmol/L),血 pH<7.35、阴离子间隙>18 mmol/L,HCO_3^- <10 mmol/L,血酮体一般不高。

【药物治疗】

1. 补液:若没有明显心脏功能不全和肾功能不全,应尽快纠正脱水,以生理盐水和葡萄糖为主。

2. 纠正休克。

3. 碱性液体:可使细胞内液和脑脊液进一步酸化和诱发脑水肿,故除非酸中毒已直接威胁生命(血 pH<7.1),用碱性液体 5%碳酸氢钠静脉滴注。

4. 胰岛素:每小时 0.1 u/kg 持续静脉滴注,需防止低血糖。

5. 处理诱发病和防治并发症

(1) 根据感染部位及可能的致病菌选择抗菌药物治疗。

(2) 纠正心力衰竭、心律失常。

(3) 肾衰竭为主要死亡原因之一。危重者可血液透析或血浆置换。

6. 一般治疗:吸氧可提高组织供氧量,促进乳酸氧化,糖尿病病人动脉血氧分压多偏低,吸氧有利于纠正乳酸酸中毒。

7. 停用双胍类降糖药。

【注意事项】

1. 需要与糖尿病其他急性并发症进行鉴别。

2. 存在意识障碍时需要与脑血管病鉴别。

3. 乳酸酸中毒病死率高,早期识别、早期治疗是关键。

4. 如不能测定血乳酸,可计算阴离子间隙。

(吉宁飞　陈彦)

第六节　动物咬蜇伤

一、蜂蜇伤

【概述】

蜂的种类很多,我国主要有蜜蜂、黄蜂、大黄蜂、土蜂等,除雄黄蜂无毒以外,其他蜂尾端均与毒腺相通。蜂毒腺中的毒液成分各异,但主要含有组胺、血清毒、儿茶酚胺、胆碱酯酶、蛋白酶等。黄蜂毒呈碱性,易被酸性溶液中和破坏,有溶血、出血和神经毒效应,可损害心、肝、肾及引起严重变态反应。蜜蜂毒呈酸性,可被碱性溶液中和破坏,可引起局部炎症反应、烧灼性疼痛、全身症状、过敏反应等。

【诊断要点】

有蜂蜇伤史,伴或不伴有全身症状,严重者可出现休克或急性肾衰竭。

【药物治疗】

1. 局部处理

(1) 立即用针挑除遗留伤口毒刺。

(2) 局部用浓肥皂水、5%碳酸氢钠溶液、3%氨水等冲洗并冷敷。

（3）止痛：0.5％普鲁卡因 4～8 ml 及地塞米松 5 mg 在伤口周围及基底作封闭注射。

2. 抗过敏性休克

（1）迅速供氧。

（2）立即取肾上腺素 0.5～1 mg 皮下注射。

（3）肌注苯海拉明或扑尔敏 10 mg。

（4）循环支持：开通静脉通道快速补液。

（5）糖皮质激素的应用：地塞米松 10～20 mg 静脉滴注。

（6）若血压仍低，静脉滴注多巴胺维持平均动脉压 65～70 mmHg，尿量 0.5 ml/(kg·h)。

3. 抗过敏性哮喘：局部及全身使用支气管舒张剂，喉头水肿及早呼吸支持，必要时作环甲膜穿刺或气管切开，以保证通气。

4. 对症支持治疗：肌痉挛者给予 10％葡萄糖酸钙 20 ml 缓慢静脉注射。严密观察生命体征，注意保护心、肝、肾功能。

【注意事项】

1. 观察指标

（1）局部表现：观察患者伤口局部情况的缓解。

（2）全身症状及器官功能：观察神志，全身症状，过敏反应及心、肺、肝、肾等脏器功能的缓解状况。

2. 随诊：观察病情，注意并发症的防治，减少后遗症，避免再次中毒。

3. 患者被成群的蜂蜇伤后，可伴有全身症状如休克或肾功能衰竭等，建议对症处理后及早转上级医院。

二、犬（猫）咬伤

【概述】

以城乡地区多见，咬伤后除可引起局部软组织受伤外，还可传播狂犬病毒。另外，还可继发细菌感染。

【诊断要点】

有被犬咬伤或抓伤史。

【药物治疗】

1. 立即用肥皂水或清水彻底冲洗伤口至少 15 分钟，也可用大量过氧化氢冲洗。然后用 2% 碘酒或 75% 酒精作消毒处理。

2. 伤口较深、污染严重者酌情注射破伤风抗毒素。

3. 应用抗菌药物预防感染。

4. 免疫处理

(1) 狂犬病免疫球蛋白：及时彻底清创后，于受伤部位用本品总剂量 1/2 作皮下浸润注射，余下 1/2 肌内注射。用量：按 20 u/kg 计算，一次注射，如所需总剂量大于 10 ml，可在 1～2 日内分次注射。随即可进行狂犬疫苗注射，但两种制品的注射部位和器具要严格分开。

(2) 注射程序：一般为伤后 24 小时内、第 3 日、7 日、14 日、28 日各注射狂犬病疫苗一个剂量（儿童用量相同）。一年内再次被动物致伤者应于 24 小时内和第 3 天各接种一个剂量疫苗；在 3 年内再次被动物致伤者，应于 24 小时内、第 3 日、第 7 日各接种一个剂量疫苗；超过三年者应接种全程疫苗。

【注意事项】

注射抗狂犬病毒血清可发生过敏反应，表现为血清病，严重者可发生过敏性休克。注射前需做过敏试验。

三、蛇咬伤

【概述】

毒蛇主要生物学标志：蛇头有毒器，由毒腺、毒腺导管和毒牙三部分组成。毒蛇在捕食或咬人时咬肌收缩，挤压毒腺，毒液顺毒腺导管经毒牙内的沟或管注入伤口局部，经淋巴，部分经血循环扩散及吸收，引起局部及全身中毒症状。

世界上有毒蛇近 500 种，我国至少有 50 种，主要分布于长江以南地区。常见的毒蛇主要有眼镜蛇科（眼镜蛇、眼镜王蛇、金环蛇、银环蛇)、蝰蛇科等,蝰蛇科又分为蝰亚蛇科(蝰蛇)、蝮亚蛇科(尖吻蝮、烙铁头、竹叶青和蝮蛇)以及海蛇科(海蛇)。

【诊断要点】

1. 有毒蛇咬伤史,如毒牙痕。

2. 局部和全身中毒表现

(1)神经毒表现:伤口局部出现麻木,知觉丧失,或轻微痒感。约半小时后,可有头晕、嗜睡、恶心、呕吐及乏力。重者出现吞咽困难、身嘶、失语、眼睑下垂及复视。最后可出现呼吸困难、血压下降、休克,致机体缺氧、发绀、全身瘫痪。

(2)血液毒表现:局部肿胀,向近侧发展,伤口剧痛,流血。伤口周围皮肤常伴有水泡或血疱,皮下瘀斑,组织坏死。严重时全身广泛性出血,如结膜下瘀血、鼻出血、呕血、咯血及尿血等。

(3)混合毒表现:兼有神经毒及血液毒的症状。局部伤口看类似血液毒致伤,如局部红肿、瘀斑、血疱、组织坏死及淋巴结炎等。全身表现又类似神经致伤,死因以神经毒为主。

【药物治疗】

1. 现场自救互救:应重视毒蛇咬伤现场就地取材自救互救,既可提供判断毒蛇种类又可延缓蛇毒吸收。

(1)被蛇咬伤时病人或在场人员勿惊恐,如看到咬人的蛇应注意蛇的形态及身上的花纹色泽。

(2)按毒蛇咬伤处理:立即将伤肢制动并置下垂位,用手帕或衣服撕下一布束,或把长筒袜脱下,争取 1~2 分钟内结扎伤口近心端,松紧以阻断淋巴液及静脉血回流但不妨碍动脉血供为度,可减慢蛇毒吸收。

(3)仔细观察伤口牙痕数目、大小、深浅、渗血情况。如牙痕浅小无出血,即用火烧灼伤口数秒钟,如附近有自来水立即开放流水冲洗伤口数分钟,可不同程度破坏、减少伤口局部蛇毒。

(4)及时护送病人到就近医院,力争在 2 小时内处理伤口,途中应每 20 分钟松解结扎 1~2 分钟,以免发生血运受阻。

2. 医院专业性救治:毒蛇咬伤"伤在皮肉,病在全身"。毒蛇伤病人到医院,除早期清创及尽快使用相应抗蛇毒血清外,还必须进行严密观察检测。有些毒蛇伤病情进展快,转诊期间可能已有多脏器受损,应争分夺秒抢救威胁生命的危象。要求应急迅速、监护条件完善、支持脏器功能综合能力强,急诊科组织抢救最为合适。根据病情采取相应救治措施。

(1) 接诊时把病人送进抢救室,伤口尚未结扎,首先用弹性绷带结扎。

(2) 清创排毒:① 伤口作纵或十字切口,长约 2～3 cm,深达皮下但不伤及肌膜,使淋巴液及血液外流。② 冲洗及负压吸引:用 1:5 000 高锰酸钾液、3% 双氧水边洗边负压吸引 10～20 分钟解除结扎。③ 湿敷:伤口不包扎,用 0.25% 呋喃西林液或优素湿敷伤肢,肿胀部位用 33% 硫酸镁湿敷。有条件用喜疗妥软膏外敷消肿止痛效果更好。④ 局部封闭:方法见抗毒血清给药。

(3) 应用解毒药物:① 早期合理选用抗蛇毒血清:抗蛇毒血清是国际公认治疗毒蛇伤的特效药。抗蛇毒血清分为单价及多价两种,对已知蛇类咬伤应选用针对性强的单价血清,否则使用多价血清。应强调首剂足量,局部与静脉应用相结合。② 解蛇毒中成药:用广州蛇药、上海蛇药、南通(季德胜)蛇药等,口服及外敷伤口周围。一些新鲜草药,如白花蛇舌草、半边莲、七叶一枝花等也有解毒作用。

(4) 积极脏器支持及防治并发症:密切观察病情,强化生命体征监测。处理毒蛇伤常见的毒效应危象,如急性呼吸衰竭、呼吸骤停、心搏骤停、休克、肺水肿、DIC 及急性肝肾功能衰竭等。

(5) 常规使用抗生素预防感染,使用 TAT 预防破伤风等。抗生素应避免对肝、肾有严重毒性。

【注意事项】

1. 观察指标

(1) 局部表现:观察患者伤口局部皮肤颜色、皮疹、出血、其周围是否有水疱、血疱、瘀斑、坏死及肿胀程度等缓解状况。

(2) 全身症状及检查:观察神志、口齿、眼征及神经系统深浅反射、皮肤黏膜出血征象及心、肺、肝、肾功能等体征、检查的缓解状况。

2. 随诊：观察病情，注意并发症的防治，减少后遗症，避免再次中毒。

3. 床边血液灌流抢救蛇毒中毒所致 MOF：蛇毒中毒所致 MOF 的死亡率高达 50%～100%。建议临床抢救神经毒及混合毒的蛇毒中毒性 MOF 病人，宜及早加用血液灌流净化技术能明显提高抢救成功率。适应证：① 凡被病死率高、无特异性抗蛇毒血清的剧毒蛇咬伤的病人。② 就诊时已出现两个以上脏器功能不全的危重型病人，应用特异性抗蛇毒血清后病情继续恶化者。

4. 当基层医院缺乏救治条件及药物时，建议及时转入上级医院治疗。

（吉宁飞　陈彦）

第七节　破伤风

【概述】

破伤风是由破伤风杆菌侵入人体伤口，生长繁殖，产生毒素，引起一种特异性感染。破伤风杆菌广泛存在于泥土和人畜粪便中，是一种革兰氏阳性厌氧芽孢杆菌。破伤风杆菌及毒素都不能侵入正常的皮肤和黏膜，一般都发生在伤后。开放性伤口如火器伤、开放性骨折、烧伤，甚至细小的伤口如木刺或锈钉刺伤，均可能发生破伤风。当伤口窄深、缺血、坏死组织多、引流不畅，并混有其他需氧化脓菌感染造成伤口局部缺氧时，更易发生。

【诊断要点】

1. 开放性外伤(伤口深、污染严重者)有感染破伤风的风险。

2. 典型表现：先有乏力、头晕、头痛、嚼肌紧张酸胀、烦躁不安等前驱症状。接着出现肌肉强烈收缩,最初是嚼肌,以后顺次为面肌、颈项肌、背腹肌、四肢肌群、膈肌和肋间肌。特征性表现如"苦笑"面容,之后出现"角弓反张"。

【药物治疗】

1. 治疗原则:及时使用破伤风抗毒素和破伤风类毒素疫苗进行预防。已出现破伤风或其他可疑症状时,应及时使用抗毒素治疗。

2. 已接受破伤风毒素免疫注射者,应在受伤后再注射一次类毒素加强免疫,不必注射抗毒素。未接受过类毒素免疫或免疫史不清者,须注射抗毒素预防,但也应同时开始类毒素预防注射,以获得持久免疫。

【注意事项】

1. 注射抗毒素后,必须观察 30 分钟才可离开。

2. 注意破伤风过敏反应。

3. 基层医院缺少抗毒素等救治条件时,建议转上级医院治疗。

(吉宁飞 陈彦)

第八节 中暑

【概述】

中暑是指高温环境中发生体温调节中枢障碍,汗腺功能衰竭和水、电解质丢失过量为主要表现的急性热损伤性疾病,分为热痉挛、热衰竭、热(日)射病 3 种类型。随着人们的物质、文化水平的提高及劳动保护措施的改善,职业(生产)中暑已明显减少。但是,人群普遍面临着机体热耐受能力的下降,常导致局部地区夏季高温期间发生批量的居民(生活)中暑病例,尤多见于老年人,死亡率甚高。

【诊断要点】

依据在高温环境中劳动和生活时出现体温升高、肌肉痉挛和晕

厥,并应排除其他疾病后可诊断。可分为以下 3 类:

1. **先兆中暑**:高温环境下工作一定时间后,出现头昏、头痛、口渴、多汗、全身疲乏、心悸、注意力不集中、动作不协调等症状。体温正常或略有升高。

2. **轻症中暑**:除上述症状外,体温可达 38℃,面色潮红、大汗、皮肤灼伤等,或面色苍白、四肢湿冷、血压下降等。如进行积极有效处理,常常于数小时内恢复。

3. **重症中暑**

(1)热射病:致命性急症,常为在高温环境中工作数小时者或老年、体弱、慢性病患者在连续数天高温后发生。表现为高热(>41℃)、无汗和意识障碍。实验室检查有白细胞升高,生化及肝肾功能检查异常,心电图可有心律失常和心肌损害。

(2)热痉挛:常发生在高温环境中强体力劳动后,表现为四肢阵发性强直性痉挛,最多见于下肢双侧腓肠肌,伴有肌肉疼痛、腹绞痛。实验室检查有血钠和氯化物降低。

(3)热衰竭:常发生在老年人、儿童、慢性疾病患者及未能适应高温气候及环境者。可有头痛头晕,脉搏细数,血压偏低。

【药物治疗】

1. 现场初步治疗

(1)出现中暑前驱症状时,立即撤离高温环境,在阴凉处休息并补充清凉含盐饮料,即可恢复。

(2)热痉挛和热衰竭的治疗相似,及时将病人抬到阴凉处或空调供冷的房间平卧休息,解松或脱去衣服,降温时不要引起寒颤,以病人感到凉爽舒适为宜。口服凉盐水及其他清凉饮料。有循环衰竭者由静脉补给生理盐水并加葡萄糖溶液或氯化钾溶液。肌肉的痛性痉挛不需按摩,否则会疼痛加剧。除了尽快补充钠离子、氯离子的缺失外,尚需注意适当补充其他电解质如钙、镁等。一般经治疗数小时内可恢复。

(3)热射病患者病情重、并发症多、预后差、死亡率高,故更需积极抢救。

2. 降温治疗

(1) 环境降温：抢救现场必须通风阴凉，应及时将患者搬入室温＜20℃的空调间内或在室内放置冰块、井水等。

(2) 体表降温：蒸发降温是一种简单易行的办法，用井水、自来水或温水浸透的毛巾擦拭全身，不断摩擦四肢及躯干皮肤以保持皮肤血管扩张而促进散热，同时配合电扇吹风。头部、颈两侧、腋窝及腹股沟等大动脉处可置冰袋。病人如有寒颤则必须以药物控制，防止产热增加及乳酸堆积。循环功能无明显障碍者还可做冷水浴，即将患者浸入冷水中，保持头部露出水面。

(3) 体内中心降温：可用 4～10℃ 的 5％ 葡萄糖盐水 1 000～2 000 ml 静脉滴注，或用 4～10℃ 的 10％ 葡萄糖盐水 1 000 ml 灌肠，也可采用胃管内灌注冷生理盐水降温。条件许可时可用冷生理盐水腹膜内灌洗降温或自体血液体外冷却后回输体内降温。

(4) 药物降温：应用氯丙嗪 25～50 mg，加入 250～500 ml 液体内，静脉滴注 1～2 小时，同时严密监测血压，一般在 2～3 小时内降温。如滴完后仍然未有体温下降趋势，可用等剂量重复一次。氯丙嗪可能有抑制体温调节中枢，扩张外周血管，肌肉松弛及减低新陈代谢等作用。纳洛酮 0.8～1.2 mg，0.5～1 小时重复应用一次，有明显降温、促醒、升压等效果。

3. 对症治疗

(1) 维持呼吸功能：保持呼吸道通畅，充分供氧，缺氧严重时可予面罩吸氧。昏迷者应行气管内插管，必要时人工机械通气。

(2) 维持循环功能：心力衰竭者应考虑快速洋地黄化，低血压或休克时静脉滴注复方氯化钠溶液恢复血容量，提升血压。退热前一般不宜用缩血管药物。如容量补充后，血压仍不升者则提示有心肌或毛细血管损害，可静脉滴注多巴胺或多巴酚丁胺。及时处理各种严重心律失常。

(3) 防治脑水肿：除降温外应迅速降低颅内压，静脉滴注 20％ 甘露醇、糖皮质激素、人体白蛋白和静脉注射呋塞米，抽搐时使用氯丙嗪或地西泮。

（4）防治肾脏损害：少尿、无尿时经补液、应用呋塞米无效者，如中心静脉压不超过 2.0 kPa(200 mmH$_2$O)时可用甘露醇。一旦确认急性肾功能衰竭，应尽早进行腹膜或血液透析。应按常规检查肌红蛋白尿，早期应用甘露醇可预防。

（5）防治肝功能损害：除降温外给予保肝药物，早期应用糖皮质激素、极化液(GIK)等。

（6）防治弥散性血管内凝血：除应用小剂量肝素外，补充鲜血（内含抗凝血酶Ⅲ）、血浆、血浆凝血酶原复合物(PPSB)、纤维蛋白原和浓缩血小板。

（7）维持水、电解质及酸碱平衡：单纯热痉挛、热衰竭则尽快补充液体和盐分。重症中暑多数有高渗性脱水，可静脉滴注 5% 葡萄糖盐水或复方氯化钠溶液。严重酸中毒时可用 5% 碳酸氢钠溶液，高钾血症时可用 5% 葡萄糖 60～100 ml 加胰岛素 8U 静脉注射，每小时 1 次，并静脉注射 10% 葡萄糖酸钙，必要时可用人工肾透析。

4. 加强护理：昏迷患者容易发生肺部感染和褥疮，须加强护理；提供必需的热量和营养物，如适当补充 B 族维生素、维生素 C 及钙等。

【注意事项】

1. 观察治疗前后症状以及体征变化。包括有无面色苍白、皮肤冷汗、口渴、虚弱、烦躁及判断力不佳，有无手脚抽搐、肌肉共济失调或呈软弱无力、头痛、恶心、呕吐、腹泻及肌肉痛性痉挛以及患者神志状态。监测生命体征，观察患者实验室检查结果，如血液黏稠度、电解质、肝肾功能及心电图表现。

2. 降温治疗时，待体温降至 38℃（肛温）左右即可考虑终止降温，但又不让体温再度回升。降温时，血压应维持收缩压在 12 kPa(90 mmHg)以上并密切注视心电监测，注意有无心律失常出现，必要时宜及时处理。

3. 重症中暑并发多器官功能衰竭，在早期无特殊表现，当有所察觉时可能为时已晚，难以挽回生命。因此，对所有生命指征的严密监测实属必要。防治的首要目标是切断过高热引起的恶性循环，必须尽早降低中心体温,降低代谢,较早治疗各种严重并发症,包括休克、颅压升高、循环及呼吸衰竭,以及水、电解质和酸碱失衡等。需要注意的是,经多年观察,年轻人中暑并发多器官功能衰竭时累及脏器的顺序,往往先是弥散性血管内凝血、肝功能衰竭、肾功能衰竭等。而老年人则是中枢神经损伤、循环功能衰竭、呼吸功能衰竭等。

4. 药物降温使用氯丙嗪时需密切观察血压、神志和呼吸,出现低血压,呼吸抑制以及深昏迷时应停用。

(吉宁飞　陈彦)

第九节　淹溺

【概述】

淹溺,又称溺水,是指人淹没于水中,水和水中污泥、杂草等堵塞呼吸道或因反射性喉、气管、支气管痉挛引起通气障碍而窒息。水大量进入血液循环中可引起血浆渗透压改变、电解质紊乱和组织损伤,若急救不及时,可造成呼吸和心搏骤停而死亡。不慎跌入粪坑、污水池和化学物贮槽时,还可引起皮肤和黏膜损伤以及全身中毒。

【诊断要点】

1. 有淹溺史及目击事故者。

2. 临床表现:轻者可表现为呛咳、血压升高、心率加快、皮肤苍白。中度可有严重呕吐、神志模糊或烦躁不安、反射减弱等。重度可处于昏迷状态、窒息、面色青紫、四肢厥冷,甚至呼吸心跳骤停。体征:血压下降,瞳孔散大,双肺有湿啰音,胃内积水可见、上腹部膨隆。

3. 辅助检查:血气分析可示高碳酸血症和呼吸性酸中毒,肺部X线检查显示有肺不张或肺水肿表现。

【诊治要点】

1. 心肺复苏：入院初重点在心肺监护，通过气管插管、高浓度供氧及辅助呼吸等一系列措施来维持适当的动脉血气和酸碱平衡。间断正压呼吸或呼吸末期正压呼吸，以使肺不张肺泡再扩张，改善供氧和气体交换。积极处理心力衰竭、心律失常、休克和急性肺水肿。

2. 防治脑水肿：昏迷或呼吸、心跳停止的淹溺者，一般都有颅内压增高，加重受损脑组织的缺血性损害，使用大剂量皮质激素和脱水剂（甘露醇、呋塞米、白蛋白等）可以防治脑水肿。有条件者可进行高压氧治疗以改善预后。

3. 防治肺水肿：肺水肿是溺水后常见的并发症。症状可见呼吸窘迫，肺部广泛水泡音，血氧饱和度下降，胸片示毛玻璃样改变，血气示 2 型呼吸衰竭。这是由于淡水吸入后肺泡表面活性物质灭活，肺顺应性下降，肺泡表面张力增加，肺泡塌陷萎缩，肺泡容积急剧减少，呼吸膜破坏，发生通气/血流比例失调，即使迅速复苏后，肺损伤过程仍持续进展，甚至出现急性呼吸窘迫综合征（ARDS）。尽早进行机械通气辅助治疗，及时阻止肺氧合指数进一步下降是提高抢救成功率的重要措施之一。药物治疗方面可使用东莨菪碱、纳洛酮、甲强龙等。

4. 其他并发症的处理：维持水、电解质平衡，淡水淹溺时适当限制入水量，可积极补充 2%～3% 氯化钠溶液；海水淹溺时不宜过分限制液体补充，可予补充 5% 葡萄糖溶液。静脉滴注碳酸氢钠以纠正代谢性酸中毒，溶血明显时宜适量输血以增加血液携氧能力。体温过低者及时采用体外或体内复温措施。合并颅外伤及四肢伤者亦应及时处理，尤其要提高对急性呼吸窘迫综合征、急性肾功能衰竭、弥散性血管内凝血等并发症出现的警惕性。

【注意事项】

正确的现场抢救对淹溺患者的后期治疗及预后十分重要，特别是将患者从水中救出后，需积极进行地面抢救。

1. 畅通呼吸道：立即清除淹溺者口、鼻中的杂草、污泥，保持呼吸道通畅。随后将患者腹部置于抢救者屈膝的大腿上,头部向下,按压背部迫使呼吸道和胃内的水倒出,也可将淹溺者面朝下扛在抢救者肩上,上下抖动而排水。但不可因倒水时间过长而延误心肺复苏。

2. 心肺复苏:对呼吸、心搏停止者应迅速进行心肺复苏,即尽快予口对口人工呼吸和胸外心脏按压。口对口吹气量要大。有条件时及时予心脏电击除颤,并尽早行气管插管,吸入高浓度氧。在患者转运过程中,不应停止心肺复苏。

(吉宁飞　陈彦)

第十节　电击伤

【概述】

电击伤,俗称触电,是指电流与伤员直接接触进入人体,或在高电压、超高电压的电场下,电流击穿空气或其他介质进入人体而引起全身或局部的组织损伤和功能障碍,甚至发生心搏和呼吸骤停。闪电(雷击)伤属于电击伤的一种,我国每年因雷电伤亡者达 1 万人以上。在美国,每年因意外触电而死亡的概率为每 10 万人中有0.54人,其中半数是因接触低压电,此种意外常发生于家庭或工作场所。

【诊断要点】

1. 有触电史或目击者。

2. 主要表现为局部电灼伤和全身的电休克,导致呼吸心跳骤停,临床上分为轻型、重型和危重型。

(1)轻型:可出现强烈的肌肉痉挛,可被弹离电流。表现为惊慌、四肢酸软、恶心、面色苍白、头晕、心动过速、冷汗、震颤、皮肤灼伤处疼痛、心电图可有心肌受损。

(2)重型:神志不清、呼吸不规则、心动过速或心律不齐,可伴有休克或抽搐。有些病人可转入假死状态:心跳呼吸极其微弱,可呈室颤表现。经积极治疗,一般可以恢复。

(3) 危重型:多见于高压电击伤,或低压电通电时间较长。患者呼吸和心跳停止,迅速死亡。

【诊治要点】

1. 心肺脑复苏:对心脏停搏或呼吸停止者继续进行胸外心脏按压,尽早尽快建立人工气道和人工呼吸,已发生心室纤颤者可先用肾上腺素 1 mg,3~5 分钟静脉注射一次,使细颤转为粗颤,再用电除颤,有利于恢复窦性节律。如患者触电后心搏存在,或轻度心律失常(房性或室性期前收缩等),尚未发生心室纤颤,则忌用肾上腺素,以免诱发室颤。头部及全身大血管经过处置放冰袋,静脉注射盐酸纳洛酮,静脉滴注 20％甘露醇及糖皮质激素,均利于脑复苏,有条件者可转入高压氧治疗。

2. 抗休克:电击伤常有电休克、烧伤休克、创伤休克三种因素同时存在。对有休克者,在常规抗休克治疗的同时,注意检查是否合并有内脏损伤或骨折,如发现有内出血或骨折者,应立即予以适当处理。对严重电烧伤者的补液量不能根据其表面烧伤面积计算,对其深部组织损伤应充分估计。为此,早期补液量应高于一般烧伤,补充碳酸氢钠以碱化尿液,还可用甘露醇利尿,每小时尿量应高于一般烧伤的标准。然而,对严重烧伤和合并有严重心肌损害,或心搏暂停复苏后,或伴有颅脑损伤者,输液量要适当限制,以防止心力衰竭或肺水肿、脑水肿的发生。

3. 控制感染:早期全身应用较大剂量的抗生素。对有较大烧伤创面患者,应注意创面保护,彻底清除坏死组织,防止污染和进一步损伤,局部应暴露,过氧化氢溶液冲洗、湿敷,预防和控制电击伤损害深部组织后所造成的厌氧菌感染。注射破伤风抗毒素是绝对指征。

4. 筋膜松解术和截肢:高压电击伤后,深部组织灼伤,大量液体渗出,大块软组织水肿、坏死和小营养血管内血栓形成,可使其远端肢体发生缺血性坏死。应按实际情况及时进行筋膜松解术以减轻周围组织的压力,改善远端血液循环,挽救部分受压但未坏死的肌肉和神经。高压电击伤患者,有 $45\%\sim60\%$ 最终需要截肢。

5. 对症处理:纠正水、电解质和酸碱失衡,防治脑水肿、急性肾功能衰竭、应激性溃疡等。

【注意事项】

1. 正确的现场急救对电击伤患者的后续治疗及预后十分重要,当电击伤者脱离电源后,如果呼吸不规则或停止、脉搏摸不到,应立即进行现场心肺复苏,即口对口人工呼吸和胸外心脏按压。有条件时予气囊面罩或气管插管,应用高浓度正压给氧,尽早施行胸外心脏电除颤,头部放置冰袋降温。在早期复苏之后,有可能再发生或持续存在心律失常,应转入院行重症监护治疗。对轻型触电,神志仍清醒,仅感心慌乏力、四肢麻木者,应就地休息,严密观察 $1\sim2$ 小时,以减轻心脏负担,促使患者恢复至正常状态。对此类病人也应转院,在心电监护下观察 $1\sim2$ 日。

2. 防治急性肾衰:触电患者同时伴有电烧伤时,坏死肌肉可释放出大量毒性物质和异性蛋白如肌红蛋白、血红蛋白,在酸血症情况下更易沉积和堵塞肾小管,极易造成急性肾衰发生。一旦发现有血红蛋白尿者,应及时应用 20% 甘露醇及利尿剂,使尿色变清。对严重酸中毒者可应用 5% 碳酸氢钠溶液静脉滴注。对已发生急性肾衰者,即可采用血透或腹膜透析治疗。

3. 坏死组织的清除及植皮:尽管高压烧伤早期坏死范围不易确定,仍应尽早作彻底的检查,切除坏死组织,包括可疑的间生态组织。当组织缺损多、肌腱、神经、血管、骨骼已暴露者,在彻底清创后,应用皮瓣修复。对于肢体电击伤后深部组织损伤情况不明者,可应用动脉血管造影或放射性核素 133 氙洗脱术或 99 m 锝焦磷酸盐肌扫描术检查,以指导治疗。对坏死范围难以确定,可以异体皮或异种皮暂覆盖,$2\sim3$ 日后再行探查,继续清创,创造条件植皮。

4. 防止继发性出血:在观察过程中,应密切注意继发性出血。床旁常备止血带与止血包,因这类病人可在静卧或熟睡时,血管悄然破裂,大量出血而致休克。遇此情况,应找到破裂血管,在其近心端高位健康血管处结扎。

5. 低压损伤无症状者，也应检查其肌红蛋白尿，无任何心律失常或横纹肌溶解的征象，方可离院。

（吉宁飞　陈彦）

第二章　感染性疾病

第一节　流行性感冒

【概述】

流行性感冒(简称流感),是由甲(A)、乙(B)、丙(C)三型流感病毒分别引起的急性呼吸道传染病。甲型流感病毒常以流行形式出现,能引起世界性流感大流行,它在动物中广泛分布,并也能在动物中引起流感流行和造成大量动物死亡。乙型流感病毒常常引起局部暴发,不引起世界性流感大流行。丙型流感病毒主要以散在形式出现,主要侵袭婴幼儿,一般不引起流行,最显著特点为:突然暴发,迅速蔓延,波及面广,具有一定的季节性,我国北方流行一般发生在冬季,而南方多发生在夏季和冬季。发病率高但死亡率低,感染率最高的为青少年,高危人群为年迈体弱或带有慢性疾病患者。

【诊断要点】

1. **典型流感**：起病急，前驱期即出现乏力、高热、寒战，头痛、全身酸痛等不适。病程中全身症状重而体征较轻，可伴或不伴流涕、咽痛、干咳等局部症状。查体可见结膜充血，咽喉红肿，肺部听诊可及干啰音。病程 4~7 日，但咳嗽和乏力可持续数周。

2. **轻型流感**：急性起病，轻或中度发热，全身及呼吸道症状轻，2~3 日内自愈。

3. **肺炎型流感**：多发于老年人、婴幼儿、慢性疾病者及免疫低下者。病初类似典型流感病人，1 日后病情迅速加重，出现高热、咳嗽、呼吸困难及发绀，可伴有心、肝、肾衰竭。体检双肺遍及干湿啰音，但无肺实变体征。痰细菌培养阴性，抗生素治疗无效。多于 5~10 日内发生呼吸衰竭，预后较差。

4. **其他类型**：流感流行期间，病人除流感的症状体征，还伴其他肺外表现，特殊类型主要有以下几种：伴呕吐、腹泻等消化道症状的称胃肠型；脑膜脑炎型表现为意识障碍、脑膜刺激征等神经系统症状；若病变累及心肌、心包，分别为心肌炎型和心包炎型。此外，还有以横纹肌溶解为主要表现的肌炎型，仅见于儿童。

5. **辅助检查**

（1）常规检查：白细胞总数正常或减少，分类中淋巴细胞相对增加。并发细菌感染则白细胞总数及中性粒细胞增多。

（2）病原学检查：鼻咽分泌物或口腔含漱液分离出流感病毒。用免疫荧光染色或酶法对鼻甲黏膜印片检查流感病毒抗原阳性。应用 RT-PCR 方法直接检测病人呼吸道分泌物中的病毒 RNA。疾病初期和恢复期双份血清抗流感病毒抗体滴定升高 4 倍或以上者，有助于回顾性诊断。

（3）其他检查：胸部 X 线检查肺炎型流感可见两肺散在的絮状或结节状阴影，由肺门向四周扩散。

【药物治疗】

1. 隔离病人，对公共场所加强通风和空气消毒。卧床休息，多饮水，注意营养，饮食要易消化。谨慎合理使用对症治疗药物，症状严重者可以使用缓解鼻黏膜充血药物、止咳祛痰药物（参见呼吸系统疾病章节）。

2. 抗流感病毒药物治疗

（1）离子通道 M2 阻滞剂：代表药物为金刚烷胺。可阻断病毒吸附于宿主细胞，抑制病毒复制，早期应用可减少病毒的排毒量和排毒期，缩短病程，但只对甲型流感病毒有效。该药易产生耐药性，副作用主要有头晕、失眠、共济失调等神经精神症状。推荐剂量为成人 200 mg/d，老年人 100 mg/d，小儿 4～5 mg/kg，分两次口服，疗程 3～4 日。

（2）神经氨酸酶抑制剂：目前我国临床使用的有奥司他韦，能特异性抑制甲、乙型流感病毒的神经氨酸酶，从而抑制病毒的释放，减少病毒的传播。应及早服用，成人口服 75 mg，每日 2 次，共 5 日。儿童 2 mg/kg，每日 2 次，共 5 日。

【注意事项】

1. 尽早使用离子通道 M2 阻滞剂和神经氨酸酶抑制剂，可减少病毒的排毒量和排毒期，抑制病毒的释放，减少病毒的传播，缩短病程。单纯型流感呈自限性过程，预后良好。老弱、有慢性病基础和体弱的婴幼儿可因流感病毒肺炎或继发细菌性肺炎，并发呼吸衰竭和循环衰竭而死亡，需及时转诊上级医院。

2. 儿童忌用阿司匹林（或含阿司匹林成分药品）及其他水杨酸制剂，以避免发生瑞氏综合征。

（吉宁飞　李爽）

第二节 化脓性脑膜炎

【概述】

化脓性脑膜炎(简称化脑)是由化脓性细菌感染所致的脑脊膜炎症,是中枢神经系统常见的化脓性感染。通常急性起病,表现为高热、头痛、恶心、呕吐、惊厥、昏迷。脑膜刺激征阳性,脑脊液呈化脓性改变。好发于婴幼儿、儿童和 60 岁以上老年人。最常见的致病菌为肺炎链球菌、脑膜炎双球菌、流感嗜血杆菌,金黄色葡萄球菌、大肠杆菌、变性杆菌、厌氧杆菌、沙门菌及铜绿假单胞菌等。

【诊断要点】

1. 全身症状:高热伴有畏寒、寒战、全身酸痛等毒血症状。少数为隐袭性发病。

2. 神经系统症状:由颅内压升高引起的症状为剧烈头痛、喷射性呕吐、血压增高、相对缓脉、儿童囟门隆起。

3. 脑膜刺激征:颈项强直,克氏征阳性,布氏征阳性。

4. 脑实质炎症表现:可出现不同程度的意识障碍、烦躁不安、谵妄、昏睡,甚至昏迷,有时可出现全身性或局限性抽搐。可出现失语、偏瘫、单瘫及一侧或双侧病理征阳性等神经系统的局灶性体征。

5. 常规实验室检查

(1) 白细胞总数明显增高,可达$(20\sim40)\times10^9$ /L,中性粒细胞比例明显增高。

(2) 脑脊液压力增高,外观浑浊或为脓样。细胞数明显增多,可达 $1\,000\times10^6$ /L 以上,以中性粒细胞为主。蛋白显著增加,糖定量减低。

6. 细菌学检查:将脑脊液离心沉淀,作涂片染色,可查见病原菌。

【药物治疗】

1. 病原治疗

治疗原则:对病原菌敏感,在脑脊液中能达到杀菌浓度。及早使用抗生素,通常在确定病原菌之前使用广谱抗生素,若明确病原菌则应选用抗生素。

(1) 未确定病原菌:选择下列方案之一,病情严重者,头孢菌素联合喹诺酮类药物。疗程 2~3 周。① 头孢曲松 2.0 g+0.9% 生理盐水 100 ml,静脉滴注,12 小时 1 次。② 头孢噻肟 2.0 g+0.9% 生理盐水 100 ml,静脉滴注,8~12 小时 1 次。③ 头孢他定 2.0 g+0.9% 生理盐水 100 ml,静脉滴注,8~12 小时 1 次。④ 头孢吡肟 2.0 g+0.9% 生理盐水 100 ml,静脉滴注,12 小时 1 次。⑤ 美罗培南 0.5 g+0.9% 生理盐水 100 ml,静脉滴注,8 小时 1 次;或美罗培南 1.0 g+0.9% 生理盐水 100 ml,静脉滴注,12 小时 1 次。⑥ 莫西沙星 0.4 g,静脉滴注,每日 1 次。⑦ 左氧氟沙星 0.5 g,静脉滴注,每日 1 次。

(2) 确定病原菌:应根据病原菌选择敏感的抗生素,从上述方案中选择。肠球菌、耐甲氧西林金黄色葡萄球菌(MRSA)感染所致者,下列方案选择之一,疗程 2~3 周。① 万古霉素 0.5 g+0.9% 生理盐水 100 ml,静脉滴注,8 小时 1 次,或万古霉素 1.0 g+0.9% 生理盐水 100 ml,静脉滴注,12 小时 1 次。② 利奈唑胺 0.6 g,静脉滴注,12 小时 1 次。

2. 糖皮质激素(激素):激素可以抑制炎性细胞因子的释放,减轻脑水肿,降低颅内压和稳定血脑屏障。对病情较重且没有明显激素禁忌证的患者可考虑应用。通常给予地塞米松 10 mg 静脉滴注,连用 3~5 日。

3. 对症支持治疗

(1) 降颅内压:① 20% 甘露醇 250 ml,静脉快速滴注,8~12 小时 1 次。② 甘油果糖注射液 500 ml,静脉滴注,8~12 小时 1 次。

(2) 高热时退热治疗:① 琥珀酰氢化考的松 50~100 mg+5% 葡萄糖液 250 ml,静脉滴注。② 物理降温。③ 有抽搐或癫痫发作者给予镇静剂以终止发作。

【注意事项】

化脓性脑膜炎预后好坏取决于是否早期明确病原菌,是否选择合适的抗生素。一经确诊,应尽快由静脉给予适当、足量且能透过血脑屏障的抗生素,以杀菌药物为佳。抗感染疗程应在症状消失、退热一周以上,脑脊液细胞数少于 $20×10^6$ /L,均为单核细胞,蛋白及糖量恢复正常结束。如积极抗感染治疗 3～5 日,患者病情无好转甚至加重,则需请上级医院会诊或在病情许可的情况下转上级医院诊治。

(周东辉)

第三节　流行性脑脊髓膜炎

【概述】

流行性脑脊髓膜炎(简称流脑)是由脑膜炎奈瑟菌引起的化脓性脑膜炎。临床主要表现为突发高热、剧烈头痛、频繁呕吐、皮肤黏膜瘀斑和脑膜刺激征,严重者可有败血症休克和脑实质损害,脑脊液呈化脓性改变。本病多见于冬春季,儿童发病率高。

【诊断要点】

1. 本病有明显季节性,好发于冬春季,3～4 月为高峰。

2. 以寒战高热起病,体温 39～40℃,伴头痛、全身不适等毒血症症状,全身皮肤黏膜有瘀点或瘀斑,且可迅速扩大,呈紫黑色坏死。

3. 剧烈头痛、频繁呕吐、烦躁不安,出现颈项强直、克氏征及布氏征阳性等脑膜刺激征,重者有谵妄、神志障碍及抽搐。

4. 休克型患者全身皮肤黏膜广泛瘀点、瘀斑,可迅速融合成大片伴中央坏死。面色苍白,四肢末端厥冷、发绀,皮肤呈花斑状,血压下降甚至测不到。脑膜刺激征大多缺如,脑脊液大多澄清,细胞数正常或轻度增加。

5. 脑膜脑炎型患者除高热、头痛、呕吐外,意识障碍加深,并迅速进入昏迷状态。可有反复惊厥、锥体束征阳性,血压升高,心率减慢,瞳孔忽大忽小或大小不等,有脑水肿和脑疝。

6. 实验室检查

(1)血象:白细胞计数多明显增高,中性粒细胞亦明显增高。

(2)脑脊液检查:外观浑浊,白细胞数 $1\,000\times10^6$ /L 以上,以中性粒细胞增高为主,蛋白质含量增高,糖及氯化物明显减低。

(3)细菌学检查:在皮肤瘀点处刺破,挤出少量组织液涂片染色,亦可取脑脊液离心沉淀后涂片染色,细菌阳性率均为 $60\%\sim80\%$。

【药物治疗】

强调早期诊断,就地住院隔离治疗。

1. 病原治疗

(1)青霉素 G:对脑膜炎球菌具有高度杀菌活性,尚未出现耐药菌株,是首选药物。用法:青霉素 G 400 万 U+5%葡萄糖液 250 ml,静脉滴注,8 小时 1 次,连续 5～7 日。

(2)头孢曲松 2.0 g+0.9%生理盐水 100 ml,静脉滴注,12 小时 1 次,连续 5～7 日。

(3)头孢噻肟 2.0 g+0.9%生理盐水 100 ml,静脉滴注,8～12 小时 1 次,连续 5～7 日。

(4)头孢他定 2.0 g+0.9%生理盐水 100 ml,静脉滴注,8～12 小时 1 次,连续 5～7 日。

2. 抗休克:主要针对暴发型流脑。

(1)山莨菪碱 60 mg+10%葡萄糖液 20 ml,静脉注射,每隔 10～15 分钟静脉注射一次,应用数次后面色转红,四肢温暖,血压上升后,可减少剂量及延长间隔时间而逐渐停用。

(2)氢化考的松 200 mg+10%葡萄糖液 100 ml,静脉滴注,每日 1 次,连续 2～3 日。

(3)低分子右旋糖苷 500 ml,静脉滴注。

（4）5%碳酸氢钠 250 ml，静脉滴注。

（5）血管活性药物：多巴胺 20～40 ml+5%葡萄糖液 250 ml，静脉滴注；间羟胺 20 mg+5%葡萄糖液 250 ml，静脉滴注。

3. 减轻脑水肿及防治脑疝

（1）20%甘露醇 250 ml，快速静脉滴注，6 小时 1 次。

（2）地塞米松 10 mg+5%葡萄糖液 100 ml，静脉滴注。

（3）甘油果糖注射液 500 ml，静脉滴注，8～12 小时 1 次。

（4）DIC 治疗：如皮肤瘀斑不断增加，且融合成大片，并有血小板明显减少者，应及早进行肝素治疗，肝素（0.5～1）mg/kg+10%葡萄糖液 100 ml，静脉滴注，4～6 小时 1 次。同时输新鲜血、血浆以及维生素 K，以补充被消耗的凝血因子。

4. 呼吸衰竭治疗

（1）吸氧。

（2）山梗茶碱 3 mg+10%葡萄糖液 20 ml，静脉注射，2 小时 1 次。

如不见好转，尽早切开气管和应用人工呼吸器。

【注意事项】

近年来，有报告发现耐青霉素的脑膜炎球菌病例，应用青霉素治疗无效，因此对于病情较重者，应给予头孢曲松和头孢他定进行治疗。对于暴发型流脑败血症病人除常规治疗外，可给予静脉丙球。在流脑流行期间，对密切接触者应用利福平 600 mg，每日 2 次，连服 2 日。另有主张头孢曲松 250 mg，肌内注射 1 次，有效率优于利福平。流脑患者在有效抗感染治疗下，一般病情恢复迅速，如果使用有效抗感染药物 48 小时后病情无缓解，及早请上级医院会诊，条件许可也可转上级医院就诊。

（周东辉）

第四节　新型隐球菌脑膜炎

【概述】

新型隐球菌脑膜炎是中枢神经系统最常见的真菌感染,由新型隐球菌感染引起,临床主要表现为发热、头痛、呕吐等亚急性或慢性脑膜炎的症状,少数患者可表现为颅内占位性病变的临床表现。其病情重,疗程长,预后差,病死率高。

【诊断要点】

1. 多有慢性消耗性疾病或全身性免疫缺陷性疾病的病史,亚急性或慢性起病。

2. 起病隐匿,进展缓慢。早期可有不规则低热或间歇性头痛,后持续并进行性加重。免疫功能低下的患者可呈急性发病,常以发热、头痛、恶心、呕吐为首发症状。

3. 有颅内压增高症状和体征,如视乳头水肿及后期视神经萎缩,不同程度的意识障碍,脑室系统梗阻,出现脑积水。也可出现脑神经受损的症状,常累及听神经、面神经和动眼神经等。晚期头痛剧烈,甚至出现抽搐、去大脑性强直发作和脑疝等。

4. 脑脊液检查可发现压力增高,外观透明或微浑浊。白细胞轻度、中度增多,一般为$(10\sim500)\times10^6$/L,以淋巴细胞为主,蛋白含量增高,糖含量降低。CSF 离心沉淀后涂片做墨汁染色,检出隐球菌可确定诊断。

5. 有免疫缺陷的患者常可伴发其他病原体感染,或体内既往潜在的病原体感染复发,出现双重或多重感染症状,常见的有结核和(或)弓形虫病等的伴发,使病情更趋严重复杂。

6. 影像学检查

(1) 头颅 CT 和 MRI 检查可提示脑水肿、脑积水和脑的局灶性异常。

(2)胸部 X 线检查:多数患者可有类似于结核性病灶、肺炎样改变或肺部占位样病灶。

【药物治疗】

1. 抗真菌治疗:两性霉素 B 是目前药效最强的抗真菌药物,但因其不良反应多且严重,主张与 5-氟胞嘧啶联合治疗,以减少其用量。

(1)诱导治疗:两性霉素 B 0.5~1 mg/(kg·d),联合氟胞嘧啶 100 mg/(kg·d),至少 8 周。

(2)巩固治疗:氟康唑 200~400 mg/d,至少 12 周,或伊曲康唑 200~400 mg/d,至少 12 周。

2. 对症及全身支持治疗

(1)颅内压增高者可用脱水剂,并注意防治脑疝。

(2)有脑积水者可行侧脑室分流减压术,并注意水电解质平衡。因本病病程较长,病情重,机体慢性消耗很大,应注意患者的全身营养、全面护理、防治肺感染及泌尿系统感染。

【注意事项】

1. 两性霉素 B 副作用较大,可引起高热、寒战、血栓性静脉炎、头痛、恶心、呕吐、血压降低、低钾血症、氮质血症等,偶可出现心律失常、癫痫发作、白细胞或血小板减少等。

2. 积极、有效地控制颅压可以显著减少病死率和各种神级系统并发症的发生。美国传染病协会(IDSA)2010 版隐球菌感染治疗指南提示,腰穿间断引流 CSF 是目前最为有效、快速的降颅压方法。

3. 本病常进行性加重,预后不良,死亡率较高。疑诊即可转上级医院进一步明确。未经治疗者常在数月内死亡,平均病程为 6 个月。早期被误诊、用药剂量或疗程不足合并多种基础疾病、脑脊液压力过高应用激素或抗生素时间过长者预后差。治疗者也常见并发症和神经系统后遗症,可在数年内病情反复缓解和加重。

(周东辉)

第五节　结核性脑膜炎

【概述】

结核性脑膜炎是由结核杆菌侵入蛛网膜下隙进入软脑膜、蛛网膜进而累及脑血管,部分可累及脑实质的疾病。

【诊断要点】

1. 病前曾有与结核病人密切接触史,或病人本身的结核感染未经彻底治疗。可有结核中毒症状,多为不规则低热、盗汗、精神不振等。

2. 有脑膜炎症状,起病较缓慢,有发热、头痛和呕吐三大症状以及颈项强直、克氏征和布氏征阳性三大体征。部分病人出现意识障碍,如嗜睡、谵妄、昏睡等,或出现反射消失、大小便失禁等,颅神经受损可出现睑下垂、斜视、复视、瞳孔不等大、面神经麻痹等。脑软化则可出现偏瘫。

3. 实验室检查

(1) 血常规:白细胞在发病初期可以有中度增加,中性粒细胞增加。

(2) 脑脊液检查:脑压升高,$>180\sim200$ mmH$_2$O 以上,外观清晰或呈毛玻璃状,细胞数通常在$(100\sim500)\times10^6$ /L,少数(5% 以下)可以超过 $1\,000\times10^6$ /L,以淋巴细胞为主,早期也可以多核为主。糖和氯化物降低,蛋白升高。蛋白含量 $80\sim500$ mg/dl,如发生椎管蛛网膜黏连时,脑脊液呈黄色变化,蛋白可达 1 g/dl 以上。

(3) 脑脊液细菌学检查:虽然是确诊本病的依据,但阳性率不高,采用离心沉淀或静置,找抗酸杆菌或者结核菌培养可提高阳性率。

(4) 腺苷脱氨酸(ADA)及 γ-干扰素明显升高。

4. 辅助检查

（1）X 线胸片:对本病诊断有帮助。部分患者胸部 X 线片显示有肺结核病变,包括粟粒性结核等。眼底检查视网膜有时可见结核结节。

（2）CT 和 MRI 检查:结脑的急性期,脑底膜膜密度轻度增高,脑水肿时 CT 可见密度减低的区域,脑积水时可见相应的脑室扩张,脑梗死时可见低密度区。

【药物治疗】

结核性脑膜炎化疗药物剂量一般比肺结核剂量偏大,疗程更长,一般不宜用间歇给药。选择 3～4 个能较高的通过血脑屏障的药物联合治疗。

1. 初治:一般首选异烟肼(INH)＋利福平(RFP)＋吡嗪酰胺(PZA)＋链霉素(SM),巩固期停用 PZA 且用乙胺丁醇(EMB)代替 SM。化疗方案为:4HRZS/4HRZE/4HRE,总疗程不少于一年。少数迁延和晚期病例可适当延长治疗 4～6 个月,或以脑脊液常规、生化恢复正常后继续治疗不少于 6～8 个月计算总疗程。

2. 复治:耐药的结核性脑膜炎应改用其他药物,如阿米卡星(AMK)、卷曲霉素(CPM)、丙硫异烟胺(1321TH)、左氧氟沙星、对氨基水杨酸异烟肼(力克肺疾)、环丝氨酸(CS),疗程 1.5～2 年。

3. 成人用量:INH 0.6～0.8 g/d,重症患者可用至 1.0 g/d(联合 RFP 则 INH 0.4～0.6 g/d),SM 0.75～1.0 g/d,PZA 1.5 g/d,PAS 8～12 g/d,RFP 0.45～0.6 g/d,EMB 0.75～1.0 g/d,AMK 0.4 g/d,1321TH 0.6～0.98 g/d。

4. 儿童用量:INH 20～30 mg/(kg·d),EMB 20～25 mg/(kg·d)。

【注意事项】

1. 糖皮质激素的应用

（1）急性期越早应用越好,脑膜型效果好,脑结核球型激素等使用应慎重,剂量应偏小,晚期结核性脑膜炎疗效较差,激素使用剂量不宜过大,时间不宜过长。

（2）成人一般口服泼尼松 30～40 mg/d，急性期或重症可以予地塞米松 10 mg/d，情况好转后改为口服泼尼松，病情稳定时开始减量。首次减量大约在激素使用 3～5 周后，每 7～10 日减量 1 次，每次 5 mg，总疗程 8～12 周左右。总疗程最好不超过 3 月。

2. 高颅压的处理：主要是降低颅内压，控制癫痫发作。常用脱水剂有甘露醇、山梨醇、尿素、高渗葡萄糖等。对梗阻性脑积水引起的颅高压，脱水剂使用效果不理想，可行侧脑室引流术，若梗阻不能缓解，可进一步考虑作侧脑室引流术。

3. 早期诊断和早期治疗对于结核性脑膜炎的预后影响较大，基层医院疑诊时可转上级医院尽早明确诊断。

（周东辉）

第六节　流行性乙型脑炎

【概述】

流行性乙型脑炎（简称乙脑）是由乙脑病毒所致的中枢神经系统急性传染病。本病通过蚊虫传播，好发于 10 岁以下儿童，流行于夏秋季，感染的蚊虫叮咬人体时，病毒即侵入人体，并通过血脑屏障进入中枢神经系统，引起脑炎。

【诊断要点】

1. 流行病学史：明显季节性，北方病人集中发病于 7～9 月份，南方提前。

2. 临床表现：发病急骤、突然高热、头痛、呕吐、嗜睡，重者则昏迷、抽搐、脑膜刺激征及病理反射阳性。

3. 实验室检查

（1）血象：白细胞总数增至 $(10\sim20)\times10^9$/L，中性粒细胞增至 80% 以上。

（2）脑脊液呈浆液性改变，外观无色透明，压力增高，白细胞一般在(0.005～0.5)×10^9/L，蛋白轻度升高，糖、氯化物均正常。

（3）乙脑特异性 IgM 测定：可助早期诊断、双份血清血凝抑制试验及补体结合试验，滴度呈 4 倍增长。

【药物治疗】

本病无特效治疗，重点把好高热、惊厥、呼吸衰竭等危症的处理，是降低病死率、防治后遗症的关键。

1. 高热处理

（1）以物理降温为主，药物降温为辅，同时降低室温，使肛温在38℃以下，头部置冰帽，腋下及腹股沟置冰袋；或用 30%～50%酒精擦浴，或温水擦浴，必要时用冷盐水灌肠。

（2）亚冬眠疗法：若高热持续，反复惊厥的病人可用氯丙嗪和异丙嗪各每次 0.5～1 mg/kg，肌内注射，4～6 小时 1 次；或用乙酰普马嗪代替氯丙嗪，剂量为每次 0.3～0.5 mg/kg，副作用小，疗程3～5 日。

2. 抽搐或惊厥处理

（1）安定：成人每次 10～20 mg；小儿每次 0.1～0.3 mg/kg，每次不超过 10 mg，肌内注射，必要时缓慢静脉注射。

（2）水合氯醛：成人每次 1～2 g；小儿按照 100 mg/(岁·次)，每次不超过 1 g，鼻饲或灌肠(稀释后用)。

3. 呼吸衰竭的处理

（1）保持呼吸道通畅：解除痰阻，定时翻身侧卧，拍打胸背，痰稠可用 α-糜蛋白酶 5 mg(小儿 0.1 mg/kg)雾化吸入。伴有支气管痉挛者可用 5%异丙肾上腺素 1 ml，庆大霉素 8 万单位，氢化可的松 5 mg雾化吸入，同时以鼻管法给氧，氧流量每分钟 1～3 L，浓度为26%～32%。高浓度给氧或纯氧只宜在呼吸骤停时短时间使用。

（2）应用中枢呼吸兴奋剂：中枢性呼吸衰竭尚有较弱的自主呼吸者可用山梗菜碱(洛贝林)，成人每次 3～6 mg，小儿每次 0.15～0.2 mg/kg，肌内注射或静脉滴注；亦可用尼可刹米(可拉明)，每次5～12.5 mg/kg；回苏林可引起抽搐或惊厥，故应慎用。

（3）血管扩张剂：用东莨菪碱（成人每次 0.3~0.5 mg，小儿每次 0.02~0.03 mg/kg）或阿托品（首次剂量 0.5~1 mg，以后每次 0.5 mg，静脉注射，15~20 分钟 1 次）有效，可以予洛贝林交替使用。东莨菪碱、654-2 或阿托品对中枢性呼吸衰竭有效。

4. 脑水肿与颅内高压的治疗

（1）头部降温：采用冰袋或冰帽使头部降至 30~32℃。

（2）脱水疗法：常用 20% 甘露醇 250 ml，静脉快速滴注或静脉注射（20~30 分钟），4~6 小时 1 次，疗程 2~4 日。注意水与电解质平衡。

（3）糖皮质激素：多采用地塞米松 5~10 mg 静脉注射，以减低血管通透性，防止脑水肿及脱水反跳。

【注意事项】

本病死亡率较高，死亡主要由于中枢性呼吸衰竭所致，因此，根据病情需要，可行气管插管或气管切开，辅助呼吸。老年人呼吸衰竭，排痰困难，宜早切。一般而言出现呼吸衰竭倾向时尽早转诊上级医院。

（周东辉）

第七节　病毒性肝炎

一、急性病毒性肝炎

【概述】

急性病毒性肝炎是由多种肝炎病毒（主要包括甲、乙、丙、戊等）引起的以肝脏炎症和坏死为主的疾病，它具有传染性强、流行面广、发病率高等特点，是目前我国常见的传染病。

【诊断要点】

1. 急性无黄疸型肝炎诊断

(1) 流行病学史:甲型和戊型肝炎均以粪-口为主要传播途径。水和食物传播是甲型肝炎暴发流行的主要传播方式,而饮用水污染则是戊型肝炎暴发流行的传播方式。

(2) 临床症状:指近期出现的、持续几日以上但无其他原因可解释的如乏力、食欲减退、恶心等症状。

(3) 体征:肝肿大并有压痛、肝区叩击痛,部分病人可有轻度脾肿大。

(4) 实验室检查:血清 ALT、AST 明显升高,大多数病人可达正常值 10～20 倍以上。

(5) 病原学检测:① 甲型肝炎:抗 HAV-IgM 阳性可确诊为近期感染。② 乙型肝炎:a. HBsAg 滴度由高到低,当 HBsAg 消失后,抗 HBs 阳转;b. 急性期抗 HBc IgM 滴度高,抗 HBc IgG 阴性或低水平。③ 丙型肝炎:血清 HCV RNA 阳性,或抗 HCV 阳性而无其他类型肝炎病毒的急性感染标志。④ 戊型肝炎:抗 HEV IgM 或 IgG 阳性均可作为急性感染的标志。

2. 急性黄疸型肝炎诊断:凡符合急性肝炎诊断条件,血清胆红素＞17.1 μmol/L,或尿胆红素阳性,并排除其他原因引起的黄疸,可诊断为急性黄疸型肝炎。

【药物治疗】

1. 甘草酸制剂:主要为天晴甘美、甘利欣,主要作用为减轻肝细胞破坏和降低 ALT。本品 30 ml 加入 5% 葡萄糖液稀释后缓慢静脉滴注,每日 1 次,连续 2～3 周。取得疗效后可改为天晴甘平或甘利欣 2 片,每日 3 次。少数病人可有血压升高、头痛、上腹部不适、皮疹和发热。由于本药有水、钠潴留作用,不应用于心力衰竭、肾功能不全以及各种原因引起的高血钠症。

2. 多烯磷脂酰胆碱(易善复)注射液 10 ml＋5% 葡萄糖液 250 ml,静脉滴注,每日 1 次,连续 2～3 周。

3. 还原型谷胱甘肽 1.2 g＋5% 葡萄糖液 250 ml,静脉滴注,每日 1 次,连续 2~3 周。

4. 腺苷蛋氨酸 1.0 g+5% 葡萄糖液 250 ml,静脉滴注,每日 1 次,连续 2~3 周。

5. 水飞蓟素片 70~140 mg,每日 3 次。

6. 易善复 0.456 g/次,每日 3 次。

7. 复方益肝灵 2~4 片,每日 3 次。

根据病人的不同情况,可使用 1~2 种静脉用药和 1~2 种口服片剂,待肝功能正常后减半应用。

【注意事项】

老年人、妊娠、术后或免疫功能低下者,尤其是发病后没有得到及时休息、诊治,容易诱发肝衰竭,要求住院治疗,必要时转上一级医院进一步诊治。

(周东辉)

二、慢性病毒性肝炎

【概述】

慢性病毒性肝炎是指急性肝炎病程超过半年,或原有乙型、丙型、丁型肝炎或 HBsAg 携带者,本次又因同一病原再次出现肝炎症状、体征及肝功能异常者。根据临床症状、体征、实验室检查以及肝组织病理改变,将慢性肝炎分为轻、中、重度三个类型。慢性肝炎如反复发作可进展为肝硬化和肝细胞癌,并危及生命。

【诊断要点】

1. 有乙型肝炎或 HBsAg 阳性史超过 6 个月,现 HBsAg 和(或)HBV DNA 仍为阳性者,可诊断为慢性 HBV 感染。根据 HBeAg 是否阳性,再分为:

(1) HBeAg 阳性慢性乙型肝炎:血清 HBsAg、HBV DNA 和 HBeAg 阳性,抗-HBe 阴性,血清 ALT 持续或反复升高,或肝组织学检查有肝炎病变。

(2) HBeAg 阴性慢性乙型肝炎:血清 HBsAg 和 HBV DNA 阳性,HBeAg 持续阴性,抗-HBe 阳性或阴性,血清 ALT 持续或反复异常,或肝组织学检查有肝炎病变。

2. 慢性丙型肝炎:临床符合慢性肝炎,血清抗 HCV 阳性,或血清和(或)肝内 HCV RNA 阳性。

3. 慢性丁型肝炎:临床符合慢性肝炎,血清抗 HDV IgG 持续高滴度,HDV RNA 持续阳性。

【药物治疗】

1. α干扰素

(1) 普通 IFN-α:5MU,皮下或肌内注射,每周 3 次或隔日 1 次,一般疗程为 1 年。

(2) 长效干扰素:Peg-IFN-α_{2a} 180 μg,或 Peg-IFN-α_{2b} 80 U,皮下注射,每周 1 次,疗程 1 年。

(3) 利巴韦林:慢性丙型肝炎抗病毒治疗时,联合口服利巴韦林增加疗效,剂量 900～1200 mg/d,分 3 次口服,疗程同干扰素。

2. 核苷(酸)类似物:其作用靶点是抑制具有逆转录活性的 HBV DNA 聚合酶,干扰 HBV DNA 合成,中止 DNA 链的延伸,有效地抑制 HBV 复制。

(1) 拉米夫定 100 mg,每日 1 次。

(2) 阿德福韦酯 10 mg,每日 1 次。

(3) 恩替卡韦 0.5 mg,每日 1 次。

(4) 替比夫定 600 mg,每日 1 次。

【注意事项】

1. 干扰素应用禁忌证:具有下列情况之一者不宜用 α干扰素治疗:① 血清胆红素升高＞2 倍正常值上限;② 失代偿性肝硬化;③ 自身免疫性疾病;④ 有重要脏器病变(严重心、肾疾患,糖尿病,甲状腺功能亢进或低下以及神经精神异常等)。

2. 核苷(酸)类似物疗程,通常待 ALT 恢复正常,HBV DNA 转阴以及出现乙型肝炎 e 抗原血清转换(即出现抗 HBe)后,至少 1 年方可考虑停药。对 e 抗原阴性者,疗程至少 2 年。病程中每 3 个月复查肝功能、病毒复制指标。一旦病毒学指标反跳,建议转上级医院检测耐药变异,根据检测结果更换药物或联合治疗。

3. 慢性病毒性肝炎一旦急性发作,常易导致肝功能衰竭,需及时转诊至上级医院专科治疗。

(周东辉)

第八节　细菌性食物中毒

【概述】

细菌性食物中毒是进食被某些细菌及(或)其细菌毒素所污染的食物而引起,同餐进食者常于短期内多人发病。

一、胃肠型食物中毒

【诊断要点】

1. 流行病学:多发生于夏秋季。发病突然,时间集中,潜伏期短。病人有进食变质食物、海产品、腌制食品、未煮熟的肉类、蛋品病史。如共食者在短期内集中发病有重要诊断价值。

2. 临床表现:潜伏期短,常于进食后数小时发病,短者1~2小时,长者可达2~3日。主要为腹痛、呕吐、腹泻等胃肠炎症状。大便多数呈黄水样,少数可呈血性腹泻。病程中可有发热、脱水、低血压。病程短,多数在2~3日内自愈。

3. 病原学诊断:收集可疑食物、病人呕吐物、粪便等标本作细菌培养,能分离到同一病原菌,也可进行毒素分离和动物接种实验。

【药物治疗】

由于本病的病原菌或肠毒素多于短期内排出体外,病程较短,应以对症治疗为主。

1. 对症处理:呕吐、腹痛明显者,可给予解痉剂如口服或肌内注射山莨菪碱10 mg,或皮下注射阿托品0.5 mg。

2. 病原治疗:一般可不用抗生素。伴有高热的严重病人,可选用：

(1) 左氧氟沙星 500 mg,静脉滴注,每日 1 次,连续 3～5 日。

(2) 莫西沙星 400 mg,静脉滴注,每日 1 次,连续 3～5 日。

(3) 未满 18 周岁的儿童则选用头孢曲松 1.0 g,静脉滴注,每日 1 次,连续 3～5 日。

二、神经型食物中毒(肉毒中毒)

【诊断要点】

1. 有进食被肉毒杆菌外毒素污染的腌肉、腊肉、发酵豆制品和馒头及制作不良的罐头类食品史,偶因食用不新鲜鱼、猪肉、猪肝而发病。

2. 突然头痛、头晕或眩晕,继而出现视力模糊、复视、瞳孔散大、眼肌瘫痪,重症出现吞咽、咀嚼、发音等困难甚至呼吸困难。

3. 病人体温正常,神志清楚,知觉存在。胃肠道症状轻。

4. 可疑食物厌氧菌培养可发现肉毒杆菌,以食物渗出液动物试验,观察动物有无瘫痪现象。

【药物治疗】

1. 应尽早(在进食可疑食物 4 小时内)用 5％碳酸氢钠溶液或 1∶4 000 高锰酸钾溶液洗胃。口服导泻剂并作清洁灌肠,以清除毒素。

2. 抗毒素治疗力争在起病后 24 小时内、肌肉瘫痪之前应用抗毒素治疗。一次注射可给 10～15 万 U 三联抗毒素(包括有 A、B 及 E 型),一半肌内注射,另一半静脉滴注。6 小时后重复给予同样剂量一次。用药前应先做皮肤过敏试验。

【注意事项】

1. 夏秋季是细菌性食物中毒的好发季节,遇有剧烈泻、吐,尤其是无痛性腹泻者,要警惕霍乱的可能。遇有腹痛剧烈、血样水便,需要警惕出血型大肠杆菌感染,要慎用抗生素,而应用微生态制剂,出现血样便时尽早转上级医院诊治。

2. 对肉毒中毒病例应在发病后 24 小时内或在肌肉出现瘫痪之

前给予注射抗毒素。对普通型肉毒中毒不需使用抗生素,但对外伤型和婴儿型病人原则上应予抗菌治疗,以清除伤口内或肠道内的肉毒杆菌。对曾与病人共进同一可疑食物者,需皮下或肌内注射 ABE 三型精制肉毒抗毒素 1 000~2 000 U,预防发病。

(周东辉)

第九节 细菌性痢疾

【概述】

细菌性痢疾简称菌痢,通常指由志贺菌属(又称痢疾杆菌)所引起的肠道传染病。其主要的临床表现为发热、腹痛、腹泻、里急后重和黏液脓血便,严重者可发生感染性休克和(或)中毒性脑病。

【诊断要点】

1. 有进食不洁食物或与菌痢病人接触史。潜伏期数小时至 7 日,一般为 1~2 日。

2. 急性菌痢:起病急,通常以发热为首发症状,可伴有畏寒、寒战,继之出现腹痛、腹泻和里急后重,大便每日十多次至数十次,量少。初始为稀便,继之转为黏液脓血便。腹痛以左下腹为著,多呈阵发痉挛性疼痛。

3. 慢性菌痢:指急性菌痢病程迁延超过 2 个月未愈者,主要表现为腹痛、腹泻,大便常有黏液和脓血,但发热和全身毒血症状多不明显。

4. 中毒型菌痢:起病急骤,高热体温可达 40℃ 以上,并伴全身严重的毒血症状,如精神萎靡、嗜睡、抽搐及昏迷,可迅速发生感染性休克和呼吸衰竭。

5. 急性期血白细胞总数增高,多在$(10\sim20)\times10^9$ /L,中性粒细胞亦增高。慢性期病人可有贫血;粪便外观多为黏液脓血便,无粪质。镜检有大量的脓细胞或白细胞及分散的红细胞,如见巨噬细胞更有助于诊断。确诊依赖于粪便培养出痢疾杆菌。

【药物治疗】

1. 病原治疗

(1) 喹诺酮类有强的杀菌作用,对耐药菌株亦有较好的疗效,口服后可完全吸收,是目前治疗菌痢较理想的药物。① 环丙沙星 500 mg,每日 2～3 次,连续 5～7 日。② 左氧氟沙星 500 mg,每日 1 次,连续 5～7 日。③ 莫西沙星 400 mg,每日 1 次,连续 5～7 日。

(2) 不满 18 周岁的患者,选用第三代头孢菌素:① 头孢曲松 2.0 g+0.9%生理盐水 100 ml,静脉滴注,每日 1 次。② 头孢噻肟 2.0 g+0.9%生理盐水 100 ml,静脉滴注,12 小时 1 次。③ 头孢拉定 2.0 g+0.9%生理盐水 100 ml,静脉滴注,12 小时 1 次。

(3) 针对慢性菌痢宜联合应用两种抗菌药物治疗,7～10 日为一疗程。如停药后多次大便培养未能阴转,可改换药物进行第 2 个疗程。通常需要 1～3 个疗程。

2. 微生态制剂:对慢性腹泻尤其是抗菌药物治疗后易出现的肠道菌群失调,可给予微生态制剂。

(1) 地衣芽孢杆菌活菌胶囊(整肠生)2 粒,每日 3 次。

(2) 双歧三联活菌(培菲康)2 粒,每日 3 次。

3. 灌肠疗法:肠黏膜病变经久不愈者可采用药物保留灌肠。用 0.5%卡那霉素或 0.3%黄连素或 5%大蒜素液,每次 100～200 ml,每晚 1 次,10～14 日为一疗程。灌肠液内加用小量肾上腺皮质激素,以增加其渗透作用而提高疗效。如有效可重复应用。

【注意事项】

中毒型菌痢多好发于 2～7 岁儿童,临床表现以严重毒血症、休克、中毒性脑病为主,而肠道症状轻微甚至无腹痛、腹泻,如误诊、漏诊可延误治疗,病死率极高。因此,如夏秋季遇有不明原因的高热、惊厥、抽搐、意识不清的儿童,要首先想到本病,应及时指检或应用少量生理盐水灌肠取样送检,如发现有脓细胞或红细胞,即可作出临床诊断,并及时应用抗生素,积极采取内科综合救治措施。同时及时转诊上级医院。

（周东辉）

第十节　阿米巴病

一、肠阿米巴病

【概述】

溶组织内阿米巴感染人体引起阿米巴病。临床上可表现为无症状带虫者，以及从慢性轻度腹泻到暴发性痢疾等疾病。最常见为肠阿米巴病（阿米巴痢疾）。

【诊断要点】

1. 典型症状及典型果酱样大便，未作粪便镜检，或未查见痢疾阿米巴，均可作出临床诊断。经抗阿米巴治疗，疗效明显，即可确诊。

2. 无论腹泻症状及粪便性状是否典型，粪便中查见阿米巴滋养体，即可确诊。

3. 病史典型或不典型，粪便中仅见阿米巴包囊，可诊断为慢性阿米巴痢疾。

4. 无痢疾史，至少最近两个月无痢疾症状，粪便中查见阿米巴包囊，可诊断为带包囊者。

【药物治疗】

1. 抗阿米巴治疗

（1）甲硝唑又名灭滴灵，对阿米巴滋养体有较强的杀灭作用，适用肠内外各型阿米巴病，疗效佳。口服吸收良好，用法：400～800 mg，每日 3 次，连续 5～10 日；儿童每日 50 mg/kg，分 3 次服，连用 7 日。静脉用药以 15 mg/kg 即刻应用，以后 17.5 mg/kg，隔 6～

8 小时重复。动物实验发现甲硝唑有潜在致畸性,因此在妊娠 3 个月以内和哺乳妇女忌用。本品结肠浓度偏低,单纯用于带虫者效果不够理想。

(2) 替硝唑又名甲硝磺酰咪唑,成人剂量为 2 g,每日 1 次;儿童每日 30～40 mg/kg,清晨 1 次口服,连续 5 日。

2. 抗菌药物:主要通过抑制肠道共生细菌而影响阿米巴的生长繁殖,尤其对肠阿米巴病伴发细菌时效果尤佳,如四环素、氟喹诺酮类等药物。

【注意事项】

本病是由溶组织内阿米巴引起的疾病。常见病变为结肠溃疡性和炎性损伤,造成肠道感染,即称阿米巴肠病(阿米巴痢疾)。由于该病目前较少见,如症状不典型,易误诊或漏诊。因此,如遇慢性腹泻、久治不愈的病例时,需要排除有肠阿米巴病的可能,若无条件进一步检查,可转诊上级医院。

二、肝阿米巴病

【概述】

肝阿米巴病是肠阿米巴病最常见的重要并发症,是肠腔溶组织内阿米巴滋养体通过静脉到达肝,引起肝细胞溶解坏死成为脓肿,通常称为阿米巴肝脓肿。主要临床表现有发热、肝大和肝区疼痛。B 超检查可发现多为单个脓肿,右叶多发。继发细菌感染、肝脓肿破溃是其严重的并发症。

【诊断要点】

1. 肝穿刺获赤豆汤样典型脓液。

2. 肝穿刺脓液非红棕色,但找到阿米巴滋养体。

具有下列条件之一者,可以作出临床诊断:

(1) 肝穿刺脓液非红棕色,亦未找到阿米巴滋养体,但经抗菌治疗无效而抗阿米巴治疗有效。

(2) 有典型症状、体征及血象改变,肝穿刺未抽得脓液,亦未找到痢疾阿米巴,但抗阿米巴治疗有效。

【药物治疗】

1. 抗阿米巴治疗:选择以杀灭组织内滋养体的药物为主。

(1) 甲硝唑:首选药物,400~800 mg,每日 3 次,连续 10 日。其衍生物替硝唑等疗效亦佳,其剂量同肠阿米巴病。

(2) 氯喹:口服后吸收完全,肝内浓度较血浆高数百倍,对肝阿米巴病有较好的疗效。常用磷酸氯喹成人 0.5 g(基质 0.3 g),每日 2 次,连服 2 日后改为 0.25 g(基质 0.15 g),每日 2 次,连用 20 日为一疗程。

2. 抗菌药物治疗:合并继发细菌感染时,可根据细菌种类及药物敏感试验结果选用适当抗生素。

【注意事项】

本病的临床诊断基本要点为:① 有上腹痛、发热、肝脏肿大和压痛;② X 线检查右侧膈肌抬高、运动减弱;③ B 超检查显示肝区液平段。若肝穿刺获得典型的脓液,或脓液中找到阿米巴滋养体,或对特异性抗阿米巴药物治疗有良好效果,即可确诊为阿米巴肝脓肿。出现继发感染和脓肿破溃时及时转诊上级医院。

(周东辉)

第十一节 伤寒、副伤寒

一、伤寒

【概述】

伤寒是由伤寒杆菌引起的急性肠道传染病。临床特征为持续发热、相对缓脉、全身中毒与消化道症状、玫瑰疹、肝脾肿大以及白细胞减少等。肠出血、肠穿孔为主要的严重并发症。

【诊断要点】

1. 稽留高热为主要热型,起病第一周,体温呈梯形上升,可高达≥40℃,少数呈弛张热型或不规则热型。发热持续 10~14 日。

2. 消化道症状:食欲不振、腹胀,多有便秘,少数以腹泻为主。

3. 神经系统症状:可有精神恍惚、表情淡漠、反应迟钝、听力减退,重者可出现谵妄、昏迷。

4. 循环系统症状:常有相对缓脉或重脉。

5. 肝脾肿大:肝功能异常(ALT 升高)。

6. 玫瑰疹,在病程 7~13 日,部分病人皮肤出现淡红色小斑丘疹,直径 2~4 mm,压之褪色,多在 10 个以下,多见于胸腹部。

7. 实验室检查:白细胞数减少,嗜酸粒细胞减少或消失,肥达反应阳性("O"抗体的凝集效价在 1∶80 及"H"抗体在 1∶160 或以上),每 5~7 日复检 1 次。

确诊的依据是检出伤寒杆菌,早期以血培养为主,后期则可作骨髓培养。粪便培养对确定排菌状态有助。

【药物治疗】

1. 病原治疗

(1) 氟喹诺酮类:左氧氟沙星 500 mg,静脉滴注,每日 1 次。体温正常后再用 7 日左右;莫西沙星 400 mg,静脉滴注,每日 1 次。体温正常后再用 7 日左右。轻症者可口服左氧氟沙星、莫西沙星,或序贯疗法。

(2) 头孢菌素:对于不宜使用氟喹诺酮的病人可以使用。头孢他啶 2 g+0.9%生理盐水 100 ml,静脉滴注,12 小时 1 次,待体温正常后再继续用 1 周。

2. 对症处理

(1) 高热时可用冰敷和酒精拭浴,不宜用大量退热药,以免虚脱。

(2) 便秘时以生理盐水低压灌肠或给予开塞露入肛,禁用泻药。

(3) 毒血症症状严重的病人,在抗生素治疗的同时,可加用肾上腺皮质激素,如琥珀酸氢化可的松 50 mg,静脉滴注,每日 1 次,连用

2～3日。

3. 并发症的治疗

(1) 肠出血:绝对静卧,禁食,应用止血药物,根据出血量多少适当输血。严密观察血压、脉搏、神志变化及出血情况。如大量出血经内科治疗无效时,可行手术治疗。

(2) 肠穿孔:禁食,静脉补充液体和电解质,加强抗生素治疗。一经确定穿孔时,施行紧急手术,缝合穿孔及引流。

(3) 中毒性心肌炎:在足量有效的抗菌药物治疗下,应用肾上腺皮质激素。应用改善心肌营养状态药物,出现心力衰竭时,可在密切观察下应用小剂量洋地黄制剂。

【注意事项】

1. 慢性带菌者的治疗:应用氨苄西林与丙磺舒联合治疗,氨苄西林,每日 3～6 g,分 3～4 次口服,丙磺舒每日 1～1.5 g,连用 4～6 周。也可用阿莫西林代替氨苄西林。氟喹诺酮类药物也可能对慢性带菌者有效。若伴有胆石症、慢性胆囊炎及胆汁培养出伤寒沙门氏菌时,应进行胆囊切除术。

2. 出现并发症时,处理不当常导致患者死亡,建议及时转诊上级医院。

二、副伤寒

【概述】

副伤寒包括副伤寒甲、副伤寒乙、副伤寒丙,分别由副伤寒甲、乙、丙杆菌所引起。副伤寒的临床表现、诊断和治疗,基本上与伤寒相同。

【诊断要点】

1. 副伤寒甲、乙:起病时可有急性胃肠炎症状,如腹痛、呕吐、腹泻等,2～3 日后出现发热等伤寒临床表现。弛张热多见,毒血症状较轻,但胃肠症状明显。玫瑰疹出现较早、较多、较大,颜色较深。肠道病变较少且较表浅,肠出血与穿孔均少见。病死率低。副伤寒甲复发率较伤寒高。

2. 副伤寒丙:起病急,体温上升快,热型不规则,常伴寒战。主要表现为败血症型,其次为伤寒或胃肠炎型。热程一般约 2～3 周,败血症型并发症多,最常见为肺部合并症、骨及关节的局限性化脓性病灶。偶可并发化脓性脑膜炎、中毒性脑病、心内膜炎、肾盂炎、胆囊炎、皮下脓肿、肝脓肿等。肠出血、肠穿孔少见。

【药物治疗】

治疗与伤寒相同,并发化脓性病灶者,脓肿形成后进行外科手术治疗。

【注意事项】

一般注意事项同伤寒。副伤寒甲并发症少,病死率低。副伤寒丙可出现迁徙性化脓病灶,此时需转诊上级医院进一步治疗。

(周东辉)

第十二节　霍乱

【概述】

霍乱是霍乱弧菌所致的烈性肠道传染病,夏秋季流行,四季散发。临床表现轻重不一,多为无症状的隐性感染或轻度腹泻,少数病人表现剧烈的无痛性腹泻、米泔水样大便、脱水和循环衰竭等。

【诊断要点】

符合以下三项之一者即可诊断霍乱:

1. 凡有泻吐症状,粪培养有霍乱弧菌生长者。

2. 流行区人群,凡有典型症状,但粪培养无霍乱弧菌生长者,经血清抗体测定效价呈 4 倍增长,亦可确诊霍乱。

3. 在流行病学调查中,首次粪便培养阳性,前后 5 日内有腹泻症状者及接触史,可诊断为轻型霍乱。

第二章　感染性疾病

【药物治疗】

液体治疗是霍乱治疗的关键,补液原则是早期、快速、足量,先盐后糖,先快后慢,适时补碱,及时补钾。液体补充总量应包括纠正脱水量和维持量。

1. 静脉补液:适用于中、重型霍乱,或呕吐严重而不能接受口服补液的轻型霍乱病人的治疗。

(1)静脉补液种类:生理盐水、541溶液或3：2：1溶液、5%葡萄糖液、生理盐水、林格氏液。

(2)补液速度:总量一半在1～2小时内以较快速度滴入(两条静脉通道),余下一半在3～4小时内滴完。

(3)补液量:根据失水程度补液。轻度:2 000～4 000 ml;中度:4 000～8 000 ml;重度:8 000～12 000 ml。

2. 口服补液:霍乱病人肠道对葡萄糖(GW)的吸收能力并无改变,对氯化钠(NaCl)吸收能力较差,口服补液中GW的吸收可促进水和钠的吸收。适用于轻、中型病人,重型病人经静脉补液情况改善、休克纠正。处方:GW 20 g＋NaCl 3.5 g＋NaHCO$_3$ 2.5 g＋KCl 1.5 g＋加温开水1 000 ml。

3. 并发症防治:严重霍乱病人出现的急性肾功能衰竭、急性肺水肿和急性心力衰竭、低钾综合征及酸中毒等并发症,其治疗可参照本书的相关章节内容。

【注意事项】

1. 老年人有心肺疾患补液速度不宜过快,防心衰、肺水肿发生;钾离子补充需要3～6 g/d;缓慢滴注碱性药物是治疗成功的关键。

2. 儿童霍乱病情进展快,失水较严重,粪便中含钠氯量低而含钾量高,易发生低血糖昏迷、脑水肿和低钾血症,故应及早纠正失水和补充钾盐。

3. 本病属于烈性传染病,一旦疑诊即需报疾病控制中心,并请上级医院医师会诊。确诊的霍乱病人按肠道传染病隔离,直至症状消失后6日,并隔日粪便培养1次,连续3次,如阴性可解除隔离。对疑似病例也应填写疑似霍乱报告,并隔离、消毒。同时每日进行粪培养,如3次阴性,且血清学检查2次阴性,则可否定诊断并作更正报告。

(周东辉)

第十三节　败血症

【概述】

败血症系致病菌或条件致病菌侵入血液循环,并在血流中生长繁殖,产生毒素和其他代谢产物引起的严重急性全身感染。因此,确诊败血症必须有阳性的血或骨髓培养,治疗败血症必须采用各种抗生素。

【诊断要点】

1. 临床特点

(1) 原发病灶:革兰氏阳性球菌败血症的原发病灶多为皮肤化脓性炎症、烧伤、肺炎、中耳炎、骨髓炎、心内膜炎等。革兰氏阴性杆菌败血症的原发病灶多为胆道、肠道及尿道感染;厌氧菌败血症的原发灶多为腹部手术及妇科手术后的感染;真菌性败血症的原发病灶多为长期大量应用糖皮质激素或联合应用抗生素所继发的呼吸道或消化道感染。但不少败血症病人无原发性感染病灶。

(2) 全身毒血症状:败血症患者大多起病急,常有反复寒战及高热,以弛张热及间歇热多见或不规则发热,休克患者及年幼或年长患者的体温可以低于正常,伴头痛、呕吐、腹胀、腹泻、全身关节及肌肉酸痛、乏力、食欲减退、肝脾肿大、皮疹等。毒血症症状严重者可以出现中毒性脑病、心肌炎、呼吸窘迫综合征、肝炎、肠麻痹、休克及DIC等。

(3) 皮疹:可出现瘀点,数量不多,分布在躯干、四肢皮肤、口腔黏膜及眼结膜。金黄色葡萄球菌败血症可见荨麻疹、猩红热样皮疹和脓疱疹。绿脓杆菌败血症可见坏死性皮疹。

(4)肝脾肿大。

(5)迁徙性病变:随着病原菌不同而异,如葡萄球菌败血症易发生多发性化脓性脓肿,肺炎球菌败血症易发生化脓性腹膜炎,而一般革兰氏阴性杆菌败血症则较少引起迁徙性病灶。

2. 实验室检查

(1)血象:周围血白细胞总数明显增高,一般在$(10\sim30)\times10^9$/L 或更高,中性粒细胞亦明显升高,有核左移现象。部分革兰阴性杆菌败血症病人白细胞总数可正常或减少。

(2)细菌培养:血培养对确诊本病及确定病原和进一步作药敏试验、选择有效的抗菌药有十分重要的意义。

【药物治疗】

"经验性"抗菌治疗:由于败血症的病死率高,所以治疗早晚直接影响着病人的预后。于细菌培养未获结果前,应根据临床表现结合感染灶的可能部位,采用"经验性"抗菌药物治疗,一般以广谱杀菌性药物为首选,主张联合用药。再根据药敏结果调整用药。

1. 甲氧西林敏感金葡菌(MSSA):一般选用苯唑青霉素、邻氯青霉素、利福平、头孢拉定、头孢孟多、头孢他啶、头孢吡肟及环丙沙星,以及β-内酰胺类及β-内酰胺酶抑制剂复合制剂,如阿莫西林/克拉维酸、氨苄西林/舒巴坦、替卡西林/克拉维酸、头孢哌酮/舒巴坦等。

2. 耐甲氧西林金葡菌(MRSA):是目前医院内感染的主要病原菌之一,对多种抗菌药物耐药,造成临床上治疗困难。一般选用糖肽类抗菌药物,如万古霉素、利奈唑胺、替考拉宁。

3. 肠球菌:因肠球菌固有的对多种抗生素耐药,一般选用万古霉素、去甲万古霉素等,最好与一种氨基糖苷类抗生素联合应用。

4. 常见的革兰氏阴性杆菌败血的病原菌为大肠杆菌、克雷伯杆菌、沙雷杆菌、变形杆菌、不动杆菌及绿脓杆菌等。可选用三代头孢、氨基糖苷类等抗生素联合应用。

5. 厌氧菌:引起厌氧败血症的病原菌主要为脆弱类杆菌,因其

能产生 β-内酰胺酶,故青霉素和头孢菌素类无效;氨基苷类在厌氧菌感染的特定的低氧化还原电势环境中大量失去活性,也无效;脆弱类杆菌能灭活氯霉素、林可霉素虽对厌氧菌有效,但能引起伪膜性肠炎。目前选用甲硝唑、替硝唑、舒普深等。

6. 真菌性败血症一般选用氟康唑或联合应用两性霉素 B、5-氟胞嘧啶。

【注意事项】

1. 败血症病人如经有效的抗感染治疗后,体温逐渐下降,临床症状、体征及并发症消失,白细胞数恢复正常,病原学检查阴性,被认为治疗显效。而治疗 48~72 小时观察,上述的临床表现未改善,应考虑换药治疗,最好根据细菌学药敏试验结果选用抗生素。

2. 正确使用抗菌药物控制感染是治疗败血症的关键,故应用抗菌药物时要注意:① 早期、足量并以杀菌剂为主;② 两种药物联合治疗,并能发生协同作用;③ 疗程不宜过短,一般疗程为 3 周左右,如并发感染性心内膜炎者疗程不得少于 6 周;④ 密切观察治疗后的反应,根据细菌培养及药物敏感试验结果再调整治疗方案。

3. 败血症病情凶险,预后差,一旦考虑败血症可能,经验治疗72 小时效果不佳,尽早转上级医院就诊。

(周东辉)

第十四节　水痘和带状疱疹

【概述】

水痘和带状疱疹是由同一病毒,即水痘-带状疱疹病毒感染所引起的不同表现的两种急性传染病。水痘为原发感染,其临床特征是出现全身水疱疹。带状疱疹是潜伏于感觉神经节的水痘-带状疱疹病毒再激活后发生的皮肤感染,以沿一侧周围神经出现呈带状分布的疱疹为特征。

【诊断要点】

1. 前驱期年长儿童和成人可有畏寒、低热、头痛、乏力、咽痛、咳嗽、恶心、食欲减退等表现,持续 1～2 日后出现皮疹。婴幼儿常无症状或症状轻微,皮疹和全身表现多同时出现。

2. 出疹期皮疹首先见于躯干和头部,以后延及面部及四肢。初为红斑疹,数小时后变为丘疹,再数小时左右发展为疱疹。由于水痘皮疹是分批出现,故病程中可见各期皮疹同时呈现。

3. 带状疱疹:常累及人体的单侧体表皮肤和神经,呈簇带状分布。在临床上既有皮肤的表现,也有神经的表现,免疫抑制和衰老是带状疱疹的易感因素。带状疱疹的皮损不能彻底发生时,仅出现神经疼痛的症状。

4. 辅助检查

(1)外周血白细胞总数正常或稍增高。

(2)疱疹刮片:刮取新鲜疱疹基底组织涂片,用瑞特或姬姆萨染色可发现多核巨细胞,用苏木素伊红染色可查见核内包涵体。

【药物治疗】

阿昔洛韦(ACV)对 VAV 有高度选择性抑制作用,是治疗水痘-带状疱疹病毒感染的首选抗病毒药物。

1. 免疫功能正常

(1)带状疱疹:给予 ACV 800 mg,每日 5 次,连续 7～10 日。

(2)水痘:如年龄＞2 岁,给予 ACV 20 mg/kg,每日 4 次,连续 5 日;体重＞40 kg 患儿及成人患者,给予 ACV 800 mg,每日 4 次,连续 5 日。

2. 免疫功能受损者

(1)皮肤、黏膜出现单纯疱疹或严重带状疱疹:给予 ACV 5～10 mg/kg,静脉滴注,8 小时 1 次,连续 7～10 日。

(2)单纯疱疹性脑炎:给予 ACV 10 mg/kg,静脉滴注,8 小时 1 次,连续 10 日。

（3）急性视网膜坏死（主要与单纯疱疹病毒或水痘带状疱疹病毒感染有关）：给予 ACV 5～10 mg/kg，8 小时 1 次，连续 7～10 日，以后改为 ACV 800 mg，每日 5 次，连续 6～14 周。每日最高剂量不超过 30 mg/kg。

（4）皮损还可采用 3％～5％阿昔洛韦霜外用，3 小时 1 次，连续 7 日。

【注意事项】

本病一般预后良好，但播散性水痘或病后不恰当使用糖皮质激素者，或原有 HIV 感染（AIDS）、恶性肿瘤晚期患者预后差，有此类基础疾病者，转诊上级医院治疗。

（周东辉）

第十五节　肾综合征出血热

【概述】

肾综合征出血热（简称 HFRS）也称流行性出血热，是由汉坦病毒引起的自然疫源性疾病，鼠类为本病的主要传染源。本病的主要病理变化是全身小血管广泛性损害，临床上主要表现有发热、充血出血、休克和肾脏损害，典型病例常呈五期经过（即发热期、低血压期、少尿期、多尿期和恢复期），我国为高发区。

【诊断要点】

1. 发热期主要表现为充血、出血和渗出水肿征：① 皮肤充血主要见于颜面、颈、胸等部位潮红，重者呈酒醉貌。黏膜充血见于眼结膜、口腔软腭和咽部。② 皮肤出血多见于腋下和胸背部，常呈搔抓样或条索点状瘀点。③ 渗出水肿征表现在球结膜水肿，轻者眼球转动时结膜有漪涟波，重者球结膜呈水泡样，甚至突出睑裂。

2. 低血压休克期主要为末梢循环灌注不足的表现，如脸色苍白、四肢厥冷、脉搏细弱或不能触及等。当脑供血不足时出现烦躁、谵妄。少数顽固性休克患者,由于长期组织灌注不良而出现紫绀,并促进DIC、脑水肿、成人呼吸窘迫综合征的发生,从而出现相应的体征。

3. 少尿期临床表现为尿毒症,酸中毒和水、电解质紊乱。严重患者可出现高血容量综合征和肺水肿体征。多数患者此期出现DIC而使出血现象加重,表现为皮肤瘀斑及腔道出血。高血容量综合征表现为体表静脉充盈,脉搏洪大,脉压差增大,脸部胀满和心率增快。

4. 实验室检查

(1)血常规:早期白细胞总数正常或偏低,第3~4病日后多明显增高,有时呈类白血病样表现。杆状核白细胞和异型淋巴细胞增多。血小板多数明显下降。

(2)尿常规:尿中出现蛋白,且迅速增多;出现红细胞、白细胞、管型,有时见膜状物。

(3)肾功能检查:血尿素氮、血肌酐上升。

(4)血清学检查:早期病人特异性 IgM 抗体阳性,或双份血清(发病4日以内和间隔一周以上)特异性 IgG 抗体4倍以上增高,可以确诊为现症或近期感染。5病日后单份血清特异性 IgG 抗体滴度高达 1∶320 以上时,结合临床表现和流行病学史亦可诊断。

【药物治疗】

1. 发热期的治疗

(1)抗病毒治疗:5病日内应用效果较好,可选用病毒唑或干扰素。病毒唑成人每日 1 g,分2次静脉滴注;干扰素每日 300 万 U,肌肉注射。疗程均为5~7日。

(2)其他治疗

① 维持水、电解质、酸碱及血浆渗透压平衡:成人补液量一般为 1 500 ml/d,有呕吐、腹泻者可酌情增加;尽量口服补充,不足部分再静脉给予。早期以平衡盐液为主,发热后期,特别是外渗明显者,可适量静脉补充低分子右旋糖酐、血浆或人血白蛋白,以提高血浆胶体渗透压。

②发热后期有少尿倾向时,可在补足血容量基础上酌用利尿剂及肾血管扩张药,如速尿 40 mg 静脉注射,每日 1～2 次;疏甲丙脯酸 12.5～25 mg,每日 3 次口服。

③高热、渗出明显、中毒症状严重或有低血压倾向者,可临时应用地塞米松 5～10 mg/次,缓慢静滴。

④5 病日内有弥散性血管内凝血(DIC)或 DIC 倾向者,可应用低分子肝素 60～75 U(抗 Xa 因子单位)/(kg·d),皮下注射,6 病日以后不宜再用。如出血不明显,亦可用丹参 8 ml(含生药 16 g)/d,静脉滴注。

2. 低血压期的治疗

(1) 晶体液有平衡盐液、5%葡萄糖液、5%葡萄糖盐水等;胶体液有低分子右旋糖酐、血浆、人血白蛋白等。渗出严重者应适当增加胶体溶液的比例,但低分子右旋糖酐 24 小时用量不得超过 1 000 ml。

(2) 低血压时应快速静脉补液,100 滴/min 左右;有酸中毒时,可输 5%碳酸氢钠液 250 ml;休克时首次用 300 ml 液体于 30 分钟内注完,继以静脉滴入,130～150 滴/min,并根据血压及血液浓缩情况调整滴速及补液量,如达到下述六项指标即为适量:①收缩压达 90～100 mmHg;②脉压差大于 26 mmHg;③心率 100 次/min 左右;④微循环改善;⑤红细胞、血红蛋白及红细胞比容接近正常;⑥每小时尿量达 40 ml 以上。对老年及心肺功能不良者,补液速度应适当减慢。

(3) 当血容量基本补足,而心率仍在 140 次/min 以上者,可用毒毛花苷 K 0.25 mg 静脉注射,并适量给予吸氧。

(4) 经扩容、纠酸、强心后,血压回升仍不满意者,可酌情选用血管活性药,如阿拉明 10 mg＋多巴胺 20 mg 加入输液中静脉滴注,使血压维持在满意水平。心率不太快、体温不太高者也可选用山莨菪碱(654－2)30 mg 加入输液中静脉滴注。

(5) 糖皮质激素能抑制炎症性细胞因子的释放,减低毛细血管的通透性,有一定抗休克作用,可用地塞米松 10～20 g/d,或氢化考的松琥珀酸钠 100～300 mg/d,静脉滴注,待血压稳定后立即停用。

3. 少尿期的治疗

(1) 稳定体内环境：功能性少尿时，每日补液 500～1 000 ml，使尿量保持在 50 ml/h 以上；器质性少尿时，应控制补液，每日入量＝每日出量＋500 ml，要防止高血容量综合征出现；除非确有低钾血症，一般应限制钾盐输入；根据酸血症情况，酌情纠酸；血浆胶体渗透压降低时，可适量输入人血白蛋白或血浆；每日热量不低于 5 kJ，蛋白摄入量限制在 0.5 g/(kg·d) 左右。

(2) 促进利尿

① 高效利尿剂：可用速尿 80～100 mg 静脉注射，每日 2～3 次；丁尿胺 0.5～1 mg 口服或静脉滴注，每日 2～3 次；当发生肺水肿或脑水肿时，可用丁尿胺 2～5 mg 静脉注射。

② 血管扩张药：可用苄胺唑啉 10 mg 加入输液中缓慢静脉滴注，也可用巯甲丙脯酸(开博通)，剂量同前。

(3) 透析疗法：通常采用血液透析。

4. 多尿期的治疗

(1) 适量补液：多尿开始后，补液量可为尿量的 2/3(欠量补液)，以免延长多尿期。要维持出入量及电解质平衡，以口服为主，食欲不佳者可静脉补液。

(2) 对症治疗：多尿早期血尿素氮、肌酐继续上升，呈现多尿型肾衰者，仍应按少尿期原则处理；当每日尿量超过 5 000 ml 时，可试用安妥明 0.25～0.5 g 或双氢克尿噻 25～50 mg，一日 3 次，口服，可望减少尿量。

5. 恢复期的治疗

(1) 仍应注意休息，逐渐增加活动量；出院后一般休息 1～3 个月，重型病例可适当延长，以后便可正常上班。

(2) 加强营养，给高糖、高蛋白、多维生素饮食；身体虚弱者可服用十全大补汤、六味地黄丸等。

【注意事项】

1. 强调"三早一就"(即早发现、早休息、早治疗和就近医治)。

早期应用病毒唑或干扰素进行抗病毒治疗及预防性补液,可防止或减少合并症发生。液体疗法在本病治疗中占有重要的地位,补液得当,可稳定血循环,有利于休克的防治和肾功能的恢复,同时也可避免高血容量综合征的发生。概言之,发热期宜放宽补液,休克期宜适量扩容,少尿期应限制进液,多尿期宜欠量补液。

2. 凡出现下列情况者为危重表现:① 难治性休克;② 急性呼吸窘迫综合征;③ 肾功能严重损害,少尿超过 5 日,或无尿 2 日以上;血尿素氮≥45 mmol/L,并有严重尿毒症症状或并发颅内出血;④ 出血现象严重,有腔道大出血或自发性肾破裂;⑤ 严重继发感染;⑥ 高血容量综合征或心衰、肺水肿;⑦ 有中枢神经系统并发症,如脑水肿、脑出血、脑疝形成等;⑧ 多系统器官功能衰竭。密切观察,有发生上述危重情况趋势时,尽早就近转上级医院进一步救治。

(李爽)

第十六节　猩红热

【概述】

猩红热为 A 组 β 型溶血性链球菌(也称为化脓链球菌)感染引起的急性呼吸道传染病。其临床特征为发热、咽峡炎、全身弥漫性鲜红色皮疹和疹退后明显脱屑。少数患者患病后可出现变态反应性心、肾、关节的损害。

【诊断要点】

1. 本病多见于小儿,尤以 5～15 岁居多,潜伏期 1～7 日,一般为 2～5 日。

2. 发热多为持续性,体温可达 39℃左右,可伴有头痛、全身不适等全身中毒症状。有咽峡炎表现,主要为咽痛、吞咽痛,局部充血并可有脓性渗出液,颌下及颈淋巴结呈非化脓性炎症改变。

3. 皮疹是猩红热最显著的症状。典型皮疹为均匀分布的弥漫充血性针尖大小的丘疹,压之褪色,伴有痒感。皮疹一般于 48 小时达高峰,然后按出疹先后开始消退,2～3 日内退尽。疹退后开始出现皮肤脱屑。

4. 血常规:白细胞计数增加,多数达(10～20)×10^9/L,中性粒细胞增加达 80% 以上,严重患者胞浆中可见中毒颗粒。出疹后嗜酸性粒细胞增多,占 5%～10%。可用咽拭子或其他病灶分泌物培养溶血性链球菌以确诊。

【药物治疗】

1. 首选青霉素,每次 80 万 U,2～3 次/d,肌内注射,连用 5～7 日。脓毒型患者应加大剂量到 800 万～2 000 万 U/d,分 2～3 次静脉输入。儿童 20 万 U/(kg·d),分 2～3 次静脉输入,连用 10 日或热退后 3 日。

2. 对青霉素过敏者可用红霉素,成人 1.5～2 g/d,儿童 20～30 mg/(kg·d),分 2 次静脉滴注。需注意药物配制浓度不宜大于 0.1%,以防血栓性静脉炎产生。静脉给药时可减慢滴速或在配制好的红霉素液体中加入地塞米松 1～2 mg 减轻血管刺激反应。肝病患者和严重肾功能不全者需酌情减少剂量。也可以选用复方磺胺甲噁唑(SMZ-TMP),成人每日 4 片,分两次口服。小儿酌减。

【注意事项】

1. 近年来,由于患者很早使用抗菌素,干扰了疾病的自然发展,出现症状轻者多见,常仅有低热、轻度咽痛等症状,皮疹、脱屑等症状较轻,但仍可引起变态反应性并发症,需引起临床医生重视。带菌者也需用常规治疗剂量抗菌药物,疗程 7 日,以清除细菌。

2. 变态反应性并发症一般见于恢复期,可出现风湿性关节炎、心肌炎、心内膜炎、心包炎及急性肾小球肾炎。并发急性肾炎时一般病性轻,多能自愈,很少转为慢性。

3. 外科型猩红热的病原菌由创口或产道侵入,局部先出现皮疹,由此延及全身,但无咽炎,全身症状大多较轻,此型预后较好。

(李爽)

第十七节　百日咳

【概述】

百日咳是由百日咳杆菌引起的急性呼吸道传染病。其临床特征为阵发性痉挛性咳嗽，咳嗽末伴有特殊的吸气吼声，病程可达 2～3 月，故称"百日咳"。主要经飞沫传播，全球均有本病，多见于寒带、温带。常为散发，也可引起流行。幼婴患本病时易有窒息、肺炎、脑病等并发症，病死率高。

【诊断要点】

1. 典型临床过程分三期

（1）卡他期：从起病到阵发痉咳约 7～10 日。病初与一般上感咳嗽相似，2～3 日热退后咳嗽加重，渐渐转变成阵发性痉挛性咳嗽，一般为 1～2 周。以夜晚为甚。

（2）痉咳期：本期持续 2～4 周或者更长。阵发性、痉挛性咳嗽为本病特点。以夜间为多。新生儿和幼婴儿常无典型痉咳，表现为阵发性屏气及紫绀，易致窒息、惊厥。

（3）恢复期：随着阵发性痉咳逐渐减少或消失，气管、支气管黏膜上的病菌被排除与消灭，疾病进入恢复健康的阶段，此期约历经 2～3 周。有并发症者恢复期相应延长。

2. 实验室检查

（1）血象：白细胞计数及淋巴细胞分类自发病第一周末开始升高，痉咳期增高最为明显，白细胞总数可达 $(20～40)×10^9$ /L 或更高，继发感染时中性粒细胞增高。

（2）细菌培养：起病初取鼻咽拭子、痉咳期用咳碟法收集标本，用 B-G 培养基作细菌培养，早期阳性率较高。卡他期初阳性率为 90%，痉咳期一般低于 50%，痉咳 2～3 周后，培养几乎全部阴性。

用直接荧光抗体染色法去检测培养基上的百日咳杆菌菌落是可靠的方法。

(3) 血清学检查:作双份血清凝集试验及补体结合试验,如抗体效价递升可予确诊。可测定本病特异性 IgM 抗体,对早期诊断有帮助。也有用单份恢复期血清凝集抗体 1:320 效价作为阳性诊断值者。

【药物治疗】

1. 抗菌治疗:应用于卡他期或痉咳期早期,可降低传染性,减轻症状并缩短病程。

(1) 红霉素 30~50 mg/(kg·d),分 3~4 次口服,疗程 14~21 日。

(2) 复方 SMZ(TMP 8 mg/kg,SMZ 40 mg/kg),疗程 14~21 日。

2. 对症治疗:痰稠者可给予祛痰剂或雾化吸入。婴幼儿痉咳时可采取头低位,轻拍背。咳嗽较重者睡前可用冬眠灵或非那根顿服,有利睡眠,减少阵咳。也可用盐酸普鲁卡因 3~5 mg/(kg·次),加入葡萄糖液 30~50 ml 中静滴,1~2 次/d,连用 3~5 日,有解痉作用。维生素 K1 也可减轻痉咳。患儿发生窒息时应及时做人工呼吸、吸痰和给氧。脑病、惊厥者可注射苯巴比妥钠 5 mg/kg,或地西泮 0.1~0.3 mg/kg。脑水肿者可用甘露醇,每次 1~2 g/kg。有低钙、低血糖等时,予以对症治疗。

3. 糖皮质激素:只短期应用于危重患者,如幼婴儿或有脑病者。强的松 1~2 mg/kg,口服。或氢化可的松静脉给药。注意激素的副作用。

4. 其他治疗:含百日咳外毒素和丝状血凝素抗体的高价免疫球蛋白可减少痉咳、缩短痉咳期。

【注意事项】

1. 除一般支持疗法外,要注意保持环境安静、空气新鲜,以减少痉咳发生的诱因;对婴幼儿要注意吸痰,以防窒息;及早应用抗生素治疗,重症患者应短期应用糖皮质激素;若有并发症,应作相应处理。

2. 并发症:① 支气管肺炎为最常见的并发症。② 肺不张是由支气管或细支气管被黏稠分泌物部分堵塞,多见于肺中叶和下叶,可能与中叶分泌物引流不畅有关。③ 肺气肿及皮下气肿是由于痉咳及分泌物阻塞,可导致肺气肿,当肺泡高压,肺泡破裂可引起肺间质气肿,通过气管筋膜下产生颈部皮下气肿,通过肺门可引起纵隔气肿,通过胸膜脏层可产生气胸。④ 百日咳脑病多见于痉咳期,常有惊厥或抽搐,高热、昏迷或脑水肿,可危及生命。⑤ 其他并发症有结膜下出血、中耳出血、咯血、脐疝、腹股沟疝、直肠脱垂及心衰等。出现上述并发症,病情严重时及时转诊上级医院。

(李爽)

第十八节　炭疽

【概述】

炭疽是由炭疽杆菌引起的人畜共患的急性传染病。因可引起皮肤等组织发生黑炭状坏死,故称为炭疽。临床上主要为皮肤炭疽,表现为局部皮肤坏死及特征性黑痂。其次为肺炭疽和肠炭疽,进而可继发炭疽杆菌败血症和炭疽脑膜炎。炭疽被列入我国传染病防治法中乙类传染病管理,但和 SARS、艾滋病一样,对其预防、控制采取甲类传染病的方法执行。

【诊断要点】

1. 流行病学资料:病人的职业、工作、生活情况,如与马、牛、羊等有频繁接触的农、牧民,工作于带芽胞尘埃环境中的皮毛、皮革加工厂的工人等,对本病诊断有重要参考价值。

2. 临床表现

(1) 皮肤炭疽:最为多见,约占 90%。多发生于颜面、颈、肩、手等暴露处皮肤,病初患处出现斑丘疹或出血疹,次日呈疱疹,局部皮肤红肿,红肿区迅速扩大。第5~7日,疱疹坏死破溃形成浅溃疡,其表面血样分泌物结成黑色似炭块样干痂。局部疼痛不重,稍有痒感,不化脓。随肿胀消退,黑痂在1~2周内脱落。

(2)肺炭疽:起病急,有寒战、高热、大汗、咳嗽、胸痛、咯血样痰、气急、发绀等表现,常伴有败血症、脑膜炎、感染性休克。

(3)肠炭疽:可表现为急性胃肠炎型或急腹症型。急性胃肠炎型多急起发热、剧烈腹痛、呕吐、腹泻,大便呈水样便。急腹症型病人的腹部可有明显压痛、反跳痛、肌紧张等腹膜刺激征。

(4)炭疽败血症:常继发于肺炭疽、肠炭疽、皮肤炭疽,除原发病表现外,出现严重的全身毒血症表现,如寒战、高热、感染性休克、DIC。

(5)炭疽性脑膜炎:多继发于伴有败血症的各型炭疽,偶有原发性病人。临床症状有头痛、呕吐、抽搐、脑膜刺激征等。脑脊液大多呈血性,压力高,细胞数增多,在 $0.1×10^9/L$ 以上。

3.实验室检查

(1)血常规:白细胞大多增高,一般在 $(10~20)×10^9/L$,有时可高达 $(60~80)×10^9/L$,分类以中性粒细胞为主。

(2)细菌学检查:为确立诊断的主要依据,各种分泌物、组织液和排泄物的涂片检查和培养均很重要。

(3)血清学检查:琼脂扩散试验、间接血凝试验等均有助于诊断。近来采用荧光抗体检测,特异性及敏感性均较高,常作为快速诊断的方法之一。

【药物治疗】

1.病原治疗:抗菌治疗原则是早期、足量。针对自然感染的炭疽,目前青霉素仍为首选的炭疽治疗药物,常用剂量为青霉素240万~320万 U/d,分3~4次肌内注射,对感染部位在颈部或伴有严重水肿的皮肤炭疽、肺炭疽、肠炭疽、炭疽败血症,或炭疽性脑膜炎等严重病例,则青霉素应加大到800万~1 000万 U/d,分次静脉注射,疗程延长至60日,同时加用1~2种其他的抗菌药物,如强力霉素、环丙沙星、氯霉素、克林霉素、红霉素、庆大霉素或万古霉素等,疗程 2～3 周。

2. 美国疾病控制中心(CDC)建议的炭疽病原治疗方案见表 2-18-1。

表 2-18-1　美国疾病控制中心(CDC)建议的炭疽病原治疗方案

治 疗 对 象	治 疗 药 物	疗　程
成人(包括孕妇及免疫缺陷者)	环丙沙星 500 mg 口服 bid 多西环素 100 mg 口服 bid 阿莫西林 500 mg 口服 bid	60 日
儿童	环丙沙星 10～15 mg/kg 口服 q12 h 多西环素: ＞8 岁 体重＞45kg 100 mg 口服 bid ＞8 岁 体重＜45kg 0.2 mg/kg 口服 bid ＜8 岁 0.2 mg/kg 口服 bid	60 日

【注意事项】

1. 皮肤炭疽:局部 1∶2 000 高锰酸钾液湿敷和消毒纱布覆盖,或涂以 1% 龙胆紫液,切忌挤压,不宜切开引流,以免感染扩散。

2. 败血症或毒血症较重者可予氢化考的松 100～300 mg 静脉滴注,以缓解中毒反应。

3. 本病死亡率高,需转诊至感染专科进行治疗。建议行 2 种或 2 种以上抗生素联合治疗。一般成人吸入性炭疽,环丙沙星 400 mg,静脉滴注,12 小时 1 次或多西环素 100 mg,静脉滴注,每日 2 次,同时再联合使用一种或两种其他抗生素治疗,待病情改善后改服环丙沙星 500 mg,每日 2 次,总疗程 60 日。儿童吸入性炭疽用药与成人的相似,环丙沙星 10～15 mg/kg,静脉滴注,12 小时 1 次,或多西环素 100 mg(＜8 岁或体重＜45 kg 者,2.2 mg/kg),静脉滴注,每日分 2 次,同时联合一种或两种其他抗生素治疗,病情好转后改为口服药物治疗,总疗程 60 日,中毒症状严重者可给予糖皮质激素。体外实验研究发现上述抗菌药物长期应用后均能产生耐药,尤其是一种氟喹诺酮类药物耐药的菌株可对其他喹诺酮类药物产生交叉耐药,需要在治疗过程中密切监测。

（李爽）

第十九节 钩端螺旋体病

【概述】

钩端螺旋体病（简称钩体病）是由致病性钩端螺旋体（简称钩体）所引起的一种急性动物源性传染病，属自然疫源性疾病。鼠类和猪是主要传染源。致病性钩体具有较强侵袭能力，由带菌动物的尿液污染环境和水源后，通过皮肤、黏膜尤其是皮肤破损处侵入人体，进入血管随血流播散至全身多脏器。主要临床特征早期为钩端螺旋体败血症，中期为各脏器损害和功能障碍，晚期为各种变态性反应后发症，重症患者有明显的肝、肾、中枢神经系统损害和肺弥漫性出血，危及生命。

【诊断要点】

1. 在流行区夏秋季节接触疫水。

2. 急起发热、软弱无力。头痛、身痛、腓肠肌痛。结合膜充血、淋巴结肿痛和腓肠肌压痛。病情逐步进展，症状明显并伴有器官损害，一般起病 3～10 日，按常见临床类型一般分为如下 5 型：① 钩体败血症型；② 肺出血型；③ 黄疸出血型；④ 肾功能衰竭型；⑤ 脑膜脑炎型。

3. 辅助检查

（1）白细胞总数增高，尿中可出现少量蛋白、红细胞、白细胞及管型。

（2）血清学试验：发病一周后血液中出现特异性抗体，可用血清学试验测定。常用方法有显凝试验、酶联免疫吸附试验、补体结合试验等。

（3）钩体直接检查：暗视野显微镜检查或染色直接镜检。

（4）分子生物学检测：主要是 PCR。可以用来检测血液、尿液、脑脊液以及组织样本中的钩端螺旋体 DNA。尿液 PCR 检测用于早期诊断更敏感。

【药物治疗】

1. 病因治疗：青霉素 G 是治疗钩体病的首选药物，多用首剂 40 万 U，以后每 6～8 小时同剂量重复，直到体温下降 3 日后或治疗共 7 日。青霉素 G 过敏者，可改用庆大霉素，每日 2 万～16 万 U，肌内注射；或多西环素 0.1 g，每日 2 次，连续 7 日。

2. 对症治疗

（1）肺弥漫出血型的治疗

① 镇静药物：异丙嗪、氯丙嗪各 25～50 mg，肌内注射，半小时后效果不满意可重复一次。仍无效，可用 10％水合氯醛 20～30 ml 灌肠。

② 肾上腺皮质激素：主要使用氢化可的松，对缺氧病人，为防治因缺氧引起的脑水肿，可加用地塞米松 10～20 mg 静脉注射。氢化可的松总剂量一般 400～600 mg/d。垂危患者可予氢化可的松 500 mg 静脉注射，必要时 1～2 小时后重复一次，直至病情稳定好转后逐渐减量，稀释静滴。

③ 强心药物：如有第一心音减弱、奔马律、心脏扩大或有窦性心动过速或其他快速室上心律者，可采用毒毛花苷 K 或西地兰静推。

（2）黄疸出血型的治疗

① 出血处理：维生素 K_1 10～20 mg 静推，亦可用云南白药及其他止血剂。出血量大者可输注新鲜血。

② 保护肝脏：可参照"病毒性肝炎"的护肝治疗。

③ 保护肾脏：可参照"肾综合征出血热"的处理。

（3）肾功能衰竭型的治疗：轻症病人，抗菌治疗基础上适当对症处理即可恢复。重症者参照"肾综合征出血热"中肾功能衰竭的处理。

（4）脑膜脑炎型的治疗：除青霉素 G 剂量宜偏大、疗程偏长外，其他治疗基本同"流行性乙型脑炎"的治疗。

3. 后发症的治疗:后发热、反应性脑膜炎、胫前热,一般采取对症处理,短期即可缓解,必要时加用肾上腺皮质激素,则恢复更快。眼后发症需请眼科作专科处理。闭塞性脑动脉炎除使用较大剂量青霉素 G、肾上腺皮质激素等治疗外,可使用血管扩张剂。

【注意事项】

1. 杀灭病原菌是治疗本病的关键和根本措施,故强调早期应用强有效的抗生素。治疗早期应警惕赫氏反应发生,加重病情,治疗后期应警惕后发症的发生。

2. 青霉素 G 治疗后的赫氏反应,一般在注射首剂青霉素G 0.5~4 小时,多数在 2 小时内患者突然出现寒战、高热、头痛、全身痛、脉速、呼吸快等,原有症状加重,或体温骤降,出现低血压性休克等。一般持续 30 分钟至 1 小时。可诱发肺弥漫性出血而危及生命,为了预防赫氏反应发生,可在注射首剂青霉素 G 同时或稍前给予氢化可的松 200~500 mg。

3. 本病重症者,如肺弥漫出血型,肝、肾功能衰竭,需转诊上级医院。

(李爽)

第二十节　疟疾

【概述】

疟疾是由人类疟原虫感染引起的寄生虫病。临床表现为反复发作的间歇性寒战、高热,继以大汗而缓解。疟疾患者和带疟原虫者为疟疾的传染源,传播媒介是雌性按蚊,经蚊虫叮咬皮肤为主要传播途径。少数病例可因输入受疟原虫污染的血液或注射器等而感染发病。人群对疟疾普遍易感。根据感染疟原虫的不同,疟疾可分为间日疟、三日疟、卵形疟和恶性疟。间日疟和卵形疟可出现复发,恶性疟发热常不规则,病情较重,1%～2.5%的恶性疟病人可发展为脑型疟疾,表现为中枢神经系统功能失常,发作凶险,病死率较高。

【诊断要点】

1. 在流行区有蚊虫叮咬,2年内有疟疾发作史或1个月内曾接受过输血。以夏秋季发病最多。

2. 典型的周期性寒热发作。隔日或隔两日发作一次。畏寒—寒战—高热(2～6小时),随之大汗,体温下降,发作间期无症状。

3. 疟疾的凶险发作中最多见的是脑型,常在一般发作一至数日后出现,临床症状类似急性脑炎或脑膜炎,脑脊液压力增高,白细胞可轻度增加,生化检查正常。其他类型的凶险发作可表现为胃肠型、过高热型、休克型。

4. 肝脾轻度肿大,口唇鼻翼疱疹。

5. 白细胞总数正常或偏低,单核细胞增多,但初发时白细胞也可稍高。多次发作者有贫血。

6. 血或骨髓涂片找到疟原虫可确诊。

7. 多次病原学检查阴性的疑似病例,可慎服氯喹3日(基质1.5 g)作诊断性治疗。如3日内热退不再发作者有助诊断。

【药物治疗】

1. 间日疟的治疗可选用以下一种疗法。

(1)氯喹加伯氨喹八日疗法:① 氯喹:口服总剂量1 200 mg。第1日600 mg,顿服或分2次服,每次300 mg;第2日、3日各服1次,每次300 mg。本品口服后1～2小时血浓度达高峰,因其能以虫体DNA结合等多种方式伤害疟原虫,故抗疟作用优异。② 伯氨喹:口服总剂量180 mg。从服用氯喹的第1日起,同时服用伯氨喹,每天1次,每次22.5 mg,连服8日。

(2)磷酸哌喹加伯氨喹八日疗法:① 磷酸哌喹:口服总剂量1 200 mg。第1日600 mg,顿服或分2次服,每次300 mg;第2日、3日各服1次,每次300 mg。磷酸哌喹作用类似氯喹,半衰期7日,故有多效作用。其基质吸收较差(须经胃酸作用成盐酸盐后才易吸收),磷酸盐吸收快。② 伯氨喹:服用方法同上。

以上 2 种疗法也可用于卵形疟和三日疟的治疗。

2. 恶性疟的治疗可选用以下一种疗法。

(1) 蒿甲醚:口服总剂量 640 mg。分 7 日服,每日 1 次,每次 80 mg,首剂加倍。蒿甲醚抗疟作用为青蒿素的 10~20 倍,毒性较低,但有一定的胎毒作用。蒿甲醚主要作用于疟原虫滋养体的膜结构,干扰线粒体功能,从而杀死血中裂殖体,可控制各种疟疾急性发作,用于治疗耐氯喹脑型恶性疟。但对寄生在网织红细胞内的疟原虫较在成熟红细胞内的疟原虫敏感性低,所以根治率低。

(2) 青蒿琥酯:口服总剂量 800 mg。分 7 日服,每日 1 次,每次 100 mg,首剂加倍。

(3) 双氢青蒿素:口服总剂量 480 mg。分 7 日服,每日 1 次,每次 60 mg,首剂加倍。

(4) 咯萘啶:口服总剂量 1 600 mg。分 3 日服,第 1 日服 2 次,每次 400 mg,间隔 8 小时,第 2、3 日各服 1 次,每次 400 mg。

以上 4 种药物需加服伯氨喹,口服总剂量 45 mg,分 2 日服,每次 22.5 mg。

(5) 青蒿琥酯片加阿莫地喹片:口服总剂量青蒿琥酯和阿莫地喹各 12 片(青蒿琥酯每片 50 mg,阿莫地喹每片 150 mg),每日服青蒿琥酯片和阿莫地喹片各 4 片,连服 3 日。

(6) 双氢青蒿素哌喹片剂:口服总剂量 8 片(每片含双氢青蒿素 40 mg,磷酸哌喹 320 mg),首剂 2 片,首剂后 6~8 小时、24 小时、32 小时各 2 片。

(7) 复方磷酸萘酚喹片:口服总剂量 8 片(每片含萘酚喹 50 mg,青蒿素 125 mg),一次服用。

(8) 复方青蒿素片:口服总剂量 4 片(每片含青蒿素 62.5 mg,哌喹 375 mg),首剂 2 片,24 小时后 2 片。

3. 重症疟疾的治疗可选用以下一种疗法。

(1) 蒿甲醚:每日肌内注射 1 次,每次 80 mg,连续 3~5 日,首剂加倍。

（2）青蒿琥酯：每天静脉注射 1 次，每次 60 mg，连续 3～5 日，首剂加倍。注射时，需先将 5% 碳酸氢钠注射液 1 ml 注入含青蒿琥酯 60 mg 粉针剂中，反复振摇 2～3 分钟，待溶解澄清后，再注入 5 ml 等渗葡萄糖或生理盐水，混匀后缓慢静脉注射。配制后的溶液如发生浑浊，则不能使用。

上述两种疗法，待患者病情缓解后，应改用口服剂型完成所需的疗程。

（3）咯萘啶：肌内注射或静脉滴注。总剂量均 480 mg。每日 1 次，每次 160 mg，连续 3 日。静脉滴注时，将 160 mg 药液注入 500 ml 的 5% 葡萄糖或 0.9% 生理盐水溶液中摇匀，静滴速度不超过 60 滴/分。需加大剂量时，总剂量不得超过 640 mg。

4. 间日疟休止期根治可选用伯氨喹：口服总剂量 180 mg，每日 1 次，每次 22.5 mg，连服 8 日。

5. 预防服药（选用以下一种服法）

（1）磷酸哌喹：每次服 600 mg，每月 1 次，睡前服。

（2）氯喹：每次服 300 mg，每 7～10 日服 1 次。

6. 疑似疟疾病例的假定性治疗：在单一间日疟流行区，氯喹总量 600 mg 顿服或两次分服，每次 300 mg，间隔 6～8 小时；在有恶性疟流行地区，可用磷酸哌喹 600 mg 顿服。

7. 黑尿热治疗

（1）立即停用可疑药物如奎宁、伯胺喹及退热药如阿司匹林、非那西丁。如血中仍有疟原虫，则改用氯喹、哌喹或蒿甲醚等治疗。

（2）用氢化考的松或地塞米松静脉滴入，以控制溶血。用低分子右旋糖酐改善微循环。

（3）静脉输注碱性药液以碱化尿液，防止肾小管堵塞。

（4）有肾衰者可予透析疗法，不宜用利尿剂及碱性盐类。

（5）有心力衰竭，可予毒毛花苷 K 或毛花苷丙。病人应卧床休息至急性症状全消后 10 日，以防心力衰竭。

【注意事项】

1. 血涂片注意事项：① 厚片原虫数量多，较易找到，但形态较难识别。薄片原虫数量少，但较易分类识别。故一般同时在一张玻片上做厚薄涂片各一块，先在厚片中查找有无疟原虫，然后以薄片分类鉴定。② 初发病人血片中原虫数量较少，宜多查几次。③ 具部分免疫力者，虽带有原虫但无症状；故血有原虫仍须结合临床，判定是否确系疟疾。④ 血片常用 Romanowsky、Giemsa 或 Wright 等三种染色法，效果近似，以后者简便，且标本不需事先固定。

2. 抗疟治疗注意事项

(1) 氯喹、磷酸哌喹、伯氨喹和咯萘啶的剂量都以基质计。

(2) 所用剂量均为成人剂量，儿童剂量按体重或年龄递减。

(3) 阿莫地喹可引起粒细胞缺乏，萘酚喹可引起血尿，服用时如发现上述副反应，应立即停药。

(4) 葡萄糖-6-磷酸脱氢酶(G-6-PD)缺乏地区的人群，应在医务人员的监护下服用伯氨喹。孕妇、1岁以下婴儿、有溶血史者或其家属中有溶血史者应禁用伯氨喹。

(5) 伯氨喹能杀灭肝细胞内的速发型和迟发型疟原虫，有病因预防和防止复发的作用。能杀灭各种疟原虫的配子体以防止其传播。是目前常用根治现症病人和疟原虫携带者的药物，但对红细胞内裂殖体的作用差，不能单独用于控制症状发作。副作用有头晕、恶心、呕吐、腹痛等，停药即可消失。先天性红细胞缺乏葡萄糖-6-磷酸脱氢酶者以及孕妇不能使用，过量应用则易致溶血反应。恶性疟无红细胞外期，为防止传播，可口服伯喹4片，以消灭孢子体。

(6) 氯喹口服偶有恶心、呕吐、头痛、烦躁、视力障碍、皮疹等不良反应，但停药后可消失。过量服用，则可致房室传导阻滞、阿斯综合征。尿的酸化可促进排泄。严重中毒抢救，主要采用大剂量阿托品疗法。

3. 恶性疟需转诊上级医院进一步诊治。

（李爽）

第二十一节 黑热病

【概述】

黑热病(kala-azar)又名内脏利什曼病(visceral leishmaniasis)，是由杜氏利什曼原虫(leishmanis donovania)引起，经白蛉传播的地方性传染病。临床特征为长期不规则发热、消瘦、进行性肝脾肿大、血清球蛋白增多和全血细胞减少症等。

黑热病曾是严重危害我国人民健康的五大寄生虫病之一。近年来仅在西北的荒漠和山丘地区尚有散发病例。从 1985 年以来病例数有所上升，尤以陇南和川北等山区为著。新疆和内蒙古的某些荒漠地区，本病仍有散在发生。

【诊断要点】

1. 流行病学资料：有在流行区白蛉活动季节旅游居住史(每年5 月至 9 月)。

2. 临床特点

(1) 典型病人(内脏型)：起病多徐缓，呈长期不规则发热，部分病人呈双峰热，一日内体温可有 2 次升降，伴畏寒、出汗。中毒症状不重，虽然发热数月仍能坚持工作。病程中体温可自行下降，数周后又复升。发病 2～3 周，即可触及脾脏，以后进行性肿大变硬，数月后可平脐，甚至达盆腔。肝及淋巴结可轻度至中度肿大，可有黄疸及腹水。晚期病人可有明显贫血及白细胞、血小板明显下降。病人面色苍白、心悸、气短、易继发坏死性口腔炎(走马疳)及肺炎，亦可有鼻或齿龈出血，皮肤变粗糙、暗黑色，故称黑热病。

(2) 特殊临床类型

① 皮肤型：多与内脏利什曼病并存，或在内脏利什曼病后多年方出现，亦可为单纯的原发性皮肤感染。皮损为结节和褪色斑。结

节小如绿豆,大如胡桃,散在或宛如瘤型麻风,无感染征,多发生于面及颈部,也可发生在身体各部,病人情况良好,但病程长而极少自愈。

②淋巴结型:全身多处淋巴结肿大,以腹股沟和颈淋巴结最常见,一般如花生米大小,亦可相互融合,局部无明显红肿及压痛,多数病人全身情况良好。

3. 实验室检查

(1)血象:内脏型病人全血细胞减少,其中白细胞减少最明显且出现早,一般为$(1.5 \sim 3) \times 10^9$ /L,重者中性粒细胞减少甚至完全消失。嗜酸性粒细胞也减少,常有中度贫血,多为正常红细胞和正常色素性贫血。病后 2 个月血小板即出现明显降低。但淋巴结型者血象多正常,嗜酸性粒细胞常增高;皮肤型者白细胞常增高至 10×10^9 /L以上,嗜酸性细胞可增高达 15% 左右。

(2)血浆蛋白:球蛋白显著增加,白蛋白减低,白蛋白与球蛋白比值明显倒置。球蛋白水试验、醛凝试验均常阳性。

(3)病原检查

①涂片检查:为确诊本病最可靠方法,常用骨髓涂片查利杜体,阳性率 80% ～ 90%。脾穿刺涂片阳性率高,可达 90% ～ 99%,但因有一定危险性而很少应用。淋巴结涂片阳性率也可达 46% ～ 87%,简便易行,可用于检查治疗后复发病人,因原虫在此消失最慢而易成为复发病灶。周围血涂片简便,厚涂片阳性率 60%,血液沉淀法涂片阳性率 90%。皮肤型及淋巴结型病人,可自皮损区及肿大淋巴结中取材涂片检出利杜体。

②利什曼原虫核酸检测:可用核酸杂交法或 PCR 法检测利什曼原虫核酸,特异性和敏感性均高。

4. 治疗性诊断:对高度疑诊但未检出病原体者,可考虑用锑剂作诊断性治疗,若显效,有助于本病的诊断。

【药物治疗】

1. 病原治疗

(1)五价锑化合物:对利什曼原虫有很强的杀伤作用,国内常用者为葡萄糖酸锑钠，疗效显著而迅速。不良反应少，少数病人有发热、咳嗽、恶心、呕吐、腹痛、腹泻、脾区痛及鼻出血等，一般不影响治疗。如治疗中白细胞尤其中性粒细胞继续减少，则暂停治疗。有心脏病、肝病者慎用。

① 6 日疗法：总剂量成人一般 100 mg/kg（90 mg～130 mg/kg），儿童 50～200 mg/kg，分 6 日，每日 1 次，肌肉注射或 GS 稀释后缓慢静脉注射。用药后体温可迅速下降，脾逐渐缩小，血象恢复正常。

② 3 周疗法：适用于感染严重和体质衰弱者。总剂量成人150 mg/kg，儿童 200 mg/kg，分 6 次，每周 2 次。疗效与上述相似。

③ 重复治疗：感染严重、1 疗程未愈或复发病人，可增加剂量重复治疗，在 6 日法剂量上加大 1/3 量，采用 8 日 8 针疗法治疗。

（2）非锑剂药物

① 喷他脒（戊烷脒）：具有抗利什曼原虫活力。该药为水溶液，不稳定，需用时配制，每次 3～5 mg/kg，用蒸馏水配成 10% 溶液，肌内注射或静脉注射，每日 1 次，10～15 次为一疗程。其副作用为静脉注射可引起血压下降、全身灼热、头痛、心悸、恶心、眩晕、呼吸急促等，肌内注射可引起局部疼痛、硬结、红肿等。剂量过大可损伤肾脏与胰腺。

② 羟脒替、司替巴脒依西酸盐：使用前先用蒸馏水溶解，再用1% 普鲁卡因溶液配成 2.5%～5% 溶液，缓慢肌肉注射，或溶于 25%GS 内配成 0.2% 溶液静脉注射，每日 1 次，每次 1～2 mg/kg，10 日1 个疗程，可用 2～3 个疗程，其间隔 7～10 日。该药副作用基本与喷他脒相似，但少数病人出现感觉异常，三叉神经损害。该药禁用于黄疸、出血及肾炎病人。

【注意事项】

1. 目前仍以五价锑为治疗本病的首选药物，用药后体温可迅速下降，脾逐渐缩小，血象恢复正常。病原体消失率 93%～99%。本药毒副作用少，少数病人有发热、咳嗽、恶心、呕吐、腹痛、腹泻、脾区痛及鼻衄等，一般不影响治疗。如治疗中血白细胞尤其中性粒细胞继续减少,则暂停治疗。有心脏病、肝病者慎用。过期药物尤其已变色者因有变成 3 价锑加大毒性的可能,不应使用。

2. 非锑剂疗效差,疗程长,复发率高,毒副作用较大,故仅用于锑剂过敏、无效或并有粒细胞缺乏症者。戊烷脒的副反应较多,肌肉注射有局部疼痛、硬块,静脉注射易引起血压下降、面部潮红,此外尚有头痛、心悸、胸痛、腹痛、恶心等,偶可引起肝、肾功能损害(可逆性)、低血糖症或高血糖症,也可诱发糖尿病。

3. 本病我省罕见,如有疑诊,可转诊上级医院感染专科诊治。

(李爽)

第二十二节　血吸虫病

【概述】

血吸虫病是重要的吸虫感染,血吸虫也称裂体吸虫,能寄生于人的血吸虫主要有五种,即曼氏血吸虫、埃及血吸虫、日本血吸虫、间插血吸虫与湄公血吸虫。全球 75 个国家有一种或多种血吸虫病流行。在我国流行的只有日本血吸虫病,国内主要分布在长江流域及以南的 12 省市。传染源是病人和保虫宿主(牛、羊等)。传播途径包括带虫卵的粪便入水、钉螺孳生和接触疫水。钉螺是必需的唯一中间宿主。人群普遍易感,以男性青壮年农民和渔民感染率最高。急性期有发热、肝肿大与压痛、腹泻或排脓血便,血中嗜酸粒细胞显著增多。慢性期以肝脾肿大为主。晚期则以门静脉周围纤维化病变为主,可发展为肝硬化、巨脾与腹水。亦可发生异位损害。晚期肝脏门静脉分支纤维组织增生,呈典型的干线状纤维化,形成肝硬化、门脉高压,出现巨脾、继发脾功能亢进等。异位损害是指虫卵与(或)成虫迷走和寄生在门静脉系统之外的器官引起病变,以肺与脑较为多见。

104

【诊断要点】

1. 急性血吸虫病

(1) 发病前 2 周至 3 个月有疫水接触史。

(2) 发热、肝脏肿大与周围血液嗜酸粒细胞增多为主要特征,伴有肝区压痛、脾肿大、咳嗽、腹胀及腹泻等。

(3) 粪检查获血吸虫卵或毛蚴。

(4) 环卵、血凝、酶标、乳胶等血清免疫反应阳性[环卵沉淀试验环沉率≥3%及(或)间接血凝滴度≥1∶10,酶标反应阳性,乳胶凝集试验滴度≥1∶10]。

疑似病例:具备(1)与(2)。

确诊病例:疑似病例加(3)。

临床诊断:疑似病例加(4)。

2. 慢性血吸虫病

(1) 居住在流行区或曾到过流行区有疫水接触史。

(2) 无症状,或间有腹痛、腹泻或脓血便。多数伴有以左叶为主的肝脏肿大,少数伴脾脏肿大。

(3) 粪检查获血吸虫卵或毛蚴,或直肠活检无治疗史者发现血吸虫卵,有治疗史者发现活卵或近期变性虫卵。

(4) 无血吸虫病治疗史或治疗 3 年以上的病人,环卵沉淀试验环沉率≥3%及(或)间接血凝试验滴度≥1∶10,酶标反应阳性,胶乳凝集试验滴度≥1∶10;未治或治后 1 年以上的病人血清血吸虫循环抗原阳性。

疑似病例:具备(1)与(2)。

确诊病例:疑似病例加(3)。

临床诊断:疑似病例加(4)。

3. 晚期血吸虫病

(1) 长期或反复的疫水接触史,或有明确的血吸虫病治疗史。

(2) 临床有门脉高压症状、体征,或有侏儒或结肠肉芽肿表现。

(3) 粪检找到虫卵或毛蚴,或直肠活检无治疗史者发现血吸虫卵,有治疗史者发现活卵或近期变性虫卵。

（4）血清学诊断阳性。

疑似病例：具备（1）或（2）。

确诊病例：疑似病例加（3）。

临床诊断：疑似病例加（4）。

【药物治疗】

1. 吡喹酮：对血吸虫各个发育阶段均有不同程度的杀虫效果，毒性小，疗效好，给药方便，是目前治疗日本血吸虫病的首选药物。剂量和疗程如下：

（1）急性血吸虫病：成人总量为 120 mg/kg，于 2～3 日内分次服完，前两日应服完总量的一半，体重超过 60 kg 者仍按 60 kg 计。

（2）慢性血吸虫病：成人总量为 60 mg/kg，2 日内分 4 次服完；儿童体重在 30 kg 以内者总量按 70 mg/kg，30 kg 以上者与成人相同剂量。

（3）晚期血吸虫病：一般总量按 40～60 mg/kg，2 日内服完，每日量分 2～3 次服。年老、体弱、有其他并发症者，可按总量 60 mg/kg，3 日内分次服完。感染严重者可按总量 90 mg/kg，分 6 日内服完。

（4）预防性服药：当单位人群中间接血凝试验阳性率达到 25% 以上时，该单位人群应行预防性服药，在下疫水前 1～2 小时和接触疫水后 4～5 周内，每次服药总量按 40 mg/kg，1 日内 1 次顿服或分 2 次服完。

2. 青蒿素及其衍生物：是目前有推广应用价值的预防日本血吸虫感染的药物。具体给药方案：接触疫水后 7～10 日开始口服青蒿琥酯，剂量 6 mg/kg，顿服，体重超过 50 kg 者，按 50 kg 计算，以后每周 1 次，离开疫区后加服 1 次。

【注意事项】

1. 吡喹酮是目前治疗人畜日本血吸虫病的唯一药物，具有疗效高、副反应小、口服方便等优点。但也要注意一些副反应，主要不良反应有头痛、头昏、乏力、四肢酸痛、腹痛、腹泻，少数人有恶心、呕吐、便血、心悸、皮疹等。便血是一种较严重反应，个别病人出现 ST

与 T 波的轻微变化,因此病人用吡喹酮过程中均需住院,注意休息和观察。

2. 急性血吸虫病可误诊为伤寒、阿米巴肝脓肿、粟粒性结核等。血象中嗜酸性粒细胞显著增多是急性血吸虫病主要特点,有重要的鉴别价值。晚期血吸虫病与门脉性及坏死后肝硬化鉴别,前者常有慢性腹泻便血史,门静脉高压引起巨脾与食管下段静脉曲张较多见,肝功能损害较轻,黄疸、蜘蛛痣与肝掌较少见,但仍需依赖多次病原学与免疫学试验检查才能鉴别。应当指出,在流行区血吸虫病合并乙型病毒性肝炎较为多见。在流行区的癫痫病人均应排除脑型血吸虫病的可能。

3. 急性血吸虫病诊断严格,如有疑诊者需请上级医院医师及当地疾病控制中心医师一同会诊。

(李爽)

第二十三节　华支睾吸虫病

【概述】

华支睾吸虫病(clonorchiasis)又称肝吸虫病,是由华支睾吸虫寄生于人体的胆管系统而产生的病变。因进食未经煮熟的淡水鱼(虾)而感染。其临床特征为肝肿大、上腹隐痛、疲乏以及精神不振等。严重感染可导致胆管炎、胆结石以至肝硬化等并发症。

【诊断要点】

1. 流行病学资料:有进食未煮熟的淡水鱼或虾的历史。

2. 临床表现:视感染轻重而异。轻度感染,可无症状。中度感染,病人常有中上腹或右上腹隐痛、腹泻、食欲减退等消化不良症状。肝脏肿大,尤以左叶明显,质地中等,可有轻压痛。重度感染,大量虫体阻塞胆总管可引起胆绞痛发作,也可引起黄疸,可导致胆管炎、胆结石以至肝硬化等并发症。

3. 实验室检查

（1）虫卵检查：从粪便中、胆汁中查找虫卵是确诊本病的可靠依据。

（2）免疫学试验：① 皮内试验主要用于流行病学调查，也可供诊断上参考。② 血清学试验检测病人血清中的特异性抗体和循环抗原，可作为辅助诊断方法。

【药物治疗】

1. 吡喹酮：75 mg/(kg·d)，每日 2～3 次分服，2～3 日为一疗程。

2. 丙硫咪唑（肠虫清）：治疗剂量 8～20 mg/(kg·d)，8～14 日为一疗程。本药不良反应轻微而短暂。

【注意事项】

病原学诊断是该寄生虫病确诊的主要依据，但目前虫卵检出率太低，因此建议采用沉淀集卵法或氢氧化钠消化法提高阳性率，必要时做十二指肠引流，引流出胆汁查虫卵阳性率较高。基层医院若无条件开展，可转上级医院就诊。

（李爽）

第二十四节　肺吸虫病

【概述】

肺吸虫病是由于寄生在人体各脏器（以腹腔、肺部及皮下组织为主）的并殖吸虫所致的一种慢性寄生虫病。人吞食含有并殖吸虫活囊蚴的溪蟹或蝲蛄而受感染。寄生于肺部者以咳嗽、胸痛、铁锈色痰为主要临床表现。

【诊断要点】

1. 流行病学资料：流行区，有进食生的或半生溪蟹或蝲蛄，或饮过生的溪水，都有感染本病的可能。

2. 临床表现：早期有腹痛、腹泻，继而咳嗽、发热、咯铁锈色痰伴胸膜腔积液，或有游走性皮下结节或包块者应考虑本病。如有头痛、癫痫、瘫痪等，应考虑脑型并殖吸虫病的可能。

3. 实验室检查

（1）血象：白细胞总数增加，一般在$(10\sim30)\times10^9$/L，嗜酸性粒细胞普遍增加，一般在$5\%\sim20\%$。

（2）痰、粪便及各种体液内找到虫卵是确诊本病的依据。

（3）有皮下结节或包块者，作活组织病理检查可见典型嗜酸性肉芽肿，明确诊断。

（4）免疫学检查：皮内试验、后尾蚴膜试验、血清免疫学试验均有辅助诊断的价值。

（5）X线及CT检查：适用于肺型及脑脊髓型的病人。

【药物治疗】

1. 吡喹酮：对卫氏及四川并殖吸虫病均有良好的疗效，剂量为每次25 mg/kg，每日3次，连服3日，总剂量为225 mg/kg。脑型病人宜给予2个疗程，间隔1周。

2. 丙硫咪唑：剂量为8 mg/(kg·d)，分2次服，连续7日。

3. 硫双二氯酚：成人每日3 g，儿童50 mg/kg，分3次口服，连续10～15日或间日服用20～30日为一疗程，脑脊髓型治愈率较低，常需2～3个疗程。

【注意事项】

1. 对症治疗：对咳嗽、胸痛者可应用镇咳及镇痛剂。癫痫发作者可用苯妥英钠、鲁米那及安定等口服预防。颅内高压者可应用脱水剂，如高渗GS、20％甘露醇等。瘫痪者可采用针刺及理疗等。

2. 肺吸虫病是一种慢性寄生虫病。临床根据流行病学史、典型临床表现，更重要是依据体液（粪便、痰、体液）中找到并殖虫卵才能确诊为肺吸虫病，基层医院诊断困难时可转诊至上级医院明确诊断。

3. 硫双二氯酚在治疗过程中,有 0.4% 出现赫氏反应,表现为突发性呼吸急促、紫绀、血压下降、喉头水肿等过敏性休克现象,应迅速注射肾上腺素及激素,及采取其他有关措施。

(李爽)

第二十五节　绦虫病

【概述】

肠绦虫病是绦虫寄生于人体小肠所引起的疾病。常见的有猪肉绦虫病和牛肉绦虫病。人是猪肉绦虫和牛肉绦虫的终末宿主,故病人是唯一的传染源。因食入生的或未煮熟的含有囊尾蚴的猪肉或牛肉而受感染。人群普遍易感。以青壮年为多,男多于女,有家庭聚集现象。

【诊断要点】

1. 有进食生或未熟的猪、牛肉的历史,粪便中有白色带状节片排出。

2. 症状多甚轻微,少数病人可有上腹部隐痛、腹胀、食欲减退或骤增,腹泻与便秘交替,体重减轻等症状,一般在儿童病例中表现较为明显。

3. 实验室检查:在病人粪便中查见带绦虫节片。

【药物治疗】

1. 吡喹酮:对猪带绦虫有很强的杀灭作用。常用的剂量为 10 mg/kg,空腹一次服下,2 小时后服硫酸镁导泻,使虫体迅速排出。

2. 槟榔:成人剂量为 60～100 g,儿童酌减,煎成 150～200 ml 水剂,空腹服用,疗效满意。

3. 甲苯咪唑:0.2 g,每日 3 次,3 日为一疗程,疗效几乎达 100%。

4. 氯硝柳胺(灭绦灵)：成人 2~3 g,14 岁以下儿童 1.5~2 g,空腹分两次间隔 1 小时服下,服药后 2 小时服用硫酸镁,驱虫率可达 96%以上。

【注意事项】

本病应与细菌性痢疾、阿米巴、隐孢子虫、圆孢子虫等原虫引起的腹泻相鉴别。如基层医院受条件限制,鉴别诊断困难时,可转诊至上级医院就诊。

(李爽)

第二十六节　囊虫病

【概述】

囊虫病又称猪囊尾蚴病,为较常见的人畜共患病,是猪肉绦虫的幼虫(囊尾蚴)寄生于人体各组织器官所致的一种寄生虫病。囊尾蚴可侵犯人体皮下组织、肌肉、脑、眼、心脏等部位,引起相应的症状和体征,临床表现各异,轻重不一,其中以侵犯脑部最为严重。人群普遍易感,以青壮年多见。猪带绦虫病患者是囊尾蚴病的唯一传染源。囊尾蚴病是囊尾蚴与宿主组织炎症反应不断作用的过程。囊尾蚴常见的寄生部分是脑组织,可引起广泛脑组织破坏与炎症病变,急性期有水肿、坏死,慢性期有萎缩、异物反应,最终肉芽肿组织机化。位于皮下组织和肌肉的囊尾蚴,可引起假性肌肥大、钙盐沉积。

【诊断要点】

1. 疑似诊断

(1) 皮肤型囊虫病在皮下可扪到弹力性软骨,硬的、圆或椭圆形结节,直径约 0.5~1 cm。

(2) 无其他原因可查的癫痫发作、颅内压增高症状,若在此病流行区有生食或半生食猪肉史,尤其有肠绦虫史或者查体有典型的皮肤囊虫病者,应疑及脑囊虫病。

(3) 有皮肤囊虫病或脑囊虫病者,如有视力模糊、视网膜剥离者,应疑及合并眼囊虫病。

2. 临床诊断及实验诊断

(1) 凡疑似病例经血清免疫学检查,如间接血凝、ELISA 等法检查阳性,可临床诊断。

(2) CT 和 MRI 检查可帮助作出脑囊虫病的临床诊断。

(3) 皮下结节病理组织活检或脑手术病理检查证实者,可为实验诊断的依据。

【药物治疗】

1. 阿苯达唑:首选用药,疗效确切,作用温和,不良反应轻。剂量 15～20 mg/(kg·d),分 2 次口服,疗程 10 日,每隔 14～21 日重复 1～2 个疗程。不良反应有头痛、低热,少数有视力障碍、癫痫等。个别病人反应较重,可发生脑疝或过敏性休克。多发生于服药后 2～7 日,持续 2～3 日,因此疗程结束后应密切观察。

2. 吡喹酮:可杀死囊虫病,疗效较阿苯达唑强而迅速,但不良反应亦较重。

(1) 皮肤肌肉囊虫病:成人每次 600 mg,每日 3 次,10 日为 1 疗程。对弥漫多发的患者或囊虫性假性肌肥大者可重复 1～2 个疗程。

(2) 脑囊虫病:囊虫数量少而散在者可每次 10 mg/kg,每日 3 次,连服 4 日;如囊虫数量多而弥漫者,应小剂量、长疗程、多疗程为宜,即 20 mg/(kg·d),分 3 次口服,10 日为 1 疗程,疗程间隔 2～4 个月,一般需服 2～3 个疗程。不良反应主要有头痛、恶心、呕吐、皮疹、精神异常等。个别患者发生过敏性休克或脑疝。

(3) 眼囊虫病:忌用吡喹酮。主要应是手术治疗。

(4) 对症治疗:对癫痫发作频繁或颅内压增高者,必须先降颅内压,后进行病原治疗。

① 有颅内压增高者,宜先每日静脉滴注 20% 甘露醇 250 ml,连用 3 日后再开始病原治疗,用药间期应常规使用降颅内压药物。

② 癫痫发作频繁者,除上述处理外,还应酌情选用地西泮、异戊巴比妥等药物。

【注意事项】

1. 囊虫病治疗以药物治疗为主,但虫体被杀死后,均可引起剧烈的炎症反应,具有一定危险性。建议转上级医院诊治。对任何囊虫病患者在进行驱虫治疗前,需除外眼囊虫病,并行头颅 CT 或 MRI 检查,以明确囊虫数量和部位,制定个体化方案,严密观察病情变化。

2. 眼球内囊虫病,应及早手术治疗,摘除囊肿。浅表数量不多的皮下组织、肌肉囊虫也可采用手术摘除;脑囊虫病,根据囊虫损害部位采用不同手术方法,脑室型仍以手术治疗为主,囊虫摘除后再行驱虫治疗;位于皮质、脑实质的多发性囊虫,可采用颞肌下减压术,术后配合药物治疗,以解除症状,保存视力。软脑膜有黏连,伴积水者,除囊虫摘除外,并作脑脊液分流术。

(李爽)

第二十七节　包虫病

【概述】

包虫病又名棘球蚴病,是棘球绦虫的幼虫寄生于人体组织而引起的人兽共患性寄生虫病,是我国牧区最常见的寄生虫病。目前已确认的棘球绦虫有四种,即细粒棘球绦虫、多房棘球绦虫、伏氏棘球绦虫及少节棘球绦虫。在我国主要为细粒棘球蚴病(囊型包虫病)和多房棘球蚴病(泡型包虫病)。临床上以肝包虫病最多见,肺部次之,脑、骨骼等其他器官偶尔也被侵犯。

【诊断要点】

1. 囊型包虫病(细粒棘球蚴病)诊断

(1)流行病学史:病人常来自牧区或在牧区有居住史。

(2)临床表现:视其寄生部位、囊肿大小、有无并发症而异。早期常无自觉症状。

① 肝囊型包虫病:最为常见,多位于右叶。病人常有上腹胀满感,钝痛,偶有黄疸。体征常肝脏肿大、并有局部隆起,具囊性感,叩诊时可触及"包虫震颤"。

② 肺囊型包虫病:可有咳嗽、咳痰、痰中带血等呼吸道症状,与支气管相通时,则可咳出大量液体,胸痛为持续性隐痛,并发感染时,病人有发热,咯脓痰等症状。

③ 脑囊性包虫病:少见。常有颅压增高、头痛、恶心、呕吐等症状,或癫痫发作。

④ 其他:肾、脾、骨等占位性囊肿引起的压迫症状。

(3)辅助检查

① 皮内试验阳性率为 90%～95%。

② 血清免疫学试验,以 ELISA 的灵敏度与特异性较高。

③ B超对诊断肝和肾棘球蚴病具有重要的价值。

④ X线检查常用于肺囊型包虫病的诊断,可见大小不一,孤立或多个圆形、椭圆形,边缘清晰的均质阴影。CT 扫描:肝与肺囊型包虫病可见边缘光滑均质的囊性阴影。

2. 泡型包虫病(泡型棘球蚴病)诊断

(1)流行病学史:病人常有狩猎史或皮毛接触史。

(2)临床表现:病人常有肝区不适、疼痛或胆绞痛及消化不良,以及明显消瘦等症状,也常因压迫胆管而出现黄疸,或压迫门静脉而出现门静脉高压。体征:肝脏明显肿大、质硬、结节。可有肺部或脑部转移灶,从而出现相应的症状。

(3)实验室及其他辅助检查:同囊型包虫病。

【药物治疗】

1. 包虫病的治疗目前仍以手术摘除为主,尤其单个巨大包虫囊经内囊摘除后效果良好,但手术后残留囊肿或复发者约 10%,有些病人需多次手术。

2. 病原治疗

(1) 丙硫咪唑(阿苯达唑):为首选,剂量为 $15 \sim 20$ mg/(kg·d),疗程为 1 个月或更长,根据病程长短与包虫囊肿大小而定。

(2) 甲苯咪唑:剂量为 50 mg/(kg·d),疗程为 1 个月或更长。

【注意事项】

1. 目前化学疗法对棘球蚴病的疗效还不理想,发现者可转上级医院外科手术切除病变部位。在病人一般状况极差或有手术禁忌证而无法进行手术的病人或术后复发的病人,则可考虑化学疗法。

2. 丙硫咪唑副作用少而轻,长期服用对肝肾、心与造血器官均未见显著损害,偶有引起可逆性白细胞减少与一过性血清 ALT 升高。该药的动物实验证明有胚胎毒与致畸作用,故孕妇禁忌。

(李爽)

第二十八节　肠道寄生虫病

【概述】

肠道寄生虫病主要指寄生在肠道的蛔虫、蛲虫、钩虫、鞭虫所引起的寄生虫病。钩虫病是由十二指肠钩口线虫和美洲板口线虫寄生于人体小肠所致的疾病。钩虫成虫咬附小肠黏膜,吸食血液,且不断更换咬附部位,并产生抗凝血物质,可造成肠黏膜广泛破损和出血,使病人长期慢性失血、铁质缺乏,导致缺铁性贫血。蛔虫病是由似蚯蚓蛔线虫寄生于人体小肠所引起的传染病。多数患者无明显症状,部分患者可有不同程度的临床表现。除肠蛔虫症外,还可引起胆道蛔虫症、蛔虫性肠梗阻等严重并发症。鞭虫病是由毛首鞭形线虫寄生于人体盲肠和结肠所引起的疾病,轻、中度感染者一般无明显症状,严重者可有腹痛、慢性腹泻、贫血甚至肠梗阻。蛲虫病是由蠕形住肠线虫寄生于人体回盲部引起的疾病,主要表现是肛门及会阴部瘙痒。

【诊断要点】

1. 主要有幼虫移行和成虫引起的症状。

2. 通过粪便中检出寄生虫卵而确诊。

【药物治疗】

1. 钩虫病驱虫治疗

(1)阿苯达唑:具有同时杀死钩虫幼虫和虫卵的特点,可用于钩虫病的防治。2岁以上儿童及成人的剂量为400 mg顿服,隔10日重复1次。1~2岁儿童剂量减半,服法同成人。

(2)甲苯咪唑:常用剂量为100 mg,每日2次,连服3日,成人与儿童剂量相同。此外还有氟苯达唑、左旋咪唑等。此类药物对妊娠期妇女不宜应用。严重心功能不全者应先予纠正,再给予驱虫治疗。

2. 蛔虫病驱虫治疗:阿苯达唑,400 mg,顿服,儿童剂量减半。甲苯咪唑,每次200 mg,每日1~2次,共1~2日,儿童剂量减半。

3. 鞭虫病的驱虫治疗:甲苯咪唑,每次200 mg,每日2次,连续3日。阿苯达唑,400 mg,每日2次,连续3日,3~12岁儿童剂量减半。

4. 蛲虫病的驱虫治疗:甲苯咪唑,100~200 mg,顿服。阿苯达唑,400 mg,顿服;2岁以上儿童200 mg,顿服;2周后可以再服一次,提高疗效。

【注意事项】

治疗期间加强卫生宣教,注意个人和饮食卫生,随访监测粪便常规和虫卵阴转率。

(李爽)

第三章　呼吸系统疾病

第一节　急性上呼吸道感染

【概述】

急性上呼吸道感染(简称上感)是鼻腔、咽或咽喉部急性炎症的概称。大多由病毒引起,少数为细菌所致,是最常见的一种传染性疾病,传染性强,有时可引起较重的并发症,如中耳炎、支气管炎、肺炎、心肌炎等。本病全年皆可发病,多数为散发,亦可流行。根据病因不同,其临床表现可多样。

【诊断要点】

急性上呼吸道感染缺乏特异性诊断方法,主要为临床诊断。

1. 流行病学特征:本病全年均可发病,但冬春季好发。受凉、淋雨、过度紧张或疲劳等均可诱发,病史中可有与病毒性感冒患者接触的特点。

2. 临床表现:急性上呼吸道感染可分为七种类型。

(1)普通感冒:俗称"伤风",又称急性鼻炎,以鼻咽部卡他症状为主要临床表现。临床表现为咽部干、痒或烧灼感,可有喷嚏、鼻塞、流清水样鼻涕等症状。2~3日后,鼻涕变稠,常伴咽痛、流泪、听力减退、味觉迟钝、咳嗽、声音嘶哑和呼吸不畅等上呼吸道症状。通常无全身症状和发热,有时可出现低热、轻度畏寒和头痛。体检可见鼻黏膜充血、水肿,有分泌物,咽部轻度充血。

(2)急性病毒性咽炎:临床主要表现为咽部发痒和灼热感。咳嗽少见,也可有发热和乏力。体检可见咽部明显充血、水肿,颌下淋巴结肿痛。

(3)急性病毒性喉炎:临床特征为声音嘶哑、说话困难、咳嗽伴咽喉疼痛及发热等。体检可见喉部水肿、充血、局部淋巴结轻度肿大伴触痛,有时可闻及喘鸣音。

(4)疱疹性咽峡炎:临床表现为明显咽痛、发热。体检可见咽部充血,软腭、悬雍垂、咽和扁桃体表面有灰白色疱疹和浅表溃疡,周围有红晕。

(5)咽结膜热:临床表现为发热、咽痛、畏光、流泪等。体检可见咽部和结膜充血明显。

(6)细菌性咽-扁桃体炎:临床特点为起病急、咽痛明显、畏寒、发热(体温可达 39℃ 以上)等。体检可见咽部充血明显,扁桃体肿大、充血、表面有脓性分泌物,颌下淋巴结肿大、压痛,肺部检查无异常发现。

(7)流行性感冒:参见本书"流行性感冒"章节。

3. 诊断:根据流行病学特征,结合患者的典型临床表现,并排除其他疾病的前提下,可以作出诊断。

【药物治疗】

1. 对症治疗

(1)解热镇痛:有头痛、发热、周身肌肉酸痛症状者,可酌情应用解热镇痛药如对乙酰氨基酚、阿司匹林、布洛芬等,如必要时予阿司匹林 0.3 g 口服。

（2）减充血：有鼻塞、鼻黏膜充血、水肿、咽痛等症状者，可应用盐酸伪麻黄碱等可选择性收缩上呼吸道黏膜血管的药物，也可用1%麻黄素滴鼻，如1%麻黄素每次1～2滴，滴鼻，每日3次。

（3）抗过敏：有频繁喷嚏、多量流涕等症状的患者，可酌情选用马来酸氯苯那敏或苯海拉明等抗组胺药，如马来酸氯苯那敏4 mg，每晚1次。为了减轻这类药物引起的头晕、嗜睡等不良反应，宜在临睡前服用。

（4）镇咳：对于咳嗽症状较为明显者，可给予右美沙芬、咳必清等镇咳药，如咳必清25 mg，每日3次。

（5）祛痰：伴咳痰者，给予氨溴索、溴己新、乙酰半胱氨酸等药，如氨溴索30 mg，每日3次。

2. 抗感染治疗

（1）抗病毒感染：吗啉胍对流感病毒、腺病毒和鼻病毒等有一定的疗效；广谱抗病毒药利巴韦林和奥司他韦对流感病毒、副流感病毒、呼吸道合胞病毒均有较强的抑制作用，主张早期使用，可缩短病程（普通感冒无需使用）。如利巴韦林含片50 mg，含服，每日4～6次。

（2）抗细菌感染：如有细菌感染，可酌情选用适当的抗感染药物，如青霉素类、大环内酯类、氟喹诺酮类（环丙沙星、左氧氟沙星）等。如乙酰螺旋霉素0.2 g，每日3次。对于单纯病毒感染者不应用抗菌药物。

3. 中医治疗：根据中医辨证施治的原则，应用中药治疗本病有一定疗效。正柴胡饮冲剂、小柴胡冲剂和板蓝根冲剂等临床应用较为广泛。如正柴胡饮冲剂5 g，每日3次。

【注意事项】

1. 急性上呼吸道感染以病毒引起者最为常见，而且多数系自限性疾病，因此，一般情况下不必应用抗生素。鼻病毒是引起普通感冒的常见病原体，而目前对鼻病毒尚无有效、安全的抗病毒药物，因此，本病的治疗以对症治疗为主。

2. 老人、儿童和有基础疾病（如慢性阻塞性肺疾病、肝硬化等）

的患者易于引起心肌炎、肺炎、肾炎和风湿病等并发症,因而在治疗过程中应密切观察病情变化,警惕并发症的发生。

3. 合并细菌感染的患者,可出现高热,白细胞明显升高和(或)扁桃体化脓性病变等,可酌情给予抗生素口服或静脉滴注,如青霉素类、大环内酯类或头孢菌素类等。

(吉宁飞　殷稚飞　殷凯生)

第二节　急性气管-支气管炎

【概述】

急性气管-支气管炎是由感染、物理化学刺激或过敏引起的气管-支气管黏膜急性炎症。常发生在寒冷季节或气温突然变冷时。临床上以咳嗽、咳痰为主要症状,常见于寒冷季节或气温突然变冷时。部分病例由上呼吸道感染迁延而来。

【诊断要点】

1. 临床表现

(1)症状:起病较急。常先有上呼吸道感染症状,继之出现干咳或伴少量黏痰,痰量逐渐增多,咳嗽症状加剧,偶可痰中带血。如果伴有支气管痉挛,可出现不同程度的胸闷、气急。全身症状一般较轻,可有低至中等程度发热,多在 3～5 日后降至正常。咳嗽和咳痰可延续 2～3 周。

(2)体征:体检时两肺呼吸音增粗,可闻及散在干、湿啰音,啰音部位常常不固定,咳嗽后可减少或消失。

2. 实验室及器械检查

(1)血常规:多数病例的白细胞计数和分类无明显改变,细菌感染严重时白细胞总数和中性粒细胞可增多。

(2)胸部 X 线:多数表现为肺纹理增粗,少数病例无异常改变。

3. 诊断:根据病史,咳嗽和咳痰等临床症状,两肺闻及散在干、湿啰音,结合血常规以及胸片结果,可作出临床诊断。

【药物治疗】

1. 对症治疗

(1) 镇咳:可酌情应用右美沙芬、咳必清或苯丙哌林等镇咳剂,如咳必清 25 mg,每日 3 次。但对于有痰的病人不宜给予可待因等强力镇咳药,以免影响痰液排出。

(2) 祛痰:除了复方氯化铵、溴己新、乙酰半胱氨酸和鲜竹沥等常用祛痰药外,近年来,氨溴索、标准桃金娘油也广泛应用,如氨溴索 30 mg,每日 3 次。

(3) 解痉、抗过敏:对于发生支气管痉挛的患者,可给予解痉平喘和抗过敏药物,如氨茶碱 0.1 g,每日 3 次,马来酸氯苯那敏 4 mg,每日 1 次。

2. 抗感染治疗:一般可选用青霉素类、大环内酯类(红霉素、罗红霉素、阿奇霉素等)、氟喹诺酮类(环丙沙星、左氧氟沙星等),必要时可应用第 1 代或第 2 代头孢菌素等。一般为口服或注射,必要时可静脉滴注。如罗红霉素 0.15 g,每日 2 次,或者左氧氟沙星 0.5 g,静脉滴注,每日 1 次。

【注意事项】

1. 本病可并发肺炎或发展为慢性支气管炎,必须重视,但临床医师在治疗急性气管-支气管炎患者时应避免滥用抗生素。应用抗生素的指征,是患者出现发热、脓性痰和重症咳嗽。另外,近年来因肺炎支原体和肺炎衣原体感染引起的急性气管-支气管炎也趋多见,抗感染治疗时应注意药物抗菌谱。

2. 本病可以由病毒感染所致,注意区别。另外,在流行性感冒流行期间,如有急性气管-支气管炎的表现,应该应用抗流感的治疗措施。

(吉宁飞 殷稚飞 殷凯生)

第三节 慢性支气管炎

【概述】

慢性支气管炎(简称慢支)是指气管、支气管黏膜及其周围组织的慢性非特异性炎症。临床上以咳嗽、咳痰或伴有喘息及反复发作的慢性过程为特征。病情若缓慢进展,常并发阻塞性肺气肿,甚至肺动脉高压、肺源性心脏病。它是一种常见病,尤以老年人多见。吸烟、感染、大气污染、气候变化以及有关过敏因素(如尘埃、尘螨、花粉等)可导致发病。

【诊断要点】

1. 临床表现:存在慢性咳嗽、咳痰、喘息,一般晨间咳嗽较重,白天较轻,晚间睡前有阵咳或排痰。常以清晨排痰较多,痰液一般为白色黏液或浆液泡沫性,偶可带血。支气管痉挛时,可引起喘息,常伴有哮鸣音。早期无气急现象,反复发作数年,并发阻塞性肺气肿时,可伴有轻重程度不等的气急,先有劳力性或活动后气喘,严重时动则喘甚,生活难以自理。

2. 实验室及器械检查:急性发作时可见白细胞和中性粒细胞增高;胸部 X 线片可见肺纹理粗、多、乱,部分患者可见支气管周围炎。

3. 诊断:本病的诊断主要依据临床症状做出诊断。根据咳嗽、咳痰或伴喘息,每年发病持续 3 个月,连续 2 年以上,并且排除其他心肺疾患(如肺结核、尘肺、支气管哮喘、支气管扩张症、肺癌、肺脓肿、心功能不全等)之后,即可做出慢支诊断。如每年发病持续时间虽不足 3 个月,但有明确的客观检查依据(如 X 线检查),亦可诊断。

4. 临床分型为单纯型和喘息型,单纯型仅有咳嗽和咳痰症状,而喘息型伴有喘息症状和哮鸣音。按病情进展程度可分为急性发作期、慢性迁延期和临床缓解期。急性发作期是指在 1 周内出现脓性或黏液性痰,痰量明显增加,或伴有发热、白细胞计数增高等炎症表现,或 1 周内咳嗽、咳痰、喘息中任何一项症状明显加剧。慢性迁延期,是指有不同程度的咳嗽、咳痰或喘息症状迁延不愈 1 个月以上者。临床缓解期,是指咳嗽、咳痰和气喘症状基本消失,仅偶有轻微咳嗽和少量咳痰,并保持 2 个月以上者。

【药物治疗】

1. 急性发作期和慢性迁延期的治疗

(1)抗感染:开始时一般根据临床经验和本地区病原菌耐药性流行病学检测结果选用抗生素,同时积极进行痰病原菌培养和药敏试验。轻者可口服,较重者可用肌内注射或静脉滴注抗生素,常用的有青霉素类、大环内酯类、氨基糖苷类、氟喹诺酮类和头孢菌素类等抗生素。如阿奇霉素 0.5 g,每日 1 次,或者左氧氟沙星 0.5 g,口服或静脉注射,每日 1 次。

(2)祛痰、止咳:保持体液平衡可以使痰液变稀薄,有利于黏痰排出。常用祛痰药有溴己新、乙酰半胱氨酸、氨溴索和标准桃金娘油等,如标准桃金娘油 0.3 g,每日 3 次。可酌情应用右美沙芬、咳必清或苯丙哌林等镇咳剂,如咳必清 25 mg,每日 3 次。

(3)解痉、平喘:对于喘息型慢支,常选用解痉平喘药。具体见本书"慢性阻塞性肺疾病"章节。

(4)雾化治疗:可选用抗生素、祛痰药、解痉平喘药等进行雾化吸入治疗,以加强局部抗炎及稀释痰液作用,喘息型慢支可加用糖皮质激素雾化吸入。如庆大霉素 8 万 U、氨溴索 15 ml、沙丁胺醇 2 ml、异丙托溴铵 2 ml、布地奈德 2 ml 等单用或联用,射流雾化吸入,每日 2~3 次。

2. 临床缓解期的治疗:可采用气管炎疫苗、卡介菌多糖核酸注射液治疗,冬病夏治以及中药治疗亦可能有一定效果。

【注意事项】

1. 抗感染治疗需注意剂量与疗程,根据患者症状的缓解程度,体征以及血象等的好转、恢复来决定具体治疗时间,一般使用一周以内,如果应用抗生素治疗一周仍不见好转,需注意有无合并肺炎或者合并真菌感染,查痰涂片、痰培养等,必要时查胸部 CT 以及转上级医院治疗。

2. 抗生素使用,需根据抗生素特点合理应用,比如药效学、药动学特征等。应用抗感染治疗前,应留取痰培养。治疗过程中注意痰培养监测复查。

3. 慢性支气管炎是排他性诊断,需注意排除其余引起慢性咳嗽的原因。

(吉宁飞　殷稚飞　殷凯生)

第四节　慢性阻塞性肺疾病

【概述】

慢性阻塞性肺疾病(简称 COPD、慢阻肺)是一种具有气流受限特征的可以预防和治疗的疾病,气流受限不完全可逆,呈进行性发展,与肺部对香烟烟雾等有害气体或有害颗粒的异常炎症反应有关。COPD 主要累及肺脏,但也可引起全身(或称肺外)的不良效应。COPD 起病缓慢,病程较长。一般均有慢性咳嗽、咳痰等慢支症状,但也有少数虽有明显气流受限,却无咳嗽症状。COPD 的标志性症状是气短或呼吸困难,从不动不喘、动辄气喘到不动也喘。我国 COPD 患病率占 40 岁以上人群的 8.2%。COPD 与慢性支气管炎和肺气肿密切相关。当慢性支气管炎、肺气肿患者肺功能检查出现气流受限,并且不完全可逆时,则能诊断为 COPD。

【诊断要点】

1. 病史特征:COPD 患病过程应有以下特征。

(1) 吸烟史:多有长期较大量吸烟史。

(2) 职业性或环境有害物质接触史:如较长期粉尘、烟雾、有害颗粒或有害气体接触史。

（3）家族史：COPD有家族聚集倾向。

（4）发病年龄及好发季节：多于中年以后发病,症状多出现于秋冬寒冷季节,常有反复呼吸道感染及急性加重史。随病情进展,急性加重愈渐频繁。

（5）慢性肺源性心脏病史：COPD后期出现低氧血症和（或）高碳酸血症,可并发慢性肺源性心脏病和右心衰竭。

2. 临床表现

（1）症状

① 慢性咳嗽：通常为首发症状。初起咳嗽呈间歇性,早晨较重,以后早晚或整日均有咳嗽,但夜间咳嗽并不显著。少数病例咳嗽不伴咳痰。也有部分病例虽有明显气流受限但无咳嗽症状。

② 咳痰：咳嗽后通常咳少量黏液性痰,部分患者在清晨较多;合并感染时痰量增多,常有脓性痰。

③ 气短或呼吸困难：这是COPD的标志性症状,是使患者焦虑不安的主要原因,早期仅于劳力时出现,后逐渐加重,以致日常活动甚至休息时也感气短。

④ 喘息和胸闷：不是COPD的特异性症状。部分患者特别是重度患者有喘息。胸部紧闷感通常于劳力后发生,与呼吸费力、肋间肌等容性收缩有关。

⑤ 全身性症状：在疾病的临床过程中,特别是较重的患者,可能会出现全身性症状,如体重下降、食欲减退、外周肌肉萎缩和功能障碍、精神抑郁和（或）焦虑等。合并感染时可咳血痰或咯血。

（2）体征：COPD早期体征可不明显。随疾病进展,常有以下体征。

① 视诊及触诊：胸廓形态异常,包括胸部过度膨胀、前后径增大、剑突下胸骨下角（腹上角）增宽及腹部膨凸等。常见呼吸变浅,频率增快,辅助呼吸肌如斜角肌及胸锁乳突肌参加呼吸运动,重症可见胸腹矛盾运动。患者不时采用缩唇呼吸以增加呼出气量。呼吸困难加重时常采取前倾坐位。低氧血症者可出现黏膜及皮肤紫绀,伴右心衰竭者可见下肢水肿、肝脏增大。

② 叩诊:由于肺过度充气使心浊音界缩小,肺肝界降低,肺叩诊可呈过度清音。

③ 听诊:两肺呼吸音可减低,呼气相延长,平静呼吸时可闻干性啰音,两肺底或其他肺野可闻湿啰音。心音遥远,剑突部心音较清晰响亮。

3. 肺功能检查:吸入支气管舒张剂后,(FEV$_1$/FVC)×100%<70%者,可确定为不完全可逆的气流受限。

4. 诊断:COPD 的诊断应根据临床表现、危险因素接触史、体征及实验室检查等资料综合分析确定。COPD 的主要症状〔慢性咳嗽、咳痰和(或)呼吸困难〕、危险因素接触史、存在不完全可逆性气流受限是诊断 COPD 的必备条件。肺功能测定指标是诊断 COPD 的金标准。

5. COPD 的临床评估

(1) COPD 的病程分期

① 急性加重期:是指患者出现超越日常状况的持续恶化,并需改变基础常规用药,通常在疾病过程中,患者短期内咳嗽、咳痰、气短和(或)喘息加重,痰量增多,呈脓性或黏脓性,可伴发热等炎症明显加重的表现。

② 稳定期则指患者咳嗽、咳痰、气短等症状稳定或症状轻微。

(2) COPD 的一般评估

① 症状评估:采用 COPD 评估测试(CAT)或改良英国 MRC 呼吸困难指数(mMRC)。

② 肺功能检查评估气流受限程度:根据气流受限程度对 COPD 进行分级,见表 3-4-1。

表 3-4-1　COPD 患者气流受限分级(吸入支气管舒张剂后)

COPD气流受限分级	肺功能特征
GOLD 1(轻度)	(FEV$_1$/FVC)×100%<70%,FEV$_1$ 占预计值百分比≥80%

COPD气流受限分级	肺功能特征
GOLD 2(中度)	$(FEV_1/FVC)\times100\%<70\%$,$50\%\leqslant FEV_1$占预计值百分比$<80\%$
GOLD 3(重度)	$(FEV_1/FVC)\times100\%<70\%$,$30\%\leqslant FEV_1$占预计值百分比$<50\%$
GOLD 4(极重度)	$(FEV_1/FVC)\times100\%<70\%$,$FEV_1$占预计值百分比$<30\%$

③ 急性加重风险的评估:频繁急性加重(每年≥2次)的最佳预测因素是既往急性加重治疗史。当气流受限恶化时,急性加重的风险也相应增加。

④ 合并症评估:COPD患者常伴有合并症,包括心血管疾病、骨质疏松症、抑郁和焦虑、骨骼肌肉异常、代谢综合征和肺癌等。这些合并症可能影响患者的住院和死亡风险,在诊疗常规中应重视这些合并症,给予适当诊疗。

(3) COPD的综合评估:图3-4-1提供了这些项目的综合评估,从而达到改善COPD的疾病管理的目的。

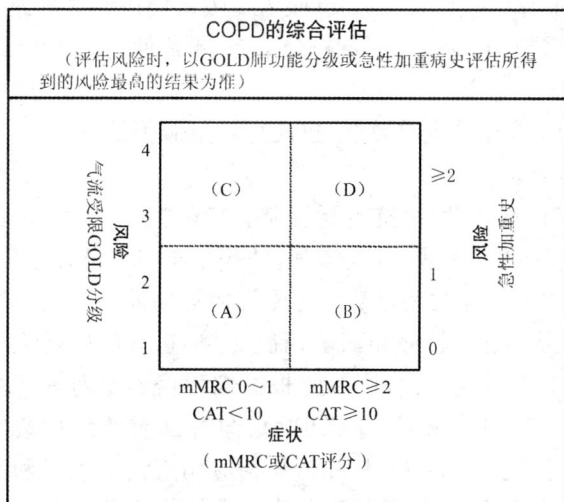

图3-4-1　COPD的综合评估

① 症状:症状少(mMRC 0~1 或 CAT<10)指患者处于 A 区或 C 区;症状多(mMRC≥2 或 CAT≥10)指患者处于 B 区或 D 区。

② 气流受限:低风险(GOLD 1 或 2)指患者处于 A 区或 B 区;高风险(GOLD 3 或 4)指患者处于 C 区或 D 区。

③ 急性加重:低风险(每年≤1 次)指处于 A 区或 B 区;高风险(每年≥2 次)指患者处于 C 区或 D 区。

【药物治疗】

1. COPD 稳定期治疗目的:减轻症状,阻止病情发展;缓解或阻止肺功能下降;改善活动能力,提高生活质量;降低病死率。

2. 用药方案

(1) COPD 急性加重期(AECOPD)的治疗

① 控制性氧疗:给氧途径包括鼻导管或文丘里(Venturi)面罩,一般吸入氧浓度 28%~30%。对于住院或急诊 ICU 患者,氧疗 30 分钟后应复查动脉血气。血氧饱和度目标值是 88%~92%。

② 支气管舒张剂:增加支气管舒张剂的剂量及频度,如沙丁胺醇 2 500 μg 吸入;联合 β_2 受体激动剂和抗胆碱能药物,如沙丁胺醇 1 000 μg 加异丙托溴铵 250 μg 吸入。吸入使用储雾罐或气压雾化器。如果需要,可考虑静脉茶碱治疗,有条件者应监测茶碱血药浓度。

③ 全身应用糖皮质激素:建议每日口服强的松 30~40 mg,连续 10~14 日。

④ 控制感染:使用抗生素控制感染的指征:a. 有以下三种重要症状:呼吸困难加重,咳痰增加,脓痰增加;b. 患者脓痰增加,同时还有一种其他重要症状;c. 需要机械辅助通气。结合当地常见致病菌类型及耐药趋势和药敏情况,尽早选择敏感抗生素。如对初始治疗方案反应欠佳,应及时根据细菌培养及药敏试验结果调整抗生素。1~4 级稳定期 COPD 的急性加重的致病微生物以及所选抗生素治疗见表 3-4-2。长期应用广谱抗生素和激素易继发深部真菌感染,应密切观察真菌感染的临床征象并采用防治真菌感染的措施。

表 3－4－2　AECOPD 住院患者抗生素的应用

分级	病原微生物	抗生素
1～2 级 AECOPD	流感嗜血杆菌、肺炎链球菌、卡他莫拉菌等	青霉素、β-内酰胺/酶抑制剂(阿莫西林/克拉维酸)、大环内酯类(阿奇霉素、克拉霉素、罗红霉素等)、第 1 代或第 2 代头孢菌素(头孢呋辛、头孢克洛)、多西环素、左氧氟沙星等,一般可口服
3～4 级 AECOPD(无铜绿假单胞菌感染危险因素)	流感嗜血杆菌、肺炎链球菌、卡他莫拉菌、肺炎克雷伯菌、大肠杆菌、肠杆菌属等	β-内酰胺/酶抑制剂、第 2 代头孢菌素(头孢呋辛)、氟喹诺酮类(左氧氟沙星、莫西沙星、加替沙星)、第 3 代头孢菌素(头孢曲松、头孢噻肟)等
3～4 级 AECOPD(有铜绿假单胞菌感染危险因素)	以上细菌及铜绿假单胞菌	第 3 代头胞菌素(头孢他啶)、头孢哌酮/舒巴坦、哌拉西林/他唑巴坦、亚胺培南、美罗培南等,也可联合氨基糖苷类、氟喹诺酮类(环丙沙星、大剂量左氧氟沙星)

⑤ 其他治疗:根据病情,可选用无创机械通气或有创机械通气。注意适当补充液体和电解质,维持液体和电解质平衡,注意补充营养。对卧床、红细胞增多症或脱水的患者,无论是否有血栓栓塞性疾病史,均需考虑使用肝素或低分子肝素。注意痰液引流,积极排痰治疗。识别并治疗伴随疾病以及合并症。

(2) COPD 稳定期的治疗

① 支气管舒张剂:如长效抗胆碱能药(LAMA)噻托溴铵 18 μg,吸入,每日 1 次;或者短效抗胆碱能药(SAMA)异丙托溴铵 40～80 μg,吸入,每日 3～4 次;或者短效 β_2 受体激动剂(SABA)沙丁胺醇气雾剂 100～200 μg,吸入,每 24 小时不超过 12 喷;也可用氨茶碱 0.1 g,每日 3 次。

② 糖皮质激素:长期规律的吸入型糖皮质激素(ICS)联合长效 β_2 受体激动剂(LABA)较适用于 FEV$_1$ 占预计值百分比＜60% 的 COPD 患者。这一治疗可以改善症状、肺功能和生活质量,降低急性加重的频率。对 COPD 患者不推荐长期口服激素治疗。

③ 联合吸入激素/支气管扩张剂治疗:联合 ICS 和 LABA,比各

自单用效果好,如沙美特罗替卡松粉吸入剂(舒利迭)50 μg/500 μg,每次 1 吸,每日 2 次。

④ 其他药物:a. 祛痰药,常用药物有氨溴索、乙酰半胱氨酸等,如氨溴索 30 mg,每日 3 次;b. 抗氧化剂,如 N-乙酰半胱氨酸 0.1 g,每日 2 次;c. 疫苗,如流感疫苗和肺炎球菌疫苗;d. 磷脂二酯酶-4(PED-4)抑制剂,PED-4 抑制剂罗氟司特可与口服激素或长效支气管扩张剂联用治疗;e. 中医治疗。

⑤ 氧疗:COPD 稳定期进行长期氧疗对具有慢性呼吸衰竭的患者可提高生存率。长期氧疗的指征:a. $PaO_2 \leqslant 7.3$ kPa(55 mmHg)或 $SaO_2 \leqslant 88\%$,合并或不合并 3 周内发生 2 次高碳酸血症;b. PaO_2 在 $7.3 \sim 8.0$ kPa($55 \sim 60$ mmHg)之间,或 SaO_2 为 88%,若有证据表明存在肺动脉高压,或提示充血性心力衰竭的外周水肿,或红细胞增多症(红细胞压积$>55\%$)。一般是经鼻导管吸入氧气,流量($1.0 \sim 2.0$)L/min,吸氧持续时间>15 h/d。长期氧疗的目的是使患者在海平面水平,静息状态下,达到 $PaO_2 \geqslant 60$ mmHg 和(或)使 SaO_2 升至 90%,这样才可维持重要器官的功能,保证周围组织的氧供。

⑥ 其他治疗:包括辅助通气治疗、康复治疗和外科治疗等。

(3) COPD 综合评估后的药物治疗方案

① A 组首选 SAMA 必要时或 SABA 必要时,第二选择 LAMA 或 LABA 或 SAMA 和 SABA,其他备选可有茶碱。

② B 组首选 LAMA 或 LABA,第二选择 LAMA 和 LABA,其他备选可有 SABA 和(或)SAMA。

③ C 组首选 ICS/LABA 或 LAMA,第二选择 LAMA 和 LABA,其他备选可有 PED-4 抑制剂、SABA、SAMA、茶碱。

④ D 组首选 ICS/LABA 或 LAMA,第二选择 ICS 和 LAMA 或 ICS/LABA 和 LAMA 或 ICS/LABA 和 PED-4 抑制剂或 LAMA 和 LABA 或 LAMA 和 PED-4 抑制剂,其他备选可有羧甲司坦、SAMA、茶碱。

【注意事项】

1. 避免沙丁胺醇、氨茶碱、全身性糖皮质激素等过量应用,具体不良反应见"支气管哮喘"章节。

2. 支气管扩张剂治疗:首选吸入治疗。短期按需应用支气管扩张剂可缓解症状,长期规则应用可预防和减轻症状。较之短效制剂,吸入长效支气管扩张剂更为方便,而且效果较好。与增加一种支气管扩张剂剂量相比,联合应用多种支气管扩张剂可以增加疗效、减少不良反应。一般不建议使用茶碱。

3. AECOPD 的住院或转院标准

(1)症状显著加剧,如突然出现的静息状况下呼吸困难。

(2)出现新的体征或原有体征加重(如发绀、外周水肿)。

(3)新近发生的心律失常。

(4)有严重的伴随疾病。

(5)初始治疗方案失败。

(6)高龄 COPD 患者的急性加重。

(7)诊断不明确。

(8)院外治疗条件欠佳或治疗不力。

(吉宁飞　殷稚飞　殷凯生)

第五节　慢性肺源性心脏病

【概述】

慢性肺源性心脏病(简称慢性肺心病)是由于慢性支气管肺疾病、胸廓疾病、肺血管疾病或呼吸调节功能障碍引起肺循环阻力增加、肺动脉高压,进而引起右心室肥厚、扩大,甚至发生右心功能衰竭的心脏病。由先天性心脏病和左心疾病引起的右心室肥厚、扩大或右心功能衰竭不属于肺心病。临床上除了原有肺、胸疾病的各种症状和体征外,主要是逐步出现的肺、心功能不全以及其他器官受损的征象。我国慢性肺心病的患病率约为 0.44%。

【诊断要点】

1. 临床表现

(1)肺、心功能代偿期:表现肺、胸基础疾病的症状,如 COPD 患者可有咳嗽、咳痰、气促,活动后可有心悸、呼吸困难、乏力和劳动耐力下降。急性感染可使上述症状加重。除可见肺胸疾病的体征外,尚可见肺动脉高压和右室扩大的体征,如 $P_2 > A_2$,三尖瓣区出现收缩期杂音,剑突下心脏搏动增强,部分可有颈静脉充盈。

(2)肺、心功能失代偿期

① 呼吸衰竭可表现为呼吸困难加重,夜间为甚,常有头痛、失眠、食欲下降,但白天嗜睡,甚至出现表情淡漠、神志恍惚和谵妄等肺性脑病的表现。除了有明显发绀外,可出现球结膜充血、水肿,严重时可有视网膜血管扩张、视乳头水肿等颅内压升高的表现。腱反射减弱或消失,出现病理反射。也可有皮肤潮红、多汗。

② 右心功能衰竭时除肺、胸疾患的症状更明显外,尚可有心悸、食欲不振、腹胀、恶心等右心功能衰竭的表现。表现为发绀更明显,颈静脉怒张,心率增快,可出现心律失常,剑突下可闻及收缩期杂音,甚至出现舒张期杂音。肝大且有压痛,肝颈静脉回流征阳性,下肢水肿,重者可有腹腔积液。

2. 实验室及器械检查

(1)胸部 X 线检查:除有肺、胸基础疾病及急性肺部感染的体征外,尚有肺动脉高压征。其 X 线诊断标准如下,具有下述五项中的一项可以诊断:

① 右下肺动脉干扩张,横径≥15 mm 或右下肺动脉横径与气管横径比值≥1.07,或经动态观察右下肺动脉干增宽 2 mm 以上。

② 肺动脉段中度突出或其高度≥3 mm。

③ 中心肺动脉扩张和外周分支纤细两者形成鲜明对比。

④ 圆锥部显著突出(右前斜位 45°)或其高度≥7 mm。

⑤ 右心室增厚。

（2）心电图检查：典型慢性肺心病的心电图可见电轴右偏，顺时针方向转位，肺型 P 波，V_1 导联 QRS 波呈 qR，$V_5 R/S < 1$，$R_{v1} + S_{v5} > 1.05$ mV。

（3）超声心动图检查：慢性肺心病超声心动图改变表现比如右室流出道内径 ≥ 30 mm，右心室内径 ≥ 20 mm，右心室前壁厚度 ≥ 5 mm 或有前壁搏动幅度增强，右肺动脉内径 ≥ 18 mm 或肺动脉干 ≥ 20 mm 等。

（4）血气分析：用以判断有无缺氧、CO_2 潴留和酸碱平衡紊乱及其严重程度，对于指导肺心病急性发作期的治疗具有重要意义。

（5）血液检查：血常规检查可见有无红细胞增多症和感染，血电解质测定可了解有无电解质紊乱，凝血功能检查有助于了解有无血液高凝状态等。

3. 诊断：根据患者有严重 COPD、其他胸肺疾病或肺血管病变病史，并有 $P_2 > A_2$、剑突下心音增强、颈静脉怒张、肝大压痛、肝颈静脉回流征阳性、下肢水肿及体静脉压升高等肺动脉高压、右心室增大或右心功能不全的表现，结合心电图、X 线胸片、超声心动图以及心电向量图等有肺动脉高压和右心室肥厚、扩大的征象，可以作出诊断。

【药物治疗】

1. 肺、心功能代偿期：采用中西医结合的综合措施，增强患者的免疫功能；去除诱因，避免急性加重；继发于 COPD 者，治疗参见 COPD 章节。

2. 肺、心功能失代偿期

（1）呼吸衰竭的治疗：抗感染，使用支气管舒张剂和祛痰药，吸痰，保持呼吸道通畅，纠正缺氧和 CO_2 潴留等，具体参见 COPD、呼吸衰竭章节。

（2）右心功能衰竭的治疗：一般经过氧疗、抗感染、改善呼吸功能、纠正低氧和 CO_2 潴留后，心力衰竭症状可减轻或消失，患者尿量增多，水肿消退，肿大的肝缩小、压痛消失，不需常规使用利尿剂和强心剂。病情较重或上述治疗无效者，可酌情选用利尿剂和强心

剂,如氢氯噻嗪 25 mg,每日 1～3 次,联合螺内酯 40 mg,每日 1～2
次。重症急需利尿者,可用呋塞米 20 mg,肌内注射或口服。也可用
西地兰 0.2～0.4 mg 加入葡萄糖液 20 ml 内,缓慢静脉注射。应用
血管扩张剂治疗有效,如硝酸甘油、酚妥拉明、硝苯地平、卡托普利
和依拉普利等。近来发现,吸入一氧化氮(NO)有效,吸入浓度一般
为20～40 ppm。

【注意事项】

1. 肺心病右心衰竭应用强心剂的疗效差于其他心脏病。应注
意纠正缺氧、纠正电解质紊乱,避免洋地黄中毒,使用剂量宜小,一
般为洋地黄常用剂量的 1/2～1/3。

2. 利尿剂使用过多、利尿过猛对慢性肺心病患者不利,会导致
痰液黏稠、电解质紊乱以及血黏度增加。利尿剂使用原则是小剂
量、联合使用排钾和保钾利尿剂,疗程宜短,间歇用药。

3. 应用血管扩张剂时,应避免体循环血压大幅度下降,应同时
改善通气、给予氧疗。

4. 应避免应用普萘洛尔等 β 受体阻滞剂,以免引起气道痉挛。
如果合并冠心病等需要使用 β 受体阻滞剂,应在上级医院指导下,选
用选择性高的以阻滞 β_1 受体为主的 β 受体阻滞剂,小剂量起步,并
密切观察、监护。

5. 慢性肺心病的治疗效果不好,如心衰、呼衰、感染等不能纠
正,或者出现肺性脑病、休克、消化道出血以及弥散性血管内凝血等
严重并发症,则应考虑转上级医院。

(吉宁飞 殷稚飞 殷凯生)

第六节 支气管哮喘

【概述】

支气管哮喘(简称哮喘)是由多种炎症细胞(如嗜酸性粒细胞、肥大细胞、T淋巴细胞、中性粒细胞等)、结构细胞(如平滑肌细胞、气道上皮细胞等)和细胞组分参与的常见气道慢性炎症性疾病。这种慢性炎症导致气道高反应性,通常出现广泛多变的可逆性气流受限,并引起反复发作性的喘息、气急、胸闷或咳嗽等症状,常在夜间和(或)清晨发作、加剧,多数患者可自行缓解或经治疗后缓解。全球约有3亿哮喘患者,我国约有3千万哮喘患者。

【诊断要点】

1. 符合下述(1)~(4)条或(4)、(5)条者,可以诊断为哮喘:

(1)反复发作喘息、气急、胸闷或咳嗽,多与接触变应原、冷空气、物理性刺激、化学性刺激、病毒性上呼吸道感染、运动等有关。

(2)发作时在双肺可闻及散在或弥漫性以呼气相为主的哮鸣音,呼气相延长。

(3)上述症状可经治疗缓解或自行缓解。

(4)除外其他疾病所引起的喘息、气急、胸闷和咳嗽。

(5)临床表现不典型(如无明显喘息或体征),应至少具备以下一项试验阳性:

① 支气管激发试验或运动激发试验阳性。

② 支气管舒张试验阳性,FEV_1增加$\geqslant12\%$,且FEV_1增加绝对值$\geqslant200$ ml。

③ 呼气流量峰值(PEF)日内(或2周)变异率$\geqslant20\%$。

2. 根据临床表现,哮喘可分为急性发作期、慢性持续期和临床缓解期。

（1）哮喘急性发作期的严重程度分级,见表3-6-1。

表3-6-1 哮喘急性发作期严重程度的分级

临床特点	轻度	中度	重度	危重
气短	步行时	稍事活动	休息时	
体位	可平卧	喜坐位	端坐呼吸	
谈话方式	成句	字段	单字	不能讲话
精神状态	尚安静	稍烦躁	焦虑、烦躁	嗜睡,意识模糊
出汗	无	有	大汗淋漓	
呼吸频率	轻度增加	增加	>30 次/分	
辅助肌活动及三凹征	常无	有	常有	胸腹矛盾运动
哮鸣音	呼气末	较响亮	响亮	减低或无
脉率(次/分)	<100	100~120	>120	变慢或不规则
肺性奇脉	无	有,10~25 mmHg	常有,>25 mmHg	若无,提示呼吸肌疲劳
最初应用支扩剂 PEF 占预计值	>80%	60%~80%	<60%或<100 L/分钟 或作用持续时间<2 小时	
PaO_2(吸空气时)	正常	≥60 mmHg	<60 mmHg	<60 mmHg
PaCO_2	<45 mmHg	≤45 mmHg	>45 mmHg	>45 mmHg
SaO_2(吸空气时)	>95%	91%~95%	≤90%	≤90%
pH				降低

注:只要有符合某一严重程度的指标,即可提示为该级别的急性发作。

（2）哮喘慢性持续期的严重程度分级见表3-6-2。

表3-6-2 哮喘慢性持续期严重程度的分级

严重程度分级	治疗前临床表现	肺功能
间歇状态(第1级)	每周发作少于1次,两次发作间无症状且 PEF 正常,夜间症状每月≤2次	FEV_1 或 PEF>预计值 80%,PEF 或 FEV_1 变异率<20%,用 β_2 激动剂后正常

严重程度分级	治疗前临床表现	肺功能
轻度持续 (第 2 级)	每周哮喘发作 2～6 次,每月夜间哮喘发作>2 次,但<每周 1 次	FEV₁ 或 PEF≥预计值 80%,PEF 或 FEV₁ 变异率 20%～30%
中度持续 (第 3 级)	每日发作哮喘,每周夜间哮喘>1 次,每日需使用 β₂ 激动剂,发作时活动受限	FEV₁ 或 PEF 在预计值 60%～79%,PEF 或 FEV₁ 变异率>30%,治疗后可接近正常
重度持续 (第 4 级)	经常持续发作,夜间症状频繁,近期有危及生命的大发作,活动受限	FEV₁ 或 PEF<预计值的 60%,PEF 或 FEV₁ 变异率>30%,经积极治疗仍低于正常

注:PEF 变异率(%)＝(最大 PEF 值-最小 PEF 值)÷1/2(最大 PEF 值＋最小 PEF 值)
根据其中最为严重的指标决定分级。

【药物治疗】

1. 治疗目标:达到并维持症状的控制;维持正常活动,包括运动能力;维持肺功能水平尽量接近正常;预防哮喘急性加重;避免因哮喘药物治疗导致的不良反应;预防哮喘导致的死亡。

2. 用药方案

(1)哮喘慢性持续期的治疗

① 第 1 级治疗:用于哮喘间歇状态(第 1 级)的治疗。按需吸入 SABA,如每次吸入 200 μg 沙丁胺醇气雾剂。

② 第 2 级治疗:用于轻度持续(第 2 级)哮喘的治疗。选用低剂量 ICS 或白三烯调节剂。如布地奈德 200 μg,吸入,每日 2 次,或孟鲁司特 10 mg,每日 1 次。常用 ICS 的每日剂量与互换关系见表 3 - 6 - 3。

表 3 - 6 - 3　常用 ICS 的每日剂量与互换关系

药　　物	低剂量(μg)	中剂量(μg)	高剂量(μg)
二丙酸倍氯米松	200～500	500～1 000	>1 000～2 000
布地奈德	200～400	400～800	>800～1 600
丙酸氟替卡松	100～250	250～500	>500～1 000
环索奈德	80～160	160～320	>320～1 280

③ 第 3 级治疗:用于中度持续(第 3 级)哮喘的治疗。首选低剂

量 ICS＋LABA。也可酌情选用中或高剂量 ICS，或低剂量 ICS＋白三烯调节剂，或低剂量 ICS＋缓释茶碱。如沙美特罗替卡松粉吸入剂 50 μg/100 μg，每次 1 吸，每日 2 次；或丙酸氟替卡松 250 μg，吸入，每日 2 次；或布地奈德 200 μg，吸入，每日 2 次，联合孟鲁司特 10 mg，每日 1 次；或布地奈德 200 μg，吸入，每日 2 次，联合多索茶碱 0.2 g，每日 2 次。

④ 第 4 级治疗：用于重度持续（第 4 级）哮喘的治疗。首选中高剂量 ICS＋LABA。也可酌情选用中高剂量 ICS 加白三烯调节剂或缓释茶碱。如沙美特罗替卡松粉吸入剂 50 μg/500 μg，每日 2 次，每次 1 吸；孟鲁司特 10 mg，每日 1 次；多索茶碱 0.2 g，每日 2 次。

⑤ 第 5 级治疗：用于经上述治疗不理想的重度持续（第 4 级）哮喘的治疗。在上述治疗基础上加用口服糖皮质激素或抗 IgE 治疗。如加用强的松 30～40 mg，每日 1 次，症状控制后逐渐减量。对于血清 IgE 明显增高的哮喘患者，可加用抗 IgE 单克隆抗体 125～375 mg，皮下注射，每 2～4 周 1 次。

（2）哮喘急性发作期的治疗

① 轻度和部分中度急性发作：治疗措施主要为重复吸入 SABA 和吸氧。如吸入沙丁胺醇（万托林）气雾剂，在第 1 小时内每 20 分钟吸入 2～4 喷。随后根据治疗反应，轻度急性发作可调整为每 3～4 小时吸入 2～4 喷，中度急性发作每 1～2 小时吸入 6～10 喷。如果对 SABA 反应良好（呼吸困难显著缓解，PEF 占预计值＞80％或个人最佳值，且疗效维持 3～4 小时），通常不需要使用其他药物。如果治疗反应不完全，尤其是在控制性治疗的基础上发生的急性发作，应尽早口服激素（泼尼松龙 0.5～1 mg/kg 或等效剂量的其他激素），必要时去医院就诊。

② 中度以上急性发作：部分中度和所有重度急性发作的患者均应去医院治疗。除氧疗外，应重复使用 SABA。在初始治疗时间段（每 20 分钟）或连续雾化给药，随后根据需要间断给药（每 4 小时 1 次）。联合吸入 SABA 和抗胆碱药物（异丙托溴铵）能够取得更好的支气管舒张作用。氨茶碱 0.6～0.8 mg/(kg·h) 静脉滴注，可以维

持有效血药浓度,从而扩张支气管。如果 24 小时内患者未用过茶碱,则应首先缓慢地经静脉注射负荷量 4～6 mg/kg 的氨茶碱,以使茶碱迅速达到有效血浓度。应该尽早使用全身激素,特别是对 SA-BA 初始治疗反应不完全或疗效不能维持,以及在口服激素基础上仍然出现急性发作的患者。推荐用法:泼尼松龙 30～50 mg/d 或等效的其他激素,分 1～2 次口服。

③ 重度和危重度哮喘发作:除了上述治疗措施外,尚应酌情给予下列治疗:a. 静脉注射或滴注糖皮质激素,如甲泼尼龙 80～160 mg,或氢化可的松 400～1 000 mg,分次给药;b. 注意补液,纠正酸中毒和电解质紊乱,酌情选用广谱抗生素,注意并发症的处理以及机械通气的应用。

【注意事项】

1. 特布他林、班布特罗、沙丁胺醇等可导致恶心、心悸、手指震颤、头痛、头晕、高血压、失眠等不良反应,故甲亢、高血压、冠心病患者慎用。

2. 氨茶碱虽然价格便宜,但因影响血药浓度的因素多,"治疗窗"窄,应正确使用。静滴的速度过快或剂量过大,可能引起恶心、呕吐、腹泻等胃肠道刺激症状和中枢神经系统的兴奋症状,如头晕、烦躁、失眠、面色潮红、呼吸增快等,也会引起心律失常甚至心跳骤停。当与西咪替丁、红霉素、四环素、林可霉素、普萘洛尔、喹诺酮类药物同时使用时,可使氨茶碱半衰期延长,血药浓度高于正常,易导致中毒。对规则服用缓释茶碱的患者,以及静脉使用茶碱的患者,应尽可能监测茶碱血药浓度。

3. 糖皮质激素的临床应用要点

(1) 口服或静脉使用糖皮质激素,一般用于重度哮喘急性发作的患者。在种类选择上,一般使用半衰期较短的,如泼尼松、甲泼尼松、氢化可的松等,而地塞米松由于半衰期较长,对脑垂体-肾上腺轴的抑制时间长,故应尽量避免使用。当大剂量应用糖皮质激素时,易导致类固醇性的消化性溃疡、糖尿病、结核病、骨质疏松以及青光眼等,少数患者会发生类固醇性的肌病,尤其在较长时间使用时。在需要大剂量、长时间应用全身糖皮质激素治疗哮喘的同时，除了需要积极随访外，更需要转上级医院进一步诊治。

（2）ICS 在口咽部局部的不良反应包括声音嘶哑、咽部不适和念珠菌感染。吸药后及时用清水含漱口咽部，选用干粉吸入剂或加用储雾器可减少上述不良反应。成人哮喘患者每日吸入低至中剂量激素，一般不会出现明显的全身不良反应。长期高剂量吸入糖皮质激素后可能出现的全身副作用包括皮肤瘀斑、肾上腺功能抑制和骨密度降低等。伴有活动性肺结核的哮喘患者可以在抗结核治疗的同时给予 ICS 治疗。

4. 哮喘长期治疗方案的临床要点

（1）对以往未经规范治疗的初诊哮喘患者可选择第 2 级治疗方案，哮喘患者症状明显，应直接选择第 3 级治疗方案。从第 2 级至第 5 级的治疗方案中都有不同的哮喘控制药物可供选择。而在每一级中都应按需使用缓解药物，以迅速缓解哮喘症状。

（2）通常情况下患者在初诊后 2～4 周回访，以后每 1～3 月随访 1 次。出现哮喘急性发作时应及时就诊，哮喘发作后 2～4 周内进行回访。

（3）如果哮喘未控制或加重，应根据目前哮喘的严重程度，重新制定相应的分级治疗方案。

（4）各级治疗达到完全控制后，需维持原剂量治疗至少 3 个月后，然后降级治疗。若分级规范治疗后重新评定病情级别未下降，则应升级治疗，至少维持 3 个月。

（5）降级治疗方案：单独使用中至高剂量 ICS 的患者，将 ICS 剂量减少 50%；单独使用低剂量 ICS 的患者，可改为每日 1 次用药；联合 ICS 和 LABA 的患者，将 ICS 剂量减少约 50%，仍继续使用 LABA 联合治疗。当达到低剂量联合治疗时，可选择改为每日 1 次联合用药或停用 LABA，单用吸入激素治疗。

（6）停止药物治疗标准：经过降级治疗方案后，患者使用最低剂量控制药物达到哮喘控制 1 年，并且哮喘症状不再发作可考虑停用药物治疗。哮喘控制水平分级见表 3－6－4。

表 3-6-4　哮喘控制水平分级

	完全控制 （满足以下所有条件）	部分控制 （在任何一周内出现 以下 1~2 项特征）	未控制 （在任何一周内）
白日症状	无（或≤2 次/周）	>2 次/周	出现≥3 项部分 控制特征
活动受限	无	有	
夜间症状/憋醒	无	有	
需要使用缓 解药的次数	无（或≤2 次/周）	>2 次/周	
肺功能 （PEF 或 FEV$_1$）	正常	<正常预计值（或本 人最佳值）的 80%	
急性发作	无	≥每年 1 次	在任何一周内 出现 1 次

（7）近年来推荐联合吸入 ICS 和 LABA 治疗哮喘。这两者具有协同的抗炎和平喘作用,可获得相当于（或优于）应用加倍剂量 ICS 时的疗效,并可增加患者的依从性,减少较大剂量 ICS 引起的不良反应,尤其适合于中至重度持续哮喘患者的长期治疗。LABA 作为长效支气管扩张药,单独应用可增加发生严重哮喘和死亡的概率,因此不能单独吸入,必须与 ICS 等哮喘控制药物联合应用。

（8）药物选择以患者的病情严重程度为基础,根据哮喘控制水平类别选择适当的治疗方案。哮喘药物的选择既要考虑疗效及安全性,也要考虑患者的实际状况（如经济收入和当地的医疗资源等）。对于我国贫困地区或低经济收入的哮喘患者,视其病情严重程度不同,哮喘的长期治疗药物可使用以下方案:① ICS;② 口服缓释茶碱;③ ICS 联合口服缓释茶碱;④ 口服激素和缓释茶碱。但这些治疗方案的疗效与安全性需要进一步临床研究,尤其要监测长期口服激素可能引起的全身不良反应。

（9）如果按照长期治疗方案治疗后,疗效仍不好,应进一步注意避免过敏原以及避免诱因,排除其他原因引起的哮喘样症状,必要时上级医院进一步诊治。

5. 哮喘急性发作时的注意事项

(1) 由于化痰药可导致呼吸道分泌物增多、易排出,从而加重气道梗阻,应该避免使用。

(2) 禁用安眠药以及镇咳药,避免中枢抑制。

(3) 哮喘急性发作而临床疗效不好时,在生命体征稳定的情况下,需要转上级医院进一步治疗;若病情危重或转院风险大,应该及时请上级医院专家会诊以指导诊治。

(吉宁飞　殷稚飞　殷凯生)

第七节　社区获得性肺炎

【概述】

社区获得性肺炎(简称 CAP)是指在医院外罹患的感染性肺实质(含肺泡壁,即广义上的肺间质)炎症,包括具有明确潜伏期的病原体感染而在入院后潜伏期内发病的肺炎。CAP 是威胁人类健康的常见感染性疾病之一,其致病原的组成和耐药特性在不同国家、不同地区之间存在着明显差异,而且随着时间的推移不断变迁。近年来,由于社会人口的老龄化、免疫损害宿主增加、病原体变迁和抗生素耐药率上升等原因,CAP 的诊治面临许多新问题。

【诊断要点】

1. 临床诊断标准:以下(1)~(4)项中任何 1 项加第(5)项,并除外肺结核、肺部肿瘤、非感染性肺间质性疾病、肺水肿、肺不张、肺栓塞、肺嗜酸性粒细胞浸润症及肺血管炎等后,可建立临床诊断。

(1) 新近出现的咳嗽、咳痰或原有呼吸道疾病症状加重,并出现脓性痰,伴或不伴胸痛。

(2) 发热。

(3) 肺实变体征和(或)闻及湿性啰音。

（4）WBC＞10×10^9/L 或＜4×10^9/L,伴或不伴细胞核左移。

（5）胸部 X 线检查显示片状、斑片状浸润性阴影或间质性改变,伴或不伴胸腔积液。

2. **重症肺炎诊断标准**:出现下列征象中 1 项或以上者可诊断为重症肺炎,需密切观察,积极救治,并建议基层医院及时转上级医院 ICU 治疗。

（1）意识障碍。

（2）呼吸频率≥30 次/min。

（3）PaO_2＜60 mmHg,PaO_2/FiO_2＜300,需行机械通气治疗。

（4）动脉收缩压＜90 mmHg。

（5）并发脓毒性休克。

（6）X 线胸片显示双侧或多肺叶受累,或入院 48 小时内病变扩大≥50%。

（7）少尿:尿量＜20 ml/h,或＜80 ml/4 h,或并发急性肾功能衰竭需要透析治疗。

【药物治疗】

1. **抗感染治疗**:根据患者年龄、有无基础疾病、病情严重程度以及当地细菌的流行病学资料,合理选用抗感染治疗方案。

（1）青壮年、无基础疾病患者可门诊治疗,选用:

① 青霉素类(青霉素、阿莫西林等),如阿莫西林 0.5 g,8 小时 1 次。

② 多西环素(强力霉素)0.1 g,12 小时 1 次。

③ 大环内酯类,如罗红霉素 0.15 g,12 小时 1 次,或阿奇霉素 0.5 g,每日 1 次。

④ 第 1 代或第 2 代头孢菌素,如头孢拉定 0.25 g,8 小时 1 次,或头孢克洛 0.25 g,8 小时 1 次。

⑤ 呼吸喹诺酮类(如左旋氧氟沙星、莫西沙星等),如莫西沙星 0.4 g,每日 1 次。

（2）老年人或有基础疾病患者可门诊治疗,选用:

① 第 2 代头孢菌素(头孢呋辛、头孢丙烯、头孢克洛等)单用或

联合大环内酯类,如头孢克洛 0.25 g,8 小时 1 次。

②β-内酰胺类/β-内酰胺酶抑制剂(如阿莫西林/克拉维酸、氨苄西林/舒巴坦)单用或联合大环内酯类,如阿莫西林/克拉维酸 0.375 g,8 小时 1 次。

③ 呼吸喹诺酮类,如左氧氟沙星 0.5 g,每日 1 次。

(3) 住院治疗,但不需要入住 ICU 患者,选用:

① 静脉滴注第 2 代头孢菌素单用或联合静脉注射大环内酯类,如头孢呋辛 0.25 g,静脉滴注,12 小时 1 次。

② 静脉滴注呼吸喹诺酮类,如莫西沙星 0.4 g,静脉滴注,每日 1 次。

③ 静脉滴注 β-内酰胺类/β-内酰胺酶抑制剂单用或联合静脉注射大环内酯类,如头孢哌酮/舒巴坦 1.5 g,静脉滴注,8 小时 1 次。

④ 头孢噻肟、头孢曲松单用或联合静脉注射大环内酯类,如头孢噻肟 1.0 g,静脉滴注,8 小时 1 次。

(4) 住院治疗,需要入住 ICU 的患者,无铜绿假单胞菌感染危险因素,选用:

① 头孢噻肟或头孢曲松联合静脉注射大环内酯类。

② 静脉注射呼吸喹诺酮类联合氨基糖苷类。

③ 静脉注射 β-内酰胺类/β-内酰胺酶抑制剂联合大环内酯类。

④ 厄他培南联合静脉注射大环内酯类。

(5) 住院治疗,需要入住 ICU 的患者,有铜绿假单胞菌感染危险因素,选用:

① 具有抗假单胞菌活性的 β-内酰胺类抗生素(如头孢他啶、头孢吡肟、哌拉西林/他唑巴坦、头孢哌酮/舒巴坦、亚胺培南、美罗培南等)联合静脉滴注大环内酯类,必要时还可同时联用氨基糖苷类。

② 具有抗假单胞菌活性的 β-内酰胺类抗生素联合静脉滴注喹诺酮类。

③ 静脉滴注环丙沙星或左旋氧氟沙星联合氨基糖苷类。

2. 对症及支持治疗

（1）解热镇痛：诊断明确后，对高热病人可给予解热镇痛药，如对乙酰氨基酚、阿司匹林、布洛芬等药。

（2）止咳祛痰：对痰液黏稠者，推荐使用祛痰药。如愈创木酚甘油醚，10～20 ml，每日 3 次；氨溴索，30 mg，每日 3 次；溴己新，8～16 mg，每日 3 次；标准桃金娘油胶囊，0.3 g，每日 3 次。通常避免使用止咳药物，对于剧烈咳嗽，无痰或少痰，而严重影响休息者，可临时采用止咳药物。如右美沙芬，15～30 mg，每日 3～4 次；苯丙哌林，20～40 mg，每日 3 次。

（3）支持治疗：注意维持水、电解质平衡，调节免疫，纠正低蛋白血症和营养支持治疗。

【注意事项】

1. CAP 患者开始治疗初期，往往还没有病原学诊断的结果，此时应首先进行上述经验性抗菌治疗，在抗菌治疗前，有条件的医院应该留取痰培养标本。CAP 经临床和实验室有关检查，已经明确或高度怀疑某种病原菌，此时抗菌治疗就可以有的放矢，根据已确定的病原菌选择抗菌药物治疗的方案。

2. CAP 经验性抗菌治疗的注意事项：CAP 患者治疗初期经验性抗菌治疗选择抗菌药物要考虑许多因素，包括疾病的严重程度、患者的年龄、对抗菌药物的耐受性或副作用、临床表现、联合用药情况、接触史和流行病学史等。还需要考虑选择药物的剂量、药效药动学特征、抗菌治疗疗程等。

（1）对于既往健康的轻症且胃肠道功能正常的患者应尽量推荐用生物利用度良好的口服抗感染药物治疗。

（2）我国成人 CAP 致病肺炎链球菌对青霉素的不敏感率（包括中介与耐药）在 20％左右，青霉素中介水平耐药肺炎链球菌肺炎仍可选择青霉素，但需提高剂量，如青霉素 G 240 万 U，静脉滴注，4～6 小时 1 次。高水平耐药或存在耐药高危险因素时应选择头孢曲松、头孢噻肟、厄他培南、呼吸喹诺酮类或万古霉素。

（3）我国肺炎链球菌对大环内酯类耐药率普遍在 60％以上，且多呈高水平耐药，因此，在怀疑为肺炎链球菌所致 CAP 时不宜单独应用大环内酯类,但大环内酯类对非典型致病原仍有良好疗效。

（4）支气管扩张症并发肺炎,铜绿假单胞菌是常见病原体,经验性治疗药物选择应兼顾及此。除上述推荐药物外,亦有人提倡联合喹诺酮类或大环内酯类,认为此类药物易穿透或破坏细菌的生物被膜。

（5）疑有吸入因素时应优先选择氨苄西林/舒巴坦、阿莫西林/克拉维酸等有抗厌氧菌作用的药物,或联合应用甲硝唑、克林霉素等,也可选用莫西沙星等对厌氧菌有效的呼吸喹诺酮类药物。

（6）对怀疑感染流感病毒的患者一般并不推荐联合应用经验性抗病毒治疗,只有对于有典型流感症状（发热、肌痛、全身不适和呼吸道症状）、发病时间<2日的高危患者及处于流感流行期时,才考虑联合应用抗病毒治疗。

（7）对于危及生命的重症肺炎,建议早期采用广谱强效的抗菌药物治疗,待病情稳定后可根据病原学进行针对性治疗,或降阶梯治疗。抗生素治疗要尽早开始,首剂抗生素治疗争取在诊断 CAP后 4 小时内使用,以提高疗效,降低病死率,缩短住院时间。

（8）抗感染治疗一般可于热退和主要呼吸道症状明显改善后3～5 日停药,但疗程视不同病原体、病情严重程度而异,不宜将肺部阴影完全吸收作为停用抗菌药物的指征。对于普通细菌性感染,如肺炎链球菌,用药至患者热退后 3 日即可。对于金黄色葡萄球菌、铜绿假单胞菌、克雷伯菌属或厌氧菌等容易导致肺组织坏死的致病菌所致的感染,建议抗菌药物疗程≥2 周。对于非典型病原体,疗程应略长,如肺炎支原体、肺炎衣原体感染的建议疗程为 10～14 日,军团菌属感染的疗程建议为 10～21 日。

3. 初始治疗后 2～3 日应对病情和诊断进行评价。有效治疗反应首先表现为体温下降,呼吸道症状亦可以有改善。白细胞恢复和X 线胸片病灶吸收一般出现较迟。凡症状明显改善,不一定考虑痰病原学检查结果如何,仍可维持原有治疗。症状显著改善后,胃肠外给药者可改用同类或抗菌谱相近或对致病原敏感的制剂口服给药,采用序贯治疗。

4. 初始治疗 3 日后症状无改善或一度改善又恶化,视为治疗无效,其常见原因和处理如下:

(1) 药物未能覆盖致病菌或细菌耐药,结合实验室痰培养结果并评价其意义,审慎调整抗感染药物,并重复病原学检查。

(2) 特殊病原体感染,如分枝杆菌、真菌、肺孢子菌、包括 SARS 和人禽流感在内的病毒或地方性感染性疾病。应重新对有关资料进行分析并进行相应检查,包括对通常细菌的进一步检测,必要时采用侵袭性检查技术,明确病原学诊断并调整治疗方案。

(3) 出现并发症(脓胸、迁徙性病灶等)或存在影响疗效的宿主因素(如免疫损害),应进一步检查和确认,进行相应处理。

(4) CAP 诊断有误时,应重新核实 CAP 的诊断,明确是否为非感染性疾病。

5. 如果调整治疗方案后疗效仍不佳,应该立即转院治疗。

(吉宁飞　殷稚飞　殷凯生)

第八节　肺脓肿

【概述】

肺脓肿是由多种病原菌引起的肺实质坏死的肺部化脓性感染。早期为肺组织的感染灶炎症,继而坏死液化,由肉芽组织包绕形成脓肿。临床特征为高热、咳嗽、脓肿破溃进入支气管后可咳出大量脓臭痰。肺脓肿一般为单个病灶,偶尔可出现多发性散在病灶,典型胸部 X 线显示肺实质圆形空腔伴含气液平面,多为混合感染,致病菌主要为厌氧菌以及金黄色葡萄球菌、溶血性链球菌、肺炎克雷伯杆菌等,病因可为吸入性、继发性和血源性等。本病可见于任何年龄,以青壮年较多见,男多于女。自抗菌药物广泛使用以来,发病率已明显降低。

【诊断要点】

1. 病史特点:多数患者有口腔、咽喉部的感染灶或手术、劳累、受凉等病史。血源性肺脓肿常有肺外感染史。

2. 临床表现

(1)症状:患者多急性起病,出现畏寒、高热,体温可达 39～40℃,伴有咳嗽、咳黏液痰或黏液脓痰。炎症累及胸膜可引起胸痛。病变范围较广泛时,可出现气急。同时还伴有精神不振、全身乏力、食欲不振等全身症状。如感染不能及时控制,约 1～2 周后咳嗽加剧,咳出大量脓臭痰及坏死组织,每日可达 300～500 ml。臭痰多为厌氧菌感染所致。约有 1/3 患者有痰中带血或少量咯血。急性阶段如未能及时有效治疗,迁延 3 月以上即为慢性肺脓肿。患者常有慢性咳嗽、咳脓痰、不规则发热、反复咯血、消瘦、贫血等慢性中毒症状。

(2)体征:体征与肺脓肿大小和部位有关。疾病早期病变较小或位于肺深部的病变,肺部可无异常体征,或于患侧出现湿性啰音等肺炎体征。病变继续发展,可出现肺实变体征,急叩诊浊音或实音,可闻及支气管呼吸音。脓腔较大时,可有空瓮音或空洞型呼吸音。累及胸膜时可出现胸膜摩擦音或胸腔积液体征。出现脓胸或脓气胸时则出现相应的体征。慢性肺脓肿常伴有杵状指(趾)。血源性肺脓肿大多体征较少或无异常体征。

3. 实验室及器械检查

(1)血常规:急性肺脓肿时白细胞计数可达$(20\sim30)\times10^9$ /L,中性粒细胞超过 90%,核左移,常有中毒症状。慢性肺脓肿时白细胞可稍增高或正常,但红细胞和血红蛋白减少。

(2)痰和血细菌学检查:予痰涂片、痰培养(包括需氧菌、厌氧菌)以及药物敏感试验、血培养等可发现致病菌,指导临床抗菌治疗。

(3)胸部 X 线

① 吸入性肺脓肿在早期化脓性炎症阶段,表现为大片浓密、边缘模糊的浸润性阴影,分布于一个或数个肺段。脓肿形成后,若脓

液经支气管咳出,可出现圆形透亮区或气液平面的脓腔,其四周围浓密炎性浸润阴影,脓肿壁光整或略有不规则。支气管引流不畅时,可出现薄壁囊性空洞。

② 血源性肺脓肿表现为在一肺或双肺周边部多发性的散在小片状炎性阴影,或边缘整齐的球形和椭圆形结节状致密阴影,大小不一,其中可见小脓腔和液平。

③ 慢性肺脓肿主要表现为厚壁空洞,脓腔壁增厚,内壁不规则,周围炎症吸收不完全,伴有纤维组织增生及邻近胸膜增厚,并伴有程度不等的肺叶萎缩,纵隔可向患侧移位。

4. 诊断

(1)急性肺脓肿的诊断

① 有口腔手术、昏迷、呕吐、异物吸入等病史。

② 急性发作时出现畏寒、高热、咳嗽和咳大量脓臭痰等症状。

③ 周围血白细胞总数和中性粒细胞显著增高。

④ 胸部 X 线检查发现肺部大片浓密炎性阴影中有脓腔及液平。

(2)血源性肺脓肿的诊断:有皮肤创伤感染、疖肿等化脓性病灶者,出现发热不退、咳嗽、咳痰症状,胸部 X 线显示两肺多发性小脓肿。

【药物治疗】

1. 一般治疗:加强营养治疗,如补液,高营养、高维生素治疗,缺氧者吸氧,高热者可予非甾体类抗炎药退热治疗。

2. 抗感染治疗

(1)急性肺脓肿的感染细菌包括 G^+ 球菌和大多数厌氧菌,一般均对青霉素敏感,脆弱拟杆菌对青霉素不敏感,但对林可霉素、克林霉素和甲硝唑敏感。可根据病情严重程度决定青霉素剂量,每日剂量为 640 万~1 000 万 U,严重感染者可用 2 000 万 U/d,分 4 次静脉滴注。对厌氧菌感染,除应用青霉素外,尚可选用或联合用其他抗厌氧菌感染治疗,如林可霉素(1.8~3.0)g/d,或克林霉素(0.6~1.8)g/d,或甲硝唑 0.4 g,静脉滴注,每日 3 次。

(2)如为金黄色葡萄球菌感染,可选用耐 β-内酰胺酶的青霉素或头孢菌素,如苯唑西林(6～12)g/d。如为耐甲氧西林金黄色葡萄球菌(MRSA)感染,应选用万古霉素、利奈唑胺或替考拉宁。

(3) 如为阿米巴原虫感染,则用甲硝唑治疗。

(4) 如为革兰氏阴性杆菌,则可选用第 2 代或第 3 代头孢菌素、氟喹诺酮类,可联用氨基糖苷类抗菌药物。

(5) 在全身用药基础上,可加用抗生素的局部治疗,如环甲膜穿刺,经鼻导管气道内或经纤维支气管镜滴药,常用青霉素(40～80)万 U,5～10 ml 生理盐水稀释。滴药后按脓肿部位采取适当体位,静卧 1 小时。

3. 痰液引流:有效的引流排痰可以缩短病程,提高疗效。

(1) 可选用祛痰药鲜竹沥 10～15 ml 或氨溴索 30～60 mg 口服,每日 3 次,使痰液易咳出。

(2) 痰液稠不易咳出者可用雾化吸入生理盐水或氨溴索,以利痰液引流。

(3) 身体状况较好、发热不高的患者,可采取体位引流排脓痰,引流的体位应使脓肿处于最高位,轻拍患部,每日 2～3 次,每次 10～15 分钟。

(4) 痰液引流不畅者,可经纤维支气管镜冲洗及吸引,并可将抗生素直接滴注到病变部位,每周 1～2 次。

【注意事项】

1. 积极寻找并避免诱因。如避免吸入性因素,及时治疗肺外的原发性感染灶,避免血源性感染等。

2. 肺脓肿的治疗疗程:抗菌药物疗程 6～10 周,或直至 X 线胸片脓腔和炎症消失,或仅有少量的残留纤维化。在有效抗生素治疗下,体温一般在治疗 3～7 日下降,7～14 日可降至正常。3～10 日内痰恶臭味消失。临床症状改善后,抗生素静脉滴注可改为肌内注射或口服。

3. 体位引流注意对脓液多而且身体虚弱者应慎重,以免大量脓痰涌出,来不及咳出而造成窒息。

4. 有如下情况,并且患者能耐受手术者,应转上级医院予外科治疗：

（1）慢性肺脓肿经内科治疗脓腔不缩小，或脓腔过大（6 cm 以上）估计不易闭合者。

（2）大咯血经内科治疗无效或危及生命。

（3）伴有支气管胸膜瘘或脓胸经抽吸、引流和冲洗疗效不佳者。

（4）支气管阻塞疑为支气管肺癌导致引流不畅的肺脓肿。对病情重、不能耐受手术者，可经胸壁插入导管到脓腔进行引流。

（吉宁飞　殷稚飞　殷凯生）

第九节　肺血栓栓塞症

【概述】

肺血栓栓塞症（PTE）是来自静脉系统或右心的血栓阻塞肺动脉或其分支所致的疾病，以肺循环和呼吸功能障碍为其主要临床和病理生理特征。PTE 的血栓主要来源于深静脉血栓形成（DVT）。PTE 一旦发生，肺动脉管腔阻塞，血流减少或中断，可导致不同程度的血流动力学和呼吸功能改变。轻者几乎无任何症状，重者可导致肺血管阻力突然增加，肺动脉压升高，心输出量下降，严重时因冠状动脉和脑动脉供血不足，导致晕厥甚至死亡。PTE 和 DVT 已经构成了世界性的重要医疗保健问题。其发病率较高，病死率亦高。西方国家 DVT 和 PTE 的年发病率分别约为 1.0‰ 和 0.5‰。过去我国医学界曾将 PTE 视为少见病，但这种观念近年已发生彻底改变。目前我国尚无准确的流行病学资料。

【诊断要点】

1. 临床表现

（1）症状：PTE 的临床症状多种多样，不同病例常有不同的症状组合，但均缺乏特异性。各病例所表现症状的严重程度亦有很大差别,可以从无症状到血流动力学不稳定,甚或发生猝死。以下根据国内外对 PTE 症状学的描述性研究,列出各临床症状、体征及其出现的比率:

① 呼吸困难及气促(80%～90%):是最常见的症状,尤以活动后明显。

② 胸痛:包括胸膜炎性胸痛(40%～70%)或心绞痛样疼痛(4%～12%)。

③ 晕厥(11%～20%):可为 PTE 的唯一或首发症状。

④ 烦躁不安、惊恐甚至濒死感(55%)。

⑤ 咯血(11%～30%):常为小量咯血,大咯血少见。

⑥ 咳嗽(20%～37%)。

⑦ 心悸(10%～18%)。

需注意临床上出现所谓"肺梗死三联征"(呼吸困难、胸痛及咯血)者不足 30%。

(2) 体征

① 呼吸急促(70%):呼吸频率>20 次/min,是最常见的体征。

② 心动过速(30%～40%)。

③ 血压变化,严重时可出现血压下降甚至休克。

④ 紫绀(11%～16%)。

⑤ 发热(43%):多为低热,少数患者可有中度以上的发热(7%)。

⑥ 颈静脉充盈或搏动(12%)。

⑦ 肺部可闻及哮鸣音(5%)和(或)细湿啰音(18%～51%),偶可闻及血管杂音。

⑧ 胸腔积液的相应体征(24%～30%)。

⑨ 肺动脉瓣区第二心音亢进或分裂(23%),$P_2 > A_2$,三尖瓣区收缩期杂音。

2. 实验室及器械检查

(1) 动脉血气分析:常表现为低氧血症,低碳酸血症,肺泡-动脉血氧分压差$[P_{(A-a)}O_2]$增大以及呼吸性碱中毒。约 20%患者的动脉血气分析结果正常。

（2）血浆 D-二聚体:D-二聚体对急性 PTE 诊断的敏感性达 92%～100%,但其特异性较低,仅为 40%～43%。手术、肿瘤、炎症、感染、组织坏死等情况均可使 D-二聚体升高。在临床应用中 D-二聚体对急性 PTE 有较大的排除诊断价值,若其含量低于 500 $\mu g/L$,可基本除外急性 PTE。酶联免疫吸附法(ELISA)是较为可靠的检测方法。

（3）心电图:大多数病例表现有非特异性的心电图异常。较为多见的表现包括 V_1-V_4 的 T 波改变 ST 段异常;部分病例可出现 $S_I Q_{III} T_{III}$ 征(即 I 导联 S 波加深,III 导联出现 Q/q 波及 T 波倒置);其他心电图改变包括完全或不完全右束支传导阻滞、肺型 P 波、电轴右偏、顺钟向转位等。

（4）超声心动图:在提示诊断、预后评估及除外其他心血管疾患方面有重要价值。超声心动图可提供 PTE 的直接征象和间接征象。直接征象可看到肺动脉近端或右心腔血栓,但阳性率低。如同时患者临床表现符合 PTE,可明确诊断。间接征象多是右心负荷过重的表现,如右心室壁局部运动幅度下降,右心室和(或)右心房扩大,三尖瓣反流速度增快以及室间隔左移运动异常,肺动脉干增宽等。

（5）胸部 X 线检查:多有异常表现,但缺乏特异性。可表现为:区域性肺血管纹理变细、稀疏或消失,肺野透亮度增加;肺野局部浸润性阴影;尖端指向肺门的楔形阴影;肺不张或膨胀不全;右下肺动脉干增宽或伴截断征;肺动脉段膨隆以及右心室扩大征;患侧横膈抬高;少至中量胸腔积液征等。

（6）CT 肺动脉造影:能够发现段以上肺动脉内的栓子,是 PTE 的确诊手段之一。PTE 的直接征象为肺动脉内的低密度充盈缺损,部分或完全包围在不透光的血流之间(轨道征),或者呈完全充盈缺损,远端血管不显影(敏感性为 53%～89%,特异性为 78%～100%);间接征象包括肺野楔形密度增高影,条带状的高密度区或盘状肺不张,中心肺动脉扩张及远端血管分支减少或消失等。

（7）核磁共振成像(MRI):对段以上肺动脉内栓子诊断的敏感

性和特异性均较高,适用于碘造影剂过敏者。

(8) 肺动脉造影:是诊断 PTE 的"金标准",其敏感性为 98％,特异性为 95％～98％,PTE 的直接征象有肺动脉内造影剂充盈缺损,伴或不伴轨道征的血流阻断;间接征象有肺动脉造影剂流动缓慢,局部低灌注,静脉回流延迟,在其他检查难以肯定诊断时,如无禁忌证,可进行造影检查。如缺乏 PTE 的直接征象,不能诊断 PTE。

3. 诊断:根据 PTE 易发危险因素和临床表现,结合上述相关实验室及器械检查,可作出初步诊断。

【药物治疗】

1. 急性 PTE 的药物治疗

(1) 对症支持治疗:对于有焦虑和惊恐症状的患者应适当使用镇静剂,如地西泮 2.5 mg,每日 3 次;发热者可予对乙酰氨基酚 0.5 g 口服;咳嗽者可予强力枇杷露 15 ml,每日 3 次;出现右心功能不全者,其至血压下降的患者,可予多巴胺,先以 20 mg 溶于 5％葡萄糖液 20 ml 中,在心电、血压监护下缓慢静脉注射,然后以 80 mg 溶于 5％葡萄糖液 250 ml 中静脉滴注,滴速每分钟(2～10)μg/kg;保持大便通畅,避免用力;胸痛者可予止痛药治疗;注意生命体征监测以及呼吸循环支持治疗。

(2) 抗凝治疗:高度疑诊或确诊 PTE 的患者应立即给予抗凝治疗。抗凝药物主要有普通肝素(UFH)、低分子肝素(LMWH)和华法林。

① 普通肝素的推荐用法:予 2 000～5 000 IU 或按 80 IU/kg 静脉注射,继之以 18 IU/(kg·h)持续静脉滴注。在开始治疗后的最初 24 小时内每 4 小时测定 APTT,根据 APTT 调整剂量,尽快使 APTT 达到并维持于正常值的 1.5～2.5 倍。治疗达到稳定水平后,改为每日测定 APTT 一次。肝素亦可用皮下注射方式给药。一般先予静脉注射负荷量 2 000～5 000 IU,然后按 250 IU/kg 剂量,每 12 小时皮下注射一次。调节注射剂量,使注射后 6～8 小时的 APTT 达到治疗水平。

② 低分子肝素的用法:现在有多种制剂供临床选用,一般根据

体重给药。如低分子肝素钠 2 500～5 000 U 皮下注射,12 小时 1 次,或者 100 U/kg,皮下注射,每日 2 次。

③ 华法林的用法:在肝素开始应用后的第 1～3 日加用口服抗凝剂华法林,初始剂量为(3.0～5.0)mg/d。由于华法林需要数日才能发挥全部作用,因此与肝素需至少重叠应用 4～5 日,当连续两日测定的国际标准化比率(INR)达到 2.5(2.0～3.0)时,或 PT 延长至正常值的 1.5～2.5 倍时,方可停止使用肝素,单独口服华法林治疗。应根据 INR 或 PT 调节华法林的剂量。

(3) 溶栓治疗:常用的溶栓药物有尿激酶(UK)、链激酶(SK)和重组组织型纤溶酶原激活剂(rt-PA)。溶栓方案与剂量:

① UK:负荷量 4 400 IU/kg,静脉注射 10 分钟,随后以 2 200 IU/(kg·h)持续静脉滴注 12 小时;另可考虑 2 小时溶栓方案,按 20 000 IU/kg 剂量,持续静滴 2 小时。

② SK:负荷量 250 000 IU,静脉注射 30 分钟,随后以 100 000 IU/h 持续静脉滴注 24 小时。

③ rt-PA:rt-PA 50 mg,持续静脉注射 2 小时。

使用 UK、SK 溶栓期间勿同用肝素。对以 rt-PA 溶栓时是否需停用肝素无特殊要求。

2. 慢性 PTE 的药物治疗:口服华法林可以防止肺动脉血栓再形成和抑制肺动脉高压进一步发展。使用方法为(3.0～5.0)mg/d,根据 INR 调整剂量,保持 INR 为 2～3。

【注意事项】

1. 肝素抗凝治疗要点

(1) 抗凝治疗为 PTE 和 DVT 的基本治疗方法,可以有效地防止血栓再形成和复发,为机体发挥自身的纤溶机制溶解血栓创造条件。抗血小板药物的抗凝作用不能满足 PTE 或 DVT 的抗凝要求。临床疑诊 PTE 时,即可开始使用 UFH 或 LMWH 进行有效的抗凝治疗。

(2) 应用 UFH/LMWH 前应测定基础 APTT、PT 及血常规(含血小板计数、血红蛋白);应注意是否存在抗凝的禁忌证,如活动性出血、凝血功能障碍、未予控制的严重高血压等。对于确诊的PTE病例，大部分禁忌证属相对禁忌证。

（3）因可能会引起肝素诱导的血小板减少症（HIT），在使用UFH时，第1周每1～2日、第2周起每3～4日必须复查血小板计数一次。若出现血小板迅速或持续降低达30%以上，或血小板计数$<100\times10^9$/L，应停用UFH。一般在停用肝素后10日内血小板开始逐渐恢复。需注意HIT可能会伴发PTE和DVT的进展或复发。当血栓复发的风险很大而又必须停用肝素时，可考虑放置下腔静脉滤器，但需警惕滤器处合并腔静脉血栓。

（4）使用低分子肝素不需监测APTT和调整剂量，使用较普通肝素方便而且疗效好。UFH或LMWH须至少应用5日，直到临床情况平稳。对大面积PTE或髂股静脉血栓，UFH或LMWH须用至10日或更长。

（5）抗凝治疗的持续时间因人而异。一般口服华法林的疗程至少为3～6月。部分病例的危险因素短期可以消除，例如服雌激素或临时制动，疗程可能为3个月即可。对于栓子来源不明的首发病例，需至少给予6个月的抗凝。对复发性VTE、并发肺心病或危险因素长期存在者，抗凝治疗的时间应更为延长，达12个月或以上，甚至终生抗凝。

2. 溶栓治疗要点

（1）溶栓治疗主要适用于大面积PTE病例（有明显呼吸困难、胸痛、低氧血症等），对于次大面积PTE，若无禁忌证也可考虑溶栓，但存在争议。对于血压和右心室运动功能均正常的病例，不宜溶栓。溶栓的时间窗一般定为14日以内，但若近期有新发PTE征象可适当延长。溶栓应尽可能在PTE确诊的前提下慎重进行。对有明确溶栓指征的病例宜尽早开始溶栓。

（2）溶栓治疗的主要并发症为出血。最严重的是颅内出血，发生率约1%～2%，发生者近半数死亡。用药前应充分评估出血的危险性，必要时应配血，做好输血准备。溶栓前宜留置外周静脉套管针，以方便溶栓中取血监测，避免反复穿刺血管。

（3）溶栓治疗的绝对禁忌证有：活动性内出血和近期自发性颅内出血。相对禁忌证有：2 周内的大手术、分娩、器官活检或不能压迫止血部位的血管穿刺；2 个月内的缺血性脑卒中；10 天内的胃肠道出血；15 天内的严重创伤；1 个月内的神经外科或眼科手术；难于控制的重度高血压（收缩压＞180 mmHg，舒张压＞110 mmHg）；近期曾行心肺复苏；血小板计数＜$100×10^9$ /L；妊娠；细菌性心内膜炎；严重肝、肾功能不全；糖尿病出血性视网膜病变等。对于致命性大面积 PTE，上述绝对禁忌证亦应被视为相对禁忌证。

（4）链激酶具有抗原性，故用药前需肌内注射苯海拉明或地塞米松，以防止过敏反应。链激酶 6 个月内不宜再次使用。使用尿激酶、链激酶溶栓时无须同时使用肝素治疗。但以 rt-PA 溶栓，当 rt-PA 注射结束后，应继续使用肝素。用尿激酶或链激酶溶栓治疗后，应每 2～4 小时测定一次凝血酶原时间（PT）或活化部分凝血活酶时间（APTT），当其水平降至正常值的 2 倍时，即应启动规范的肝素治疗。溶栓后应注意对临床及相关辅助检查情况进行动态观察，评估溶栓疗效。国内多中心研究结果提示 rt-PA 50 mg 持续静脉滴注 2 小时已经取得理想的溶栓效果，而将 rt-PA 增加到 l00 mg 并未能提高溶栓治疗的有效率，这与欧美的研究结果不同，因此推荐 rt-PA 50 mg 持续静脉注射 2 小时为国人标准治疗方案。

（5）在基层医院，不建议常规开展溶栓治疗。病情条件许可情况下，及时转上级医院开展溶栓治疗更恰当。

3. 妊娠的前 3 个月和最后 6 周禁用华法林，可用肝素或低分子肝素治疗。产后和哺乳期妇女可以服用华法林。华法林的主要并发症是出血。华法林所致出血可以用维生素 K 拮抗。华法林有可能引起血管性紫癜，导致皮肤坏死，多发生于治疗的前几周。

（吉宁飞　殷稚飞　殷凯生）

第十节 支气管扩张症

【概述】

支气管扩张症(简称支扩)是由各种原因引起的支气管树的病理性、永久性扩张,导致反复发生化脓性感染的气道慢性炎症,临床表现为持续或反复性咳嗽、咳痰,有时伴有咯血,可导致呼吸功能障碍及慢性肺源性心脏病。本病多数为获得性,患者多有童年麻疹、百日咳、支气管肺炎或肺结核病等病史。国外资料显示,支气管扩张症的患病率随年龄增加而增高。目前我国仍没有支气管扩张症在普通人群中患病率的流行病学资料。

【诊断要点】

1. 临床表现

(1) 症状:咳嗽是支气管扩张症最常见的症状(>90%),且多伴有咳痰(75%~100%),痰液可为黏液性、黏液脓性或脓性。合并感染时咳嗽和咳痰量明显增多,可呈黄绿色脓痰,重症患者痰量可达每日数百毫升。收集痰液并于玻璃瓶中静置后可出现分层现象:上层为泡沫,下悬脓性成分。中层为浑浊黏液,最下层为坏死沉淀组织。但目前这种典型的痰液分层表现较少见。72%~83%患者伴有呼吸困难。咯血可从痰中带血至大量咯血,咯血量与病情严重程度、病变范围并不完全一致。部分患者以反复咯血为唯一症状,临床上称为"干性支气管扩张"。约1/3的患者可出现非胸膜性胸痛。支气管扩张症患者常伴有焦虑、发热、乏力、食欲减退、消瘦、贫血及生活质量下降。

支气管扩张症常因感染导致急性加重。如果出现至少一种症状加重(痰量增加或脓性痰、呼吸困难加重、咳嗽增加、肺功能下降、疲劳乏力加重)或出现新症状(发热、胸膜炎、咯血、需要抗菌药物治疗),往往提示出现急性加重。

(2) 体征:听诊闻及湿性啰音是支气管扩张症的特征性表现,以肺底部最为多见,多自吸气早期开始,吸气中期最响亮,持续至吸气末。约 1/3 的患者可闻及哮鸣音或粗大的干性啰音。有些病例可见杵状指(趾)。部分患者可出现发绀。晚期合并肺心病的患者可出现右心衰竭的体征。

2. 影像学检查

(1) 胸部 X 线检查:可表现为灶性肺炎、散在不规则高密度影、线性或盘状不张,也可有特征性的气道扩张和增厚,表现为类环形阴影或轨道征。但是 X 线胸片的敏感度及特异度均较差,难以发现轻症或特殊部位的支气管扩张。胸部 X 线检查同时还可确定肺部并发症(如肺源性心脏病等)并与其他疾病进行鉴别。所有患者均应有基线 X 线胸片,通常不需要定期复查。

(2) 胸部高分辨率 CT(HRCT)扫描:可确诊支气管扩张症,但对轻度及早期支气管扩张症的诊断作用尚有争议。主要表现为支气管内径与其伴行动脉直径比例的变化,正常值为 0.62 ± 0.13,老年人及吸烟者可能差异较大。此外还可见到支气管呈柱状及囊状改变,气道壁增厚(支气管内径 <80% 外径)、黏液阻塞、树枝发芽征及马赛克征。当 CT 扫描层面与支气管平行时,扩张的支气管呈"双轨征"或"串珠"状改变;当扫描层面与支气管垂直时,扩张的支气管呈环形或厚壁环形透亮影,与伴行的肺动脉形成"印戒征";当多个囊状扩张的支气管彼此相邻时,则表现为"蜂窝"状改变;当远端支气管较近段扩张更明显且与扫描平面平行时,则呈杵状改变。根据 CT 所见,支气管扩张症可分为 4 型,即柱状型、囊状型、静脉曲张型及混合型。支气管扩张症患者 CT 表现为肺动脉扩张时,提示肺动脉高压,是预后不良的重要预测因素。

3. 诊断:根据既往病史、临床表现以及影像学检查等,可综合分析确定诊断。HRCT 是诊断支气管扩张症的主要手段。

【药物治疗】

1. 治疗目的:确定并治疗潜在病因以阻止疾病进展,维持或改善肺功能,减少急性加重,减少日间症状和急性加重次数,改善患者的生活质量。

2. 抗感染治疗:急性加重期初始经验性治疗应针对定植菌,根据有无铜绿假单胞菌感染的危险因素[(1) 近期住院;(2) 频繁(每年 4 次以上)或近期(3 个月以内)应用抗生素;(3) 重度气流阻塞($FEV_1 < 30\%$);(4) 口服糖皮质激素(最近 2 周每日口服泼尼松 > 20 mg),至少符合 4 条中的 2 条]及既往细菌培养结果选择抗菌药物,见表 3-10-1。急性加重期抗菌药物治疗的最佳疗程尚不确定,建议所有急性加重治疗疗程均应为 14 日左右。如:

(1) 头孢噻肟 1~2 g,静脉滴注,8 小时 1 次。

(2) 依替米星 0.1~0.2 g,静脉滴注,12 小时 1 次。

(3) 莫西沙星 0.4 g,静脉滴注,每日 1 次。

(4) 左旋氧氟沙星 0.5~0.75 g,静脉滴注,每日 1 次。

(5) 头孢哌酮/舒巴坦 1.5~3.0 g,静脉滴注,8 小时 1 次。

表 3-10-1　支扩急性加重期初始经验性治疗推荐使用的抗菌药物

高危因素	常见病原体	初始经验性治疗的抗菌药物选择
无铜绿假单胞菌感染高危因素	肺炎链球菌、流感嗜血杆菌、卡他莫拉菌、金黄色葡萄球菌、肠道菌群(肺炎克雷伯杆菌、大肠杆菌等)	氨苄西林/舒巴坦,阿莫西林/克拉维酸,第二代头孢菌素,第三代头孢菌素(头孢三嗪、头孢噻肟),莫西沙星,左旋氧氟沙星
有铜绿假单胞菌感染高危因素	上述病原体+铜绿假单胞菌	具有抗假单胞菌活性的 β-内酰胺酶类抗生素(如头孢他啶、头孢吡肟、哌拉西林/他唑巴坦、头孢哌酮/舒巴坦、亚胺培南、美洛培南等),氨基糖苷类,喹诺酮类(环丙沙星或左旋氧氟沙星),可单独应用或联合应用

3. 咯血的治疗

(1) 大咯血的紧急处理:大咯血是支气管扩张症致命的并发症,一次咯血量超过 200 ml 或 24 小时咯血量超过 500 ml 为大咯血,严重时可导致窒息。预防咯血窒息应视为大咯血治疗的首要措施,大咯血时首先应保证气道通畅,改善氧合状态。稳定血流动力学状态。咯血量少时应安抚患者,缓解其紧张情绪,嘱其患侧卧位休息。出现窒息时采取头低足高45°的俯卧位,用手取出患者口中的血块,轻拍健侧背部,促进气管内的血液排出。若采取上述措施无效时,应迅速进行气管插管,必要时行气管切开。

(2) 药物治疗

① 垂体后叶素:为治疗大咯血的首选药物,一般静脉注射后3～5分钟起效,维持20～30分钟。用法:垂体后叶素5～10 U加5%葡萄糖注射液20～40 ml,稀释后缓慢静脉注射,约15分钟注射完毕,继之以10～20 U加生理盐水或5%葡萄糖注射液500 ml稀释后静脉滴注[0.1 U/(kg·h)],出血停止后再继续使用2～3日以巩固疗效。

② 促凝血药:为常用的止血药物,可酌情选用抗纤维蛋白溶解药物,如氨基己酸(4～6 g加入生理盐水100 ml,15～30分钟内静脉滴注完毕,维持量1 g/h)或氨甲苯酸(100～200 mg加入5%葡萄糖注射液或生理盐水40 ml内静脉注射,2次/d),或增加毛细血管抵抗力和血小板功能的药物如酚磺乙胺(250～500 mg肌内注射或静脉滴注,2～3次/d),还可给予血凝酶1～2 KU静脉注射,5～10分钟起效,可持续24小时。

③ 其他药物:如普鲁卡因150 mg加生理盐水30 ml静脉滴注,1～2次/d;酚妥拉明5～10 mg以生理盐水20～40 ml稀释静脉注射,然后以10～20 mg加于生理盐水500 ml内静脉滴注。

4. 对症治疗

(1) 黏液溶解剂:气道黏液高分泌及黏液清除障碍导致黏液潴留是支气管扩张症的特征性改变。吸入高渗药物如高张盐水可增强理疗效果。急性加重时应用溴己新、氨溴索等可促进痰液排出,羟甲半胱氨酸可改善气道陷闭。

(2) 支气管舒张剂:合并气流阻塞的患者,可选用β受体激动剂或抗胆碱能药物治疗,不推荐常规应用甲基黄嘌呤类药物。

【注意事项】

1. 出现急性加重合并症状恶化,即咳嗽、痰量增加或性质改变、脓痰增加和(或)喘息、气急、咯血及发热等全身症状时,应考虑应用抗菌药物。仅有黏液脓性或脓性痰液或仅痰培养阳性不是应用抗菌药物的指征。急性加重期开始抗菌药物治疗前应送痰培养,在等待培养结果时即应开始经验性抗菌药物治疗。抗菌治疗需正规,应根据药动学、药效学合理使用,需要注意疗程,否则很难清除细菌以及导致细菌耐药。反复细菌感染应用抗菌药物治疗时,应警惕合并真菌感染。

2. 应用氨基糖苷类抗生素,需注意避免耳、肾毒性。避免与其他具有耳、肾毒性的药物,如多黏菌素、呋塞米等联合使用。依替米星的疗程为 5～10 日。

3. 支气管扩张伴有冠心病、高血压、肺心病、心力衰竭以及孕妇均忌用垂体后叶素。垂体后叶素用药速度过快时有恶心、呕吐、头晕、腹痛、腹泻、便意等副作用,减慢给药速度后症状多可减轻。

4. 氨基乙酸给药速度过快可出现低血压、心律失常(心动过速等),少数人可出现惊厥、心脏或肝脏损害。早产儿禁用,孕妇慎用。

5. 下列患者慎用氨甲苯酸:有血栓形成倾向者(如急性心肌梗死患者),有血栓栓塞病史者,血友病患者,肾盂实质性病变发生大量血尿的患者,老年患者。氨甲苯酸与青霉素或尿激酶等溶栓剂存在配伍禁忌。

6. 下列患者慎用酚磺乙胺:血栓栓塞性疾病(如缺血性脑卒中、肺栓塞、深静脉血栓形成)或有此病史者、肾功能不全者。

7. 普鲁卡因使用前必须做皮内试验,皮内试验阴性(0.25% 普鲁卡因溶液 0.1 ml 皮内注射)者方可应用。

8. 对垂体后叶素禁忌者,酚妥拉明尤为适用,用药过程需注意监测血压,不良反应有直立性低血压、恶心、呕吐、心绞痛及心律失常等。

9. 咯血窒息是支气管扩张咯血致死的最主要原因,需严加防范,积极抢救。在抢救中,应特别注意保持呼吸道通畅,采取头低足高俯卧位,轻拍背部,迅速排出积血,并尽快挖出或吸出口、咽、喉、鼻部血块。必要时用气管镜吸引、气管插管和气管切开,以解除呼吸道阻塞。

10. 临床缓解期应注意避免各种致病因素,吸烟者需要戒烟。特别是需要化痰药物,以及振动、拍背和体位引流等胸部物理治疗,均有助于清除气道分泌物。同时加强锻炼,增强体质,预防感染。

11. 抗菌治疗效果不好、需要介入治疗或外科手术治疗,或者大咯血治疗稳定后,应该及时转上级医院治疗。

(吉宁飞　殷稚飞　殷凯生)

第十一节　急性肺损伤与急性呼吸窘迫综合征

【概述】

急性肺损伤(ALI)与急性呼吸窘迫综合征(ARDS)是在严重感染、休克、创伤及烧伤等非心源性疾病过程中,肺毛细血管内皮细胞和肺泡上皮细胞损伤造成弥漫性肺间质及肺泡水肿,导致的急性低氧性呼吸功能不全或衰竭。以肺容积减少、肺顺应性降低、严重的通气/血流比例失调为病理生理特征,临床上表现为进行性低氧血症和呼吸窘迫,肺部影像学上表现为非均一性的渗出性病变。ALI与ARDS是连续的病理生理过程。本病是临床常见危重症,病死率高。国外资料显示,ALI和ARDS发病率分别是每年79/10万和59/10万。我国尚没有相关流行病学数据。

【诊断要点】

1. 临床特征

(1)急性起病,在直接或间接肺损伤后12~48小时内发病。

(2)常规吸氧后低氧血症难以纠正。

(3)肺部体征无特异性,急性期双肺可闻及湿啰音或呼吸音减低。

（4）早期病变以间质性为主，胸部 X 线片常无明显改变。病情进展后，可出现肺内实变，表现为双肺野普遍密度增高，透亮度减低，肺纹理增多、增粗，可见散在斑片状密度增高阴影，即弥漫性肺浸润影。

（5）无心功能不全证据。

2. 诊断：目前 ALI/ARDS 诊断仍广泛沿用 1994 年欧美联席会议提出的诊断标准。

（1）急性起病。

（2）氧合指数（PaO_2/FiO_2）$\leqslant 200$ mmHg［不管呼气末正压（PEEP）水平］。

（3）正位 X 线胸片显示双肺均有斑片状阴影。

（4）肺动脉嵌顿压（PAWP）$\leqslant 18$ mmHg，或无左心房压力增高的临床证据。如 $PaO_2/FiO_2 \leqslant 300$ mmHg 且满足上述其他标准，则诊断为 ALI。

【药物治疗】

1. 液体管理：在保证组织器官灌注前提下，应实施限制性的液体管理，有助于改善 ALI/ARDS 患者的氧合和肺损伤。存在低蛋白血症的 ARDS 患者，可通过补充白蛋白等胶体溶液和应用利尿剂，有助于实现液体负平衡，并改善氧合。如白蛋白 10 g 静脉滴注，每日 1 次；呋塞米 20 mg 静脉注射，每日 1 次。

2. 糖皮质激素：对于过敏原因导致的 ARDS 患者，早期应用糖皮质激素经验性治疗可能有效，但不推荐常规应用糖皮质激素预防和治疗 ARDS。如甲泼尼龙 80 mg，静脉注射，每日 1 次。

3. 病因治疗：如感染时的抗菌药物的应用，重症哮喘时糖皮质激素、支气管扩张剂等的应用。治疗创伤、急性重症胰腺炎等，具体药物应用、注意事项等参见相关章节。原发病是影响 ALI/ARDS 预后和转归的关键。

4. 其他治疗：如注意适当使用呼吸兴奋剂、纠正电解质和酸碱平衡紊乱等。

【注意事项】

1. ALI/ARDS 多突然发生,应在现场及时采取抢救措施,包括保持呼吸道通畅、吸氧及增加通气量,以达到缓解严重缺氧、二氧化碳潴留的作用。

2. 基层医院在上述药物治疗以及吸氧等的同时,有条件的医院应该立即采用无创机械通气或者有创机械通气。同时需要及时联系上级医院,及时请专家会诊,如若病情许可应该及时转诊。

(吉宁飞　殷稚飞　殷凯生)

第十二节　原发性支气管肺癌

【概述】

原发性支气管肺癌(简称肺癌),起源于支气管黏膜或腺体,是最常见的肺部原发性恶性肿瘤。肺癌的发病机制迄今未完全明确,但有证据显示与吸烟、空气污染、职业致癌因子、电离辐射、饮食与营养及遗传因素等有关。肺癌按解剖学部位分为中央型及周围型,按组织病理学可分为两大类,即小细胞肺癌(SCLC)和非小细胞肺癌(NSCLC),后者包括鳞状细胞癌、腺癌、大细胞肺癌及腺癌混杂亚型等。其临床表现与肺癌的发生部位、类型、大小、有无转移和并发症等有关。诊断主要依靠 X 线、CT 等影像学检查及痰脱落细胞学检查、纤支镜等,病理学检查对其诊断有决定性意义。

【诊断要点】

1. 原发性支气管肺癌的诊断依据包括症状、体征、X 线表现、痰癌细胞检查(痰检)、纤维支气管镜检查,以及对临床上高度怀疑为肺癌的病例经上述检查未能确诊,且有切除条件者可及时剖胸探查。肺癌的确诊必须获得细胞或组织病理学依据。

2. 对于下列情况之一的人群(特别是 40 岁以上男性长期或重度吸烟者)应提高警惕,及时进行排癌检查。

(1) 刺激性咳嗽 2～3 周而抗炎、镇咳治疗无效。

(2) 原有慢性呼吸道疾病,近来咳嗽性质改变者。

(3) 近 2～3 月持续痰中带血而无其他原因可以解释者。

(4) 同一部位、反复发作的肺炎。

(5) 原因不明的肺脓肿,无毒性症状,无大量脓痰,无异物吸入史,且抗炎治疗疗效不佳者。

(6) 原因不明的四肢关节疼痛及杵状指(趾)。

(7) X 线显示局限性肺气肿或段、叶性肺不张。

(8) 肺部孤立性圆形病灶和单侧性肺门阴影增大者。

(9) 原有肺结核病灶已稳定,而其他部位又出现新增大的病灶者。

(10) 无中毒症状,而血性、进行性增多的胸腔积液患者等。

(11) 根据临床症状和体征、影像学、病理学结果,肺癌可分为 Ⅰ～Ⅳ期(表 3-12-1,表 3-12-2)。

表 3-12-1 肺癌的 TNM 分期

分　期	标　准
原发肿瘤(T)	
T_x	原发肿瘤不能评估,或痰、支气管灌洗液找到癌细胞但影像学或支气管镜没有可见的肿瘤
T_0	无原发肿瘤的证据
T_1	肿瘤最大径≤3 cm,周围被肺或脏层胸膜所包绕,支气管镜下肿瘤侵犯没有超出叶支气管近端(即没有累及主支气管)[a]
T_{1a}	肿瘤最大径≤2 cm
T_{1b}	2 cm<肿瘤最大径≤3 cm
T_2	肿瘤>3 cm 但≤7 cm 或者肿瘤具有以下任一特征[b]:① 累及主支气管,但距隆突≥2 cm;② 侵犯脏层胸膜;③ 伴有扩展到肺门的肺不张或阻塞性肺炎,但未累及全肺

分　期	标　准
T_{2a}	3 cm<肿瘤最大径≤5 cm
T_{2b}	5 cm<肿瘤最大径≤7 cm
T_3	肿瘤>7 cm 或肿瘤已直接侵犯下述结构之一者:胸壁(包括肺上沟癌)、膈肌、膈神经、纵隔胸膜、心包壁层;或肿瘤位于距隆突 2 cm 以内的主支气管[a],但尚未累及隆突;或伴有累及全肺的肺不张或阻塞性肺炎或原发肿瘤同一肺叶内出现分散的单个或多个瘤结节
T_4	任何大小的肿瘤已直接侵犯下述结构之一者:纵隔、心脏、大血管、气管、喉返神经、食管、椎体、隆突;同侧非原发肿瘤所在叶的其他肺叶出现分散的单个或多个瘤结节
区域淋巴结(N)	
N_x	区域淋巴结无法评估
N_0	没有区域淋巴结转移
N_1	转移至同侧支气管旁淋巴结和(或)同侧肺门淋巴结。以及肺内淋巴结,包括原发肿瘤直接侵犯
N_2	转移至同侧纵隔和(或)隆突下淋巴结
N_3	转移至对侧纵隔淋巴结、对侧肺门淋巴结、同侧或对侧斜角肌或锁骨上淋巴结
远处转移(M)	
M_x	远处转移无法评估
M_0	无远处转移
M_1	有远处转移
M_{1a}	对侧肺叶出现分散的单个或多个瘤结节;胸膜结节或恶性胸腔(或心包)积液[c]
M_{1b}	远处转移

注:a. 任何大小的非常见的表浅播散的肿瘤,只要其浸润成分局限于支气管壁,即使临近主支气管,也定义为 T_1。

　　b. 肿瘤大小≤5 cm 或者大小无法确定的 T_2 肿瘤定义为 T_{2a}。

　　c. 大多数肺癌患者的胸腔积液(以及心包积液)由肿瘤引起。但是有极少数患者的胸腔积液(心包积液)多次细胞学检查肿瘤细胞均呈阴性,且积液为非血性液,亦非渗出液。如综合考虑这些因素并结合临床确定积液与肿瘤无关时,积液将不作为分期依据,患者仍按 T_1、T_2、T_3 或 T_4 分期。

第三章　呼吸系统疾病

表 3 - 12 - 2　TNM 与临床分期的关系

临床分期		肿瘤情况		
		T	N	M
0 期	Tis(原位癌)			
Ⅰ期	Ⅰa 期	T_{1a}, T_{1b}	N_0	M_0
	Ⅰb 期	T_{2a}	N_0	M_0
Ⅱ期	Ⅱa 期	T_1, T_{2b}	N_1	M_0
	Ⅱb 期	T_2	N_1	M_0
		T_3	N_0	M_0
Ⅲ期	Ⅲa 期	T_1	N_2	M_0
		T_2	N_2	M_0
		T_3	N_1	M_0
		T_3	N_2	M_0
	Ⅲb 期	T_4	任何 N	M_0
		任何 T	N_3	M_0
Ⅳ期		任何 T	任何 N	M_1

注:隐性癌 T_x、N_0、M_0 不涉及分期。

【药物治疗】

肺癌的治疗手段有多种,主要根据病人的机体状况、肿瘤的病理类型和临床分期采用相应的个体化的综合治疗措施,以期延长病人的生存时间、提高病人的生活质量。非小细胞肺癌(NSCLC)首选手术治疗,辅以化疗和放疗;小细胞肺癌(SCLC)多选用化疗加放疗加手术。本节主要介绍肺癌的药物治疗。

1. SCLC 的化疗方案:小细胞肺癌对化疗非常敏感,推荐以化疗为主的综合治疗以延长患者的生存期。常用的联合方案是依托泊苷(VP - 16)加顺铂(DDP)或卡铂(CBP),3 周 1 次,共 4~6 个周期。也可在依托泊苷联合顺铂的基础上加用异环磷酰胺(IFO)。较大病灶经化疗后缩小,有助于手术及放疗。手术后或放疗后应继续化疗,一般术后 2~3 周可行化疗。目前临床一线化疗方案包括:

(1) EP 方案:VP - 16 120 mg/(m^2 • d),静脉滴注,第 1~3 日;DDP 60 mg/(m^2 • d),静脉滴注,第 1 日。每 3 周为 1 周期。

（2）VP-CP 方案：VP-16 120 mg/(m^2·d)，静脉注射，第 1～3 日；CBP 100 mg/(m^2·d)，静脉注射，第 1～3 日。每 4 周为 1 周期。

除此之外，DDP/CPT-11（伊立替康）方案也可采纳。二线化疗方案应首选临床新药试验；如肿瘤在 3 个月内复发且体质较好者，可考虑应用紫杉醇、多西紫杉醇、健择（吉西他滨）及异环磷酰胺等；如肿瘤复发超过 3 个月以上，则可考虑应用拓扑替康、伊立替康、CAV 方案（环磷酰胺 CTX/阿霉素 ADM/长春新碱 VCR）、健择、紫杉醇、口服 VP-16 或诺维本等；肿瘤复发超过 6 个月以上者，仍可维持一线治疗方案。

2. NSCLC 的化疗方案：非小细胞肺癌对化疗的反应较差，目前主张对 NSCLC Ⅰ、Ⅱ期病人手术后进行化疗，以防术后发生局部复发或远距离转移。Ⅲa 期病人应于术前、术后进行全身化疗，Ⅲb 及Ⅳ期病人已不宜手术或放疗，化疗可延长生存期。一般采用含铂类药物的双药联合方案化疗 4 个周期。目前临床常用的方案有：

（1）GP 方案：吉西他滨 1 000 mg/m^2，静脉滴注，第 1、8 日；DDP 80 mg/m^2，静脉滴注，第 1 日。每 3 周为 1 周期。

（2）NP 方案：NVB（长春瑞滨）25 mg/(m^2·d)，静脉滴注，第 1、8 日；DDP 75 mg/(m^2·d)，静脉滴注，第 1 日（或总量分 3 日给予）。每 4 周为 1 周期。

（3）TP 方案：TXL（紫杉醇）135 mg/m^2，静脉滴注，第 1 日；DDP 60 mg/(m^2·d)，静脉滴注，第 3 日。每 3 周为 1 周期。

针对 NSCLC 一线化疗失败患者，单药多西他赛、培美曲塞或厄洛替尼、吉非替尼常被用于二线治疗。

3. 分子靶向治疗：目前临床常用的靶向药物为 EGFR 家族抑制剂和抗血管生成药。临床使用的 EGFR 家族抑制剂主要是吉非替尼（Gefitinib，易瑞沙）和厄洛替尼（Erlotinib，他昔瓦），用于 EGFR 突变阳性患者，FDA 已批准厄洛替尼用于局部晚期或转移性的 NSCLC 一线治疗。单克隆抗体西妥昔单抗（Cetuximab，爱必妥，Erbitux）可联合化疗用于 EGFR 突变阳性的肺癌复发和转移的患者。常用抗血管生成药有贝伐单抗（Bevacizumab，阿瓦斯汀，Avas-

tin)和血管内皮抑素(Endostatin,恩度,Endostar YH - 16),临床常联合化疗使用,抑制肿瘤血管生成,以起到抑制肿瘤生长的作用。贝伐单抗不应单药使用,国内尚未批准其用于 NSCLC 的一线治疗。许多其他靶向药物正在临床试验中。

4. 生物反应调节剂(简称 BRM)治疗:免疫生物治疗已成为肿瘤治疗的重要部分,如干扰素、白细胞介素 2(IL - 2)、肿瘤坏死因子(TNF)、集落刺激因子(CSF)等在小细胞肺癌的治疗中能增加机体对化疗、放疗的耐受性,提高疗效。

5. 中医药治疗:目前临床广泛使用的还有一些抗肿瘤中药,其对肿瘤控制及改善患者生活质量均有一定疗效。

【注意事项】

1. 对于已经确诊支气管肺癌的患者,需要根据其病史、体格检查及相关必要检查结果明确临床分期,从而选择个体化治疗。有远处转移(Ⅳ期)的患者治疗策略取决于转移的部位,可通过纵隔镜检查、纤支镜、PET/CT 扫描和脑 MRI 来帮助诊断。对选择性的、仅有单发转移灶的患者(Ⅳ期),尤其是单发脑转移患者,行转移灶切除可延长生存期。CT 扫描发现肾上腺肿块的患者需行活检以排除良性肿瘤,如果发现肾上腺转移而肺部病变可切除,行肾上腺转移灶切除后可使部分患者获得长期生存。含铂的二联方案在毒性反应、使用方便性和费用上略有差别,应根据患者情况制定适宜的方案。目前推荐贝伐单抗联合紫杉醇加卡铂(PCB 方案)用于治疗经选择的晚期 NSCLC(非鳞癌)患者,但须满足以下标准:非鳞状细胞NSCLC,无咯血史。任何可能导致血小板减少并造成出血危险的方案与贝伐单抗联合使用时都需谨慎。对于 4～6 个周期化疗后肿瘤缓解或疾病稳定而没有发生进展的患者,可予维持治疗。非鳞状细胞癌患者在含铂两药联合方案一线化疗 4～6 个周期后可开始培美曲塞维持治疗。对于复发和远处转移患者,如为可切除的局部复发病灶,可再行手术切除或外放射治疗缩小肿瘤从而减轻症状。对于支气管腔内阻塞,特别是生命受到严重威胁的患者,减轻气道阻塞可以延长生存,改善生活质量。目前可采用近距离放疗(支气管腔内放疗)、激光治疗或支气管腔内支架置入。严重咯血的患者可选择激光治疗、栓塞治疗或手术切除出血部位等方式。有骨转移的患者应予双磷酸盐治疗。出现恶性胸腔积液或心包积液者予局部治疗处理,如携带式胸腔细管引流、胸膜固定术和心包开窗术,并应抽水检查,以排除其他需要积极治疗的病因,如充血性心力衰竭和感染。约有30%～45%患者可能经历中至重度的癌性疼痛,应在准确疼痛评估的基础上予以合理的疼痛治疗,提高患者的生活质量。WHO及其他相关组织指出,联合使用非甾体类抗炎药、阿片类药物及辅助性药物可获得最佳止痛效果。

2. 化疗不良反应的处理:化疗过程中出现的不良反应应及时处理。常见的副反应主要为胃肠道反应,如恶心、呕吐等,改变饮食习惯(少量多餐,禁食生冷、辛辣刺激性、油炸及含5-HT丰富的食物)和服用止吐药(如5-HT3拮抗剂)能减轻这两种症状,对于治疗前恶心的患者,要进行心理劝导,分散其注意力。有时恶心呕吐症状是继发于肿瘤进展导致的中空脏器梗阻、肠动力下降、代谢异常或中枢神经系统疾患,在可能情况下还需要纠正病因。出现骨髓抑制(主要表现为白细胞、血小板减少)的患者,针对白细胞减少(化疗期间出现时,需中止化疗),应及时给予升白治疗(粒细胞集落刺激因子G-CSF及粒-巨噬细胞集落刺激因子)。若出现Ⅳ度骨髓抑制应给予保护性隔离,给予预防性抗感染治疗,并密切监测血象变化。对于血小板减少的患者,应予升血小板治疗(当血小板低于20×10^9/L时,建议输注浓缩血小板),并密切观察有无出血情况,及时处理。出现肝功能损害的患者及时给予保肝降酶处理,并监测肝功能情况。使用紫杉类药物及单克隆抗体时要注意可能引起的过敏反应,用药之前可使用地塞米松、异丙嗪等行抗过敏处理。

3. 基层有肿瘤化学治疗资质的医院,建议在上级医院指导下进行相应的化学治疗。

(张保国　吉宁飞　殷稚飞　殷凯生)

第三章　呼吸系统疾病

第四章 心血管疾病

第一节 高血压

【概述】

高血压是一种以血压升高为主要临床表现的心血管综合征,根据病因学分为原发性、继发性。原发性高血压病因未明,也称为高血压病。长期血压升高可影响重要脏器,如心、脑、肾的结构及功能,最终导致这些器官的功能衰竭。高血压是可以预防和控制的疾病。

【诊断要点】

1. 诊断标准:包括诊室血压、自测血压、动态血压等测量血压方法,其中以诊室血压最常用。在未服降压药时,非同日 3 次以上血压测量值,即收缩压(SBP)≥140 mmHg 和(或)舒张压(DBP)≥90 mmHg;持续服降压药的高血压患者,无论血压正常与否,均可诊断高血压。高血压的分级参见 2010 版中国高血压防治指南,见表4-1-1。

表 4-1-1　高血压诊断标准

类别	标准(mmHg)
正常血压	<120 和<80
正常高值	120~139 和(或)80~89
高血压	
1 级	140~159 和(或)90~99
2 级	160~179 和(或)100~109
3 级	≥180 和(或)110
单纯收缩期高血压	≥140 和<90

2. 症状:50%以上的高血压患者无症状,约 50%患者有头痛、头晕、颈部僵硬。血压急骤升高者,可表现为恶心、呕吐、胸闷等症状。

3. 体征:一般不明确,高血压伴心脏等靶器官损害时,可有心界扩大、肾血管杂音等。

4. 辅助诊断

(1) 补充诊室血压,可进行家庭自测血压(血压>135/85 mmHg),或行 24 小时动态血压测定,24 小时平均血压>130/80 mmHg、白天>135/85 mmHg、夜间>120/75 mmHg,也可诊断高血压。

(2) 常规检查:尿常规、血钾、血肌酐、血脂、血糖、心电图。完成上述检查结果后,建议进行危险分层(见 2010 版中国高血压防治指南)。

5. 特殊高血压

(1) 高血压急症:短时期内(数小时或数天)血压显著升高,收缩压>200 mmHg和(或)舒张压>130 mmHg,伴有重要脏器组织功能障碍或不可逆性心、脑、肾脏损害。

(2) 顽固性高血压:使用了 3 种及 3 种以上最佳剂量降压药物

(其中包括一种利尿剂)联合治疗 2 周后,血压仍在 140/90 mmHg 以上,称之为顽固性高血压。

【药物治疗】

1. 钙离子拮抗剂(CCB):二氢吡啶类 CCB 起效快、作用强,剂量与疗效呈正相关,与其他四类降压药均可联合,降压疗效明显增加。主要不良反应:面部潮红、头晕头痛、心率增快、下肢水肿。硝苯地平初始剂量 10 mg,每日 3 次,维持剂量 10～20 mg,每日 3 次;尼群地平初始剂量 10 mg,每日 1 次,以后调整为 10 mg,每日 2～3次,或 20 mg,每日 2 次;非洛地平口服常释剂型,5 mg,一日 2 次;非洛地平缓释剂型,5 mg,一日 1 次;氨氯地平 5 mg,每日 1 次;左旋氨氯地平 2.5 mg,每日 1 次;拉西地平 4 mg,每日 1 次,以后可调整至6～8 mg,每日 1 次。非二氢吡啶类 CCB 如地尔硫䓬用于心率增快的高血压患者。

2. 血管紧张素转换酶抑制剂(ACEI):起效缓慢,3～4 周达最大作用,限制钠盐摄入或联用利尿剂有助于迅速起效和增强降压作用。特别适用于伴心力衰竭、心肌梗死后、糖耐量减低或糖尿病肾病的高血压患者。不良反应包括刺激性干咳和血管性水肿。卡托普利初始剂量 12.5 mg,每日 2～3 次,儿童初始剂量按体重 0.3 mg/kg,每日 3 次,必要时每 8～24 小时增加 0.3 mg/kg;依那普利初始剂量5～10 mg,每日 1 次。维持剂量 10～20 mg,每日 1 次,最大剂量每日40 mg,分 1～2 次服;贝那普利 10 mg,每日 1 次;培哚普利 2 mg开始,然后逐渐增加至 4～8 mg,每日 1 次。

3. 血管紧张素Ⅱ1型受体拮抗剂(ARB):其主要作用机制是通过拮抗血管紧张素Ⅱ1型受体产生降压作用,与 ACEI 相比,其干咳发生率相对低。氯沙坦 50 mg,每日 1 次;缬沙坦 40～80 mg,每日 1次;厄贝沙坦 150 mg,每日 1 次。并根据病情调整剂量。

4. 利尿剂:适用于轻、中度及老年高血压。利尿剂用于降压治疗时,通常用小剂量。与其他类降压药联用,可增强其降压疗效。主要不良反应为低血钾、高尿酸。

(1) 噻嗪类利尿剂:氢氯噻嗪 12.5～25 mg,每日 1 次,口服,并根据降压效果调整剂量,具有排钾作用。

(2) 保钾利尿剂:螺内酯开始 20 mg,每日 1 次服用,至少 2 周,以后酌情调整剂量,不宜与 ACEI 和 ARB 合用,以免增加高血钾的发生率。氨苯蝶啶 25 mg,每日 1 次服用。与其他利尿剂合用时,剂量酌减。维持阶段可改为隔日疗法。最大剂量不超过每日 300 mg。儿童常用剂量开始每日按体重 2~4 mg/kg,或按体表面积 120 mg/m²,分两次服,每日或隔日疗法。以后酌情调整剂量。最大剂量不超过每日 6 mg/kg 或 300 mg/m²。

(3) 袢利尿剂:呋塞米起始每日 40~80 mg,分 2 次服用;托拉塞米 10~40 mg,分 2 次服用。根据病情酌情调整剂量,主要用于肾功能不全。高血压急症或高血压危象时应用 20 mg,肌内或静脉注射。

(4) 吲达帕胺:兼有利尿和血管扩张作用,能有效降压而较少引起低血钾。口服常释剂型 2.5 mg,每日 1 次,缓释剂型 1.5 mg,每日 1 次。

5. β受体阻滞剂:适用于心率较快的中、青年患者或有冠心病合并心绞痛的高血压患者。不良反应有心动过缓、乏力。禁忌证:急性心力衰竭、支气管哮喘、病窦综合征、房室传导阻滞和外周血管病。琥珀酸美托洛尔缓释片,47.5~190 mg,每日 1 次;酒石酸美托洛尔片,25~50 mg,每日 2~3 次;比索洛尔,初始剂量 2.5~5 mg,每日 1 次,按需要及耐受量渐增至每日 5~10 mg,每日 1 次;普萘洛尔,初始剂量 10 mg,每日 3~4 次,可单独使用或与利尿剂合用。剂量应逐渐增加,每日最大剂量 200 mg。

6. 联合治疗:适用于 2 级以上高血压以及高危高血压患者,常见的联合方案如下:

(1) CCB+ACEI(如氨氯地平、尼群地平、硝苯地平+依那普利、贝那普利、培哚普利)。

(2) 利尿剂+ACEI(如吲达帕胺、氢氯噻嗪+依那普利、贝那普利、培哚普利)。

(3) CCB+β受体阻滞剂(如尼群地平+琥珀酸美托洛尔、尼群地平＋阿替洛尔)。

(4) CCB＋利尿剂(如尼群地平＋吲达帕胺、氢氯噻嗪、非洛地平＋氢氯噻嗪)。

(5) 3种以上的药物联合(ACEI＋CCB＋利尿剂、ARB＋CCB＋利尿剂)。

7. 固定复方制剂:通过多种药物小剂量联合,实现有效降压和减少副作用的目的,并增加患者的依从性,减少对患者精神因素的影响。复方利血平口服常释剂型初始剂量0.1~0.25 mg,每日1次,经1~2周调整剂量,最大剂量1次0.5 mg。复方利血平氨苯蝶啶口服常释剂型常用量:1片,每日1次;维持量:1片,2~3日1次,或遵医嘱。对于有抑郁倾向患者应当慎用。也可选择新型长效固定复方制剂,如复方卡托普利(每片含卡托普利10 mg、氢氯噻嗪6 mg),每次1~2片,每日2~3次。还有一些新型固定复方制剂如培哚普利＋吲达帕胺、氯沙坦＋氢氯噻嗪、缬沙坦＋氢氯噻嗪、厄贝沙坦＋氢氯噻嗪等。

8. 药物治疗中不良反应的处理

(1) 老年人在大剂量药物治疗时容易出现体位性低血压,建议平卧位,补盐水处理。

(2) 利尿剂出现低血钾乏力(血钾低于3.5 mmol/L),建议补充钾盐或口服氯化钾。

(3) 使用ACEI时出现严重干咳,建议减量或停药。

(4) 服用CCB出现明显水肿,建议CCB联合ACEI或小剂量利尿剂。

【注意事项】

1. 高血压患者降压目标:一般人群血压<140/90 mmHg,高危人群(糖尿病、冠心病、卒中、慢性肾病)血压控制在<130/80 mmHg,2013年欧洲高血压管理指南改为140/80 mmHg。老年患者血压<150/90 mmHg,老年或冠心病患者舒张压不低于60 mmHg。

2. 降压不宜过快,避免3级高血压患者采用硝苯地平(心痛定)

含化降压,特别是在高危患者存在一定风险,可用卡托普利含化以实现快速降压目的。

3. 高血压管理关键在于靶器官损害和心血管风险评估。

4. 以下情况需转上级医院处理。

(1) 高血压急症、顽固性高血压需要转诊。

(2) 临床持续出现高血压、低血钾、血压持续增高,多种降压药物治疗其血压仍控制不良者,临床上怀疑有继发性高血压患者,需转到上级医院,进行鉴别诊断及治疗。

(3) 高血压伴冠心病、卒中、肾脏疾病患者需要治疗原发症者或需进行血压调整者,可转诊治疗。

(4) 控制不良的高血压患者。

（卢新政　鲁翔）

第二节　高血压心脏损害

【概述】

高血压由于动脉血压长期升高,使心脏后负荷增加,心室壁张力增加可发展为心肌肥厚,随着高血压病程延长及血压水平增高,心腔逐渐发生变化,临床上相应地出现心室舒张功能障碍、心律失常,导致心力衰竭,统称为高血压性心脏损害。

【诊断要点】

1. 症状:患者可出现运动后心悸、气短等临床症状,严重时表现为运动耐量下降,甚至出现夜间阵发性呼吸困难、下肢水肿等心功能不全症状。

2. 体征:心脏扩大(向心性肥厚或离心性肥厚)、心律失常。

3. 辅助检查

(1) 心电图:左心室高电压、左心室肥厚劳损。

（2）胸部 X 线：主动脉弓部迂曲延长，左心影增大。

（3）超声心动图（有条件可做）：E/A＜1，心室后壁厚度＞11 mm。左心室质量指数（LVMI）男性＞125 g/m²，女性＞120 g/m²，或有左心房扩大（LA＞35 mm）。

【药物治疗】

1. 治疗原则：控制血压尽可能达标，常需要联合治疗。药物选择根据年龄、危险分层、靶器官损害及合并的心脑血管疾病情况等个体化用药。

2. 药物选择

（1）对于高危组且年龄小于 60 岁伴有左心室肥厚的患者，首选 ACEI，如卡托普利口服常释剂型 12.5～50 mg，每日 2～3 次；依那普利口服常释剂型 5~10 mg，每日 2 次；贝那普利 10 mg，每日 1～2 次；培哚普利 4 mg，每日 1 次。对 ACEI 不能耐受者，可选择 ARB，如氯沙坦 50～100 mg，每日 1 次；缬沙坦 80 mg，每日 1 次；厄贝沙坦 150 mg，每日 1 次。如用药 8～12 周后血压仍未达标，可加用 CCB，如硝苯地平 5～20 mg，每日 3 次；尼群地平 10 mg，每日 2 次；氨氯地平 5 mg，每日 1 次；左旋氨氯地平 2.5 mg，每日 1 次。如仍未达标者，可联用小剂量利尿剂如氢氯噻嗪 12.5～25 mg，每日 1～2 次。

（2）患者出现心功能不全症状，可选 ACEI，如卡托普利，初始剂量 6.25 mg，每日 2 次，根据耐受情况逐渐增加至 12.5～25 mg，每日 2 次；依那普利口服常释剂型，初始剂量 2.5 mg，每日 1 次，并密切监测反应，根据耐受情况逐渐加量至每日 5～20 mg，分 1～2 次服；培哚普利，初始剂量 2 mg，每日 1 次，根据耐受情况逐渐增至 4～8 mg，每日 1 次。ACEI 不能耐受者，可改用 ARB 类。联用 β 受体阻滞剂，如琥珀酸美托洛尔 47.5～190 mg，每日 1 次；比索洛尔 2.5～10 mg，每日 1 次；卡维地洛 6.25～25 mg，每日 2 次。必要时联用袢利尿剂，如呋塞米 20～40 mg，每日 1～3 次；合用螺内酯 20 mg，每日 1 次。

（3）对于高血压合并心律失常患者，如心律失常仅为房性、室性期前收缩,无症状者可不予特殊处理。合并心房颤动者,可给予酒石酸美托洛尔口服,初始剂量 6.25 mg,每日 2～3 次,以后视临床情况每 2～4 周增加剂量 12.5～50 mg,每日 2 次;琥珀酸美托洛尔47.5～190 mg,每日 1 次;阿替洛尔 6.25～12.5 mg,每日 2 次,按需要及耐受量渐增至 50～200 mg;比索洛尔 2.5～10 mg,每日 1 次。

在无抗凝药检测条件下,在血压控制安全范围(＜150/90 mmHg)至少服用小剂量阿司匹林,每日 100 mg。其他见心律失常处理(见"心律失常"部分)。

【注意事项】

1. 高血压多年出现胸闷、气短、运动耐量下降者,建议转上一级医院进行超声心动图检查。

2. 对有左室肥厚、血压控制不良的患者,建议转诊或寻求新的降压治疗方案。对有阵发性或持续性心房颤动、明显心力衰竭患者,建议转诊。

(卢新政　鲁翔)

第三节　高血压肾脏损害

【概述】

高血压持续 5～10 年,即可引起肾脏小动脉硬化。根据血压程度和高血压的时间分为良性肾小球动脉硬化和恶性肾小球动脉硬化。高血压肾脏损害早期表现为夜尿增多,尿微量白蛋白尿排泄率增加。继而尿常规检查出现尿蛋白,沉渣镜检逐渐出现轻度异常(少量红细胞及颗粒管型)。逐渐出现蛋白尿,并最终出现肾小球滤过率下降,肾功能不全直至发展为终末期肾病(ESRD)。

【诊断要点】

1. 症状:出现肾损害前已有持续高血压病史。肾小管功能损害如夜尿增多早于肾小球功能损害。

2. 体征：可有颜面或双下肢轻度水肿。

3. 辅助检查

（1）尿液蛋白、白蛋白检测：① 蛋白尿即 24 小时尿蛋白排泄超过 300 mg，或任何一次排尿，尿测试纸片测定尿蛋白＞300 mg/L，或为任何一次排尿，测定尿蛋白/肌酐比值＞200 mg/g。② 白蛋白尿即 24 小时白蛋白排泄持续超过 300 mg，或任何一次排尿，尿白蛋白/肌酐比值男性＞250 mg/g，女性＞355 mg/g。③ 微量白蛋白尿即 24 小时尿白蛋白排泄在 30～300 mg，或任何一次排尿，尿白蛋白/肌酐比值男性在 17～250 mg/g，女性在 25～355 mg/g。

（2）肾小球滤过率（GFR）：高血压肾脏损害与其他原因导致的慢性肾脏病（CKD）一样，分期依据 GFR 水平。临床可应用方程（MDRD 方程或 Cockcroft-Gault 方程）依据血肌酐估计的 GFR（eGFR）估算。其中 CKD1 期为肾损害，GFR 正常或升高，GFR ≥ 90 ml/min；2 期是肾损害，GFR 轻度下降，GFR 60～89 ml/min；3 期是 GFR 中度下降，GFR 30～59 ml/min；4 期是 GFR 严重下降，GFR 15～29 ml/min；5 期是肾衰竭，GFR＜15 ml/min 或透析。

【药物治疗】

1. 用药原则：依据 GFR、血肌酐和血钾水平，采用不同药物首选或次选 2 种药物联合，或多药联合治疗可作为高血压肾脏损害的主要治疗方案。

2. 药物选择

（1）ACEI：具有降低尿蛋白及肾脏的保护效应，对有蛋白尿、血肌酐在 177 μmol/L（2 mg/dl）以下的高血压肾病患者常作为首选。卡托普利口服常释剂型 12.5～50 mg，每日 2～3 次；依那普利口服常释剂型 5～10 mg，每日 2 次；贝那普利片 5～10 mg，每日 1 次；培哚普利 4～8 mg，每日 1 次。

（2）ARB：如氯沙坦 50 mg，每日 1 次；缬沙坦 40～80 mg，每日 1 次；厄贝沙坦 150 mg，每日 1 次。并根据病情调整剂量。其禁忌证同 ACEI。

（3）CCB：CCB 减低肾血管阻力，降血压作用强，降压作用不受钠摄入量影响，不会引起高血钾副作用。在 ACEI 降压不达标或 ACEI 有禁忌时，CCB 可联用或作为主要抗高血压药物使用。氨氯地平 5 mg，每日 1 次；左旋氨氯地平 2.5 mg，每日 1 次；非洛地平口服常释剂型 5 mg，每日 2 次；非洛地平缓释剂型 5 mg，每日 1 次；硝苯地平控释片 30 mg，每日 1 次；尼群地平 10 mg，每日 2 次。

（4）利尿剂：氢氯噻嗪 12.5～25 mg，每日 1 次，可用于血肌酐在 177 μmol/L 以下的肾脏疾病患者；袢利尿剂可选择呋塞米 20～40 mg，每日 1～2 次或托拉塞米 10 mg，每日 1 次，用于肾功能较差（血肌酐＞177 μmol/L）的患者；对于少尿的重度肾功能不全患者，需静脉使用袢利尿剂。

（5）β 受体阻滞剂、α 受体阻滞剂及固定复方制剂：如复方利血平口服常释剂等，可用于血压控制不良的肾脏病患者。首选琥珀酸美托洛尔缓释片 47.5～190 mg，每日 1 次；次选酒石酸美托洛尔 12.5～50 mg，每日 2 次；比索洛尔 2.5～10 mg，每日 1 次；阿替洛尔常释剂型 10～20 mg，每日 2～3 次；复方利血平口服常释剂型 1～2 片，每日 1～2 次；复方利血平氨苯蝶啶口服常释剂型 1～2 片，每日 1～2 次。

（6）高血压肾病患者需要多种药物联合，常见的联合方案：ACEI/ARB＋CCB、ACEI/ARB＋利尿剂、β 受体阻滞剂＋CCB、CCB＋利尿剂、ACEI＋CCB＋利尿剂等。

【注意事项】

1. 高血压患者出现夜尿较多时，建议转诊到上一级医院检查尿蛋白定量。

2. 需要调整降压药物或蛋白尿排泄持续增高者，可转至上一级医院诊治。

3. 当患者血压持续控制不良或持续 GFR 下降、血肌酐增高或需血液透析、腹膜透析患者，建议转诊到上一级医院。

4. 大量蛋白尿患者，应以 ACEI/ARB 为主要治疗药物，联合 CCB、利尿剂治疗。在治疗过程中，注意监测血钾、血肌酐水平，每

1～3 日测血钾。当血肌酐＞265 μmol/L 或血清钾＞5.5 mmol/L 时,应停用 ACEI/ARB 类药物。如患者已发展至终末期肾衰竭进行透析后,为控制高血压又可再用 ACEI/ARB 类。

(卢新政　鲁翔)

第四节　冠心病

一、急性冠状动脉综合征

【概述】

急性冠状动脉综合征(简称 ACS)是一大类包含不同临床特征、临床危险性及预后的临床症候群,包括不稳定性心绞痛、非 ST 段抬高性心肌梗死、ST 段抬高性心肌梗死、心源性猝死。其共同病理机制为冠状动脉内粥样硬化斑块破裂、血栓形成,并导致病变血管不同程度阻塞。根据心电图有无 ST 段持续性抬高,可将急性冠状动脉综合征分为 ST 段抬高、非 ST 段抬高两大类,前者主要为 ST 段抬高心肌梗死,后者包括不稳定性心绞痛和非 ST 段抬高心肌梗死。

【诊断要点】

1. ST 段抬高性心肌梗死

(1)症状:主要临床表现为胸痛,典型部位为胸骨后或左胸部,常放射至左肩、左臂内侧达无名指和小指,或至颈咽部。至下颌部可表现为牙痛,下壁心肌梗死可伴有消化道症状。常为压迫、发闷或紧缩感,也可有烧灼感,不像针刺样、刀割样,可伴濒死的恐怖感觉。诱因常不确定,常持续 20 分钟以上,硝酸甘油缓解效果不明显。

(2)体征:可有心音减弱或新出现的心脏杂音,其余无特异性。

(3)辅助检查

① 心电图:ST 段抬高弓背向上型,宽而深的 Q 波,T 波倒置。

② 心肌酶:包括肌钙蛋白、肌红蛋白、肌酸激酶同工酶(CK-MB)升高。另可参考肌酸激酶(CK)、天门冬氨酸氨基转移酶(AST)、乳酸脱氢酶(LDH)等。

(4)诊断:具备以下 3 条中的 2 条,即 2/3 法。

① 缺血性胸痛的临床表现。

② 心电图的动态改变。

③ 心肌酶升高,超过正常值 2 倍以上。

2. 非 ST 段抬高性心肌梗死/不稳定性心绞痛

(1)症状:以心绞痛为主要症状,临床分为以下几种类型。

① 静息性心绞痛:心绞痛发作在休息时,且持续时间通常超过 20 分钟。

② 初发心绞痛:1 月内新发心绞痛,表现为自发性与劳力性发作并存。

③ 恶化劳力性心绞痛:既往有心绞痛病史,近 1 月内心绞痛恶化加重,发作次数频繁,时间延长或痛阈降低,硝酸类药物缓解作用减弱。

④ 变异性心绞痛:发作时 ST 明显抬高,恢复时 ST 段回到等电位线,多与冠状动脉痉挛有关。

⑤ 非 ST 段抬高性心肌梗死:临床表现与不稳定型心绞痛相似,较不稳定型心绞痛更严重,持续时间更长。

(2)体征:大部分可无明显体征。高危患者心肌缺血引起的心功能不全可有新出现的肺部啰音或原有啰音增加,新出现二尖瓣关闭不全等体征。

(3)辅助检查

① 心电图:ST-T 动态变化是最可靠的心电图表现,心绞痛发作时可出现 2 个或更多的相邻导联 ST 段下移≥0.1 mV。

② 心肌酶:非 ST 段抬高心肌梗死时可出现心肌酶升高。

(4)诊断:根据病史典型的心绞痛症状、典型的心肌缺血损伤标记物(肌钙蛋白 T、肌钙蛋白 I 或 CK-MB)升高,可作出非 ST 段抬高性心肌梗死/不稳定性心绞痛诊断。

【药物治疗】

1. 治疗原则:镇静、止痛,维持血压、心率的稳定性。急性冠脉综合征患者,一旦确诊应立即转上级医院治疗,在转诊之前可采用如下治疗方法:卧床休息,监测血压、心率、呼吸等。

2. 药物选择

(1)阿司匹林肠溶片,首剂 300 mg 嚼服,以后 75~150 mg,每日 1 次,如无禁忌证者长期口服。条件许可,加用氯吡格雷,首剂 300 mg 嚼服,以后 75~150 mg,每日 1 次。

(2)舌下含服硝酸甘油 0.5 mg 后,硝酸甘油(注射剂)5~10 mg 加入 500 ml 盐水中静脉滴注,以 20~30 滴/分钟起始,根据症状缓解及血压情况调整滴速。注意右室心肌梗死者慎用。

(3)如有进行性胸痛,且无禁忌证如哮喘发作、症状性低血压、严重心动过缓等,口服 β 受体阻滞剂,如琥珀酸美托洛尔 47.5 mg,每日 1 次;酒石酸美托洛尔 12.5 mg,每日 2~3 次;比索洛尔 5 mg,每日 1 次,并根据静息心率调整用药剂量,使静息心率为 55 次/分左右,必要时最低可达 50 次/分。

(4)频发性心肌缺血且有 β 受体阻滞剂的禁忌证时,在无严重左心功能受损或其他禁忌时,可用非二氢吡啶类 CCB,如维拉帕米(口服常释剂型)40 mg,每日 3 次。

(5)如血压偏高可增加 ACEI,如卡托普利(口服常释剂型)12.5 mg,每日 3 次;依那普利(口服常释剂型)5 mg,每日 2 次;贝那普利 10 mg,每日 1 次;培哚普利 4 mg,每日 1 次。ACEI 也用于左心室收缩功能不全或心力衰竭及合并糖尿病的急性冠脉综合征患者。

(6)早期给予他汀类药物,可改善预后,降低终点事件。急性冠脉综合征患者可给予辛伐他汀(口服常释剂型)40 mg,每日 1 次,晚上睡前服用;洛伐他汀 40 mg,每日 1 次,晚上睡前服用;瑞舒伐他汀(口服常释剂型)10 mg,每日 1 次;阿托伐他汀 20 mg,每日 1 次。高龄老年人酌情减量。

【注意事项】

1. 急性冠状动脉综合征的患者需密切注意血压、心率、心律的变化。止痛,改善缺血很重要,尽量减少搬动及剧烈活动,呼叫急救中心。

2. 一旦临床疑诊急性冠状动脉综合征,建议立即转至上级医院治疗。

二、稳 定 型 心 绞 痛

【概述】

稳定型心绞痛是冠心病的一种类型,是在冠状动脉固定性严重狭窄的基础上,由于心肌负荷增加引起心肌急剧的、暂时的缺血与缺氧的临床综合征。本病多见于有吸烟史的 40 岁以上男性,常见诱因包括劳累、情绪激动、饱餐、寒冷等,以发作性胸痛、胸闷为主要临床症状,其性质在 1~3 月内无改变,即发作频率,诱发症状的劳力和情绪激动的程度,发作的性质、部位和时限,缓解方式相同。

【诊断要点】

1. 症状

(1)胸痛、胸闷的部位主要位于胸骨后、心前区,常放射至左肩背、左上肢或咽颈部、下颌、牙齿。

(2)胸痛性质常为压榨样、胸闷或紧缩感。

(3)胸痛、胸闷常在体力活动、情绪激动等诱因下发生,且发生于活动或情绪激动时,典型的心绞痛常在相似的情形下发生。

(4)症状每次持续 3~5 分钟,最长不超过 30 分钟,停止活动或舌下含服硝酸甘油可在 3~5 分钟内迅速缓解。

2. 体征:平时通常无异常体征,发作时常见心率增快、血压升高、出汗、表情焦虑等,有时可出现一过性心尖部收缩期杂音。

3. 辅助检查

(1)静息心电图多正常,或可见陈旧性心肌梗死的改变,或非特异性 ST-T 改变。发作时心电图出现一过性 ST 段压低,常 ≥ 0.1 mV,或出现 T 波改变(由直立变为倒置或由倒置变为直立)。

(2)在条件许可时可进行平板运动试验、动态心电图、冠状动脉CT,常有阳性发现。冠状动脉造影是诊断冠心病的"金标准"。

【药物治疗】

1. 用药原则:抗血小板及扩张冠脉治疗,减少心肌缺血,稳定斑块,控制危险因素,改善症状。

2. 用药方案

(1)抗血小板药物:如无禁忌证,终身服用阿司匹林,每日1次,每次75～150 mg。

(2)ACEI:可选卡托普利,初始剂量6.25 mg,每日2次,根据耐受情况逐渐增加至12.5～25 mg,每日2次;依那普利口服常释剂型,初始剂量2.5 mg,每日1次,并密切监测反应,根据耐受情况逐渐加量至每日5～20 mg,分1～2次服;培哚普利,初始剂量2 mg,每日1次,根据耐受情况逐渐增至4～8 mg,每日1次。ACEI不能耐受者,可选择ARB,如氯沙坦50～100 mg,每日一次;缬沙坦80 mg,每日一次;厄贝沙坦150 mg,每日1次。

(3)β受体阻滞剂:阻断拟交感胺类激素受体对心率和心收缩力的刺激作用,减慢心率,降低血压,减低心肌收缩力和氧耗量,从而减少心绞痛发作。首选琥珀酸美托洛尔23.75 mg,每日1次,最大可达190 mg/d;也可选酒石酸美托洛尔6.25～25 mg,每日2次,最大可达100 mg/d,分2次服用;也可选阿替洛尔6.25～12.5 mg,每日2次,最大可达200 mg/d,分2次服用;或普萘洛尔5～10 mg,每日3～4次,最大可达200 mg/d,分3～4次服用,以上药物使用时按患者静息时心率调整用药量,目标心率55次/分,不低于50次/分。如无禁忌证该药应长期服用。有严重心动过缓、病态窦房结综合征、Ⅱ度2型以上的房室传导阻滞、症状性低血压、支气管哮喘发作期、心功能恶化时禁用。

(4)稳定斑块:服用他汀类调脂药物,如辛伐他汀20～40 mg,每日1次,晚上睡前服用;洛伐他汀40 mg,每日1次,晚上睡前服用;阿托伐他汀10～20 mg,每日1次;瑞舒伐他汀5～10 mg,每日1次。用药时注意有无肌痛、肌无力等现象,肝肾功能不全时慎用。

高龄老年、瘦弱者应减少剂量。如无禁忌证,该药应长期服用。

(5) 硝酸酯药物:扩张冠状动脉,增加冠状动脉供血。平常可口服硝酸酯类,如硝酸异山梨酯 5～10 mg,每日 2～3 次,或单硝酸异山梨酯 30～60 mg,每日 1 次。心绞痛发作时立即含服硝酸甘油 0.25～0.5 mg。该类药物在使用时可能出现头痛、一过性血压降低等现象,从小剂量开始、卧位时服药可减少或避免这些不良反应。如果心绞痛仅在高强度体力活动下发作,可在体力活动前先服硝酸酯类药物以预防心绞痛发作。

(6) 控制危险因素:控制高血压、高脂血症、糖尿病、戒烟、限酒,肥胖者控制体重。

【注意事项】

1. 使用阿司匹林时,应注意胃肠道情况,尤其是出现消化道出血时,应停药并予以相应治疗。

2. 监测血压、心率;定期检测血脂、血糖、肝肾功能。

3. 服用 β 受体阻滞剂者,应注意复查心电图,尤其用药初期和增加剂量时,应特别注意患者的心率和心律情况,从小剂量开始,每5～7 日逐渐加量。如琥珀酸美托洛尔可从 23.75 mg 开始,每日 1次,以后逐渐加量,使静息心率控制在 55 次/分以内。

4. 使用以上药物疗效欠佳甚至病情恶化,如心绞痛发作频率短期内增加、含服硝酸甘油效果欠佳、持续时间超过 30 分钟、发作时伴有低血压或心力衰竭者,应转至上级医院进一步诊治。

5. 稳定性心绞痛血压控制不良者需转上级医院。

三、陈旧性心肌梗死

【概述】

急性心肌梗死后 4～6 周进入陈旧期,两者同为冠心病的不同阶段,可有典型或非典型的急性心肌梗死病程,进入陈旧性心肌梗死阶段(稳定期),仅在行心电图或其他检查时发现。有些患者在陈旧性心肌梗死阶段可无任何症状,也可表现为心绞痛或心功能不全。

【诊断要点】

1. 症状

(1)可无任何症状,或表现为稳定性心绞痛(具体见冠心病的稳定性心绞痛一节)。

(2)陈旧性广泛前壁心肌梗死患者,可能并发心功能不全,如未采取有效治疗,可逐渐进展为心力衰竭,表现为活动耐量下降、疲乏、胸闷等。

2. 体征:可无异常体征,有心功能不全时可出现心界扩大、肺部湿啰音、双下肢水肿、肝大、颈静脉怒张、腹水、胸腔积液、心率增快或心律不齐、心音低钝、心脏杂音等。

3. 辅助检查

(1)心电图:常可见陈旧性心肌梗死表现,即相邻两个或两个以上导联的病理性 Q 波(深而宽),伴或不伴 T 波倒置。也有部分患者仅有 T 波倒置,陈旧性前壁心肌梗死可表现为 R 波振幅减少或递增不良等。

(2)超声心动图:提示节段性运动障碍,有心功能不全者可表现为左室射血分数下降、心腔扩大、瓣膜返流等。

(3)胸片:心力衰竭患者可见心影扩大、胸腔积液、肺水肿等。

【药物治疗】

1. 用药原则:扩张冠状动脉,减少和防止心肌缺血发生,通过他汀类药物稳定斑块、抗血小板防止血栓形成。改善心功能,预防或治疗心律失常,控制危险因素。

2. 用药方案

(1)抗血小板治疗:如无禁忌证,终身服用阿司匹林 75~150 mg,每日 1 次。

(2)扩张冠状动脉,增加冠状动脉血供:如有心绞痛可口服硝酸酯类,具体用法同稳定性心绞痛。

(3)β受体阻滞剂:该类药物有减少心肌缺血、改善心肌梗死患者远期预后的作用,如无禁忌证应长期服用,具体用法和注意事项同稳定型心绞痛。

（4）稳定斑块：辛伐他汀 20～40 mg，每晚 1 次，晚上睡前服用；洛伐他汀 40 mg，每晚 1 次，晚上睡前服用；阿托伐他汀 10～20 mg，每晚 1 次；瑞舒伐他汀 5～10 mg，每晚 1 次。如无禁忌证应长期服用。

【注意事项】

1. 有慢性心功能不全的陈旧性心肌梗死患者，应避免劳累、情绪激动、感染等。

2. 定期监测血压、心率、肝肾功能。

3. 服用阿司匹林时注意出血情况，尤其是上消化道出血情况。

4. 服用利尿剂时应监测电解质。

5. 服用地高辛者，定期复查心电图，出现恶心等胃肠道症状、视觉改变者，应鉴别是否为洋地黄中毒。

6. 服用 β 受体阻滞剂者，应注意复查心电图，尤其在用药初期和增加剂量时，应特别注意患者的心率和心律情况，从小剂量开始，每 5～7 天逐渐加量，并以靶剂量及最大耐受剂量长期维持。

7. 不能明确是否存在陈旧性心肌梗死患者，需要进行复杂检查时可转上一级医院。

8. 心绞痛的情况恶化、出现新的心肌梗死或心力衰竭症状加重时，应转往上级医院进一步诊治。

（卢新政 鲁翔）

第五节 心律失常

一、快速型室上性心律失常

【概述】

快速型室上性心律失常包括阵发性室上性心动过速（室上速）、心房扑动和心房颤动。室上速多见于正常人，房性心动过速、心房颤动多见于器质性心脏病患者。情绪激动、劳累、烟、酒、茶、咖啡过量均是诱发因素。

【诊断要点】

1. 症状：室上速、房性心动过速多为突发突止；心房颤动、心房扑动可表现为阵发性或持续性发作。如发作时间较短，心率不太快者症状较轻，稍有心悸，心前区不适或无症状；发作时间较长、心率过快或原有器质性心脏病时，症状常较重，可出现休克、急性左心衰竭、心绞痛、晕厥等。

2. 体征：室上速和房性心动过速心律规则，心率快，通常心率160～220 次/分；心房颤动时节律绝对不整、心音强弱不一、脉搏短绌。心率过快进而血流动力学不稳定者，可出现血压下降。

3. 辅助检查

(1) 心电图是直接而简便的诊断方法，但对了解短暂发作期变化更有意义。

(2) 条件许可时，可行 24 小时动态心电图检查，有助于了解全天不同时间段异常心律情况。

(3) 条件许可时，行超声心动图，有助于了解心脏功能及结构变化。

【药物治疗】

1. 治疗原则：3RC 原则，即 Rhythm Control，纠正异常心律；Rate Control，控制心室率；Risk Control，控制危险因素治疗。同时积极改善心功能。

2. 药物选择

(1) 洋地黄类制剂，常用药物有去乙酰毛花苷和地高辛。

① 目的：终止室上性心动过速、心房颤动、心房扑动，减慢心房颤动、心房扑动的心室率。

② 用法：a. 静脉注射：去乙酰毛花苷 0.4 mg＋5％葡萄糖 20 ml，缓慢静脉注射，2～4 小时后可重复，总量不超过 1.6 mg；b. 口服：地高辛 0.125～0.25 mg，每日 1 次，主要用于减慢心房扑动、心房颤动的心室率。

③ 注意事项：预激综合征合并宽 QRS 波室上性心动过速时，通常不建议使用洋地黄，因洋地黄具有阻滞房室结作用，使旁路传导加快，使心动过速恶化。

(2) 维拉帕米：属于Ⅳ类抗心律失常药物。

① 目的：a. 终止室上性心动过速、房性心动过速；b. 转复心房颤动、心房扑动，或减慢心室率。

② 用法：a. 静脉注射：维拉帕米 5 mg＋5％葡萄糖 20 ml，缓慢静脉注射至少 5 分钟，同时监测心率，心动过速中止应立即停止注射；b. 口服：每日 240～320 mg，分 3～4 次服，主要用于控制心房扑动、心房颤动的心室率。

③ 注意事项：a. 预激综合征合并室上性心动过速时禁用；b. 心功能不全患者慎用。

(3) 普罗帕酮：属Ⅰc类抗心律失常药物。

① 目的：a. 终止室上速、房性心动过速；b. 心房颤动、心房扑动复律，控制心室率，维持窦性心律。

② 用法：a. 静脉注射：普罗帕酮 70 mg，加 5％葡萄糖稀释，于 10 分钟内缓慢注射，必要时 10～20 分钟重复 1 次，总量不超过 210 mg，静脉注射后改为口服维持；b. 口服：普罗帕酮 150～

200 mg,每日 3 次。

③ 注意事项:心肌梗死和心力衰竭患者不宜长期应用。

(4)胺碘酮:属Ⅲ类抗心律失常药物。

① 目的:a. 终止室上速、房性心动过速;b. 心房颤动、心房扑动复律,控制心室率,维持窦性心律。

② 用法:a. 静脉滴注:心律失常发作急性期需静脉注射。通常负荷量按体重 3～5 mg/kg,一般为胺碘酮 150 mg＋5% 葡萄糖 250 ml,在 20 分钟内静脉滴注(滴注时间不少于 10 分钟),然后以每分钟 0.5～1.5 mg 维持静脉滴注,6 小时后减至每分钟 0.5～1 mg,每日总量1 200 mg。以后逐渐减量,静脉滴注胺碘酮持续不应超过 3～4 日。b. 口服:每日 0.2～0.4 g 维持,部分患者可减至每日 0.2 g,每周 5 天或更小剂量维持。

③ 注意事项:a. 监测心率、QT 间期;b. 静脉用药时注意血压;c. 应定期复查肝肾功能、甲状腺功能、胸片和心电图;d. 用药期间避免低血钾、酸中毒,以免发生尖端扭转室速。

(5)β受体阻滞剂:属Ⅱ类抗心律失常药物。

① 目的:控制心室率,维持窦性心律。其终止室上速、房性心动过速和心房颤动、心房扑动复律有效率低。

② 用法:普萘洛尔 10～30 mg,每日 3～4 次。琥珀酸美托洛尔 47.5～190 mg,每日 1 次。酒石酸美托洛尔 25～50 mg,每日2～3 次。阿替洛尔,成人初始剂量 6.25～12.5 mg,每日 2 次,按需要及耐受量渐增至 50～200 mg,儿童初始剂量按体重 0.25～0.5 mg/kg,每日 2 次。以上均为口服。

③ 注意事项:严重心动过缓、哮喘发作、症状性低血压患者应禁用。

【注意事项】

1. 出现快速型心律失常需使用静脉药物治疗,如有血流动力学不稳定时,需要转上一级医院处理。

2. 如用药物不能很好地终止或控制心动过速的发作,可转上级医院实施同步直流电复律,必要时可行导管消融治疗。

二、快速型室性心律失常

【概述】

快速型室性心律失常主要包括室性心动过速和心室颤动,多见于器质性心脏病。特发性室性心动过速可见于正常人。

【诊断要点】

1. 心悸、胸闷、气短、头晕、出冷汗,严重时出现黑矇、晕厥、阿斯综合征发作,甚至猝死。

2. 心率增快,大于120次/分,当心率大于180次/分时,易发生血流动力学障碍、血压下降、四肢厥冷等。

3. 辅助检查:心电图是直接而简便的诊断方法,必要时行24小时动态心电图检查。超声心动图有助于了解心脏功能、结构改变。

【药物治疗】

1. 胺碘酮属于Ⅲ类抗心律失常药物。

(1) 目的:① 终止室性心动过速、心室颤动;② 减少室性心动过速、心室颤动复发。

(2) 用法

① 静脉滴注:负荷量按体重 3～5 mg/kg,一般为 150 mg 加入5％葡萄糖液 250 ml,在 20 分钟内静脉滴注(滴注时间不少于 10 分钟),然后以每分钟 0.5～1.5 mg 维持,6 小时后减至每分钟 0.5～1 mg,每日总量 1 200 mg。以后逐渐减量,静脉滴注胺碘酮持续不应超过 3～4 日。

② 口服:每日 0.6 g,分 3 次服,1～2 周后根据需要逐渐改为每日 0.2～0.4 g 口服一周。并以最小有效剂量维持,根据个体反应,可予隔日 0.2 g 或每日 0.1 g。

③ 注意事项:a. 监测心率、QT 间期;b. 静脉用药时注意血压;c. 应定期复查肝肾功能、甲状腺功能、胸片及心电图;d. 用药期间避免低血钾、酸中毒,避免发生尖端扭转室速。

2. β受体阻滞剂:属于Ⅱ类抗心律失常药物。

（1）目的：减少室性心动过速、心室颤动复发，预防心脏性猝死。

（2）用法：普萘洛尔 10～30 mg，每日 3～4 次；酒石酸美托洛尔 25～50 mg，每日 2～3 次，或者 100 mg，每日 2 次；琥珀酸美托洛尔 47.5～190 mg，每日 1 次，或者 95 mg 以上时，每日 2 次；阿替洛尔，成人初始剂量 6.25～12.5 mg，每日 2 次，按需要及耐受剂量逐渐增加至 50～200 mg，儿童初始剂量按体重 0.25～0.5 mg/kg，每日 2 次。均为口服治疗。

3. 普罗帕酮属于 Ⅰc 类抗心律失常药物。

（1）目的：终止室性心动过速、心室颤动，预防室性心动过速、心室颤动复发。

（2）方法

① 静脉注射：普罗帕酮 70 mg 加 5% 葡萄糖液稀释，于 10 分钟内缓慢注射，必要时 10～20 分钟重复 1 次，总量不超过 210 mg。静脉注射后改为静脉滴注，滴速 0.5～1.0 mg/分钟或口服维持。

② 口服：100～200 mg，每日 3～4 次。维持量每日 300～600 mg，分 2～4 次服。

③ 注意事项：心肌梗死和心力衰竭患者不宜长期应用。

4. 补钾、补镁：纠正低血钾可避免快速型室性心律失常的反复发作，高危患者的血钾至少维持在 4.0 mmol/L，必要时应维持在 4.5 mmol/L 以上。补充镁离子也是纠正快速型室性心律失常的重要措施。

【注意事项】

1. 在不能确定患者室性心律失常性质时转上一级医院确诊。

2. 患者需要使用静脉抗心律失常药物时，可转上级医院确定方案及治疗。

3. 如药物不能很好地终止或控制心动过速的发作，可转上级医院实施同步直流电复律，必要时可行导管消融治疗。

三、缓慢型心律失常

【概述】

缓慢型心律失常主要包括窦性心动过缓、窦房传导阻滞、窦性停搏和Ⅱ度以上的房室传导阻滞,通常见于有器质性心脏病或高龄患者。而窦性心动过缓、窦房阻滞和Ⅱ度Ⅰ型房室阻滞也可见于迷走神经张力增高的正常年轻人。缓慢型心律失常可表现为持续性,并呈渐进性进展,也可为一过性表现。

【诊断要点】

1. 症状:头晕、胸闷、气短,偶有胸痛,严重时可出现黑矇、晕厥,甚至猝死。

2. 体征:心率减慢,窦性心动过缓,节律整齐;窦性停搏、窦房阻滞有长间歇,房室阻滞通常为心率缓慢而不齐。Ⅲ度房室阻滞表现为心率缓慢、节律齐,可闻及"大炮音"(房室同步收缩)。

3. 辅助检查:心电图是直接而简便的诊断方法,必要时可行24小时动态心电图检查,超声心动图可帮助了解心脏功能及结构的改变。

【药物治疗】

1. 治疗原则:持续缓慢型心律失常的根本治疗是植入人工心脏起搏器。药物治疗主要针对一过性缓慢性心律失常,如急性心肌梗死、高血钾等。

2. 药物选择

(1) 阿托品:为胆碱能受体拮抗剂,能解除迷走神经对心脏的抑制,使心率加快。

① 目的:纠正缓慢型心律失常,抢救心脏骤停。

② 用法:a. 静脉滴注:成人 1～2 mg/次,儿童 0.03～0.05 mg/kg,再次使用时需间隔 15～20 分钟。b. 肌内或皮下注射:剂量同上。c. 口服:0.9～1.8 mg/天,分 3～4 次口服。

③ 注意事项:a. 用药极量:口服 1 mg/次,每日 3 mg;皮下或静脉注射 2 mg/次。b. 青光眼患者禁用。大剂量应用可引起尿潴留,

前列腺肥大患者慎用。

(2) 异丙肾上腺素:属于 β 受体激动剂,对 β_1、β_2 受体均有较强的激动作用,对 α 受体几乎无作用。

① 目的:减少室性心动过速、心室颤动复发,预防心脏性猝死。

② 用法:以 0.5～1 mg 加于 5％葡萄糖溶液 200～300 ml 中,缓慢静脉滴注。

【注意事项】

1. 如不能确定心律失常的性质,转上一级医院诊治。

2. 需要静脉给予抗心律失常药物时,可转上级医院确定方案及治疗。

3. 需要安装起搏器可转上级医院。

（卢新政　鲁翔）

第六节　感染性心内膜炎

【概述】

感染性心内膜炎是多种病原微生物直接感染心瓣膜与心室内膜所致赘生物形成。未经治疗者,其死亡率达 90％以上。由于人口老龄化、抗生素的广泛应用,风湿性心瓣膜病逐渐减少,老年退化性心瓣膜病及心脏瓣膜置换术显著增加,静脉药瘾性心瓣膜病增多,感染性心内膜炎的流行病学特点发生明显改变。在病原学方面,虽然草绿色链球菌仍占主要因素,但金黄色葡萄球菌、表皮葡萄球菌、真菌等感染也显著上升。根据病程分为急性、亚急性。根据基础病因分为自体瓣膜性、移植瓣膜性及药瘾性感染性心内膜炎。

【诊断要点】

我国主要采用国际通用的 Duke 标准,其主要内容包括以下几方面:

1. 临床诊断

（1）主要标准

① 阳性血培养结果：两次血培养出相同的典型致感染性心内膜炎细菌，如草绿色链球菌、金黄色葡萄球菌。

② 超声心动图发现典型心内膜炎表现：赘生物、脓肿等。

（2）次要标准

① 易患因素：心脏病史或静脉药瘾。

② 发热≥38℃。

③ 外周血管病变表现：动脉栓塞、出血、动脉瘤、Janeway 损害等。

④ 免疫系统表现：肾炎、Osler 结、Roth 斑等。

⑤ 排除超声心动图的次要标准。

2. 感染性心内膜炎的诊断

（1）确诊：两项主要标准，或一项主要标准加三项次要标准，或五项次要标准。

（2）疑似诊断：介于确诊与非感染性心内膜炎之间者。

（3）非感染性心内膜炎：其他诊断可解释临床表现者或抗菌药物短期治疗（≤4 日）后，其类似心内膜炎症状完全消失者。

【药物治疗】

怀疑感染性心内膜炎者，需在进行抗菌药物治疗前进行血培养，临床应根据血培养结果选择或调整抗菌药物治疗。

1. 风湿性心瓣膜病、先天性心脏病、心脏手术已超过 12 个月的患者，感染病原菌多以草绿色链球菌为主，抗感染治疗选择大剂量青霉素 G 600 万 U，静脉滴注，6 小时 1 次。β-内酰胺酶类过敏者，可选用万古霉素 30 mg/(kg·d)，静脉滴注，每天分 2 次给药。同时联用阿米卡星 0.2 g，肌内注射，8～12 小时 1 次，或庆大霉素 8 万 U，肌内注射，8 小时 1 次，疗程 4～6 周。

2. 心脏手术后时间在 12 个月以内以及静脉药瘾者发生的心内膜炎，葡萄球菌所占比例较大，可选用苯唑西林 2 g，静脉滴注，6 小时 1 次；或头孢唑啉 2 g，静脉滴注，8 小时 1 次；阿米卡星 0.2 g，肌内注射,8～12小时1次;或庆大霉素8万U,肌内注射,8小时1次,疗程4～6周。

3. 有心力衰竭患者,应按急性"心力衰竭"治疗,具体见"心力衰竭"一节。

【注意事项】

1. 感染性心内膜炎是严重感染性疾病,由于病情复杂、患者基础疾病存在、病原微生物多样等,一般基层医疗机构处理该感染存在困难,建议对感染性心内膜炎患者,在做基本治疗后应及时转上级医疗机构处理。

2. 感染性心内膜炎抗感染治疗最好依据病原检查结果进行。

3. 抗菌治疗效果不明显患者或其他特殊情况患者可考虑外科手术治疗。对部分患者如移植瓣膜性感染性心内膜炎患者,可先外科手术去除病变瓣膜,再强化抗生素治疗。

(卢新政　鲁翔)

第七节　心肌炎

【概述】

心肌炎是指心肌局限性或弥漫性的急性或慢性炎症病变,可分为感染性、非感染性两大类。心肌炎的症状轻重不一,严重程度差异较大,轻者可无自觉症状。严重者可并发严重心律失常、心功能不全甚至猝死。近年来病毒性心肌炎的发病率显著增多,本节重点介绍病毒性心肌炎。

【诊断要点】

1. 症状:在上呼吸道感染、腹泻等病毒感染的基础上,多在其后2～3周内出现心脏症状,以胸闷、气短多见。

2. 体征:窦性心动过速或心律不齐,第一心音低钝。

3. 辅助检查

（1）心电图：可以出现多种心律失常的表现，以房室传导阻滞、窦房阻滞、束支阻滞，或多源、成对室性期前收缩多见。两个以上导联 ST 段呈水平型或下斜型下移≥0.05 mV 或 ST 段异常抬高或出现异常 Q 波。

（2）心肌损伤标记物：病程中血清肌钙蛋白 I 或肌钙蛋白 T（定量测定）、CK-MB 明显增高。

（3）心肌病毒学检查：特异性病毒抗体异常。

（4）超声心动图及心肌核素：心腔扩大或室壁活动异常，以及心功能检查证实左室收缩或舒张功能减弱。

病毒性心肌炎的确诊相当困难，国际上尚无统一标准。国内学者认为，同时具有上述 1、2（任何一种异常）、3 中任何两项，在排除其他原因心肌疾病后，临床上可诊断为急性病毒性心肌炎。

【药物治疗】

1. 抗病毒治疗：可予抗病毒药金刚烷胺，成人 200 mg，每日 1 次，或 100 mg，12 小时 1 次。

2. 保护心肌疗法：必要时可采用极化液治疗，10％葡萄糖液 500 ml 加普通胰岛素 8 U，10％氯化钾 15 ml 静脉滴注，7～10 日为 1 疗程。

3. 免疫抑制剂：一般发病 10～14 日内不主张应用糖皮质激素，但如有高热、心力衰竭、严重心律失常、心源性休克者可短期使用。地塞米松磷酸钠 10 mg 静脉注射（静脉注射时应以 5％葡萄糖注射液稀释）或静脉滴注，每日 1 次，持续 3～7 日，或泼尼松 40～60 mg，每日顿服。

4. 抗菌药物：治疗初期常规应用青霉素 400 万～800 万 U/d 或克林霉素 1 200 mg，分 2～4 次静脉滴注，疗程 1 周。

5. 对症治疗

（1）出现心力衰竭者，按常规心力衰竭治疗，但洋地黄用量要偏小。

（2）根据心律失常情况选择抗心律失常药物治疗。

【注意事项】

1. 保护心肌疗法中,也可使用维生素 C 5 g＋5％葡萄糖注射液 250 ml,静脉滴注,每日 1 次,持续 1～2 周。

2. 糖皮质激素也可选用氢化可的松注射液静脉滴注,每日 400～ 600 mg,病情好转后逐渐减量。

3. 急性病毒性心肌炎患者尽早卧床休息。

4. 有严重心律失常、心力衰竭患者,卧床休息半月,半年内不参 加体力活动。

5. 无心脏形态功能改变者,休息半月,3 月内不参加重体力 活动。

6. 以下情况需转上级医院处理:

(1) 心力衰竭急性加重或出现影响血流动力学的严重心律失 常,在给予最初的基本治疗后症状缓解不明显;需要特殊治疗者 转院。

(2) 完全性房室传导阻滞者,拟使用临时或永久起搏器。

(3) 为确诊心肌炎,行心肌标志物、病毒学检查及心功能状态评 估者可转上级医院。

(4) 需要使用免疫抑制剂或激素治疗的患者,建议转诊上一级 医院确定治疗方案。

(卢新政　鲁翔)

第八节　心肌病

一、扩张型心肌病

【概述】

扩张型心肌病(简称 DCM)在原发性心肌病中最常见,主要特点是不明原因的心脏扩大、室壁变薄、收缩力显著下降。本病起病缓慢,三大常见并发症为心功能不全、心律失常和栓塞。多数病情逐渐进展,死亡原因为顽固性心力衰竭或恶性心律失常。

【诊断要点】

1. 症状:原因不明的左心室或双心室扩大,心脏收缩功能降低。临床症状包括不同程度的心功能不全,常伴有心律失常,可有栓塞或猝死。

2. 体征:心脏扩大,第一心音减弱,心前区收缩期杂音。出现心力衰竭时可以出现呼吸困难、下肢水肿,肺部啰音等体征。

3. 辅助检查

(1)心电图:可见窦性心动过速、各种室内传导阻滞、多种心律失常和广泛的非特异性 ST 改变。

(2)胸片:心脏扩大,肺部淤血。

(3)超声心动图:全心扩大,心室壁弥漫性的运动减弱,左室射血分数低于50%。

4. 排除其他特异性或地方性心肌病。

【药物治疗】

1. 治疗原则:预防导致心力衰竭加重的诱因,如劳累、感染、心律失常、快速输液等。药物治疗主要针对心功能不全、长期神经内分泌治疗,改善预后。

2. 药物选择

(1) 心力衰竭急性加重期:采用静脉强心、利尿、扩血管治疗。

① 首选呋塞米 20～40 mg 或托拉塞米 10～20 mg,静脉注射或肌内注射,疗效差者可增加剂量;或联用小剂量多巴胺 1～5 $\mu g/(kg \cdot min)$ 静脉泵入,以增加肾血流量。

② 扩血管药物选择硝酸甘油或硝普钠静脉滴注。硝酸甘油起始剂量每分钟 5～10 μg,硝普钠起始剂量每分钟 10 $\mu g/kg$,并根据血压耐受情况逐渐加量。

③ 强心选择去乙酰毛花苷 0.2～0.4 mg 用 5% 葡萄糖注射液 20 ml 稀释后缓慢静脉注射,使用前要注意患者的心率不能过慢,有严重心动过缓病史者慎用。

(2) 慢性心功能不全:与心力衰竭缓解期用药原则相同,选用口服药物。

① 利尿剂:氢氯噻嗪每日 25 mg,合并严重肾功能不全者呋塞米每日 20 mg。症状好转可间断服用。

② 地高辛:一般每日 0.125 mg,心率较快、肥胖者可能需要每日 0.25 mg。

③ ACEI:可改善预后,应长期服用。如卡托普利每日 37.5～75 mg,分 3 次服用;依那普利每日 10～40 mg,分 2 次服用;贝那普利 5～10 mg,每日 1 次;培哚普利 2～8 mg,每日 1 次。

④ 由于 ACEI 的干咳副作用不能耐受者,可考虑改用 ARB。如氯沙坦 50 mg,每日 1 次;缬沙坦 80 mg,每日 1 次;坎地沙坦 4～8 mg,每日 1 次。原则上使用患者血压能够耐受的最大剂量。

⑤ β受体阻滞剂:首选琥珀酸美托洛尔 23.75～190 mg,每日 1 次;酒石酸美托洛尔 12.5～100 mg,分两次服用;比索洛尔 2.5～10 mg,每日 1 次;卡维地洛 12.5～50 mg,分两次服用,使其静息心率降至 55 次/分,使用患者的最大耐受剂量并长期服用。

⑥ 有明确心力衰竭患者,可加用螺内酯 20 mg,每日 1 次。

(3) 心律失常:无症状的心律失常无需治疗。快速心房颤动,合并急性心力衰竭时,静脉给予去乙酰毛花苷 0.2～0.4 mg。无明显心力衰竭症状者,可口服琥珀酸美托洛尔、比索洛尔、卡维地洛;持续房性或室性心动过速、心房颤动可静脉给予胺碘酮,首剂150 mg加入5%葡萄糖溶液250 ml,在20分钟内静脉滴注(滴注时间不少于10分钟),然后以每分钟0.5～1.5 mg维持,6小时后减至每分钟0.5～1 mg。

【注意事项】

1. 长期使用利尿剂应每月复查电解质,防止低血钾。

2. 开始服用ACEI或ARB后,2周内复查肾脏功能及血钾,如血肌酐上升30%,减少其剂量,上升50%者停药。

3. 长期服用地高辛时患者如出现恶心、腹泻等消化道症状要注意有无洋地黄中毒。

4. 以下情况需要转上级医院处理。

(1)初诊怀疑本病者需转院确诊。

(2)心力衰竭急性加重,在给予最初的基本治疗后症状缓解不明显、影响血流动力学的严重心律失常及合并血栓栓塞者需尽快转院进一步诊治。

(3)合并慢性心房颤动、心肌缺血、肾功能不全者应择期转上级医院确定长期治疗方案。

二、肥厚型心肌病

【概述】

肥厚型心肌病是另一种常见的原发性心肌病,特征为心室肌和(或)室间隔肥厚,心室腔变小,左心室舒张期顺应性下降。病因尚不清楚,多有明确家族遗传性,属于常染色体显性遗传。根据左心室流出道梗阻情况,分为梗阻性肥厚型心肌病和非梗阻性肥厚型心肌病。大部分无症状,主要临床表现为呼吸困难和类似心绞痛发作,梗阻者可有头晕、近似晕厥,有猝死倾向。

【诊断要点】

1. 症状

(1) 运动后有头晕、晕厥、心悸及心绞痛等症状。

(2) 晚期患者有呼吸困难等症状。

2. 体征:多数梗阻性者,在胸骨左缘第三、四肋间处闻及收缩期喷射样杂音。

3. 辅助检查

(1) 心电图:多有 ST-T 改变,左室高电压,部分有深而窄的 Q 波。需要与陈旧性心肌梗死相鉴别。

(2) 超声心动图:可见对称或不对称的心肌肥厚,室间隔厚度≥18 mm,伴有二尖瓣前叶收缩期前移,可区分梗阻性肥厚型心肌病。结合超声或心导管检查显示左心室与流出道压力阶差,可以确诊。

(3) 影像学检查(CT、MRI):心肌肥厚和心室腔变小的表现。

【药物治疗】

1. 治疗原则:通过降低心肌收缩力,减轻流出道狭窄,改善心脏舒张功能,减少猝死。

2. 用药方案

(1) β受体阻滞剂:起始量琥珀酸美托洛尔 23.75 mg,每日 1 次;或酒石酸美托洛尔 12.5 mg,每日 2 次;普萘洛尔 10 mg,每日 3 次。应从小剂量开始、逐渐增加剂量至最大耐受量(心率 55 次/分左右),每日剂量的个体差异极大。

(2) CCB:应选用降低心肌收缩力较强而扩血管降压作用较弱的非二氢吡啶类 CCB 如维拉帕米口服,起始量每次 40 mg,每日 3 次,逐渐加量。

(3) 胺碘酮:快速心房颤动、室性心动过速发作时可给予首剂 150 mg 加入 5% 葡萄糖溶液 20 ml,在 20 分钟内静脉滴注(滴注时间不少于 10 分钟),继以每分钟 1~1.5 mg 维持,疗效差者应尽快转院。预防心律失常发作可以口服,按照第 1 周 200 mg,每日 3 次,第 2 周 200 mg,每日 2 次,然后 200 mg,每日 1 次长期维持的方案治疗。

【注意事项】

1. CCB 中,也可选择口服地尔硫䓬 30 mg,每日 3 次,逐渐加量。

2. 梗阻性者慎用各种使梗阻加重的药物,如利尿剂、硝酸酯类、增加心肌收缩力的药物(合并严重心功能不全和快速心房颤动者除外)。

3. β受体阻滞剂和非二氢吡啶类 CCB 原则上不联用,尤其对于老年人,以免过度降低心率。

4. 梗阻性肥厚型心肌病是运动负荷试验的禁忌证。

5. 以下情况需转上级医院处理。

(1) 症状、体征或心电图怀疑此病者应转院确诊。

(2) 有家族史,尤其是晕厥或猝死家族史者应转院进行家系调查,猝死高危者需给予胺碘酮口服或植入自动复律除颤起搏器(ICD)。

(3) 梗阻严重者需转院评价是否具有介入治疗或外科治疗的指征。

(卢新政　鲁翔)

第九节　风湿性心脏病

【概述】

风湿性心脏病(简称风心病、RHD)是风湿性炎症所致心脏瓣膜损害。风湿性瓣膜病变可单独累及一组瓣膜(如二尖瓣或主动脉瓣),也可同时累及两组或三组瓣膜(如同时累及二尖瓣及主动脉瓣),后者又称为风心病联合瓣膜病。风心病最常累及的瓣膜为二尖瓣及主动脉瓣。临床上常见类型有单纯二尖瓣狭窄、二尖瓣狭窄并关闭不全、主动脉瓣狭窄并关闭不全、二尖瓣与主动脉瓣等联合瓣膜病。

【诊断要点】

1. 病史：有风湿热病史。

2. 症状：临床症状取决于瓣膜病变的部位、程度及病程。在严重病变时，单纯二尖瓣狭窄可出现呼吸困难、咯血及咳嗽；二尖瓣关闭不全可表现为乏力、呼吸困难；主动脉瓣狭窄可出现呼吸困难、心绞痛、晕厥；主动脉瓣关闭不全可表现为心悸、头晕及呼吸困难等症状。风心病进展至晚期常导致右心衰竭。

3. 体征：风心病最重要的体征是心脏杂音。二尖瓣狭窄时心尖部闻及舒张中晚期隆隆样杂音，二尖瓣关闭不全时心尖部闻及收缩期高调吹风样杂音，主动脉瓣狭窄时于主动脉瓣听诊区闻及较粗糙收缩期杂音并向颈部传导，主动脉瓣关闭不全时于主动脉瓣第二听诊区闻及舒张期高调叹气样杂音。右心衰竭或全心衰竭时可有下肢水肿、肝脏肿大的体征。

4. 辅助检查

（1）超声心动图对风心病的诊断最重要。

（2）X线胸片有助于了解心脏外形及大小。

【药物治疗】

瓣膜性心脏病是瓣膜本身有器质性损害，任何药物均不能使其消除或逆转。采用手术治疗置换或修补瓣膜，可提高长期存活率，是药物所不能替代的。药物治疗的作用主要是预防感染、改善心力衰竭症状及防止血栓栓塞并发症。

1. 用药原则：疾病早期控制风湿热的反复发作；伴有心力衰竭患者通过降低心脏负荷改善其临床症状；伴有心房颤动者注意防止血栓栓塞并发症。

2. 用药方案

（1）感染性心内膜炎一旦诊断明确，静脉应用抗菌药物治疗（具体用药参见"感染性心内膜炎"章节）。

（2）风心病所致心衰处理：心力衰竭基本治疗见"心力衰竭"章节。不同瓣膜病的处理如下：

① 二尖瓣狭窄患者出现咯血或咳粉红色泡沫痰（急性肺水肿）伴明显的干湿性啰音时，予呋塞米静脉注射，起始剂量 20～40 mg，2～4 小时后可重复 1 次，若患者同时合并快速心房颤动，需减慢心室率，可应用去乙酰毛花苷，稀释后静脉注射，首剂 0.4 mg，2 小时后可酌情再给 0.2～0.4 mg。

② 二尖瓣关闭不全晚期心脏扩大伴心力衰竭患者，给予地高辛口服，0.125～0.25 mg，每日 1 次。

③ 风心病合并慢性心房颤动时的处理：对于伴有快速心室率的心房颤动患者，给予地高辛口服，0.125～0.25 mg，每日 1 次。对运动时心室率增快的患者，加用 β 受体阻滞剂。琥珀酸美托洛尔起始剂量 23.75 mg，每日 1 次；酒石酸美托洛尔初始剂量 6.25 mg，每日 2～3 次，根据心率调整剂量，可增加到 50～100 mg，每日 2 次。

④ 主动脉瓣病变伴心绞痛的处理：主动脉瓣关闭不全伴心绞痛的患者可应用硝酸酯类药物。硝酸甘油，舌下含服，每次 0.5 mg（心绞痛发作时）；硝酸异山梨酯 10 mg，每日 3 次。主动脉瓣狭窄患者出现心绞痛时，可密切观察下试用硝酸甘油，每次 0.25～0.5 mg，舌下含服。

3. 用药过程不良反应及其处理

（1）单独应用排钾利尿剂可引起低钾、低镁血症，可将排钾利尿剂（呋塞米、氢氯噻嗪）与保钾利尿剂（螺内酯）合用，或补充钾盐以防止低血钾。

（2）对长期应用地高辛的患者，尤其要注意避免发生低血钾，因低血钾易引起洋地黄中毒。

（3）美托洛尔禁用于支气管痉挛性疾病、严重心动过缓（心率低于 55 次/分）、Ⅱ度及以上房室传导阻滞（已安装起搏器除外）患者。

【注意事项】

1. 单纯二尖瓣狭窄所致急性左心衰竭，若不伴快速心房颤动，洋地黄类药物无效，禁用。

2. 无症状的单纯慢性二尖瓣关闭不全，左室功能正常时，如血压正常，无需应用血管扩张剂。

3. 主动脉瓣狭窄伴心力衰竭的患者,应避免应用作用于动脉的血管扩张剂及β受体阻滞剂(美托洛尔),以防血压过低。可小心应用洋地黄及利尿剂,但需注意避免过度利尿。

4. 以下情况需转上级医院处理。

(1)风心病瓣膜损害的根本治疗是手术治疗,下列患者可转上级医院进一步确定是否需手术治疗:心功能Ⅱ级及以上的风心病、中重度二尖瓣狭窄、重度二尖瓣关闭不全、有症状的主动脉瓣狭窄/关闭不全(症状包括呼吸困难、NYHAⅡ级及以上者、心绞痛)、重度主动脉瓣狭窄/关闭不全。

(2)中、重度、顽固性心力衰竭:转上级医院调整治疗方案。

(3)风心病伴心房颤动及心力衰竭,有血栓栓塞的高危因素服用华法林抗凝治疗患者,应定期转上级医院监测凝血酶原时间的国际化标准比(PT-INR)。

(4)药物治疗中调整药物有困难、临床症状无法改善或出现判断不清的不良反应时可转上一级医院。

(卢新政　鲁翔)

第十节　心力衰竭

【概述】

心力衰竭是指各种心脏病发展到严重阶段所表现出的临床综合征,常见病因为冠心病、高血压、心脏瓣膜病、心肌病等。可分为急性和慢性心力衰竭,或分为射血分数下降(LVEF<40%)的心力衰竭和射血分数正常的心力衰竭。本节重点阐述射血分数下降的心力衰竭。

【诊断要点】

1. 症状:休息或运动时呼吸困难、乏力、踝部水肿。

2. 体征：心动过速、心界扩大、第三心音、心脏杂音、肺部啰音、胸腔积液、颈静脉压力增高、外周水肿、肝脏肿大。

3. 辅助检查

（1）超声心动图：心房、心室扩大，左室射血分数降低（LVEF＜40％）。

（2）血浆脑利钠肽（BNP）水平升高。

【药物治疗】

1. 治疗原则：去除诱因，纠正病因，改善症状及改善预后治疗。适当限盐限水，急性失代偿期心力衰竭患者住院治疗，慢性稳定期患者长期药物治疗或器械治疗。

2. 药物选择

口诀：利尿当先，而后阻断；抑制 RAS，抑制交感；孰先孰后，医生决断；强心扩管，抗凝防栓；结构异常，手术首选。

（1）利尿剂：有水肿或肺部湿性啰音时，均应给予利尿剂。氢氯噻嗪 25～50 mg，每日 1～2 次。呋塞米 20～80 mg，每日 1～2 次。一般从小剂量开始，疗效不明显时逐渐增加剂量。必要时静脉给药，呋塞米 20～40 mg 静脉注射或静脉滴注。

（2）硝酸酯类：急性期可以静脉滴注硝酸甘油，剂量 10～200 μg/min。病情稳定后改为口服硝酸异山梨酯，每日 15～60 mg，分2～3 次口服。

（3）洋地黄：有症状患者可以口服地高辛，0.125～0.25 mg，每日 1 次。

（4）ACEI：所有慢性收缩性心力衰竭患者均应长期使用 ACEI，除非有禁忌证或不能耐受时（如严重干咳）。必须从小剂量开始，如血压、血钾和肾功能等能耐受则每隔 3～7 日剂量加倍，直至达到目标剂量或最大耐受剂量。卡托普利起始剂量 6.25 mg，每日 3 次，目标剂量 25～50 mg，每日 3 次；依那普利起始剂量 2.5 mg，每日 1 次，目标剂量 10 mg，每日 2 次；培哚普利 2～8 mg，每日 1 次。

（5）β受体阻滞剂：适应于所有慢性稳定性心力衰竭，且无明显液体潴留者，无禁忌证如支气管哮喘发作、严重心动过缓以及 Ⅱ

度2型以上的房室传导阻滞、症状性低血压等，如能耐受应长期使用。注意须从极小剂量开始，每2~4周剂量加倍，直至达到目标剂量或最大耐受剂量后长期维持。如琥珀酸美托洛尔起始剂量每日11.875 mg，逐步递增至靶剂量或最大耐受剂量，每日分1~2次服用；比索洛尔1.25 mg，逐步增加至每日10 mg或最大耐受剂量，每日1次；卡维地洛6.125 mg，逐步增加至每日50 mg或最大耐受剂量，每日2次。

(6)螺内酯：症状明显患者，应用螺内酯10~20 mg，每日1次。

(7)胺碘酮：严重心律失常可用胺碘酮，通常口服剂量0.2 g，每日3次，再7天后改为每日2次，再7天后改为每日1次或隔日1次维持。

【注意事项】

1. 治疗心力衰竭不仅要缓解症状，更重要的是降低死亡率和再住院率，改善长期预后。因此，应当坚持长期使用足够剂量的ACEI和β受体阻滞剂，除非患者不能耐受。ACEI、β受体阻滞剂均应从小剂量开始、逐渐加量，最后以靶剂量或最大耐受剂量维持。β受体阻滞剂有明显负性肌力作用，不建议用于严重急性心力衰竭患者。

2. 开始治疗后数日应监测血钾和肌酐，病情稳定后可延长监测时间至数周或数月1次。

3. 以下情况需转上级医院处理。

(1)在使用上述药物有困难时(包括调整药物剂量，出现药物不良反应，治疗过程中症状、体征发生异常)可转上一级医院。

(2)需要采用上述药物治疗，在本诊室无法实施治疗措施时，可转上一级医院。

(3)上述药物治疗仍有明显心力衰竭症状，或症状加重以及出现严重心律失常等并发疾病时需转院。需要进行进一步对心功能或合并感染程度判断时转上一级医院。

（卢新政　鲁翔）

第十一节　心包炎

一、急性心包炎

【概述】

急性心包炎为心包脏层和壁层的急性炎症。以往常见的病因是风湿热、结核及细菌性,近年来,病毒感染、肿瘤、尿毒症性及心肌梗死后心包炎明显增多。根据病理变化,急性心包炎可分为纤维蛋白性和渗出性两种。

【诊断要点】

1. 纤维蛋白性心包炎

(1)症状:主要表现为心前区疼痛,性质为锐痛或闷痛,可随呼吸、咳嗽、吞咽、体位改变而改变。

(2)体征

① 心脏:心包摩擦音是典型的体征,可持续数小时或数日。当积液量增多摩擦音即消失。听到心包摩擦音即可诊断心包炎。

② 全身:发热、多汗。肿瘤性心包炎者可无发热。

(3)辅助检查

① 白细胞计数(WBC)、血沉(ESR)、C反应蛋白(CRP)可增高,结核菌素纯蛋白衍生物(PPD)皮肤试验可呈阳性。

② 心电图:各导联(aVR除外),可出现弓背向下型ST段抬高,数日后回至等电位线上,T波平坦或倒置。

2. 渗出性心包炎

(1)症状、体征:临床表现取决于积液对心脏的压塞程度。心包积液是一种较常见的临床表现。正常心包腔内有15～30 ml的液体,起润滑作用。当心包腔内液体聚集>50 ml则为心包积液,可分为小量心包积液(＜100 ml)、中量心包积液(100～500 ml)、大量心包积液(＞500 ml)。

① 症状:少量心包积液,可无任何自觉症状,大量心包积液可出现呼吸困难、咳嗽、声嘶、吞咽困难。

② 体征:心包内液体量＞200～300 ml 时,查体可发现心尖搏动减弱、心浊界向两侧扩大、心音低钝遥远、心率快。液体量＞500 ml 时,可出现奇脉、肝大伴压痛、腹水、肝-颈静脉回流征阳性等。快速心包积液时可引起急性心脏压塞(表现为心包填塞),临床会出现心动过速、血压下降、脉压变小、静脉压明显升高直至威胁生命。多见于胸部外伤、有创心脏操作导致的损伤、急性心肌梗死心脏破裂、主动脉瘤及主动脉夹层动脉瘤破裂。如积液积聚较慢,可出现亚急性或慢性心脏压塞,表现为体循环瘀血、颈静脉怒张、静脉压升高、奇脉等。

(2) 辅助检查

① 感染性者可出现白细胞升高、血沉增快。

② X 线胸片检查:积液量超过 300 ml 时,心脏阴影向两侧扩大。

③ 心电图:心动过速,QRS 呈低电压,R 波电交替现象。

④ 超声心动图:对诊断心包炎简单易行,迅速可靠。其敏感性和特异性优于 X 线和心电图。

⑤ 心包穿刺液的理化检查有助于病因学诊断。

【药物治疗】

1. 治疗原则:针对原发疾病治疗,排除积液,解除心脏压塞症状及对症治疗。

2. 药物治疗

(1) 结核性心包炎所致心包积液:以渗出液多见。

① 抗结核治疗:其治疗原则为联合、足量应用抗结核杆菌药物。常用药物及用法:异烟肼(H)每日 0.3 g,顿服;利福平(R)每日 0.45 g,早饭前服;吡嗪酰胺(Z)每日 1.5 g,顿服;乙胺丁醇(E)每日 0.75 g,顿服。常用方案有 2HRZE/10HRE,必须在当地结核病防

治医院诊治。

②早期应用足量激素:每日口服泼尼松 1~2 mg/kg,连续 5~7日,逐渐减量 6~8 周停用。

(2)化脓性心包炎所致的心包积液:心包液为脓性,心包液葡萄糖含量较低,将心包穿刺液做培养并作药物敏感试验,指导治疗。

3. 对症治疗

(1)止痛:纤维蛋白性心包炎患者,疼痛明显时可口服布洛芬0.2~0.4 g,每 4~6 小时 1 次,成人最大限量每天 2.4 g。

(2)解除心脏填塞:转上级医院进行心包穿刺。

【注意事项】

1. 临床怀疑结核性心包炎时,抗结核治疗中要注意监测肝功能。药物的疗程要足。

2. 泼尼松应用后逐渐减量停药。

3. 以下情况需要转上级医院处理。

(1)对无法明确诊断心包炎性质的患者,需要转上级医院。

(2)对采用上述药物无法改善症状者转上级医院。

(3)对疑有心包填塞症状、需要进行心包穿刺的患者尽快转上级医院。

(4)对有结核性心包积液及肿瘤性心包积液的患者,建议转专业医院就诊。

二、慢性缩窄性心包炎

【概述】

慢性缩窄性心包炎是指心脏被致密厚实的纤维化或钙化心包所包围,使心室舒张期充盈受限,从而降低心脏功能。继发于急性心包炎,结核性最常见。其次为化脓性、创伤性,肿瘤也可作为病因的一种。

【诊断要点】

1. 症状:主要为呼吸困难、腹胀、乏力、头晕、食欲减退、咳嗽、体重减轻和肝区疼痛等。

2. 体征:颈静脉怒张、肝大、腹水、下肢肿、心率增快、收缩压降低、脉压小、有奇脉。

3. 辅助检查

(1) 心电图可有期前收缩、房扑或房颤等。大多数病人有 QRS 波低电压。

(2) 静脉压显著增高,常超过 $2.45\ kPa(250\ mmH_2O)$。

【药物治疗】

1. 降低体循环静脉压,控制钠盐。

2. 酌情应用利尿剂,口服氢氯噻嗪,每日 $12.5\sim50\ mg$;或口服呋塞米,每日 $20\sim40\ mg$。

3. 心房颤动时可选用 β 受体阻滞剂或地高辛控制心室率。

【注意事项】

1. 应用利尿剂时,注意监测肾脏功能及电解质。

2. 注意不要加重心脏负荷,静脉输液要谨慎。

3. 一旦确定诊断,外科手术是根本的治疗措施。

4. 对控制不佳的症状性心力衰竭、需要调整治疗方案者,建议转往上一级医院诊治。

(卢新政　鲁翔)

第十二节　心脏神经症

【概述】

心脏神经症是以心血管临床症状为主要表现的临床综合征,属于功能性神经症的一种类型。临床可表现为心悸、心前区疼痛、胸闷、气短、呼吸困难、头晕、失眠、多梦等,其中心血管系统症状与器质性心脏病类似,而缺乏心脏病的客观证据。大多发生于青壮年,女性多于男性,尤其是更年期妇女多见。由于焦虑、紧张、情绪激动、精神创伤等因素的作用,中枢兴奋和抑制过程发生障碍,受自主神经调节的心血管系统也随着发生紊乱,引起了一系列交感神经张力过高症状。此外,过度劳累、体力活动过少、循环系统缺乏适当锻炼,以致稍有活动或少许劳累即不能适应,因而产生过度的心血管反应而致本病。

【诊断要点】

1. 症状:青壮年女性多见,出现心血管系统的症状多种多样,时轻时重,但多不严重。病史中多有焦虑、情绪激动、精神创伤或过度劳累等诱因,可有心悸、气短或心前区不适等,有入睡困难或睡眠质量差。

2. 体征:常无特殊发现。多呈焦虑或紧张状态,血压可正常或轻度升高,多发生于情绪波动时。心脏听诊时提示心率增快、心音增强,伴有心前区 1~2 级柔和的收缩期杂音,偶有期前收缩出现。

3. 辅助检查

(1)心电图检查:心电图常表现为正常或有窦性心动过速,部分患者出现 ST 段压低或水平型下移,T 波低平、双相或倒置,多在Ⅱ、Ⅲ、aVF 或 V4~V6 导联出现。普萘洛尔试验阳性,即服用普萘洛尔后 ST 段和 T 波恢复正常。

(2)运动试验阴性,部分病人运动试验可为假阳性。

(3)心脏超声检查,可排除心脏、大血管和心脏瓣膜结构异常。

心脏神经症的诊断宜慎重,作出诊断之前首先排除心脏器质性病变如冠心病心绞痛、心肌病或病毒性心肌炎、二尖瓣脱垂,内分泌性疾病如甲状腺功能亢进等。

【药物治疗】

1. 非药物的生活方式治疗

(1)加强医患沟通,帮助患者认识本病特点并解除顾虑。

(2)建议患者戒除不良生活习惯,规律活动,进行适度的体育锻炼。

(3)消除诱因,纠正失眠,避免过度劳累和环境嘈杂等不良因素的影响,避免过度紧张,不宜从事持续时间过长、注意力高度集中的工作。

2. 药物治疗

(1) 小剂量的镇静剂：严重失眠者可口服艾司唑仑 1 mg，每日 1 次。

(2) β受体阻滞剂酒石酸：β受体阻滞剂对心率较快者有效，如普萘洛尔 10 mg 口服，每日 3～4 次；酒石酸美托洛尔 12.5～25 mg 口服，每日 2 次。有疗效后应维持治疗 2～3 个月以上再逐渐停药。

如常规治疗效果差，可采用量表筛查法，以排除患者有无抑郁焦虑等心理问题。必要时可给予抗抑郁抗焦虑治疗，较重患者应及时转诊。

【注意事项】

1. 需要排除心血管疾病后才能诊断心脏神经症，并积极寻找诱发因素。

2. 应用调节自主神经的药物，谷维素 10～30 mg 口服，每日 3 次，或多种维生素口服。不建议长期大剂量应用安定类药物。

3. 心率偏慢时，限制应用β受体阻滞剂。

4. 以下情况需要转上级医院处理。

(1) 不能确定临床心脏症状与器质性疾病或精神因素有关。

(2) 有明显心血管症状又有明确更年期症状女性，建议转诊妇科调整药物治疗。

(3) 对有明显心脏症状但无法诊断，或采用多种药物治疗后患者仍述症状不缓解时可转上级医院。

(4) 有明确抑郁症状或抑郁症的患者建议转专科医院。

（卢新政　鲁翔）

第五章　消化系统疾病

第一节　急性胃炎

【概述】

急性胃炎指由不同原因所致胃黏膜的急性炎症和损伤。常见有酒精、药物、应激、感染、十二指肠反流液、胃黏膜缺血、缺氧、变质食物、腐蚀性化学物质以及放射损伤或机械损伤等。通常将急性胃炎分为急性单纯性胃炎、急性糜烂出血性胃炎、特殊病理引起的急性胃炎（如急性腐蚀性胃炎、急性化脓性胃炎等）。NSAIDS和应激引起的急性糜烂出血性胃炎常在发生消化道出血时才引起注意。

【诊断要点】

1. 根据病史症状及体征：急性上腹痛、恶心、呕吐、纳差、呕血、黑便腹胀等症状，可做出诊断。急性化脓性胃炎可出现寒战、高热。

2. 早期胃镜检查有助于诊断。食物中毒患者宜于呕吐症状有所缓解后再考虑是否需要行胃镜检查,由药物或应激因素所致的急性胃黏膜病变宜及时检查,以期早期诊断。吞服腐蚀剂者则为胃镜禁忌。

3. 疑有出血者应作呕吐物或粪便隐血试验,红细胞计数、血红蛋白测定和红细胞压积试验。

4. X 线钡剂检查无诊断价值。

【药物治疗】

1. 抑制胃酸分泌:急性胃炎的主要治疗药物为抑制胃酸分泌制剂,包括质子泵抑制剂(PPI)和 H_2 受体拮抗剂(H_2 RA)等,如奥美拉唑 20 mg,每日 1 次;西咪替丁,成人每次 0.2~0.4 g,每日 4 次,或 0.8 g,睡前一次服用。

2. 胃黏膜保护剂和抗酸剂:如硫糖铝,成人每次 1 g,每日 4 次,不良反应较常见有便秘;枸橼酸铋钾,每日早餐前半小时及晚餐前半小时各服 2 片,或每日 4 次于三餐前半小时及睡前半小时各服 1 片;铝碳酸镁咀嚼片,每次 0.5~1.0 g,每日 3 次,于两餐之间及睡前服。

3. 细菌感染所致急性胃炎:可进一步加用适当的抗感染药物,如氟喹诺酮类制剂、氨基糖苷类制剂或头孢菌素。如左氧氟沙星 0.2 g,口服,每日 2 次。

4. 急性糜烂出血性胃炎发生上消化道大出血者:按上消化道出血治疗原则进行处理,临床常用奥美拉唑 40~80 mg,静脉注射或静脉滴注,每日 2~3 次。

5. 对症支持治疗:恶心、呕吐明显者,可使用胃动力药物,如甲氧氯普胺(胃复安),肌内注射,每次 10~20 mg。静脉滴注,每次 10~20 mg。腹痛者可用颠茄片 10 mg,痛时口服,4 小时后可重复,不良反应可有口干、面红、轻度扩瞳、视近物模糊,个别有心率加快及排尿困难等,山莨菪碱,每次 5~10 mg,每日 3 次,或每次 5~10 mg,肌内注射,每日 1~2 次。

【注意事项】

1. 去除病因,积极治疗原发病。

2. 近期服用 NSAIDS 史、严重疾病状态、大量饮酒或精神应激的患者,如发生呕血和(或)黑便,需考虑急性糜烂出血性胃炎的可能,应行急诊胃镜检查,如生命体征不平稳,可转上级医院救治。

3. 甲氧氯普胺,每日剂量不宜超过 0.5 mg/kg,大剂量应用易引起锥体外系反应,可使用抗胆碱药物、抗组胺药物、治疗帕金森病药物拮抗。

4. 枸橼酸铋钾在服用期间大便及舌苔呈现黑色,需与消化道出血鉴别。

(仲恒高 范志宁)

第二节 慢性胃炎

【概述】

慢性胃炎是指胃黏膜慢性炎症或萎缩,分为浅表性胃炎和萎缩性胃炎两类,多数慢性胃炎患者无临床症状,有症状者主要表现为上腹痛或不适、上腹胀、早饱、嗳气、恶心等非特异性消化不良。有无消化不良症状及慢性胃炎的严重程度与内镜所见和组织学分级无相关性。

【诊断要点】

1. 上腹痛、饱胀、消化不良、食欲不振等症状持续一周以上。

2. 慢性胃炎的诊断,主要依据胃镜所见和胃黏膜组织病理检查。凡有上消化道症状者都应进行胃镜检查,以除外早期胃癌、胃溃疡等疾病。中年女性患者应作胆囊超声检查,排除胆囊病变的可能。

3. 胃镜检查:浅表性胃炎有胃黏膜出血、糜烂、水肿。萎缩性胃炎有胃黏膜灰白、灰黄或灰绿,萎缩。

4. 幽门螺杆菌检查有多种方法,如组织学、尿素酶、细菌培养、^{13}C 和 ^{14}C 尿素呼气试验或粪便 Hp 抗原检测等。

5. 胃酸分泌功能测定:五肽胃泌素刺激试验,测定基础胃酸分泌量(BAO)、最大胃酸分泌量(MAO)、高峰胃酸分泌量(PAO)和胃液 pH。明显低酸或无酸提示胃体萎缩性胃炎。

【药物治疗】

目的是缓解症状和改善胃黏膜组织学。治疗应针对病因,遵循个体化原则。

1. 慢性胃炎伴有消化不良症状的主要治疗为改善症状。具体如下:

(1) 抑酸剂:奥美拉唑 20 mg,每日 1 次。

(2) 解痉剂:颠茄片 5～10 mg,必要时可 4 小时重复口服;山莨菪碱 5～10 mg,每日 3 次,或每次 5～10 mg,肌内注射,每日 1～2次。前列腺肥大、青光眼患者禁用。常见不良反应有口干、心悸、排尿困难、视物模糊。

(3) H_2 受体拮抗剂:西米替丁 0.2 g,每日 3 次;雷尼替丁150 mg,每日 2 次;法莫替丁 30 mg,早晚各 1 次。

(4) 胃黏膜保护剂:氢氧化铝凝胶 10～15 ml,餐前口服,每日 3次,长期服用可致便秘、骨质疏松;枸橼酸铋钾胶囊 150 mg,每日 2次,可致舌苔、大便呈黑色、口内有氨味,停药可自行消失。

(5) 止吐药:甲氧氯普胺片 5～10 mg,每日 3 次;多潘立酮10 mg,每日 3 次。

2. 根除幽门螺杆菌治疗:对于幽门螺杆菌引起的慢性胃炎是否应常规根除幽门螺杆菌尚缺乏统一意见。但根除幽门螺杆菌(Hp)可消除或改善胃黏膜炎症,防止萎缩、肠化进一步发展,预防消化性溃疡及降低胃癌发生的危险性,部分患者消化不良症状也可改善,参见表 5-2-1。

表 5-2-1　根除幽门螺杆菌常用的治疗方案

方　案	药物(选用常规剂量)	疗程(日)
一线方案:三联疗法	PPI＋克拉霉素＋阿莫西林 或 PPI＋克拉霉素＋甲硝唑(或替硝唑)	7~14
二线方案:四联疗法	PPI＋铋剂＋2 种抗生素(克拉霉素、阿莫西林、甲硝唑、替硝唑、呋喃唑酮、左氧氟沙星)	10~14
序贯疗法	前 5 日为 PPI＋阿莫西林,后 5 日为 PPI＋克拉霉素＋替硝唑;或前 5 日为 PPI＋克拉霉素,后 5 日为 PPI＋阿莫西林＋呋喃唑酮	10~14

根除幽门螺杆菌特别适用于:

(1) 伴有胃黏膜糜烂、萎缩及肠化生、异型增生者。

(2) 有消化不良症状者。

(3) 有胃癌家族史者。

目前推荐的各类根除 Hp 治疗方案中最常用的是以 PPI 为基础的三联治疗方案(PPI、阿莫西林、克拉霉素),三种药物均采用常规剂量,疗程 7~14 日。对于首次根除失败者,应采用二、三线方案进行治疗。二、三线方案常用四联疗法,可根据既往用药情况并联合药敏试验,采取补救治疗措施(PPI＋铋剂＋2 种抗生素)或选用喹诺酮类、呋喃唑酮、四环素等药物,疗程多采用 10 日或 14 日,或采用序贯疗法。序贯疗法根除 Hp 具有疗效高、耐受性和依从性好等优点。序贯疗法为 10 日:前 5 日为 PPI＋阿莫西林,后 5 日为 PPI＋克拉霉素＋替硝唑;或前 5 日为 PPI＋克拉霉素,后 5 日为 PPI＋阿莫西林＋呋喃唑酮。据报道,序贯疗法有效率达 90% 以上。

3. 自身免疫性胃炎的治疗:目前尚无特异治疗,合并恶性贫血者需终生补充维生素 B_{12}。有缺铁性贫血者补充铁剂,同时加用维生素 C,有利铁剂吸收。

【注意事项】

1. 应注意去除致病因素,戒烟,戒酒及避免进食刺激、粗糙食物。

2. 有明显精神因素的慢性胃炎患者,可使用抗抑郁药或抗焦虑药物。

3. 对伴有息肉、异型增生或有局灶性凹陷或隆起者,应加强随访。对重度异型增生,可采用内镜下胃黏膜切除术(EMR)或内镜下黏膜剥离术(ESD)。慢性萎缩性胃炎伴重度异型增生或重度肠化生,可考虑手术治疗。

4. 无症状、Hp 阴性的非萎缩性胃炎无须特殊治疗。对伴有体重下降、大便隐血阳性、不明原因贫血或疑为胃体萎缩性胃炎的患者,可转院进一步检查。

(仲恒高　范志宁)

第三节　胆汁反流性胃炎

【概述】

胆汁反流性胃炎,是指由幽门括约肌功能失调或行降低幽门功能的手术等原因,造成含有胆汁、胰液等十二指肠内容物反流入胃,在胃酸作用下,破坏胃黏膜屏障,引起 H^+ 弥散增加而导致的胃黏膜慢性炎症。胃-幽门-十二指肠协调运动失调被认为是该病的主要发病机制,协调运动失调引起的十二指肠逆蠕动增加、幽门关闭功能减弱、胃排空延迟,均可导致十二指肠内容物过量反流入胃。胆汁反流性胃炎可分为原发性和继发性:前者为非手术胃发生的过量十二指肠液反流;后者为胃幽门手术或胆囊切除后发生的胃胆汁反流。

【诊断要点】

1. 临床表现主要为中上腹饱胀不适、烧灼感,胸骨后痛,餐后加重,服碱性药物无缓解或加重。胆汁性呕吐是其特征性表现。有胃手术史、胆系疾病手术史可拟诊。

2. 胃镜检查：可见胃黏膜弥漫性充血并伴有不同程度的黏膜皱襞水肿或糜烂。胃腔可见胆汁潴留，幽门口松弛或处于开放固定状态，十二指肠蠕动时可见胆汁反流入胃。

3. 胃吸出物测定：通过从患者鼻腔插入胃管到达胃腔，抽吸空腹和餐后胃液，测定其中胆酸含量，如空腹基础胃酸分泌量＜3.5 mmol/h，胆酸超过 30 μg/ml，则可确诊。

【药物治疗】

1. 促胃动力药物：通过促进胃排空，减少胆汁在胃内的停留时间，促进反流物的排空。常用药物包括甲氧氯普胺、多潘立酮、莫沙必利等，如莫沙必利 5 mg，每日 3 次，饭前服用。

2. 结合胆盐类药物：如铝碳酸镁，通过与胆酸和溶血磷脂酰胆碱结合，继而减轻胆盐对胃黏膜的损伤，对胆汁反流性胃炎效果明显，为临床上主要用药；如阴离子交换树脂（考来烯胺），口服后释放出氯离子，与胆酸结合，形成不可溶、不吸收的复合物，加速胆盐及粪便排出，减少胃黏膜损害。

3. 抑制胃酸药：胃酸和胆汁有叠加的作用，对胃黏膜的损伤作用强，抑酸药对胆汁反流者同样有效。常用的抑酸剂主要为 H_2 受体阻断剂（H_2RA），包括西咪替丁、雷尼替丁、法莫替丁等，及质子泵抑制剂（PPI）。常用药物包括奥美拉唑、兰索拉唑、雷贝拉唑、泮托拉唑以及埃索美拉唑，疗程一般为 2 周。

4. 熊去氧胆酸：25 mg，每日 2 次，进餐时服。

5. 抗幽门螺杆菌治疗：幽门螺杆菌感染可以引起胃黏膜炎症，对胆汁反流性胃炎合并 Hp 感染者的治疗，在常规应用抑酸剂、胃黏膜保护剂和胃动力药物的同时，还应根除幽门螺杆菌。这不但有利于疾病的愈合，更可减少诱发癌变的可能。

【注意事项】

1. 本病可并发食管狭窄、出血、溃疡等。长期而严重的胆汁反流性胃炎可发生癌变。症状严重且药物治疗无效者，可考虑手术治疗。

2. 对上腹痛伴食欲减退、体重下降及大便隐血阳性或贫血患者建议转院行胃镜检查。

（仲恒高　范志宁）

第四节　食管贲门黏膜撕裂综合征

【概述】

剧烈干呕、呕吐和致腹内压骤然增加的其他情况，造成胃的贲门、食管远端的黏膜和黏膜下层撕裂，并发大量出血，称为食管贲门黏膜撕裂综合征。腹内压力或胃内压力骤然升高是产生本病的最基本原因。胃内压力增高的最主要原因是剧烈干呕和呕吐。剧烈的干呕和呕吐并非唯一的原因，引起胃内压力增加的任何情况均能致黏膜撕裂。包括剧烈咳嗽、用力排便、举重、分娩、麻醉期间的严重呃逆、胸外按摩、喘息状态、癫痫发作、腹部钝性挫伤等。某些腹内疾病，如食管裂孔疝、消化性溃疡、胃炎、食管炎、肝硬化等往往与食管贲门黏膜撕裂综合征同时存在，这些疾病可能在其发病上起着促进作用。本病为消化系统常见急症，起病急、症状重，但预后一般良好。

【诊断要点】

一般根据各种原因所致剧烈呕吐，继之呕血、黑便的病史均应考虑该病，尤其是饮酒、饱餐或食管裂孔疝的患者。胃镜检查是诊断该病的最有效手段，列为首选，胃镜应在出血 24 小时内或在出血即时进行。胃镜下可见食管与胃交界处或食管远端、贲门黏膜的纵行撕裂，撕裂多为单发，少数为多发。胃镜下可将裂伤出血分为 5 类：① 活动性动脉性喷血；② 活动性血管渗血；③ 可见血管显露；④ 裂伤处黏附有新鲜血痂；⑤ 单纯性裂伤。

【药物治疗】

1. 积极补充血容量，保证充足的静脉通道，必要时输血。

2. 药物止血

（1）抑制胃酸分泌，只有当胃内 pH＞6.0 以上时，才能有效地形成血小板聚集及血液凝固，所以须快速提升胃内 pH，通常静脉给予制酸剂、H_2 受体阻滞药（如西咪替丁、法莫替丁等）、PPI 如奥美拉唑等，目前临床上多采用后者。

（2）呕吐剧烈者可以给予止呕药，如甲氧氯普胺，10～20 mg，肌内注射或静脉注射，每日剂量不超过 0.5 mg/kg。

（3）静脉使用止血类药物，如氨基己酸、氨甲苯酸、凝血酶、垂体加压素等。

（4）口服止血药物：0.8％去甲肾上腺素生理盐水溶液、凝血酶等。

【注意事项】

1. 卧床休息，严密监测生命体征及每小时尿量，保持呼吸道通畅，避免呕吐时引起窒息。出血时给予禁食，出血停止后 24 小时可以进食流质。定期复查血常规，必要时监测中心静脉压。

2. 对出血量大、活动性出血或内镜发现有近期出血的食管贲门黏膜撕裂综合征患者都应进行内镜下止血治疗。

3. 经保守治疗和内镜止血失败的患者，可考虑转上级医院行血管栓塞治疗或手术治疗。

4. 积极补充血容量、稳定患者的生命体征应摆在抢救措施的首位，但应避免输血及输液量过多引起急性肺水肿或再出血。

（仲恒高　范志宁）

第五节　胃食管反流病

【概述】

胃食管反流病（简称 GERD）是指胃内容物反流入食管引起不适症状和（或）并发症的一种疾病。胃食管反流病患者的胃食管反流和反流物引起的刺激症状不仅涉及食管，还涉及食管以外部位，如咽喉、气道等食管邻近组织，引起如反复发作的哮喘、慢性咳嗽、咽喉炎等。胃食管反流病可分为下面 3 种类型：非糜烂性反流病、糜烂性食管炎和 Barrett 食管。

【诊断要点】

1. 根据 GERD 的症状群做出诊断。

（1）主要症状为烧心、反流症状、胸骨后疼痛，且无上消化道梗阻的证据。

（2）有反流症状合并有食管外表现，如反流所致的慢性咳嗽及哮喘发作，以及这些症状与发作时间、体位、进餐的关系。

（3）仅有食管外症状，而无典型的烧心反流症状，不能诊断 GERD。

2. 内镜及病理活检：内镜检查是确定有无食管炎的主要方法。食管黏膜有明显糜烂、结节，或齿状线以上发现有孤立性红斑，应作病理活检，以确定有无 Barrett 食管或癌变。

3. 24 小时食管 pH 或胆汁监测：正常食管 24 小时 pH<4 的时间应小于 4%，超过此值即认为食管有酸暴露，是酸反流的有力证据。

4. PPI 试验性治疗：奥美拉唑 20 mg，每日 2 次，连续 7～14 日。服药后症状如改善，可支持酸相关 GERD 的诊断，否则不支持。

5. 上消化道 X 线钡餐检查：确定有无食管狭窄等并发症，并可协助诊断有无食管裂孔疝。

6. 其他:下食管括约肌测压、滴酸试验等对疾病的诊断与评估有帮助。频繁发作的胸痛应作心电图等检查,除外心绞痛。食管腔内阻抗技术联合 24 小时 pH 监测可以提高 GERD 的诊断率。

【药物治疗】

包括抑酸药物和促动力药物。抑酸治疗是目前治疗 GERD 的基本方法,包括 H_2RA 和 PPI 等。H_2RA 仅适用于轻至中度 GERD 的初始治疗,长期疗效不佳。PPI 抑酸能力强,是 GERD 治疗中最常用的药物。促动力药物可作为抑酸治疗的辅助用药,包括多潘立酮、莫沙必利、依托必利等。在抑酸药物治疗效果不佳时,可考虑联合应用促动力药物,特别是对于伴有胃排空延迟的患者。

1. 拟诊 GERD 的治疗:可给予 PPI 经验性治疗,采用 PPI 标准剂量,每日 2 次,时间 1~2 周,如患者症状得到改善,则支持与酸相关的 GERD。否则可能有酸以外的因素或不支持诊断。

2. 非糜烂性反流病的治疗:PPI 仍是治疗 NERD 的主要药物,初始治疗的疗程尚未明确,应不少于 8 周,之后实行按需维持。

3. 糜烂性食管炎的治疗:采用 PPI 标准剂量,初始治疗疗程为 8 周,部分患者症状控制不满意时可加大剂量或换 1 种 PPI,之后以 PPI 标准剂量维持。

4. Barrett 食管的治疗:PPI 能延缓 BE 的进程,BE 伴有糜烂性食管炎及反流症状者,应使用大剂量 PPI 治疗,并提倡长期维持治疗。BE 伴高度不典型增生、食管严重狭窄等并发症,可考虑内镜干预或手术治疗。

5. 控制夜间酸突破(NAB):NAB 指在每天早、晚餐前服用 PPI 的情况下,夜间胃内 pH$<$4 持续时间大于 1 小时,控制 NAB 是治疗 GERD 的措施之一。治疗方法包括调整 PPI 用量、睡前加用 H_2RA、应用血浆半衰期更长的 PPI 等。

【注意事项】

1. 胃食管反流病患者应戒烟酒,低脂低糖饮食,避免饱食及减少摄入可以降低食管下段括约肌压力的食物,睡前 3 小时不再进食,睡时抬高床头等。

2. 对 PPI 治疗失败的患者,应寻找原因,如:① 患者依从性差,服药不正规;② 与个体差异有关;③ 存在夜间酸突破;④ 内脏高敏感;⑤ 存在胃酸反流。

3. Barrett 食管恶变为食管腺癌的危险性高,加强内镜随访检查是目前预防 Barrett 食管癌变的唯一方法。

4. 病人出现吞咽困难、消瘦、呕血、黑便或 PPI 疗效不佳时,可转上级医院进一步治疗。

(仲恒高　范志宁)

第六节　消化性溃疡

【概述】

消化性溃疡是指在各种致病因子的作用下,由于消化道黏膜的损害因素(幽门螺杆菌、胃酸、胃蛋白酶及非甾体抗炎药等)大于防御因素(胃黏膜屏障、黏液、黏膜血流、细胞更新及前列腺素等),所致消化道黏膜发生的炎症与坏死性改变,病变深达黏膜肌层,常发生于胃酸分泌相关的黏膜,以胃、十二指肠为最常见,亦可发生在与酸性胃液相接触的其他部位。

【诊断要点】

1. 临床表现

(1) 症状:多具有典型的症状,十二指肠球部溃疡有空腹痛、半夜痛,进食后缓解。胃溃疡常为饭后痛,至下餐前缓解。疼痛具有周期性和节律性,饮食不当、精神紧张以及季节变化时易发病。病程中发作期与缓解期交替。特殊类型溃疡,不具备典型溃疡的疼痛特点。胃泌素瘤患者多有顽固性症状和多发性难治性溃疡。极少数溃疡患者可无症状,而以穿孔或上消化道出血就诊。

(2) 体征:除在相应部位有压痛之外,无其他特殊体征。

2. 胃镜:是最直接的检查,同时可取活体组织作病理和幽门螺杆菌检测。

3. X线钡餐:气钡双重对比可以显示X线的直接征象(龛影)和间接征象(局部痉挛、激惹及十二指肠球部变形)。

4. 幽门螺杆菌检查:^{13}C或^{14}C尿素呼气试验或胃镜下取胃窦黏膜作快速尿素酶试验、组织学检查或者作Hp培养。

【药物治疗】

1. 抑酸治疗:抑制胃酸分泌是缓解消化性溃疡病症状、愈合溃疡的最主要措施,包括H$_2$受体阻滞剂(H$_2$RA)和质子泵抑制剂(PPI),其中首选PPI,通常采用标准剂量的PPI,每日1次,早餐前半小时服药。

(1) H$_2$RA:西咪替丁800 mg,每晚1次;雷尼替丁150 mg,每日2次;法莫替丁20 mg,每日2次。十二指肠溃疡(DU)患者H$_2$RA常规剂量,疗程4~6周,胃溃疡(GU)患者H$_2$RA常规剂量,疗程6~8周。

(2) PPI:奥美拉唑20 mg,每日1次;兰索拉唑30 mg,每日1次;潘托拉唑40 mg,每日1次。DU患者予PPI常规剂量,每日1次,总疗程2~4周;GU患者PPI常规剂量,每日1次,总疗程4~6周。

2. 胃黏膜保护剂和中和胃酸药物:联合应用黏膜保护剂可提高溃疡病的愈合质量,减少复发。中和胃酸药有助于缓解腹痛、反酸等症状,促进溃疡愈合。

(1) 硫糖铝1.0 g,每日3~4次,餐前1小时及睡前口服。

(2) 胶体次枸橼酸铋120 mg,每日4次,三餐前半小时及睡前口服。

3. 对症治疗:腹胀、呕吐明显者,可使用甲氧氯普胺(胃复安)、多潘立酮(吗丁啉)等胃动力药物。腹痛者可用阿托品、复方颠茄片或山莨菪碱等。

4. 抗幽门螺杆菌(Hp)治疗:根除Hp是溃疡愈合及预防复发的

有效措施。对 Hp 检测阳性者均应治疗。具体方案见"慢性胃炎"章节。

5. 维持治疗：对于 Hp 阴性的消化性溃疡，如 NSAID 相关性溃疡，在溃疡愈合后仍应适当维持治疗，可用 PPI，按半量维持，其维持时间视病情而定。

【注意事项】

1. 消化性溃疡病的治疗应去除诱因，根除 Hp。对于 NSAID 相关性溃疡，在条件许可的情况下停服 NSAID，或更换环氧合酶-2 抑制剂，同时服用 PPI。但对有心脏病危险者不建议使用 COX-2 抑制剂，如不能停用 NSAID 药物，可使用 PPI 常规剂量的半量长程维持。

2. 治疗后应复查幽门螺杆菌是否根除，复查时间为根除幽门螺杆菌治疗结束至少 4 周，且在检查前停用抗 Hp 药物 2 周，避免出现假阴性。

3. 消化性溃疡致幽门梗阻者，可通过内镜下扩张治疗。大量出血经内科治疗无效、穿孔、瘢痕性幽门梗阻内镜扩张无效、溃疡癌变、内科治疗无效的顽固性溃疡，可手术治疗。

4. 消化性溃疡病合并活动性出血，可转上级医院急诊内镜下止血。

（仲恒高　范志宁）

第七节　应激性溃疡

【概述】

应激性溃疡又称急性胃黏膜病变、急性糜烂性胃炎、急性出血性胃炎，是指机体在各类严重创伤、危重疾病等严重应激状态下发生的急性消化道糜烂、溃疡等病变，最后可导致消化道出血、穿孔，并使原有病变恶化。

【诊断要点】

1. 诱因的存在,常见的高危人群有:① 高龄(年龄≥65 岁);② 严重创伤(颅脑外伤,烧伤,胸、腹部复杂脏器移植术后等);③ 休克、心、肺、脑复苏术后或持续低血压;④ 心脑血管意外;⑤ 全身严重感染、多脏器功能障碍综合征和/或多脏器功能衰竭,机械通气>3 日;⑥ 重度黄疸;⑦ 合并凝血机制障碍;⑧ 严重心理应激;⑨ 长期应用免疫抑制剂与胃肠道外营养;⑩ 1 年内有溃疡病史。

2. 应激性溃疡主要表现为上消化道出血。起病急,在原发病的病程中突发出血,表现为呕血及黑粪,大量出血可引起晕厥或休克。

3. 确诊需急诊内镜,内镜检查可见胃黏膜糜烂、出血或浅表溃疡,尤以高位胃体部多见。内镜检查应尽早,超过 48 小时,病变可能已修复。

【药物治疗】

1. 立即补液,维持正常的血液循环,必要时输血。

2. 迅速提高胃内 pH,使之≥6,以促进血小板聚集和防止血栓溶解,创造胃内止血必要的条件。

(1) 首选 PPI 针剂(奥美拉唑,首剂 80 mg,以后 40 mg,每 8 小时 1 次维持)。

(2) H_2RA 针剂,法莫替丁(40 mg)、西咪替丁(800 mg)静脉滴注,每日 2 次。

(3) 对严重急性上消化道出血,可使用生长抑素类药物。首先缓慢静脉注射 250 μg 生长抑素作为负荷剂量而后立即进行每小时 250 μg 的静脉滴注给药。当两次输液给药间隔大于 3 至 5 分钟时应重新静脉注射 250 μg 生长抑素,以确保给药的连续性。

3. 在出血停止后,应继续应用抗溃疡药物,直至溃疡愈合。推荐使用的药物有 PPI、H_2RA 等,疗程为 4~6 周。

【注意事项】

1. 积极处理原发病,消除应激原;胃肠道监护,插入胃管,可定期定时检测胃液 pH 或作 24 小时胃 pH 检测,并定期检测粪便隐血。予心电监护。

2. 应激性溃疡重在预防,高危病人应作为预防的重点。

(1) 术前预防:对拟作重大手术的病人,可在术前一周内口服抑酸药或抗酸药,常用有:PPI,如奥美拉唑 20 mg,每日 1 次;H_2RA,如法莫替丁 20 mg,每日 2 次,雷尼替丁 150 mg,每日 2 次,西咪替丁 400 mg,每日 2 次;抗酸药,如氢氧化铝、铝碳酸镁、5%碳酸氢钠溶液等,可从胃管内注入。

(2) 对严重创伤、高危人群的预防:应在疾病发生后静脉滴注 PPI,如奥美拉唑 40 mg,静脉滴注,每日 2 次。

3. 药物治疗后,仍不能控制病情者,可转上级医院行紧急胃镜检查,同时在内镜下作止血治疗。

4. 生长抑素用于严重急性上消化道出血,因其抑制胰高血糖素的分泌,可引起暂时性血糖下降,对于胰岛素依赖性糖尿病患者应监测血糖,并且对动脉性出血无效。

(仲恒高　范志宁)

第八节　幽门梗阻

【概述】

幽门梗阻是指当幽门区有溃疡或炎性病变时,刺激幽门括约肌,引起其痉挛或幽门区水肿,由此发生不完全性幽门梗阻。此外,由于幽门区溃疡愈合后形成的瘢痕组织,或胃部手术后发生的黏连,或因肿瘤侵犯幽门管,均可造成幽门区狭窄而出现梗阻,且不能缓解,称完全性幽门梗阻。患者常有上腹部胀满、呕吐隔日或隔夜宿食,但不伴有胆汁。呕吐后症状可暂时缓解,但反复发作,病人因惧怕呕吐而自行限制饮食,很快就会出现消瘦、脱水、尿少、便秘等,严重时可引起电解质和酸碱平衡紊乱,乃至代谢性碱中毒。

【诊断要点】

根据病史、典型症状以及 X 线和胃镜检查结果,不难作出诊断。

1. 实验室检查:常规行血常规、血液生化、血气分析等检查。胃液检查,如胃液酸度高,一般在 50~l00 mmol/h,提示良性溃疡病。反之,需排除肿瘤。

2. X 线透视下能见到巨大胃泡,或可在洗胃后作 X 线钡剂胃肠造影,可见扩大的胃和排空困难。

3. 胃镜检查:常规作组织病理检查,能明确病因。

【药物治疗】

药物治疗要注意纠正失水、电解质酸碱平衡紊乱,也是治疗幽门梗阻的首要问题,因为丢失胃酸过多,会存在不同程度的碱中毒。入院后可以先给生理盐水 2 000 ml,待尿量增加,再加入氯化钾溶液 40~60 mmol(1 g 氯化钾含钾 13.3 mmol),即 10%氯化钾溶液 30~40 ml;低钾性碱中毒严重者甚至每天应补充 6~8 g 的氯化钾。按每天基础需要量 2 500 ml 计算,外加每天从胃管吸出的量和失水量的部分。每天输入液体量,除按血化学测定结果输入适量的电解质溶液外,不足水分以葡萄糖液补充。

【注意事项】

1. 首先予以胃肠减压,如经过 3~5 日胃肠减压,患者能恢复饮食,病情逐渐好转,可继续观察。反之,无效则说明幽门梗阻为瘢痕性狭窄或者为恶性肿瘤所致,尽早转院,以免误诊。

2. 活动期溃疡所致幽门痉挛和水肿患者常有溃疡病疼痛症状,梗阻为间歇性,呕吐虽然很剧烈,但胃无扩张现象,呕吐物不含宿食。经内科治疗,梗阻和疼痛症状可缓解或减轻。

3. 十二指肠壶腹部以下的梗阻性病变,如十二指肠肿瘤、环状胰腺、十二指肠淤滞症均可引起十二指肠梗阻,伴呕吐、胃扩张和潴留,但其呕吐物多含有胆汁。X 线钡餐、上消化道照影或内镜检查可确定梗阻性质和部位。

4. 幽门梗阻的患者忌用抗胆碱能或抗毒蕈碱药物。

5. 经内科治疗无效或为恶性肿瘤所致幽门梗阻,需要手术解决梗阻。

（仲恒高　范志宁）

第九节　非酒精性脂肪性肝病

【概述】

非酒精性脂肪性肝病(简称 NAFLD)是指除外酒精和其他明确的损肝因素所致的肝细胞内脂肪过度沉积为主要特征的临床病理综合征,与胰岛素抵抗和遗传易感性密切相关的获得性代谢应激性肝损伤。包括单纯性脂肪肝、非酒精性脂肪性肝炎及其相关肝硬化。

【诊断要点】

1. 临床表现:脂肪肝的病人多无自觉症状,或仅有轻度的疲乏、食欲不振、腹胀、嗳气、肝区胀满等感觉。少数病人可出现脾肿大、蜘蛛痣和肝掌。

2. 无饮酒史或饮酒折含乙醇量小于 140 g/w(女性＜ 70 g/w)。

3. 除外病毒性肝炎、药物性肝病、全胃肠外营养、肝豆状核变性等可导致脂肪肝的特定疾病。

4. 肝活检组织学改变符合脂肪性肝病的病理学诊断标准。

鉴于肝活检组织学诊断通常难以获得,NAFLD 的临床诊断依据为:肝脏影像学表现符合弥漫性脂肪肝的诊断标准且无其他原因可供解释;和(或)代谢综合征及其相关组分患者出现不明原因的血清转氨酶和(或)谷氨酰转肽酶持续增高半年以上。

【药物治疗】

1. 常用药物

(1) 常用控制体重药物:对于改变生活方式 6～12 月,仍未能降低体重 5%以上的患者,可慎用二甲双胍、西布曲明、奥司利他等药物。

（2）改善代谢紊乱药物：血管紧张素受体阻滞剂、胰岛素增敏剂（吡格列酮、罗格列酮）、他汀类药物，降低血压、防止动脉硬化及糖脂代谢紊乱。

（3）保肝及抗肝纤维化药物：多烯磷脂酰胆碱、水飞蓟素、甘草酸制剂、还原谷胱甘肽、熊去氧胆酸、维生素 E 等，改善临床症状，降低转氨酶。

2. 肝硬化并发症的治疗：参见"肝硬化"章节。

【注意事项】

1. 改善胰岛素抵抗，防止代谢综合征及相关器官终末期病变；改变不良生活习惯及行为，改变饮食结构，控制体重，改善生活质量；减少肝脏脂肪沉积，防止肝功能失代偿，减少或防止肝硬化、肝癌及并发症的发生。

2. 鼓励所有 NAFLD 患者通过节制饮食、增加有氧锻炼等措施改变不良生活方式。通常需要有一定程度的 BMI 下降才能有益于糖脂代谢紊乱和 NAFLD 的防治。避免接触肝毒物质，包括偶尔的过量饮酒，慎重使用肝毒药物。

3. 保肝及抗肝纤维化药物可以改善临床症状、降低转氨酶，但不能改善肝组织学和延缓疾病进程。建议根据疾病活动度及病期以及药物的效能，合理选用 1～2 种药物，疗程通常需要 6～12 月以上。

4. 早期发现、积极治疗单纯性脂肪性肝病和脂肪性肝炎是预防脂肪性肝硬化的根本措施，一旦发展为肝硬化则其预后与病毒性肝炎肝硬化、酒精性肝硬化相似，需转上级医院治疗。

（仲恒高　范志宁）

第十节　酒精性肝病

【概述】

酒精性肝病是由于长期大量饮酒导致的肝脏疾病。初期通常表现为脂肪肝,进而可发展成酒精性肝炎、肝纤维化和肝硬化。严重酗酒时可诱发广泛肝细胞坏死甚至肝功能衰竭。根据临床表现,可分为轻症酒精性肝病、酒精性脂肪肝、酒精性肝炎、酒精性肝硬化。酒精性肝病是我国常见的肝脏疾病之一,近年来酒精性肝病占同期肝病住院患者的比例在不断上升。

【诊断要点】

1. 有长期饮酒史,一般超过 5 年,折合乙醇量男性≥40 g/d,女性≥20 g/d,或 2 周内有大量饮酒史,折合乙醇量＞80 g/d。但应注意性别、遗传易感性等因素的影响。乙醇量(g)换算公式＝饮酒量(ml)×乙醇含量(％)×0.8。

2. 临床症状为非特异性,可无症状,或有右上腹胀痛、食欲不振、乏力、体重减轻、黄疸等。随着病情加重,可有神经精神症状和蜘蛛痣、肝掌等表现。

3. 血清天门冬氨酸氨基转移酶(AST)、丙氨酸氨基转移酶(ALT)、γ-谷氨酰转肽酶(GGT)、总胆红素(TBil)、凝血酶原时间(PT)、平均红细胞容积(MCV)和缺糖转铁蛋白(CDT)等指标升高。其中 AST/ALT＞2,GGT 升高、MCV 升高为酒精性肝病的特点,而 CDT 测定虽然较特异,但临床未常规开展。禁酒后这些指标可明显下降,通常 4 周内基本恢复正常(但 GGT 恢复较慢),有助于诊断。

4. 肝脏 B 超或 CT 检查有典型表现。

5. 排除嗜肝病毒现症感染以及药物、中毒性肝损伤和自身免疫性肝病等。

符合第1、2、3项和第5项或第1、2、4项和第5项可诊断酒精性肝病;仅符合第1、2项和第5项可疑诊酒精性肝病。

【药物治疗】

1. 酒精性肝病的治疗原则:戒酒和营养支持,减轻酒精性肝病的严重程度,改善已存在的继发性营养不良和对症治疗酒精性肝硬化及其并发症。

2. 药物治疗

(1) 糖皮质激素可改善重症酒精性肝炎患者的生存率。可考虑给予为期4周的强的松龙治疗,40 mg/d,持续28日,随后在2周内逐步撤药。

(2) 美他多辛可加速酒精从血中清除,有助改善酒精中毒症状和行为异常。

(3) 抗炎保肝药物:腺苷蛋氨酸治疗可以改善酒精性肝病患者的临床症状和生物化学指标。多烯磷脂酰胆碱对酒精性肝病患者有防止组织学恶化的趋势。甘草酸制剂、水飞蓟素类、多烯磷脂酰胆碱和还原性谷胱甘肽等药物有不同程度的抗氧化、抗炎、保护肝细胞膜及细胞器等作用,临床应用可改善肝脏生物化学指标。双环醇治疗也可改善酒精性肝损伤。伴黄疸特别是胆汁淤积的患者,可选用熊去氧胆酸。但不宜同时应用多种抗炎保肝药物,以免加重肝脏负担及因药物间相互作用而引起不良反应。

3. 酒精性肝病患者常伴有肝纤维化的病理改变,故应重视抗肝纤维化治疗。

4. 积极处理酒精性肝硬化的并发症,如门静脉高压、食管胃底静脉曲张、自发性细菌性腹膜炎、肝性脑病等,详见相关章节。

【注意事项】

1. 戒酒是治疗酒精性肝病最重要的措施,戒酒过程中应注意防治戒断综合征。本病一般预后良好,戒酒后多可恢复。严重酒精性肝硬化患者可考虑肝移植,但要求患者肝移植前戒酒(3～6月),并且无其他脏器的严重酒精性损害。

2. 酒精性肝病合并酒精依赖患者采取精神治疗和药物治疗相

结合,教育患者了解酒精对身体的危害,使其逐渐减少饮酒量以至戒酒,必要时可酌情应用镇静药物。

3. 肝衰竭患者合并腹水、上消化道大出血、肝性脑病及自发性腹膜炎等并发症时,及早转有条件的医院救治。

(仲恒高　范志宁)

第十一节　药物性肝病

【概述】

药物性肝病(简称药肝)是指由于药物和(或)其代谢产物引起的肝脏损害。可以发生在以往没有肝病史的健康者或原来就有严重疾病的病人,在使用某种药物后发生的程度不同的肝脏损害。目前至少有 600 种药物可引起药肝,其表现与人类各种肝病的表现相同。

【诊断要点】

药肝的诊断可根据服药史、临床症状、血象、肝功能试验、肝活检以及停药的效应作出综合诊断。

1. 诊断标准

(1) 有与药物性肝损伤发病规律相一致的潜伏期:初次用药后出现肝损伤的潜伏期一般在 5~90 日内,有特异质反应者潜伏期可<5 日,慢代谢药物(如胺碘酮)导致肝损伤的潜伏期可>90 日。停药后出现肝细胞损伤的潜伏期≤15 日,出现胆汁淤积性肝损伤的潜伏期≤30 日。

(2) 有停药后异常肝脏指标迅速恢复的临床过程:肝细胞损伤型的血清 ALT 峰值水平在 8 日内下降>50%(高度提示),或 30 日内下降≥50%(提示);胆汁淤积型的血清 ALP 或 TB 峰值水平在 180 日内下降≥50%。

（3）必须排除其他病因或疾病所致的肝损伤。

（4）再次用药反应阳性：有再次用药后肝损伤复发史，肝酶活性水平升高至少大于正常值上限的2倍。

符合以上诊断标准的(1)＋(2)＋(3)，或前3项中有2项符合，加上第(4)项，均可确诊为药物性肝损伤。

2. 排除标准

（1）不符合药物性肝损伤的常见潜伏期。即服药前已出现肝损伤，或停药后发生肝损伤的间期＞15日，发生胆汁淤积型或混合性肝损伤＞30日（除慢代谢药物外）。

（2）停药后肝脏异常升高指标不能迅速恢复。在肝细胞损伤型中，血清ALT峰值水平在30日内下降＜50％；在胆汁淤积型中，血清ALP或TB峰值水平在180日内下降＜50％。

（3）有导致肝损伤的其他病因或疾病的临床证据。

如果具备第(3)项，且具备第(1)、(2)项中的任何1项，则认为药物与肝损伤无相关性，可临床排除药物性肝损伤。

3. 疑似病例

（1）用药与肝损伤之间存在合理的时序关系，但同时存在可能导致肝损伤的其他病因或疾病状态。

（2）用药与发生肝损伤的时序关系评价没有达到相关性评价的提示水平，但也没有导致肝损伤的其他病因或疾病的临床证据。

【药物治疗】

1. 治疗的关键是停用和防止再使用引起肝损伤的药物，且也应尽可能避免使用与致病药物在生化结构和（或）药物作用属于同一类的药物。对药物性肝损害关键在早期识别，及时停药，大多能恢复正常。

2. 根据不同肝损伤类型和机理进行药物治疗。对于直接肝毒性药物引起的肝损害，可应用特殊解毒剂如还原型谷胱苷肽、乙酰半胱氨酸和葡萄糖醛酸内酯等；对于肝细胞性损伤者，可使用降酶药物（如甘草酸铵、联苯双脂、五味子、垂盆草等）和细胞膜稳定作用药物（如必需磷脂、硫普罗宁等）。

3. 对于明显淤胆型肝损,可选用退黄为主药物(如熊去氧胆酸、门冬氨酸钾镁、苯巴比妥、腺苷蛋氨酸等)。各种保肝、利胆、降酶和护膜药物均可使用,酌情选用 2~3 种即可,过多反增加肝脏负担。

4. 激素仅用于少数有特殊适应证(如胆汁淤积为主)的病例,不可滥用,宜短程给药(2 周内)。

【注意事项】

1. 误服大量肝毒性药物,宜早期洗胃、导泻,并加用吸附剂,也可采取血液透析、利尿等措施,以促进其排泄和清除。

2. 根据肝损害的不同程度进行治疗。轻者仅需停药,重者则需住院治疗。重症患者出现肝功能衰竭时,建议转有条件的上级医院,行人工肝治疗,对预期有可能发生死亡的高危患者,应考虑肝移植。

(仲恒高　范志宁)

第十二节　肝硬化

【概述】

肝硬化是各种慢性肝病发展的晚期阶段。病理上以肝脏弥漫性纤维化、再生结节和假小叶形成为特征。引起肝硬化的病因很多,在我国以病毒性肝炎为主,欧美国家以慢性酒精中毒多见。该病起病隐匿,病程发展缓慢,早期可无症状或症状轻微,晚期以肝功能减退和门静脉高压为主要表现,常出现多种并发症。

【诊断要点】

1. 病因:可有病毒性肝炎、酗酒、血吸虫病、右心衰竭、损肝药物接触等,尤以病毒性肝炎最重要。

2. 临床表现:① 肝功能减退;② 门脉高压:脾大、腹水、侧支循环形成等。

3. 肝功能检查:① 反映肝细胞损害:GPT、GOT、r-GT、A/G、腺苷脱氨酶、胆红素、凝血酶原时间;② 反映肝纤维化:前胶原Ⅲ肽、单胺氧化酶、玻璃酸酶增高。

4. B超、CT:肝边界不清,光点粗细不一,肝静脉变细,门静脉主干增宽,脾大,腹水。CT示肝裂增宽,尾叶增大,肝脏萎缩。

5. 腹腔镜或病理活组织检查有肝硬化表现。

【药物治疗】

1. 抗纤维化治疗:目前尚无特效药物。治疗原发病,可起到防止肝纤维化发展的作用。对病毒复制活跃的病毒性肝炎肝硬化患者应予抗病毒治疗。

2. 腹水的治疗

(1)限制钠和水的摄入:钠摄入量限制在相当于食盐 1.5～2 g/d。限钠饮食和卧床休息是腹水的基础治疗,部分轻、中度腹水患者经此治疗可发生自发性利尿,腹水消退。应用利尿剂时,可适当放宽钠摄入量。有稀释性低钠血症(<125 mmol/L)者,应同时限制水摄入,摄入水量在 500～1 000 ml/d。

(2)利尿剂:对上述基础治疗无效或腹水量较大者应使用利尿剂。常用为螺内酯和呋塞米。前者为潴钾利尿剂,后者为排钾利尿剂,主张两药合用,既可加强疗效,又可减少不良反应。先口服螺内酯 40～80 mg/d,4～5 日后视利尿效果加用呋塞米 20～40 mg/d,以后再分别逐步加大两药剂量。使用利尿剂时应监测体重变化及血生化。

(3)提高血浆胶体渗透压:对低蛋白血症患者,每周定期输注白蛋白或血浆,可通过提高胶体渗透压促进腹水消退。

(4)难治性腹水的治疗:难治性腹水为使用最大剂量利尿剂(螺内酯 400 mg/d 加上呋塞米 160 mg/d)而腹水仍无减退。应排除其他因素对利尿剂疗效的影响并予纠正。其治疗可选择下列方法:① 大量放腹水加输注白蛋白:在 1～2 小时内放腹水 4～6 L,同时输注白蛋白 8～10 g/L 腹水,继续使用适量利尿剂。可重复进行。应注意不宜用于有严重凝血障碍、肝性脑病、上消化道出血等情况的患者。② 自身腹水浓缩回输:将抽出腹水经浓缩处理(超滤或透析)后再经静脉回输,起到清除腹水、保留蛋白、增加有效血容量的作用。③ 经颈静脉肝内门体分流术(TIPS)。④ 肝移植。

3. 并发症的治疗

(1) 食管胃底静脉曲张破裂出血:死亡率高,急救措施包括防治失血性休克、积极的止血措施、预防感染和肝性脑病等。对食管胃底静脉破裂出血者应作如下处理:① 以三腔管气囊压迫。② 通过胃镜或三腔管附管喷洒孟氏液、凝血酶以局部止血。③ 静脉用药止血:加压素、生长抑素或善得定静脉滴注。④ 内镜下食管曲张静脉硬化治疗。⑤ 内镜下食管静脉曲张套扎术。

(2) 自发性细菌性腹膜炎(SBP):合并自发性腹膜炎常迅速加重肝损害,诱发 HRS、肝性脑病等严重并发症,故应早诊、早治。① 抗生素治疗:选择对肠道革兰氏阴性菌有效、腹水浓度高、肾毒性小的广谱抗生素,以头孢噻肟等第三代头孢菌素为首选,可联合半合成广谱青霉素与β-内酰胺酶抑制药的混合物如舒他西林和(或)喹诺酮类药物,静脉给药,要足量、足疗程。一般于用药 48 小时复查腹水常规,如 PMN 减少一半以上可认为抗生素有效,继续至腹水白细胞恢复正常数天后停药。② 静脉输注白蛋白:对发生 HRS 的高危患者(总胆红素>68.41 μmol/L、血肌酐>88.4 μmol/L)推荐开始用 1.5 g/(kg·d),连续 2 日,继之 1 g/(kg·d)至病情明显改善。③ 预防:急性曲张静脉出血或腹水蛋白低于 1 g/L 为发生 SBP 高危因素,予喹喏酮类药物口服或静脉用药。

(3) 肝性脑病:① 卧床休息,补充足够热量,高糖低蛋白饮食(蛋白入量<30 g/d),或禁蛋白。② 服用抗菌药物抑制肠道细菌。③ 降低血氨:应用谷氨酸钠(每支 5.75 g/d)或谷氨酸钾(每支 6.3 g/20 ml)剂量是 20～25 g/d,加入 5%～10%的葡萄糖液中,静脉滴注。也可选用精氨酸 10～25 g/d,稀释后静脉滴注。谷氨酸钠、谷氨酸钾及精氨酸的用量应视病情和水电解质、酸碱平衡情况而定。静脉滴注γ-氨酪酸(2～4)g/d,乙酰谷氨酰胺 600～900 mg 也有一定的疗效。

④ 驱除假性神经递质:左旋多巴(L-dopa)0.5 g,口服,每日 4 次,或 0.6～1.2 g,静脉滴注。⑤ 氨基酸疗法:静脉注射支链氨基酸液 250～500 ml,也可用复方氨基酸制剂(以支链氨基酸为主)。⑥ 提高肠道的酸度以减少氨的吸收:服用乳果糖每日 30～50 ml,每日 3 次,或每日 10%乳果糖溶液 300 ml 灌肠。⑦ 恢复肝细胞功能可用胰高血糖素胰岛素疗法,也可试用促肝细胞生成素。

(4)肝肾综合征:积极防治 HRS 的诱发因素,措施主要有:① 扩容治疗,血管活性药物加输注白蛋白:特利加压素加输注白蛋白对 1 型的 HRS 有效,用法为特利加压素 0.5～1 mg/次,每隔 4～6 小时 1 次,无效时可每 2 日加倍量至最大量 12 mg/d;白蛋白第 1 日 1 g/(kg·d),继之 20～40 g/d(血白蛋白>45 g/L 或出现肺水肿时停用)。② TIPS:对药物治疗疗效欠佳的 1 型肝肾综合征患者如无禁忌可试用。③ 透析治疗。④ 肝移植。

(5)肝肺综合征:目前无有效药物治疗,肝移植是唯一选择。

(6)原发性肝癌:参见本书相应章节。

【注意事项】

1. 代偿期宜减少活动,失代偿期卧床休息,盐和水的摄入视病情调整,禁酒,忌肝损药物,有食管静脉曲张者避免粗糙、坚硬的食物。

2. 门静脉高压症的手术治疗,一般用于食管胃底静脉曲张破裂大出血各种治疗无效而危及生命者,或大出血后用于预防再出血,或用于伴有严重脾功能亢进者。

3. 肝硬化目前尚无特效治疗,处理原则宜去除病因,治疗原发病,后期主要是防治并发症,肝移植是晚期肝硬化治疗的最后选择。

4. β-阻滞剂普萘洛尔是预防食管胃底静脉曲张破裂出血的首选,口服由 10 mg/d 开始,逐日加量 10 mg,至静息心率降为基础心率 75%左右,或心率不低于 55 次/分钟。如果普萘洛尔无效、不能耐受或有禁忌证者,可转有条件的上级医院,行内镜下曲张静脉套扎或硬化剂注射治疗,对胃底静脉曲张采用组织胶注射治疗,或联合使用上述方法。

5. 重症患者出现肝功能衰竭时,建议转有条件的上级医院,行人工肝治疗,有条件的患者,应考虑肝移植。

(仲恒高　范志宁)

第十三节　急性胰腺炎

【概述】

急性胰腺炎(简称 AP)是多种病因导致胰酶在胰腺内被激活后引起胰腺组织自身消化、水肿、出血甚至坏死的炎症反应。临床上表现为急性、持续性腹痛(偶无腹痛),血清淀粉酶活性增高≥正常值上限 3 倍,影像学提示胰腺有或无形态改变,排除其他疾病者。可有或无其他器官功能障碍。少数病例血清淀粉酶活性正常或仅轻度增高。有轻症(水肿型)和重症(出血型)两种,重症又称坏死型,病变严重,易产生休克,并发症较多,死亡率高。

【诊断要点】

1. 临床表现:突发上腹剧痛,呈持续性阵发性加剧,并向腰背部放射;恶心呕吐和腹胀;上腹或全腹肌紧张,压痛反跳痛,肠鸣音减弱或消失;严重时出现高热、黄疸或休克等。

2. 血、尿淀粉酶升高(严重时降低)。

3. 腹腔穿刺抽出血性浑浊液体,查胰淀粉酶升高。

4. 上腹 CT 平扫见胰腺及周围组织的炎症性改变。

轻症 AP(MAP):具备 AP 的临床表现和生化改变,而无器官功能障碍或局部并发症,对液体补充治疗反应良好。Ranson 评分＜3,或 APACHE Ⅱ评分＜8,或 CT 分级为 A、B、C。

重症 AP(SAP):具备 AP 的临床表现和生化改变,且具下列之一者:局部并发症(胰腺坏死,假性囊肿,胰腺脓肿);器官衰竭;Ranson 评分≥3;APACHE Ⅱ评分≥8;CT 分级为 D、E。

【药物治疗】

1. 综合治疗

（1）纠正水、电解质紊乱，支持治疗，补液量包括基础需要量和流入组织间隙的液体量。应注意输注胶体物质和补充微量元素、维生素。可酌情补充血浆、白蛋白、全血。

（2）镇痛治疗：剧烈疼痛时给予镇痛治疗，盐酸哌替啶 50 mg 肌内注射，可重复。不推荐应用吗啡或胆碱能受体拮抗剂，如阿托品，654-2 等，因前者会收缩奥狄氏括约肌，后者则会诱发或加重肠麻痹。

（3）营养支持：SAP 患者常先施行肠外营养，待病情缓解，应给予空肠内营养，早期避免使用对胰腺分泌有刺激作用的营养物质。应注意补充谷氨酰胺制剂。进行肠内营养时，应注意患者的腹痛、肠麻痹、腹部压痛等胰腺炎症状和体征是否加重，并定期复查电解质、血脂、血糖、总胆红素、血清白蛋白水平、血常规及肾功能等，以评价机体代谢状况，调整肠内营养的剂量。

2. 药物治疗

（1）胰腺外分泌抑制剂：生长抑素及其类似物（奥曲肽）可以通过直接抑制胰腺外分泌而发挥作用，主张在 SAP 治疗中应用。

（2）胰酶活性抑制剂：加贝酯可抑制蛋白酶、血管舒缓素、凝血酶原、弹力纤维酶等，根据病情，开始每日 100～300 mg 溶于 500～1 500 ml 葡萄糖盐水，以 2.5 mg/(kg·h) 速度静脉滴注。2～3 日后病情好转，可逐渐减量。

（3）抑酸治疗：可通过抑制胃酸分泌而间接抑制胰腺分泌，同时可以预防应激性溃疡的发生，主张在 SAP 时使用。

（4）血管活性物质：由于微循环障碍在 AP，尤其是 SAP 发病中起重要作用，推荐应用改善胰腺和其他器官微循环的药物，如前列腺素 E 制剂、血小板活化因子拮抗剂、丹参制剂等。

（5）抗生素的应用：对于非胆源性 MAP 不推荐常规使用抗生素。对于胆源性 MAP 或 SAP 应常规使用抗生素。

（6）免疫增强剂应用：对于重症病例，可选择性应用免疫增强制剂。

(7) 促肠道动力药物:包括生大黄、硫酸镁、乳果糖等。

(8) 微生态制剂:调节肠道细菌菌群,可应用谷氨酰胺制剂保护肠道黏膜屏障。

【注意事项】

1. 注意常规禁食,防止局部及全身并发症。对有严重腹胀、麻痹性肠梗阻者应进行胃肠减压。

2. APACHE Ⅱ 评分标准:包括总生理分值 12 项,每项为 1 分。分为体温、平均动脉压、心率、呼吸、动脉血氧分压、血 pH、血钠、血钾、肌酐、血细胞比容、白细胞计数、昏迷积分。APACHE Ⅱ 评分＜8 为 MAP,≥8 为 SAP。

3. 内镜治疗适用于胆源性胰腺炎合并胆道梗阻或胆道感染者,可转有条件的上级医院,行急诊 Oddis 括约肌切开术和(或)放置鼻胆管引流。

4. SAP 手术适应证有:胰腺坏死合并感染、胰腺脓肿、胰腺假性囊肿、胆道梗阻或感染、诊断未明确(疑有腹腔脏器穿孔或肠坏死者行剖腹探查术)。

5. 根据胰腺炎炎症的严重程度,CT 分级为 A～E 级。CT 分级为 A、B、C 的为 MAP,D、E 为 SAP。A 级:正常胰腺;B 级:胰腺实质改变,包括局部或弥漫的腺体增大;C 级:胰腺实质及周围炎症改变,胰周轻度渗出;D 级:除 C 级外,胰周渗出显著,胰腺实质内或胰周单个液体积聚;E 级:广泛的胰腺内、外积液,包括胰腺和脂肪坏死,胰腺脓肿。

6. SAP 病情凶险复杂,如经积极救治仍有加重趋势,宜及早转上级医院诊治。

(仲恒高 范志宁)

第十四节 慢性胰腺炎

【概述】

慢性胰腺炎以胰腺实质、腺泡和胰管发生慢性持续性炎性损害、纤维化及可能导致的胰管扩张、胰管结石、假性囊肿、钙化及胰岛细胞减少或萎缩等不可逆性的形态改变为其特征,可引起顽固性腹痛和永久性内、外分泌功能损伤。临床上有慢性复发性胰腺炎和慢性持续性胰腺炎两种类型。主要表现为反复发作或持续腹痛、消瘦、腹泻或脂肪泻,后期可出现腹部囊性包块、黄疸和糖尿病等。

【诊断要点】

1. 典型上腹部疼痛或用其他疾病不能解释的上腹疼痛、伴有血清胰酶或粪便弹力蛋白酶水平升高的病人,有消化不良的症状并可能伴有体重减轻、服用消化酶可以改善或伴有消化不良的糖尿病病人。

2. 组织病理学检查显示慢性胰腺炎特征性改变。

3. 两种以上影像学检查显示慢性胰腺炎特征性形态改变。

4. 胰腺外分泌试验阳性。

第 1 项为基本诊断条件,第 2 项阳性可以确诊,第 1 项加上第 3 项两种影像学检查阳性可以基本确诊,第 1 项加上第 4 项为疑似病人,需要继续临床观察和再评估。

根据临床表现、形态学改变和胰腺内外分泌功能受损程度分为临床前期、进展期、并发症期、终末期。

【药物治疗】

治疗目的包括缓解临床症状、改善营养状况和解决并发症,主要针对消化不良、疼痛和并发症等 3 个方面。

1. 胰腺外分泌功能不全导致的腹泻和脂肪泻:采用外源性胰酶

制剂替代治疗,辅以饮食治疗。

2. 发生糖尿病的患者按糖尿病治疗。

3. 疼痛治疗:评估病情,宜以醋氨酚和非甾类抗炎药物开始,如果必要,可用曲马多或丙氧酚类的镇痛药物。如上述药物不能缓解或有并发症或出现胃瘫,方可使用麻醉性镇痛药物。药物无效者,可在 CT 或 EUS 引导下行腹腔神经丛阻滞治疗。如存在胰管梗阻因素和并发症等,非手术治疗效果差,应转入外科治疗。

【注意事项】

1. 积极治疗胆道疾病、戒酒及避免暴饮暴食。

2. CP 治疗非常复杂,不同治疗手段各有利弊,需要临床医生结合患者的个体情况综合判断,进行恰当选择,有时甚至需要多种方法结合应用,做到个体化治疗。

3. 慢性胰腺炎与胰腺癌鉴别尤为重要,且有一定的难度,必要时转有条件的上级医院,行细针穿刺活体组织检查,或剖腹探查。

4. 内镜治疗逐渐成为处理各种 CP 并发症首选的重要手段,对于胰腺假性囊肿、Oddi 括约肌狭窄(狭窄性十二指肠乳头炎)、胆总管下段狭窄、胰管开口狭窄和胰管结石均可转有条件的上级医院就诊。

5. 早、中期手术干预可能会延缓胰腺实质的改变和保护内、外分泌功能。手术指征:内科处理不能缓解的疼痛;胰管结石、胰管狭窄伴胰管梗阻;发生胆道梗阻、十二指肠梗阻、门静脉高压和胰性腹水或囊肿等并发症。

(仲恒高　范志宁)

第十五节　溃疡性结肠炎

【概述】

溃疡性结肠炎是一种病因不明的直肠和结肠慢性非特异性炎症性疾病。病变主要限于大肠黏膜与黏膜下层,发病可能与感染、免疫和遗传因素有关。病变可累及直肠、结肠的一段或全结肠。临床表现可有腹泻、黏液脓血便、腹痛。病情轻重不等,多呈反复发作的慢性病程,主要取决于病程的长短、病变的范围和严重程度。合理的治疗可以控制发作,维持缓解,防止复发。本病为慢性腹泻主要病因之一,可发生癌变。

【诊断要点】

1. 临床表现:有持续或反复发作的腹泻、黏液脓血便伴腹痛、里急后重以及不同程度的全身症状,可有肠外表现,如关节炎、结节性红斑、坏疽性脓皮病以及眼部、肝胆等系统病变等。

2. X线钡剂灌肠:可见黏膜粗糙水肿、多发性细小充盈缺损、肠管短缩、袋囊消失呈铅管状等。

3. 结肠镜及活检病理:为确诊的可靠方法。活检病理可见黏膜以单核细胞浸润为主的炎症、糜烂、溃疡等,尚可见隐窝炎、隐窝脓肿等。

4. 在排除菌痢、阿米巴痢疾、肠结核等各型结肠炎的基础上,综合临床表现、钡灌肠检查、结肠镜形态及组织学改变可诊断。

5. 一个完整的诊断应包括其临床类型、严重程度、范围、分期及并发症。

(1) 类型:有初发型、暴发型、慢性复发型、慢性持续型。除暴发型外,各型可相互转化。

(2) 严重程度分级:① 轻度:患者腹泻每日 4 次以下,便血轻或

无,无发热、脉搏加快或贫血,血沉正常;② 中度:介于轻、重度之间;
③ 重度:腹泻每日 6 次以上,有明显黏液血便,体温在 37.5℃ 以上,
脉搏在 90 次/分钟以上,血红蛋白<100 g/L,血沉>30 mm/h。

(3) 病变范围:可为直肠、直乙结肠、左半结肠、全结肠等受累。

(4) 病情分期:活动期、缓解期。

(5) 肠外表现及并发症:如上所述。

【药物治疗】

1. 活动期的治疗

(1) 轻度 UC:可选用柳氮磺胺吡啶(SASP),每日 3~4 g,分次
口服;或用相当剂量的 5-氨基水杨酸(5-ASA)。病变位于远段结
肠者可用 SASP 或 5-ASA 栓剂 0.5~1 g,每日 2 次;5-ASA 灌肠
液 1~2 g 或氢化可的松琥珀酸钠盐灌肠液 100~200 mg,保留灌
肠,每晚 1 次。有条件者可用布地奈德 2 mg,保留灌肠,每晚 1 次;
亦可用中药保留灌肠。

(2) 中度 UC:可用上述剂量水杨酸类制剂治疗,反应不佳者适
当加量或改服糖皮质激素,常用泼尼松 30~40 mg/d。

(3) 重度 UC:重度 UC 须及时处理,足量给药,治疗方法如下:
① 未曾使用过口服糖皮质激素患者,可口服泼尼松或泼尼松龙40~
60 mg/d,观察 7~10 日,亦可直接静脉给药;已使用糖皮质激素者,
应静脉滴注氢化可的松 300 mg/d 或甲泼尼龙 48 mg/d。② 肠外
应用广谱抗生素如硝基咪唑、喹诺酮类制剂、氨苄青霉素或头孢类
等抗生素控制肠道继发感染。③ 患者应卧床休息,适当输液、补充
电解质。④ 便血量大、Hb<70 g/L 和持续出血不止者应考虑输血。
⑤ 营养不良、病情较重者可用要素饮食,病情严重者应予肠外营养。
⑥ 静脉糖皮质激素使用 7~10 日后无效者,可考虑环孢素 2~
4 mg/(kg·d)静脉滴注 7~10 日,监测血药浓度,注意不良反应。
顽固性 UC 亦可考虑用其他免疫抑制剂,如硫唑嘌呤(Aza)1.5~
2.5 mg/(kg·d)、6-巯基嘌呤(6-MP)0.75~1.5 mg/(kg·d)等,
不能耐受者可改为甲氨蝶呤(MTX)15~25 mg/周,肌内注射,或参
考药典和教科书。⑦ 上述治疗无效者在条件允许单位可采用白细

胞洗脱疗法。⑧ 如上述药物疗效不佳,应及时内、外科会诊,确定外科手术的时机和方式。⑨ 慎用解痉剂及止泻剂,以避免诱发中毒性巨结肠。⑩ 密切监测患者生命体征和腹部体征变化,尽早发现和处理并发症。

2. 缓解期的治疗:除初发病例、轻症远段结肠炎患者症状完全缓解后可停药观察外,所有患者完全缓解后均应继续维持治疗。SASP 的维持治疗剂量一般为控制发作之半,多用 2～3 g/d,并同时口服叶酸。亦可用相同剂量的 5 - ASA 类药物。糖皮质激素无维持治疗效果,在症状缓解后应逐渐减量,过渡至用 5 - ASA 维持治疗。

3. 其他治疗

(1) 5 - ASA 与免疫抑制剂均无效者,可用新型生物治疗剂,如抗肿瘤坏死因子 - α(TNF - α)单克隆抗体。

(2) 益生菌维持治疗。

(3) 根据辨证施治原则,适当选用中药方剂中具抗炎、止泻、黏膜保护、抑制免疫反应的药物等替代治疗,多种中药灌肠制剂也有一定的疗效。

【注意事项】

1. 掌握好分级、分期、分段治疗的原则:分级是指按疾病的严重度,采用不同药物和不同治疗方法;分期指疾病分为活动期和缓解期,活动期以控制炎症及缓解症状为主要目标,缓解期应继续维持缓解,预防复发;分段治疗指确定病变范围以选择不同给药方法,远段结肠炎可采用局部治疗,广泛性结肠炎或有肠外症状者则以系统性治疗为主。

2. 溃疡性结肠炎治疗方案应个体化,根据病程和过去治疗情况确定治疗药物、方法及疗程,尽早控制发作,防止复发,注意并发症,确定治疗终点,并注意药物的不良反应。

3. 手术治疗

(1) 绝对指征:大出血、穿孔、明确或高度怀疑癌肿及组织学检查发现重度异型增生或肿块型损害伴轻、中度异型增生。

（2）相对指征：重度 UC 伴中毒性巨结肠、药物治疗无效者；内科治疗症状顽固、体能下降、对糖皮质激素抵抗或依赖的顽固性病例，替换治疗无效者；UC 合并坏疽性脓皮病、溶血性贫血等肠外并发症者。

4. 加强对患者健康教育，提高其治疗依从性，早期识别疾病发作与坚持定期随访。重症或有急性并发症的患者建议转上级医院治疗。

（仲恒高　范志宁）

第十六节　上消化道出血

【概述】

上消化道出血是指屈氏韧带以上部位的消化道，包括食管、胃、十二指肠、胆道和胰腺的出血。在我国，最常见的原因是消化性溃疡，其次为门静脉高压食管胃静脉曲张、急性胃黏膜病变和肿瘤出血等。近年来内镜检查、选择性腹腔动脉造影对多数上消化道出血既可准确定位，又可以进行治疗。

【诊断要点】

1. 临床表现可分为三类。

（1）慢性隐性出血。

（2）慢性显性出血。

（3）急性大出血：可伴低血压或休克症状，需紧急处理。

2. 上腹痛加呕血或解柏油样便的病史，有助于诊断。

（1）粪便潜血试验简易有效，在无症状的早期消化道肿瘤的诊断中很有价值。

（2）入院时应作血常规、血清丙氨酸氨基转移酶、胆红素、白蛋白/球蛋白、凝血三项检查，配血型及交叉试验备血。

（3）胃镜检查：只要患者情况允许，24 小时内检查诊断率高于 24～48 小时内镜检查者，及早诊断亦有利于治疗，有休克者须在纠正休克后进行。

（4）选择性腹腔动脉造影：对出血量大而消化道内镜检查阴性者有帮助。在出血速度超过 200 ml/h 或 0.5 ml/min 以上时，可见血管造影剂有外渗，即可作出定位，并可经导管栓塞出血血管。

（5）放射性核素扫描：主要应用^{99m}Tc 标记红细胞进行腹部显像。消化道出血时，标记红细胞可以从出血病灶的破损血管渗出，在相应部位可见异常放射性聚集。方法简单，且无损伤。

（6）其他：小肠出血如肿瘤、炎症等病变，可用胶囊内镜；止血后做小肠镜检查确定病变的性质。

【药物治疗】

1. 补充血容量，纠正出血性休克：可用平衡盐液、血浆代用品和全血，避免单纯依靠应用升压药来维持血压。

2. 口服止血药局部止血

（1）凝血酶：500～1 000 U 溶于生理盐水 50～100 ml，口服，6 小时 1 次。

（2）孟氏液：10%～20%孟氏液每次 30～40 ml，口服或经胃管注入，服后立即用 4%碳酸氢钠溶液漱口，保护口腔黏膜，患者可出现强烈恶心、呕吐及腹痛，剂量不宜过大，目前已较少采用。

3. 全身止血药物应用及控制胃液酸度

（1）H_2RA：① 西咪替丁 400 mg，静脉滴注，8～12 小时 1 次，病情好转后改口服。对老年人，肝肾功能不全者应注意其副作用；② 雷尼替丁 100 mg，静脉滴注，12 小时 1 次；③ 法莫替丁 20 mg，静脉滴注，12 小时 1 次，3～5 日后改口服。

（2）PPI：奥美拉唑 40 mg，静脉滴注，8～12 小时 1 次，连续 3～4 日，可有效抑制胃酸分泌，有利于血小板的聚集及出血部位凝血块的形成。

（3）立止血：1U，静脉推注，12 小时 1 次，一般用 3～4 日。

（4）维生素 K_1：10～20 mg，静脉滴注，12 小时 1 次。

4. 食管胃底静脉曲张出血的非手术治疗:药物治疗主要是应用降低门脉高压的药物,其降低门脉压的机制不外乎减少门静脉血流和(或)降低门静脉循环阻力。

(1)血管加压素:目前国内常用的为垂体后叶素,能降低食管曲张静脉血流及压力,但再发出血率高,并有严重的心、脑血流动力学副作用,合用硝酸甘油可减轻副作用。用法:垂体后叶素 40 U,加入 5%葡萄糖液 250～500 ml,以 0.2～0.4 U/min 速度静脉滴注,持续 12～24 小时,如出血渐控制,24 小时后剂量减半。

(2)特利加压素:这是一种合成的血管加压素,其治疗效果较血管加压素好,且副作用少。

(3)生长抑素:思他宁和其长效衍生物善宁能减少内脏血流,使曲张静脉内压力显著下降,而不引起全身血流的变化,故其血流动力学副作用几乎没有。用法:思他宁 250 μg,静脉缓慢注入后,以 250 μg/h 的速度维持静脉滴注 3～4 日。善宁 50 μg 静脉注射,然后以 25～50 μg/h 维持静脉滴注 3～4 日。

(4)β 受体阻滞剂:可预防曲张静脉的再出血;长效有机硝酸盐 5 -单硝酸异山梨醇作为硬化治疗的辅助治疗,可降低食管静脉曲张的再出血率。

【注意事项】

1. 输血指征:① 血红蛋白＜70 g/L;② 收缩压低于 12 kPa (90 mmHg);③ 脉搏 120 次/min 以上。对老年患者要适当放宽,有高血压者要根据基础血压灵活掌握,并应密切观察血压、脉搏、心率、末梢循环的情况及尿量等,直到休克得到纠正。

2. 出血量及疾病严重度的估计见表 5 - 16 - 1。

表 5 - 16 - 1　上消化道出血病情严重程度分级

分级	年龄 (岁)	伴发病	失血量 (ml)	血压 (mmHg)	脉搏 (次/分)	血红蛋白(g/L)	症状
轻度	＜60	无	＜500	基本正常	正常	无变化	头昏
中度	＜60	无	500～1 000	下降	＞100	70～100	晕厥、口渴、少尿

分级	年龄（岁）	伴发病	失血量（ml）	血压（mmHg）	脉搏（次/分）	血红蛋白(g/L)	症状
重度	＞60	有	＞1 500	收缩压＜80	＞120	＜70	肢冷、少尿、意识模糊

3. 提示预后不良的因素有：① 高龄患者(＞60 岁)；② 有严重伴随病(心、肺、肝、肾功能不全、脑血管意外等)；③ 本次出血量大或短期内反复出血；④ 特殊病因和部位的出血(如食管胃底静脉曲张破裂出血)；⑤ 消化性溃疡伴有内镜下活动性出血，或近期出血征象如暴露血管或溃疡面上有血痂。

4. 有条件者，应开展内镜局部止血法，包括局部喷洒止血药物、局部药物注射法、高频电凝止血、血管夹、激光止血法、微波止血法等，以上方法要根据具体情况选用。

5. 内科保守治疗及内镜下止血治疗，如果效果不佳，在保证生命体征平稳的情况下，及时转上级医院进一步治疗。

6. 经颈静脉肝内支架门腔静脉分流术(TIPSS)预防再出血非常有效，但会明显增加肝性脑病发生，对提高生存率无益。因此只能作为药物联合内镜治疗无效时的一种补救方法。不建议在基层医院开展此项治疗。

7. 首次急性静脉曲张出血后，具有较高的再出血率和病死率。β受体阻滞剂可显著降低大静脉曲张患者首次出血的风险，是预防出血理想的低成本药物。临床可以根据患者心率是否降低基础心率的 25％作为剂量有效指标，当心率降至 55 次/分时应考虑停药。

（仲恒高　范志宁）

第十七节　下消化道出血

【概述】

下消化道出血是指十二指肠空肠移行部、屈氏韧带以下的小肠、结肠和直肠疾病所引起的肠道出血。多数下消化道出血有明显血便,结合临床及必要实验室检查,通过结肠镜检查,必要时配合 X 线小肠钡剂造影、胶囊内镜或小肠镜检查,确诊一般并不困难。

【诊断要点】

1. 注意病史的收集及全面细致的查体,根据出血情况及其伴随症状,大致可以确定出血部位及原因。

2. 对有黑便的患者首先应行胃镜检查,除外上消化道及结肠出血,再考虑小肠出血可能。胶囊内镜、小肠镜(双气囊小肠镜、推进式小肠镜),对小肠疾病诊断有较大价值。全消化道钡剂造影对小肠疾病的诊断率不高,小肠灌注气钡双重造影可发现微小病变,对炎症、憩室、肿瘤等病的诊断阳性率仅约 50%。

3. 大肠出血:结肠镜检查,结合组织活检,结肠、直肠及肛门疾患引起的出血基本可诊断。

经上述检查仍不能明确者,可选用:① 选择性腹腔动脉造影;② 放射性核素扫描。仍不能明确诊断者,在出血时行紧急腹腔探查术,探查时结合术中内镜检查,有利于提高诊断率。

【药物治疗】

1. 液体复苏

(1)应立即建立快速静脉通道,并选择较粗静脉以备输血,最好能留置导管。根据失血的多少在短时间内输入足量液体,以纠正血循环量的不足。

(2)常用液体包括等渗葡萄糖液、生理盐水、平衡液、血浆、全血或其他血浆代用品。紧急时输液、输血同时进行。

（3）在补足液体的前提下，如血压仍不稳定，可以适当地选用血管活性药物（如多巴胺）以改善重要脏器的血液灌注。

2. 止血措施

（1）止血药物：血管加压素、生长抑素静脉滴注有一定作用。

（2）内镜下止血：急诊结肠镜检查可发现出血病灶，同时行内镜下止血。常用止血方法有局部药物喷洒和注射、热凝止血（高频电、氩气血浆凝固术、热探头、微波、激光等）和金属夹机械止血等。

（3）肠系膜血管造影和介入治疗：方法包括血管内药物注射治疗和选择性血管栓塞治疗。血管介入治疗的优点是简便、安全、创伤小、效果迅速可靠，特别对于消化道大出血病人可起到挽救病人生命的作用。介入治疗止血能够帮助病人渡过难关，为外科手术止血创造条件。

【注意事项】

1. 下消化道出血常见病因为：① 小肠疾病的良、恶性肿瘤、Meckel 憩室、Crohn 病、结核、急性坏死性小肠炎、血管发育不良等；② 结肠及直肠疾病：慢性结肠炎、息肉、结肠癌、溃疡性结肠炎、痢疾（细菌或阿米巴）、放射性肠炎、孤立性直肠溃疡等，老年人便血应当考虑缺血性肠病、结肠憩室；③ 肛门疾病：内痔、肛裂、肛瘘等；④ 全身性疾病：血液病、尿毒症、流行性出血热等。

2. 下消化道出血病因复杂，内镜、血管介入、外科手术探查等方法为诊断治疗的主要方法。CT 仿真内镜技术、胶囊内镜和双气囊小肠镜的应用，使小肠出血的诊治、定位更准确。双气囊小肠镜同时可行镜下治疗。

3. 药物、内镜及介入治疗无效者，可考虑转上级有条件的医院行手术治疗。

（仲恒高　范志宁）

第十八节　便秘

【概述】

便秘是指排便次数减少、粪便量减少、粪便干结、排便费力。慢性便秘病程至少 6 个月。如果便秘无明确器质性病因,称为功能性便秘。按发病机制可分为慢传输型便秘、出口梗阻型便秘和混合型便秘。

【诊断要点】

便秘诊断的罗马Ⅲ标准:

(1)排便费力,想排而排不出大便,干球状便或硬便,排便不尽感。

(2)排便次数<3 次/周。排便量<35 g/d 或 25%以上时间有排便费力。

(3)全胃肠道或结肠传输时间延长。

【药物治疗】

1. 膳食纤维和膳食纤维制剂:增加膳食中的纤维素,可提高粪便的含水量、促进肠内有益细菌的增殖,增加粪便的体积,加快肠道传输,使排便次数增加。膳食纤维制剂包括麦麸、甲基纤维素等。

2. 通便药:选用通便药时应考虑药效、安全性、药物依赖性以及效价比。避免长期使用刺激性泻剂。对粪便嵌塞者,可用清洁灌肠或用液体石蜡等直肠给药,软化粪便。

(1)容积类轻泻剂(膨松剂):通过增加粪便中的水含量和固形物而起到通便作用,如欧车前。

(2)渗透性泻剂:包括不被吸收的糖类、盐类泻剂和聚乙二醇。不被吸收的糖类可增加肠腔内粪便的容积,刺激肠道蠕动,可用于轻、中度便秘的治疗,如乳果糖 15 ml,每日 3 次。聚乙二醇口服后不被肠道吸收、代谢,能有效治疗便秘,且其含钠量低,不引起肠道离子的吸收或丢失,不良反应少。

（3）刺激性泻剂：包括酚酞、蒽醌类药物、蓖麻油等,能刺激肠蠕动,增加肠动力,减少吸收。此类泻剂易出现药物依赖、电解质紊乱等不良反应,长期应用可引起结肠黑变病并增加大肠癌的危险性。

3. 促动力剂：作用于肠神经末梢,释放运动性神经递质、拮抗抑制性神经递质或直接作用于平滑肌,增加肠道动力,因而有较好的效果。但某些作用于 5 - 羟色胺（HT）受体的药物有潜在增加心血管疾病的危险。

4. 中药：能有效缓解慢性便秘的症状。

【注意事项】

1. 帮助患者充分认识导致便秘的因素,解除患者对排便过度紧张的心理负担。建议增加饮水量和体力活动,养成良好的排便习惯。

2. 注意生物反馈治疗,通过治疗使患者排便时盆底肌矛盾性收缩得到纠正,部分患者能同时改善直肠感觉功能、直肠推进蠕动与肛门松弛的协调性。

3. 便秘的治疗需要针对病因,总的原则是个体化的综合治疗,包括调整患者的精神心理状态,推荐合理的膳食结构,建立正确的排便习惯。对伴有明显焦虑、抑郁的患者,应分析判断心理状态的改变和便秘的因果关系,给予相应的治疗。

4. 在选用通便药方面,应注意药效、安全性及药物的依赖作用。应注意大剂量膳食纤维制剂可导致腹胀,可疑肠梗阻者禁用。盐类制剂过量应用可引起电解质紊乱,对老年人和肾功能减退者应慎用。刺激性泻剂易出现药物依赖、电解质紊乱等不良反应,长期应用可引起结肠黑变病并增加大肠癌的危险性。

5. 当患者症状严重影响工作和生活,且经过非手术治疗无效时,可考虑手术。严重患者继发肠梗阻时需转上级医院救治。

（仲恒高　范志宁）

第十九节　慢性腹泻

【概述】

健康人每日解成形便一次,粪便量一般不超过 300 g。排便次数增多(>3 次/d),粪便量增加(>200 g/d),粪质稀薄(含水量>85％),即为腹泻。病程超过 4 周,即为慢性腹泻。腹泻是常见病,但是很多腹泻,尤其是慢性腹泻,并非一定由肠道疾病引起。经常引起腹泻的其他疾病包括甲状腺功能亢进症、糖尿病、尿毒症、系统性红斑狼疮、结节性多动脉炎、混合性风湿免疫疾病、动脉粥样硬化、食物过敏、慢性肾上腺皮质功能减退、甲状旁腺功能减退、腺垂体功能减退、烟酸缺乏等。

【诊断要点】

慢性腹泻的原发疾病或病因诊断须从病史、症状、体征、实验室检查中获得依据。可从起病及病程、腹泻次数及粪便性质、腹泻与腹痛的关系、伴随症状和体征、缓解与加重的因素等方面收集临床资料。

1. 粪便检查:常用检查有大便隐血实验,涂片查白细胞、脂肪、寄生虫及虫卵,大便培养细菌等。

2. 血液检查:测血红蛋白、白细胞及其分类、血浆蛋白、电解质、血浆叶酸和维生素 B_{12} 浓度、肾功能及血气分析等对慢性腹泻的诊断很重要。

3. 小肠吸收功能试验:包括粪脂测定、糖类吸收试验、蛋白质吸收试验、维生素 B_{12} 吸收试验和胆盐吸收试验等。

4. 血浆胃肠多肽和介质测定:对于 APUD 肿瘤引起的分泌性腹泻有价值。

5. B 超及 X 线检查:B 超是了解有无肝胆胰疾病的最常用方

法。包括腹部平片、钡餐、钡灌肠、CT 以及选择性血管造影,有助于观察胃肠道黏膜的形态、胃肠道肿瘤、胃肠动力等。

6. 内镜检查:小肠镜、结肠镜检查和活检对于消化道的肿瘤、炎症等病变具有重要诊断价值。逆行胰胆管造影(ERCP)有助于胆、胰疾病的诊断。胶囊内镜提高了小肠病变的检出率。

【药物治疗】

1. 腹泻是症状,治疗应针对病因。但相当部分的腹泻需根据其病理生理特点给予对症和支持治疗。感染性腹泻需根据病原体进行治疗。乳糖不耐受症和麦胶性乳糜泻需分别剔除食物中的乳糖或麦胶类成分。高渗性腹泻应停食高渗的食物或药物。胆盐重吸收障碍引起的结肠腹泻可用考来烯胺吸附胆汁酸而止泻。治疗胆汁酸缺乏所致的脂肪泻,可用中链脂肪代替日常食用的长链脂肪,前者不需经结合胆盐水解和微胶粒形成等过程而直接经门静脉系统吸收。

2. 对症治疗

(1) 纠正失水、电解质紊乱和酸碱平衡失调。

(2) 营养支持,对弥漫性肠黏膜受损者,在补充氨基酸时应注意补充谷氨酰胺。

(3) 严重的非感染性腹泻可用止泻药。

【注意事项】

1. 根治急性腹泻,注意饮食卫生,不暴饮暴食,不贪食油腻生冷;生活规律,避免疲劳。慢性腹泻应注意其并发症的预防。

2. 慢性腹泻慎用抗菌药物,分离出特异性病原菌的感染,可根据药敏试验选用。沙门氏菌肠炎、副溶血弧菌肠炎均有自限性,抗菌药不缩短病程,可延长排菌时间,引起菌群失调并增加耐药菌株。

3. 抗菌药物和肠道益生菌制剂宜分开服用,建议间隔大于 3 小时。

4. 病因不明、久治无效者建议转上级医院诊治。

(仲恒高　范志宁)

第五章　消化系统疾病

第二十节　肠易激综合征

【概述】

肠易激综合征(IBS)是一种以腹痛或腹部不适伴排便习惯改变为特征的功能性肠病,经检查排除可引起这些症状的器质性疾病。根据临床特点可分为腹泻型、便秘型和腹泻便秘交替型。患者以 20 到 40 岁中青年居多,女性多见。此病起病隐匿,症状反复发作或慢性迁延,病程可长达数年至数十年,但全身健康状况却不受影响。

【诊断要点】

1. 病程半年以上且近 3 个月来持续存在腹部不适或腹痛,并伴有下列特点中至少 2 项:

(1) 症状在排便后改善。

(2) 症状发生伴随排便次数改变。

(3) 症状发生伴随粪便性状改变。

2. 以下症状不是诊断所必备,但属常见症状,这些症状越多越支持 IBS 的诊断:

(1) 排便频率异常(每天排便>3 次或每周<3 次)。

(2) 粪便性状异常(块状/硬便或稀水样便)。

(3) 粪便排出过程异常(费力、急迫感、排便不尽感)。

(4) 黏液便。

(5) 胃肠胀气或腹部膨胀感。

(6) 缺乏可解释症状的形态改变和生化异常。

最主要的临床表现是腹痛与排便习惯和粪便性状的改变。

【药物治疗】

1. 胃肠解痉药:抗胆碱药物可作为缓解腹痛的短期对症治疗。

匹维溴胺为选择性作用于胃肠道平滑肌的钙拮抗药,对腹痛亦有一定疗效且不良反应少,用法为每次 50 mg,每日 3 次。

2. 止泻药:洛哌丁胺或地芬诺酯止泻效果好,适用于腹泻症状较重者,但不宜长期使用。轻症者宜使用吸附止泻药如蒙脱石、药用炭等。

3. 泻药:对便秘型患者酌情使用泻药,宜使用作用温和的轻泻剂以减少不良反应和药物依赖性。常用的如聚乙二醇、乳果糖或山梨醇,容积性泻药如欧车前制剂和甲基纤维素等也可选用。

4. 抗抑郁药:对腹痛症状重,上述治疗无效且精神症状明显者可试用。临床研究表明这类药物甚至对不伴有明显精神症状者亦有一定疗效。

5. 其他肠道菌群调节药:如双歧杆菌、乳酸杆菌、酪酸菌等制剂,可纠正肠道菌群失调,对腹泻、腹胀有一定疗效。

【注意事项】

1. 应详细询问病史以求发现促发因素,并设法予以去除。告知患者 IBS 的诊断并详细解释疾病的性质,以解除患者顾虑和提高对治疗的信心。对失眠、焦虑者可适当给予镇静药。

2. 症状严重而顽固,经一般治疗和药物治疗无效者应考虑予以心理行为治疗,包括心理治疗、认知疗法、催眠疗法和生物反馈疗法等。

3. 肠易激综合征缺乏可解释症状的形态学改变和生化异常,病理生理学基础主要是胃肠动力和内脏感知异常,而机制未明。

4. 患者年龄超过 40 岁,合并便血、消瘦、纳差等报警症状时,建议转上级医院完成结肠镜等相关检查。

(仲恒高　范志宁)

第二十一节 功能性消化不良

【概述】

消化不良是指一组常见的症状包括上腹疼痛或不适。功能性消化不良(FD)是指具有由胃和十二指肠功能紊乱引起的症状,经检查排除引起这些症状的器质性疾病的一组临床综合征。精神、社会因素一直被认为与功能性消化不良的发病有密切关系,但机制未明。

【诊断要点】

1. 餐后饱胀不适,至少应有下列两项中的一项:

(1)正常量进食后出现餐后饱胀不适感,每周至少发生数次。

(2)早饱感,抑制了正常进食,每周至少发生数次。

2. 早饱感。

3. 上腹痛,必须包括以下所有条件:

(1)中等程度以上的上腹部疼痛或烧灼感,每周至少1次。

(2)间断性疼痛。

(3)不是全腹痛,不位于腹部其他部位或胸部。

(4)排便或排气后不能缓解。

(5)不符合胆囊或 oddis 括约肌疾病的诊断标准。

4. 上腹烧灼感。

符合1条～4条,且没有可以解释上述症状的器质性疾病的证据。诊断前症状出现至少6个月,近3个月满足以上标准。可以诊断为功能性消化不良。

根据临床特点,本病分为两个临床亚型:

(1)上腹痛综合征:上腹痛和(或)上腹灼热感。

(2)餐后不适综合征:餐后饱胀和(或)早饱。

两型可有重叠。

【药物治疗】

主要是对症治疗,遵循综合治疗和个体化治疗的原则。

1. 抑制胃酸分泌药一般适用于以上腹痛、上腹灼热感为主要症状的患者,可选择 H_2 受体拮抗剂或质子泵抑制剂。

2. 促胃肠动力药一般适用于以餐后饱胀、早饱为主要症状的患者。多潘立酮(10 mg,每日 3 次)、莫沙必利(5 mg,每日 3 次)或依托必利(50 mg,每日 3 次)均可选用,甲氧氯普胺因长期服用不良反应大,现已少用于 FD 治疗。对疗效不佳者,抑制胃酸分泌药和促胃肠动力药可换用或合用。

3. 上述治疗疗效欠佳而伴随精神症状明显者,可试用抗抑郁药。常用的有阿米替林、帕罗西汀等,宜从小剂量开始。

【注意事项】

1. 必须建立良好的生活习惯,避免烟、酒及服用非甾体抗炎药。无特殊食谱,避免个人生活经历中会诱发症状的食物。注意根据患者不同特点进行心理治疗。失眠、焦虑者可适当予以镇静药。

2. 功能性消化不良是低风险和预后良好的疾病,但是如果诱因不能去除,症状可能会反复发作。

3. 对存在消瘦、纳差、吞咽困难、不明原因贫血等报警症状的患者,需转上级医院就诊。

(仲恒高　范志宁)

第二十二节 食管癌

【概述】

食管癌系指由食管鳞状上皮或腺上皮的异常增生所形成的恶性病变,其发展一般经过上皮不典型增生、原位癌、浸润癌等阶段。食管鳞状上皮不典型增生是食管癌的重要癌前病变,由不典型增生到癌变一般需要几年甚至十几年。临床上食管癌以进行性吞咽困难为其典型症状。对于出现进食后胸骨后停滞感或咽下困难的患者,应及时做内镜检查。

【诊断要点】

1. 临床表现:早期症状体征多不典型,甚至无症状;中晚期出现进行性咽下困难、消瘦与恶病质,以及转移灶的表现。

2. 内镜与活组织病理:是发现与诊断食管癌的首选方法。可直接观察病灶的形态,并可在直视下作活组织病理学检查,以确定诊断。内镜下食管黏膜染色法有助于提高早期食管癌的检出率。

3. 食管 X 线、CT 扫描:中晚期病例 X 线可见病变处管腔不规则狭窄、充盈缺损、管壁蠕动消失、软组织影以及腔内的充盈缺损。CT 扫描可清晰显示食管与邻近纵隔器官的关系。CT 有助于制定外科手术方式、放疗的靶区及放疗计划。

4. 超声内镜:能准确判断食管癌的壁内浸润深度、异常肿大的淋巴结以及明确肿瘤对周围器官的浸润情况,对肿瘤分期、治疗方案的选择以及预后判断有重要意义。

【药物治疗】

食管癌目前通常采用的治疗方法是:对于可切除的食管癌,术前化放疗加手术是最合适的方法;对晚期不可切除的食管癌,化放疗最合适,在某些病例,也许能变为可切除食管癌;对可切除但不愿采取手术的患者,根治性化放疗是合适的选择;对于不能手术且不能耐受放化疗的患者,可行内镜下姑息治疗,解决进食梗阻,提高生活质量;上段食管癌放疗效果不亚于手术,故放疗作为首选。

1. 化疗:联合 5-FU 和 DDP 方案是研究与应用最多的方案,有效率在 20%～50%。紫杉醇联合 5-FU 和 DDP 是对鳞癌和腺癌都有效的方案。另外,联合伊立替康(CPT-11)和 DDP 有效,特别是对食管鳞癌。联合化疗有很高的反应率,但并发症的发生率也较高。

2. 联合放、化疗:目前多采用联合放化疗,两者可同时进行也可序贯应用,化疗可加强放疗的效能,但严重不良反应发生率较高。

3. 分子靶向治疗:2009 年 NCCN 指南将曲妥珠单抗联合化疗作为 HER-2 阳性晚期食管癌的标准治疗之一,其余的药物有西妥昔单抗、吉非替尼、厄洛替尼、贝伐单抗等。

4. 食管癌性狭窄的内镜下姑息治疗:对于失去外科手术机会或术后复发的中晚期食管癌患者,在不能耐受或不愿选择放、化疗或是放疗后出现严重并发症的情况下,为解决梗阻,可行内镜下治疗:① 食管单纯扩张术;② 食管内支架置入术;③ 内镜下癌肿消融术。

【注意事项】

1. 对于能手术切除的患者,首选手术治疗,对所有患者都应系统地随访。

2. 食管癌治疗的关键在于早发现、早诊断,对病情进行充分评估,包括分期、分级等,选择合适的个体化治疗方案,以期最大限度地根治、控制肿瘤,改善患者生活质量和预后。

3. 早期食管癌为 EMR 或 ESD 的适应证,建议转有条件的上级医院就诊。在治疗前均应进行食管超声内镜或高频超声微探头检查,以评估病灶的浸润深度,并排除淋巴结转移;应用染色内镜技术确定病灶范围;切取标本应整块送检,进一步明确病灶切除是否彻底及病灶的浸润深度,评估术后是否需补救治疗。

(仲恒高　范志宁)

第五章　消化系统疾病

第二十三节　胃癌

【概述】

胃癌起源于胃壁最表层的黏膜上皮细胞,可发生于胃的各个部位,可侵犯胃壁的不同深度和广度。癌灶局限在黏膜内或黏膜下层的称为早期胃癌,侵犯肌层以下或转移到胃以外区域者称为进展期胃癌。组织学分类有腺癌(占约 90%,包括乳头状腺癌、管状腺癌、黏液腺癌、印戒细胞癌)、腺鳞癌、鳞状细胞癌、未分化癌、类癌。每年新诊断的癌症病例中,胃癌居第四位,在癌症病死率中列第二位。

【诊断要点】

1. 临床表现

(1) 早期常无特异性症状,晚期可出现上腹痛或不适、早饱、食欲减退、消瘦、乏力、恶心、呕吐及黑便等。贲门癌可有吞咽困难,胃窦癌可引起幽门梗阻。

(2) 晚期可在上腹部扪及肿块。出现远处转移时,可扪及左锁骨上淋巴结肿大、肝肿大或腹水。

2. 胃镜检查可直接观察病变,并可取活组织行病理检查。

3. 中晚期胃癌 X 线钡餐检查时,肿块型表现为突向腔内的不规则充盈缺损;溃疡型表现为位于胃轮廓内的龛影,边缘不整齐;浸润型表现为胃壁僵硬、蠕动消失、胃腔狭窄,黏膜皱襞消失,如整个胃受累则呈“皮革胃”。

4. 超声内镜(EUS)是将超声探头引入内镜的一种检查,能判断胃内或胃外的肿块,观察肿瘤侵犯胃壁的深度,了解有无局部淋巴结转移,有助于区分早期和进展期胃癌。此外,超声内镜还可以引导对淋巴结的针吸活检,有助于明确肿瘤性质。

5. 怀疑有肝或后腹膜等部位转移时,可进行 B 超和(或)CT、

MR 检查。

【药物治疗】

1. 化疗是胃癌综合性治疗的重要组成部分,主要作为手术的辅助治疗及晚期、复发患者的姑息治疗。目前多采用联合化疗,尚无标准方案。目的:① 治愈癌症,使癌灶消失;② 若不能治愈,则控制癌灶进展;③ 若不能治愈或控制进展,则缓解症状。化疗分为术前、术中、术后化疗。

(1) 术前化疗可使肿瘤缩小,增加手术根治及治愈机会。但有耐药克隆较早出现、可能会增加术后并发症的发生率且不易处理、使得术后病理分期不够精确、治疗前无法区分对治疗不敏感的患者而延误最佳手术时机等问题。

(2) 术后化疗方式主要包括静脉化疗、腹腔内化疗、持续性腹腔温热灌注和分子靶向化疗等。单一药物化疗只适合于早期需要化疗的患者或不能承受联合化疗者。常用药物有 5-氟尿嘧啶(5-FU)、替加氟(FT-207)、卡培他滨、丝裂霉素(MMC)、阿霉素(ADM)或表阿霉素(EPB)、顺铂(DDP)或卡铂等。联合化疗指采用两种以上化学药物,一般 2～3 种联合,以免增加药物毒副作用。

术后辅助化疗的一般原则:① Ⅰ 期胃癌作根治性胃切除后,一般不予化学治疗;② 其他各期胃癌根治性或非根治性胃切除术后,一般应给予联合化疗;③ 化学治疗一般在术后 2～4 周开始,视患者一般情况及饮食恢复情况而定;④ 用药剂量以不引起明显不良反应为原则。联合化疗方案种类繁多,一般以氟尿嘧啶和丝裂霉素 C 为基本药,术后化疗期限一般要求 6 个月至 1 年。

(3) 其他途径化学治疗:除全身化学治疗外,尚可进行腹腔内化学治疗、内镜下肿瘤局部注射化学治疗和动脉插管介入化学治疗。

2. 分子靶向治疗是利用癌细胞特有而正常细胞没有的分子结构作为药物作用靶点进行治疗,针对性攻击癌细胞,可减轻正常细胞损害。与化疗药联合应用可使 5 年生存率提高 5%～10% 左右。

3. 中医治疗可改善患者生活质量,提高免疫力。

4. 放射治疗和免疫治疗可作为胃癌的综合治疗措施的一部分；支持对症治疗旨在预防、减轻患者痛苦，改善生活质量。

【注意事项】

1. 早期诊断是根治胃癌的前提。手术切除加区域淋巴结清扫是目前治疗胃癌的基本手段。手术效果取决于胃癌的分期、浸润的深度和扩散范围。对无法通过手术治愈的患者，部分切除仍然是缓解症状最有效的手段。

2. 应加强对胃的癌前状态和癌前病变进行定期内镜随访。

(1) 胃的癌前状态：① 慢性萎缩性胃炎；② 恶性贫血；③ 胃息肉；④ 残胃；⑤ 胃溃疡；⑥ 巨大胃黏膜皱襞症。

(2) 胃的癌前病变：① 不典型增生；② 肠化生：有小肠型与大肠型两种，小肠型（完全型）具有小肠黏膜的特征，分化较好。大肠型（不完全型）可分为 2 个亚型：Ⅱa 型，能分泌非硫酸化黏蛋白；Ⅱb 型能分泌硫酸化黏蛋白，此型与胃癌发生关系密切。

3. 早期胃癌可在内镜下行黏膜切除术（EMR）或黏膜下层剥离术（ESD），内镜微创治疗对保留胃肠道正常的生理功能具有很大的优势，建议转有条件的上级医院就诊。

（仲恒高　范志宁）

第二十四节　原发性肝癌

【概述】

原发性肝癌是指由肝细胞或肝内胆管上皮细胞发生的恶性肿瘤。原发性肝癌是我国常见恶性肿瘤之一，其死亡率在消化系统恶性肿瘤中居第三位，仅次于胃癌和食管癌。其发病率有上升趋势，全世界每年平均约有 25 万人死于肝癌，而我国占其中的 45%。本病多见于中年男性，男女之比为（2～5）：1。原发性肝癌发病机制可能与下列因素有关:病毒性肝炎、肝硬化、黄曲霉毒素、遗传因素、饮用水污染等。

【诊断要点】

1. 临床表现:肝区疼痛、肝脏肿大、黄疸、肝硬化征象、恶性肿瘤的全身性表现及转移灶症状、伴癌综合征等。

2. AFP≥400 μg/L,排除妊娠、生殖系胚胎源性肿瘤、活动性肝病及转移性肝癌,CT/MRI 检查有肝癌特征的占位性病变者。AFP<400 μg/L 且能排除妊娠、生殖系胚胎源性肿瘤、活动性肝病及转移性肝癌,并有两种影像学检查有肝癌特征的占位性病变或有病理确诊的肝外转移病灶(包括血性腹水或在其中发现癌细胞)。

3. 超声或 CT 引导下细针穿刺行组织学检查是确诊肝癌的最可靠方法,但属侵入性检查,且偶有出血或针道转移的风险,上述非侵入性检查未能确诊者可考虑应用。

【药物治疗】

1. 肝动脉栓塞化疗(TACE):为原发性肝癌非手术治疗的首选方案,疗效好,可提高患者的 3 年生存率。TACE 应反复多次治疗,一般每 4~6 周重复 1 次,经 2~5 次治疗,许多肝癌明显缩小,可进行手术切除。但对播散卫星灶和门静脉癌栓的疗效有限,更难控制病灶的远处转移。

2. 对肝癌较有效的药物以 CDDP 方案为首选,常用的化疗药物还有阿霉素、5 - FU、丝裂霉素等,一般认为单一药物疗效较差,需联合用药。

3. 生物治疗与分子靶向治疗:在控制肿瘤增殖、预防和延缓复发转移以及提高患者的生活质量等方面可能具有独特的优势。分子靶向药物治疗肝癌已成为新的研究热点。主要包括:

(1) 抗 EGFR 药物:如埃罗替尼(Erlotinib)和西妥昔单抗(Cetuximab)。

(2) 抗血管生成药物:如贝伐单抗(Bevacizumab)和布立尼布(Brivanib)等。

(3) 信号传导通路抑制剂:如 mTOR 抑制剂依维莫司(Everoli-

mus,RAD001)。

(4) 多靶点抑制剂：如索拉非尼（Sorafenib）和舒尼替尼（Sunitinib)等。

4. 中医药以其整体观念根据患者的全身特点辨证论治,适用于各型各期肝癌。根据肝癌患者的不同情况,采用不同的治疗原则。中医药有助于减少放、化疗的毒性,减轻症状,提高生存质量。

【注意事项】

1. 肝切除术是目前根治原发性肝癌的基本手段,凡有手术指征者均应积极争取手术切除。早期肝癌尽量手术切除,不能切除者应采取综合治疗的模式。

2. 消融治疗的途径可经皮肤入路,也可在腹腔镜手术或开腹手术中应用,影像引导手段主要包括超声和 CT。常用的有射频消融、微波消融、无水酒精注射、高强度聚焦超声消融。

3. 肝移植术用以治疗小肝癌特别是伴有肝硬化者,疗效较好,优于根治性切除术。对于局限性肝癌,如果合并肝硬化,肝功能失代偿(Child-Pugh C 级),且符合移植条件,应转有条件的上级医院进行肝移植治疗。肝移植术后进行适当的化疗及抗病毒治疗可减少肝癌复发、改善生存。

（仲恒高 范志宁）

第二十五节　胰腺癌

【概述】

胰腺癌主要指胰外分泌腺的恶性肿瘤,发病率近年来明显上升,恶性程度高、发展较快、病程短,出现症状时多已属晚期,并很快发生转移,侵犯邻近脏器。临床表现多样,缺乏特异性,早期诊断较困难,预后很差。

【诊断要点】

1. 早期胰腺癌无特异性症状与体征。晚期会出现上腹疼痛,乏力和食欲不振,与体位(平卧位常加重)有关的腰背痛,进行性消瘦,黄疸或上腹包块。

2. 实验室检查

(1) 一般检查:包括血、尿和粪便常规、生化功能等。

(2) 胰腺外分泌功能检查:主要有粪便苏丹Ⅲ染色和尿 BT-PA-BA 试验,仅作为辅助性检查。

(3) 血清学检查:癌胚抗原(CEA)及糖抗原决定簇 CAl9‐9、CA242、CA50 联合检测,可提高试验的敏感性和特异性。

3. 影像学检查

(1) B 超用于初步筛查;CT 对胰腺癌的敏感性可达 90%,能明确肿瘤浸润范围及转移等;MRCP 对胰腺癌的诊断与 ERCP 相似,而且无创、无并发症。

(2) ERCP 对胰腺癌的诊断优于 B 超和 CT,尤其是对胰头癌胰胆管浸润的显示最有价值。

(3) PTC(经皮肝穿刺胆道造影):对梗阻性黄疸可明确胆道梗阻的部位及程度,有助于鉴别诊断。

(4) 超声内镜:对诊断胰腺癌和周围血管的浸润均有价值,尚未普及。

4. 组织细胞学检查:B 超或 CT 引导下的细针穿刺、细胞学检查和组织病理检查是诊断的金标准。

【药物治疗】

1. 化疗

(1) 辅助化疗:根治性手术切除后予以吉西他滨 1 000 mg/m²,静脉滴注,第 1 日、8 日、15 日,连用 6 周期。

(2) 姑息性化疗:吉西他滨 1 000 mg/m²,静脉滴注,第 1 日、8 日、15 日,至病灶进展或出现不可耐受的不良反应。

(3) 局部病灶残留或切缘阳性者术后予以含 5‐FU 或吉西他滨的同期辅助放化疗。

（4）胰腺癌伴转移一线标准方案：吉西他滨 1 000 mg/m²，30 分钟滴注，每周 1 次，连续 3 周，28 日为 1 周期，共 2～3 周期；对伴有肝转移者可包含肝动脉化疗；有胰腺原发病灶者，如一般状况好，化疗同期予以胰腺的姑息性局部放疗。

（5）局部进展无法切除胰腺癌：同期放化疗（5 - FU＋放疗/吉西他滨＋放疗）和（或）超声聚焦刀治疗为标准方案；同期放化疗结束后病情未进展可以吉西他滨化疗作为延续方案继续应用，对于无法行放疗和（或）超声聚焦刀治疗者可以吉西他滨化疗作为替代方案，共化疗 2～3 周期。

吉西他滨可用固定剂量速率[10 mg/(m²·min)]法代替 30 分钟静脉滴注法。

一般状况好，或患者要求，可选用包含吉西他滨的联合化疗方案。

一线化疗 2 个疗程后病情进展，或治疗后任何时间出现复发、转移、进展，可采用二线化疗：未用过吉西他滨者可予以包含吉西他滨的方案，已用过吉西他滨者可用卡培他滨（1 000 mg/m² 口服，每日 2 次，第 1～14 日，每 21 日重复）或静脉持续 5 - FU 灌注（200～250）mg/(m²·d)，或改用动脉灌注或栓塞化疗。

2. 中医中药及免疫治疗：可提高免疫力，减轻放化疗的毒副作用。

[注意事项]

1. 胰腺癌的治疗是以手术、放化疗为主的综合性治疗，且常联合多种治疗手段。对胰腺癌有腹痛者可给予镇痛及麻醉药，必要时可转有条件的上级医院作腹腔神经丛或交感神经节阻滞、腹腔神经切除术，或硬膜外应用麻醉药缓解疼痛。

2. 胰腺癌的高危人群

（1）年龄大于 40 岁，长期吸烟，大量饮酒，以及长期接触有害化学物质等，有上腹部非特异性不适。

（2）有胰腺癌家族史。

（3）突发糖尿病患者，特别是不典型糖尿病，年龄在 60 岁以上，缺乏家族史,无肥胖,很快形成胰岛素抵抗者。

（4）慢性胰腺炎患者。

（5）导管内乳头状黏液瘤。

（6）家族性腺瘤息肉病者。

（7）良性病变行远端胃大部切除者,特别是术后 20 年以上的人群。

3. 肿瘤相关抗原 CA19 - 9＞1 000 U/ml 时,诊断胰腺癌的准确性大于 90%。CA19 - 9 同样可用来判断预后及治疗过程监测。且 CA19 - 9 水平的持续下降与手术或化疗后的胰腺癌患者的生存期有关。

4. 可疑的胰腺癌患者可转有条件的上级医院,进行 ERCP 胰管细胞刷片或活检;超声内镜或 CT 引导下经皮细针穿刺活检;或者手术中行切割针穿刺活检。不强求施行手术前必须获得恶性（阳性）的活检证据,但化疗前应有组织学诊断依据。

（仲恒高　范志宁）

第二十六节　结肠癌

【概述】

结肠癌是指结肠黏膜上皮在环境或遗传等多种致癌因素作用下发生的恶性病变。发病原因与遗传、结肠腺瘤、息肉病、慢性炎症性病变、少纤维、高脂肪饮食习惯等有一定关系。结肠癌起病隐匿,早期常无明显的临床表现,出现症状时大多已到中晚期,腹痛、排便习惯与粪便性状改变为本病最早出现的症状,并发症见于晚期,主要有肠梗阻、肠出血及肠穿孔。

【诊断要点】

1. 临床表现

（1）腹痛不适或隐痛，开始时可为间歇性，后转为持续性。大便性状、习惯的改变，也是其早期表现之一。

（2）腹部包块。

（3）不全性或完全性低位肠梗阻。

（4）全身中毒症状，以贫血、消瘦为著。

（5）晚期转移征象。

2. 粪便常规及隐血检查：若出现阳性，并排除其他因素，需行结肠镜检查。

3. 血清癌胚抗原检查：无特异性，数值升高时常与肿瘤增大有关，肿瘤彻底切除后可恢复到正常，复发前数周可以升高，对估计预后、监测疗效和复发有一定帮助。

4. X 线检查：目前不常用。

5. B 型超声、CT 或 MRI 检查：对癌肿的部位、大小以及与周围组织的关系，淋巴及肝转移的判定有一定价值。

6. 内镜检查：能够发现结肠各种类型的病变，同时行组织活检。

【药物治疗】

1. 化学药物治疗

（1）大肠癌对化学药物一般不很敏感，是一种辅助疗法。早期癌根治后一般不需化疗。氟尿嘧啶（5-FU）至今仍是大肠癌化疗的首选药物，常与其他化疗药如奥沙利铂等联合应用。临床上结肠癌的化疗方案用量及用法繁多，应遵循个体化的治疗原则。

（2）腹腔内灌注化疗，目的是在肿瘤部位直接提高抗癌药浓度，增加局部细胞毒作用而不增加甚至减少或避免对全身的毒副作用。联合应用腹腔内灌注化疗和系统性静脉化疗的方法可提高疗效。

2. 生物治疗：生物治疗能够预防肿瘤的复发和转移，还能提高放、化疗的疗效，减少放、化疗的毒副作用。

3. 分子靶向治疗：是在细胞分子水平上，针对已经明确的致癌位点，设计相应的药物，药物进入体内会特异地选择致癌位点结合并发生作用,使肿瘤细胞特异性死亡,而不影响正常组织细胞。

4. 中药治疗:目前多数是配合手术或化疗进行综合治疗。可以减少化疗的副作用和增强机体的抗病能力。

【注意事项】

1. 结肠癌的治疗是以手术为主的综合治疗,目的在于延长生命或是提高生存质量。

2. 放射治疗对结肠癌的作用有限。对直肠癌,术前放疗可提高手术切除率和降低术后复发率。术后放疗仅用于手术未达根治或术后局部复发者,单纯放疗仅用于晚期直肠癌患者。

3. 对 40 岁以上具有大肠腺瘤,有家族史(如大肠息肉综合征、家族遗传性非息肉大肠癌),一级血亲中有结肠癌者、溃疡性结肠炎等,应随访,定期做肠镜检查。

4. 对晚期结、直肠癌患者形成肠梗阻,不能耐受手术者,可转有条件的上级医院在内镜下放置结肠支架,解除梗阻。

(仲恒高　范志宁)

第六章 血液系统疾病

第一节 缺铁性贫血

【概述】

缺铁性贫血是指体内贮存铁缺乏导致红细胞生成障碍而发生的小细胞低色素性贫血。铁缺乏的常见原因有铁摄入不足（食物中铁的含量不足、偏食或吸收不良等）、需铁量增加而供应不足（孕妇）和铁丢失过多（月经过多、胃肠道小量慢性失血、慢性咯血等）。

【诊断要点】

1. 临床表现

（1）缺铁原发病表现：消化性溃疡、肿瘤等导致的腹痛、黑便；子宫肌瘤导致的月经过多等。

（2）贫血表现：常见头晕、头痛、乏力、易倦、心悸、活动后心悸、气短等。

（3）组织缺铁表现：口角炎、舌炎、舌乳头萎缩、吞咽困难、异食癖；烦躁、易怒、精神行为异常；还可有皮肤干燥、毛发干枯、指甲易裂甚至匙状甲（反甲）；儿童可出现生长发育迟缓，智力低下。

2. 实验室检查

（1）血象：小细胞低色素性贫血（MCV<82 fl、MCH<27 pg、MCHC<316 g/L），血红蛋白（Hb）男性<130 g/L，女性<115 g/L。血涂片可见红细胞大小不一，中心淡染区扩大。

（2）体内铁储备：血清铁降低（<50 μg/dl），总铁结合力增高（>360 μg/dl），转铁蛋白饱和度降低（<15％），血清铁蛋白降低（<12 μg/L）。骨髓红系细胞内及细胞外铁染色均减少或缺如。

3. 铁剂试验性治疗有效。

【药物治疗】

1. 病因治疗：去除导致缺铁的病因。

2. 铁剂治疗

（1）口服补铁：口服铁剂有效的表现是外周血网织红细胞增多，5～10 日达高峰，2 周后血红蛋白开始明显上升，1～2 个月后达正常水平。血红蛋白恢复正常后仍需继续铁剂治疗 3～6 个月，待血清铁蛋白恢复到 50 μg/L 再停药。

口服铁剂有无机铁和有机铁两类，硫酸亚铁是无机铁的代表，可予 0.3 g，每日 3 次。无机铁的不良反应较有机铁明显，目前多为有机铁所替代，如琥珀酸亚铁 0.1～0.2 g，每日 3 次，或富马酸亚铁 0.2～0.4 g，每日 3 次。

（2）肠外补铁：若口服铁剂不能耐受或不能吸收，或失血速度快，可改用右旋糖酐铁深部肌内注射，所需补充铁的毫克数根据以下公式初步估算：［150—患者 Hb（g/L）］×体重（kg）×0.33。首次注射 50 mg，如无不良反应，第 2 次可增加到 100 mg，每周 2～3 次，直至总需量。还可以给予静脉补充蔗糖铁，或转诊上级医院。

【注意事项】

1. 铁剂宜进餐时或餐后服用，以减少药物对胃肠道的刺激。忌与茶、钙盐及镁盐同时服用。

2. 同时服用维生素 C 可促进铁的吸收。

3. 注射铁剂后可发生局部肌肉疼痛、淋巴结炎、头痛、头晕、发热、荨麻疹及关节痛等,多为轻度及暂时的。偶尔可出现过敏性休克,尤其静脉应用时,故给药时应备有急救设备和药品。

(尹玥　许家仁)

第二节　巨幼细胞性贫血

【概述】

巨幼细胞性贫血是因叶酸和(或)维生素 B_{12} 缺乏,细胞核 DNA 合成障碍引起血细胞生成异常的贫血。骨髓各系细胞均可出现细胞核和细胞浆发育不平衡,红细胞、粒细胞及巨核细胞体积增大、巨幼变,形态与功能均不正常,并常导致全血细胞减少。DNA 合成障碍也会累及黏膜上皮细胞,引发胃肠道症状。维生素 B_{12} 缺乏还可累及神经细胞和髓鞘而导致神经系统症状。

【诊断要点】

1. 临床表现

(1) 血液系统:起病缓慢,多有头晕、乏力、心悸、活动后心悸、气短等贫血症状。严重者可因红细胞骨髓原位溶血而出现轻度黄疸。还可有全血细胞减少,并因此出现感染和出血。

(2) 消化系统:常有反复发作的舌炎,舌乳头萎缩,舌面光滑,又称牛肉舌,胃肠道黏膜萎缩可致食欲不振,偶有腹胀、腹泻及便秘等。

(3) 神经系统表现和精神症状:可出现手足对称性麻木、感觉障碍、步态不稳、行走困难等。也可有记忆力减退、失眠、易怒、妄想、抑郁甚至精神错乱,精神异常。

280

2. 叶酸和维生素 B_{12} 缺乏的原因

(1) 叶酸缺乏：① 摄入不足：食物中缺少新鲜蔬菜或过度烹煮，酗酒，空肠的炎症、肿瘤、手术切除等；② 需要增加：妊娠期妇女、生长发育期儿童及青少年、慢性溶血、甲亢、肿瘤、长期血液透析等；③ 药物影响：甲氨蝶呤、乙胺嘧啶等。

(2) 维生素 B_{12} 缺乏：① 摄入减少：常年素食；② 吸收减少：内因子缺乏(胃切除、胃黏膜萎缩)、胃酸和胃蛋白酶分泌减少、胰蛋白酶缺乏、肠道疾病、药物、小肠内细菌和寄生虫竞争维生素 B_{12} 等。

3. 实验室检查的证据

(1) 血象：为大细胞性贫血($MCV > 100$ fl，MCH 增高，MCHC 正常)，中性粒细胞及血小板也常减少。血涂片可见大卵圆形红细胞和中性粒细胞核分叶过多。

(2) 骨髓象：各系细胞均可出现巨幼变，以红系细胞最为显著(胞体大，胞浆较细胞核成熟)。

(3) 血清叶酸和维生素 B_{12} 水平测定：血清维生素 B_{12} 低于 75 pmol/L(100 pg/ml)，血清叶酸低于 6.8 nmol/L(3 ng/ml)。

(4) 其他：胃酸测定、内因子抗体检测、Schiling 试验(维生素 B_{12} 吸收试验)等。

4. 试验性治疗：疑诊又无相应检查手段时可予生理剂量的叶酸或维生素 B_{12} 诊断治疗一周，如网织红细胞上升，有助于诊断。

【药物治疗】

1. 病因治疗：尽可能去除导致叶酸或维生素 B_{12} 缺乏的病因。

2. 补充叶酸或维生素 B_{12}。

(1) 叶酸缺乏：叶酸 5～10 mg，每日 2～3 次，直至血红蛋白恢复正常。若无原发病，一般不需维持治疗。

(2) 维生素 B_{12} 缺乏：无吸收障碍，予维生素 B_{12}(常用甲钴胺和腺苷钴胺)500 μg，每日 1 次；有吸收障碍，予维生素 B_{12}(或甲钴胺和腺苷钴胺)500 μg，肌内注射，每周 2 次，直至血红蛋白恢复正常。恶性贫血或胃切除者需终身维持治疗，100 μg，肌内注射，每月 1 次。

维生素 B_{12} 缺乏伴有神经症状时,维持治疗 0.5~1 年。

【注意事项】

1. 单纯维生素 B_{12} 缺乏者不宜单用叶酸治疗,否则会加重维生素 B_{12} 的缺乏,引发或加重神经系统症状。

2. 严重巨幼细胞性贫血的患者在治疗时因大量血钾进入新生红细胞,可突发低血钾,需适时补钾。

3. 如治疗 3~4 周后血象恢复不明显,应寻找是否同时存在缺铁、感染或其他基础疾病,予以纠正。

4. 胃肠道不能吸收叶酸者可予四氢叶酸钙 5~10 mg,肌内注射,每日 1 次。直至血红蛋白恢复正常。一般不需维持治疗。

5. 诊断困难时及时转诊上级医院。

(尹玥　许家仁)

第三节　过敏性紫癜

【概述】

过敏性紫癜是一种常见的血管性紫癜,因机体对某些致敏物质发生变态反应,介导小血管炎发生,导致毛细血管脆性及通透性增加,产生皮肤、黏膜和某些组织脏器出血及功能损伤。可能的病因包括细菌、病毒、寄生虫的感染,食物过敏,昆虫叮咬,药物过敏等。儿童及青少年好发,冬、春季为本病的发病高峰期。

【诊断要点】

1. 发病前 1~3 周常有上呼吸道感染等前驱症状。

2. 起病突然,以四肢对称性斑丘疹样紫癜为特征。紫癜呈红色或紫色,多为高出皮肤的荨麻疹样皮疹,压之不褪色,可融合成片,重者可为出血性疱疹。紫癜局限于四肢,尤其双下肢,对称性分布,常分批反复发生。

282

3. 可有腹痛、便血,关节肿痛、疼痛,血尿、蛋白尿。

4. 毛细血管脆性试验常阳性。

5. 血小板计数、血小板功能和凝血功能试验正常。

6. 累及肾脏时,尿常规可有血尿、蛋白尿、管型尿,可伴肾功能损害。

7. 排除其他原因所致的血管炎及紫癜。

8. 根据病变受累范围,将本病分为皮肤型(单纯型)、腹型、关节型、肾型,两种以上合并存在称为混合型。

诊断困难时及时转诊上级医院。

【药物治疗】

1. 去除病因:防治感染,清除局部病灶(如扁桃体炎等),祛除肠道寄生虫,避免可疑药物及食物等。

2. 支持及对症治疗:急性期可平卧休息,减轻下肢静脉压力,避免下肢紫癜加重。腹痛者可予阿托品或山莨菪碱。消化道出血者,需禁食、抑酸(法莫替丁或奥美拉唑等)、补液等。关节疼痛可酌情应用止痛药。肾型患者必要时需抗凝治疗(肝素、低分子肝素、华法林等)。

3. 药物治疗

(1) 抗组胺药物:可选用以下药物:① 氯苯那敏 4 mg,每日 3 次。② 苯海拉明 25～50 mg,每日 2～3 次。③ 赛庚啶 2～4 mg,每日 2～3 次。④ 异丙嗪 12.5 mg,口服,每日 4 次,饭后及睡前服用,必要时睡前可增至 25 mg。

(2) 改善血管通透性药物:可选用以下药物:① 曲可芦丁片 200～300 mg,每日 2～3 次;曲可芦丁注射液 240～480 mg,静脉滴注,每日 1 次。② 维生素 C 片 100～200 mg,每日 2～3 次;维生素 C 注射液,5～10 g,静脉滴注,每日 1 次。③ 10％葡萄糖酸钙注射液 10 ml 缓慢静脉注射或静脉滴注,需要时可重复。

(3) 糖皮质激素:可选用以下药物:① 泼尼松(0.5～1.0)mg/(kg·d),每日 1 次。② 地塞米松 5～10 mg,静脉滴注,每日 1 次。

(4) 其他免疫抑制剂:还可酌情应用硫唑嘌呤、环孢素 A、环磷酰胺等。

【注意事项】

1. 本病多数预后良好,部分患者反复发作,肾脏受累及程度是决定预后的关键因素。

2. 儿童出现急性腹痛应考虑过敏性紫癜,需行皮肤、关节及尿液等检查。

3. 应尽可能避免激素长期大量使用。

(尹玥　许家仁)

第四节　免疫性血小板减少性紫癜

【概述】

免疫性血小板减少性紫癜(简称 ITP)是最常见的获得性出血性疾病。免疫因素导致血小板破坏增多和巨核细胞成熟障碍,临床以皮肤黏膜和内脏出血为特征。ITP 可以是系统性红斑狼疮(简称 SLE)等自身免疫性疾病的血液系统表现,也可以与药物介导的免疫性破坏相关,本文着重介绍临床上最常见的自身抗血小板抗体介导的特发性血小板减少性紫癜,分急性和慢性两型,急性型常见于儿童,慢性型则多见于成人,并以女性居多。

【诊断要点】

1. 急性型患者起病急骤,发病前 1~2 周有上呼吸道感染史,慢性型患者起病隐匿,多无前驱症状。

2. 广泛出血:皮肤瘀点、瘀斑,口腔黏膜血泡,牙龈出血,鼻衄,女性月经过多,严重者还可出现呕血、黑便、咯血、血尿,甚至颅内出血。

3. 脾脏不大或轻度增大。

4. 多次检查血小板计数减少,急性型多在 20×10^9 /L 以下,慢

性型常在 50×10^9 /L 左右。

5. 骨髓检查巨核细胞增多或正常,有成熟障碍。

6. 具有以下五项中任何一项:

(1) 激素治疗有效。

(2) 脾切除有效。

(3) PAIg 阳性。

(4) PAC3 阳性。

(5) 血小板生存时间缩短。

7. 排除血小板减少的其他各种原因:自身免疫性疾病,再生障碍性贫血,脾功能亢进,白血病等。

诊断困难时及时转诊上级医院。

【药物治疗】

1. 糖皮质激素:泼尼松 1 mg/(kg·d),有效者逐渐减量至 5~10 mg/d 维持,总疗程 3~6 个月。

2. 脾切除:激素治疗无效,有使用禁忌,或维持剂量大于 30 mg/d,可考虑予脾切除手术。

3. 免疫抑制剂:激素治疗或脾切除无效,或有糖皮质激素使用禁忌、脾切除禁忌的,可选择以下免疫抑制剂:

(1) 长春新碱 1~2 mg,静脉注射,每周 1 次,4~6 周 1 疗程。

(2) 环磷酰胺 50~100 mg/d,3~6 周 1 疗程。

(3) 硫唑嘌呤 100~200 mg/d,3~6 周后减为 25~50 mg,维持 8~12 周。

(4) 环孢素 A 250~500 mg/d,3~6 周后减为 50~100 mg 维持。

4. 急症的处理

(1) 一般处理:① 血小板输注。② 氨甲苯酸 100~300 mg 静脉滴注,每日最大用量 600 mg。

(2) 静脉注射丙种球蛋白:400 mg/kg,5 日 1 疗程,1 个月后可重复。

(3) 血浆置换:建议转诊上级医院。

（4）大剂量甲基强的松龙冲击治疗：建议转诊上级医院。

【注意事项】

1. 肾上腺皮质激素治疗期间注意监测电解质、血糖、血压,酌情防治骨质疏松、消化性溃疡等副作用。

2. 急症治疗适用于：① 血小板计数$<10\times10^9$/L,伴活跃出血；② 内脏或颅内出血；③ 近期拟手术或分娩者。

3. 伴有血尿时禁用抗纤维蛋白溶解药物氨甲苯酸。

4. 重症者及时转上级医院救治。

（尹玥　许家仁）

第五节　白细胞减少和粒细胞缺乏

【概述】

白细胞减少是指外周血白细胞绝对计数持续低于3.5×10^9/L,成人中性粒细胞绝对值低于1.8×10^9/L称为粒细胞减少,低于0.5×10^9/L称为粒细胞缺乏。白细胞减少的主要病因有生成减少（药物、电离辐射、再生障碍性贫血、骨髓瘤、转移癌等）,破坏或消耗增多（自身免疫性疾病、严重感染、脾功能亢进等）,白细胞分布异常（假性粒细胞减少、血液透析时中性粒细胞滞留肺血管等）。

【诊断要点】

1. 白细胞减少原发病的表现。

2. 白细胞轻度减少可无特殊表现,偶有乏力、疲倦等非特异性症状。粒细胞缺乏时易发生高热感染,严重者可发生败血症、脓毒败血症。

3. 查体有原发病和感染相关体征。

4. 血常规：白细胞减少,中性粒细胞减少,淋巴细胞比例相对升高。根据中性粒细胞减少的程度可分为轻度、中度和重度（轻度$\geqslant$

1.0×10^9/L,中度 $0.5\sim1.0\times10^9$/L,重度<0.5×10^9/L)。

5. 骨髓细胞学:骨髓检查常可发现白细胞减少的病因,如骨髓瘤和转移癌可发现异常细胞浸润,再生障碍性贫血可见各系增生均受抑,严重感染可见核左移现象。

【药物治疗】

1. 病因治疗:停用可疑药物,脾功能亢进患者可以酌情考虑切脾,急性白血病、骨髓瘤和再生障碍性贫血经治疗病情缓解后,中性粒细胞可恢复正常。

2. 防治感染:中度减少者应注意预防感染,粒细胞缺乏者应采取无菌隔离措施,有发热感染者应行血、尿、痰及感染灶分泌物培养和药敏试验,在致病菌尚未明确之前,可经验性给予强效广谱抗生素,3日后仍无效者加用抗真菌药物。

3. 升白细胞药物

(1) 轻度白细胞减少患者感染率很低,可给予观察或常规升白细胞药物治疗:① 维生素 B_4 $10\sim20$ mg,每日 3 次。② 鲨肝醇 50 mg,每日 3 次。③ 肌苷 $0.2\sim0.6$ g,每日 3 次,或 $0.2\sim0.6$ g 静脉滴注,每日 $1\sim2$ 次。④ 利血生 20 mg,每日 3 次。⑤ 辅酶 A $50\sim200$ U,口服、肌内注射或静脉滴注,每日 $1\sim2$ 次。

(2) 粒细胞缺乏患者如无禁忌证,应给予重组人粒-单细胞集落刺激因子(rhGM-CSF)或重组人粒细胞集落刺激因子(rhG-CSF)。常规剂量:$2\sim5$ μg/(kg·d),皮下注射。

【注意事项】

1. 粒细胞缺乏患者的感染多为革兰氏阴性菌,且多为耐药菌,真菌感染常见,其中曲霉菌感染率较高,另外感染进展迅速,感染中毒性休克发生率高。因此粒细胞缺乏患者的抗生素应用和抗真菌治疗有其特殊性。

2. 应用 rhGM-CSF 和 rhG-CSF 时,要注意掌握适应证和禁忌证,并密切监测外周血白细胞数。

3. 重症者及时转上级医院救治。

(尹玥 许家仁)

第七章 内分泌和代谢性疾病

第一节 糖尿病

【概述】

糖尿病是由遗传和环境因素共同作用而引起的一组以糖代谢紊乱为主要表现的临床综合征。由于胰岛素分泌、胰岛素作用或两者同时存在的缺陷引起的碳水化合物、脂肪、蛋白质、水和电解质等代谢紊乱,临床以慢性(长期)高血糖为主要特征,最严重的急性并发症是糖尿病酮症酸中毒(DKA)、非酮症高渗性昏迷或乳酸性酸中毒。长期糖尿病可引起多个系统器官的慢性并发症,导致功能障碍或衰竭,成为致残或病死的主要原因。2007~2008 年中华医学会糖尿病分会的流行病学调查资料显示,我国 20 岁以上的成年人糖尿病患病率约为 9.7%。

【诊断要点】

糖尿病的临床诊断应依据静脉血浆血糖,而不是毛细血管血的血糖检测结果。若无特殊提示,文中所提到的血糖均为静脉血浆葡萄糖值。我国目前采用 WHO(1999 年)糖尿病诊断标准,见表 7-1-1。

表 7-1-1 糖尿病的诊断标准

诊断标准	静脉血浆葡萄糖水平(mmol/L)
(1) 糖尿病症状(高血糖所导致的多饮、多食、多尿、体重下降、皮肤瘙痒、视力模糊等急性代谢紊乱表现)加上随机血糖检测	≥11.1
(2) 空腹血糖(FPG)	≥7.0
(3) 葡萄糖负荷后 2 小时血糖(2 hPG)(无糖尿病症状者,需改日重复检查)	≥11.1

注:(1) 空腹状态:指至少 8 小时没有进食热量。
    (2) 随机血糖:指不考虑上次用餐时间,一天中任意时间的血糖,不能用来诊断 IFG 或 IGT。
    (3) 与 2 小时静脉血浆葡萄糖相对应的 2 小时毛细血管血糖值:① 糖尿病:2 小时的值≥12.2 mmol/L;② IGT:2 小时血糖≥8.9 mmol/L 且<12.2 mmol/L。

【药物治疗】

1. 治疗目标:纠正代谢紊乱,消除糖尿病症状,维持良好的营养状况及正常的生活质量与工作能力,保障儿童的正常生长发育;防止糖尿病急性代谢紊乱发生;预防和延缓慢性并发症的发生和发展。2 型糖尿病(T2DM)控制目标,空腹血糖<7.0 mmol/L,餐后两小时血糖<10.0 mmol/L,糖化血红蛋白<7.0%。

2. 降糖治疗的总体原则:强调早期治疗、长期治疗、综合治疗和措施个体化的基本治疗原则。降糖治疗包括饮食控制、合理运动、血糖监测、糖尿病自我管理教育和应用降糖药物等综合性治疗。生活方式干预是 2 型糖尿病的基础治疗措施,应该贯穿于糖尿病治疗的始终。

3. 用药方案:如果单纯生活方式不能使血糖控制达标,应开始药物治疗。2 型糖尿病药物治疗的首选药物应是二甲双胍。如果没有二甲双胍的禁忌证,该药物应该一直保留在糖尿病的治疗方案中。如单独使用二甲双胍治疗血糖控制仍不达标,则可加用胰岛素促分泌剂或 α-葡萄糖苷酶抑制剂(二线治疗)。不适合使用胰岛素促分泌剂或 α-葡萄糖苷酶抑制剂者可选用噻唑烷二酮类药物或DPP-IV 抑制剂。两种口服药物联合治疗控制血糖不达标者可加用胰岛素治疗(每日 1 次基础胰岛素或每日 1~2 次预混胰岛素)或采用 3 种口服药物间的联合治疗。如基础胰岛素或预混胰岛素与口服药物联合治疗控制血糖不达标则应将治疗方案调整为多次胰岛素治疗(基础胰岛素加餐时胰岛素或每日 3 次预混胰岛素类似物)。多次胰岛素治疗时应停用胰岛素促分泌剂。

4. 口服降糖药物的使用

(1)双胍类:目前广泛应用的是二甲双胍,500~1 500 mg/d,分 2~3 次口服,餐前、餐中、餐后均可服用,最大剂量不超过 2 g/d。儿童不宜服用本药,除非明确为肥胖的 T2DM 及存在胰岛素抵抗。

不良反应:① 常见不良反应有腹泻、恶心、呕吐、胃胀等消化道症状,一般无需处理。进餐时服药、从小剂量开始、逐渐增加剂量,可减少消化道不良反应。② 皮肤过敏反应。③ 乳酸性酸中毒为最严重的副作用,老年患者、肝肾心肺功能不好及缺氧等时易发生。

适应证:① 2 型糖尿病(T2DM),尤其是无明显消瘦的患者以及伴血脂异常、高血压或高胰岛素血症的患者,作为一线用药,可单用或联合应用其他药物;② 1 型糖尿病(T1DM),与胰岛素联合应用有可能减少胰岛素用量和血糖波动。

禁忌证或不适应证:① 肾、肝、心、肺功能减退以及高热患者禁忌,慢性胃肠病、慢性营养不良、消瘦者不宜使用本药;② T1DM 不宜单独使用本药;③ T2DM 合并急性严重代谢紊乱、严重感染、外伤、大手术、孕妇和哺乳期妇女等;④ 对药物过敏或有严重不良反应者;⑤ 酗酒者,肌酐清除率<60 ml/min 时不宜应用本药;⑥ 准备作静脉注射碘造影剂检查的患者应事先暂停服用双胍类药物。

(2)磺脲类:常用的有格列本脲、格列吡嗪、格列齐特、格列喹酮和格列美脲等。各种药物的降糖机制基本一致,相同片数的各种药物临床效能大致相似,各种药物最大剂量时降糖作用也大致一样。

建议从小剂量开始,早餐前半小时一次服用,根据血糖逐渐增加剂量,剂量较大时改为早、晚餐前两次服药,直到血糖达到良好控制。格列吡嗪和格列齐特的控释药片也可每天服药一次。一般来说,格列本脲作用强、价廉,但容易引起低血糖,老年人及肝肾心脑功能不好者慎用;格列吡嗪、格列齐特和格列喹酮作用温和,较适用于老年人;轻度肾功能减退(肌酐清除率＞60 ml/min)时几种药物均仍可使用,中度肾功能减退(肌酐清除率 30～60 ml/min)时宜使用格列喹酮,重度肾功能减退(肌酐清除率＜30 ml/min)时格列喹酮也不宜使用。应强调不宜同时使用各种磺脲类药物,也不宜与其他胰岛素促分泌剂(如格列奈类)合用。

不良反应:① 低血糖反应最常见。常发生于老年患者(60 岁以上)、肝肾功能不全或营养不良者,药物剂量过大、体力活动过度、进食不规则、进食减少、饮含酒精饮料等为常见诱因。作用时间长的药物(如格列本脲和格列美脲)较容易引起低血糖,而且持续时间长,停药后仍可反复发作,急诊处理时应予足够重视。② 体重增加:可能与刺激胰岛素分泌增多有关。③ 皮肤过敏反应:皮疹、皮肤瘙痒等。④ 消化系统不良反应有上腹不适、食欲减退等,偶见肝功能损害、胆汁淤滞性黄疸。

适应证:适用于机体尚保存相当数量(30％以上)有功能的胰岛 β 细胞的 T2DM 患者。

禁忌证:T1DM,有严重并发症或晚期 β 细胞功能很差的 T2DM,儿童糖尿病,孕妇、哺乳期妇女,大手术围手术期,全胰腺切除术后,对磺脲类药物过敏或有严重不良反应等。

① 格列本脲:每次 1.25～5 mg,每日 2～3 次,可从小剂量开始服用,最大剂量每天 15 mg,餐前 30 分钟服用。

② 格列吡嗪:每次 2.5～10 mg,每日 2～3 次,可从小剂量开始服用,最大剂量每天 30 mg,餐前 30 分钟服用。如为缓释制剂,最小量 5 mg,每日 1 次,建议早餐时服用,最大剂量同普通片。

③ 格列齐特:每次 40～160 mg,每日 2 次,可从小剂量开始服用,最大剂量每天 320 mg,餐前 30 分钟服用。如为缓释制剂,最小

量 30 mg(格列齐特普通片 80 mg 相当于缓释片 30 mg),每日 1 次,建议早餐时服用,最大剂量不得超过每日 120 mg。

④ 格列喹酮:15~60 mg,每日 2~3 次,可从小剂量开始服用,最大剂量每日 180 mg,餐前 30 分钟服用。

⑤ 格列美脲:每次 1~6 mg,每日 1 次,可从小剂量开始服用,最大剂量每天 6 mg,早餐时或第一次主餐时服用。

(3) 格列奈类:常用药物为瑞格列奈,每次 0.5~4 mg,每日 1~3 次,每日最大剂量不超过 16 mg,是一类快速作用的胰岛素促分泌剂,可改善早相胰岛素分泌。降血糖作用快而短,主要用于控制餐后高血糖。低血糖症发生率低、程度较轻而且限于餐后期间。较适合于 T2DM 早期餐后高血糖阶段或以餐后高血糖为主的老年患者。可单独或与二甲双胍、胰岛素增敏剂等联合使用。禁忌证和不适应证与磺脲类药物相同。于餐前或进餐时口服。

(4) 噻唑烷二酮类(TZDs,格列酮类):常用药物有罗格列酮,用量为 4~8 mg/d,每日 1 次或分 2 次口服;吡格列酮,用量为15~30 mg/d,每日 1 次口服。TZDs 被称为胰岛素增敏剂,明显减轻胰岛素抵抗。TZDs 可单独或与其他降糖药物合用治疗 T2DM 患者,尤其是肥胖、胰岛素抵抗明显者。主要不良反应为水肿、体重增加,单独应用不引起低血糖,但如与磺脲类药物或胰岛素合用,仍可发生低血糖。不宜用于 T1DM、孕妇、哺乳期妇女和儿童。有心力衰竭〔纽约心脏病学会(NYHA)心功能分级 Ⅱ 级以上〕、活动性肝病或转氨酶升高超过正常上限 2.5 倍以及严重骨质疏松和骨折病史的患者应禁用本类药物。

(5) α-葡萄糖苷酶抑制剂(AGI):临床常用药为阿卡波糖,每次 50~100 mg,每日 3 次,AGI 应在进食第一口食物后服用。饮食成分中应有一定量的碳水化合物,否则 AGI 不能发挥作用。AGI 抑制 α-葡萄糖苷酶可延迟碳水化合物吸收,降低餐后高血糖。主要适用于空腹血糖正常(或不太高)而餐后血糖明显升高者,可单独用药或与其他降糖药物合用。T1DM 患者在胰岛素治疗基础上加用 AGI 有助于降低餐后高血糖。常见不良反应为胃肠反应,如腹胀、排气增多或腹泻。单用本药不引起低血糖,但如与磺脲类药物或胰岛素合用,仍可发生低血糖,且一旦发生,应直接给予葡萄糖口服或静脉注射,进食双糖或淀粉类食物无效。肠道吸收甚微,通常无全身毒性反应,但对肝、肾功能不全者仍应慎用。不宜用于有胃肠功能紊乱者、孕妇、哺乳期妇女和儿童。

5. 胰岛素的使用

(1)适应证:① T1DM;② DKA、高血糖高渗状态和乳酸性酸中毒伴高血糖;③ 各种严重的糖尿病急性或慢性并发症;④ 手术、妊娠和分娩;⑤ T2DM 且 β 细胞功能明显减退者;⑥ 某些特殊类型糖尿病。

(2)胰岛素的不良反应:① 胰岛素的主要不良反应是低血糖反应;② 胰岛素治疗初期可因水钠潴留而发生轻度水肿,可自行缓解;③ 部分患者出现视力模糊,为晶状体屈光改变,常于数周内自然恢复;④ 胰岛素过敏反应通常表现为注射部位瘙痒,继而出现荨麻疹样皮疹,全身性荨麻疹少见,罕见严重过敏反应(如血清病、过敏性休克)。

(3)胰岛素制剂:根据来源,目前胰岛素制剂有基因重组人胰岛素和猪胰岛素。人胰岛素比动物来源的胰岛素更少引起免疫反应。按作用起效快慢和维持时间,胰岛素制剂可分为速效、短效、中效和长效四类。速效有普通胰岛素(RI),皮下注射后发生作用快,但持续时间短,是唯一可经静脉注射的胰岛素,可用于抢救 DKA。速效胰岛素主要控制一餐饭后高血糖;中效胰岛素主要控制两餐饭后高血糖,以第二餐饭为主;长效胰岛素无明显作用高峰,主要提供基础水平胰岛素。

① 速效胰岛素类似物:门冬胰岛素,皮下注射后吸收加快,通常15 分钟起效,30～60 分钟达峰值,持续 2～5 个小时。速效胰岛素类似物可于进餐前注射,起效快、达峰快、作用时间短,更符合进餐时的生理需求。

② 短效胰岛素:重组人胰岛素,皮下注射后吸收加快,通常 30分钟起效,1～3 小时达峰值,持续 4～8 小时。短效胰岛素于进餐前

30 分钟注射。

③ 中效人胰岛素:精蛋白生物合成人胰岛素,本品皮下注射因个体差异,药物的起效和持续时间差异较大,一般注射后起效缓慢,5～7 小时达高峰,持续约 13～16 小时。一般于早晚餐前 1 小时左右皮下注射。

④ 长效胰岛素:精蛋白锌重组人胰岛素,一般注射后起效缓慢,8～10 小时达高峰,持续约 24 小时。一般于睡前皮下注射。

【注意事项】

1. 当从动物胰岛素改为人胰岛素制剂时,发生低血糖的危险性增加,应严密观察。

2. 胰岛素制剂类型、种类、注射技术、注射部位、患者反应性差异、胰岛素抗体形成等均可影响胰岛素的起效时间、作用强度和维持时间。腹壁注射吸收最快,其次分别为上臂、大腿和臀部。

3. 胰岛素治疗应在综合治疗基础上进行。胰岛素剂量决定于血糖水平、β 细胞功能缺陷程度、胰岛素抵抗程度、饮食和运动状况等,一般从小剂量开始,根据血糖水平逐渐调整。

4. 我国常用制剂有每毫升含 40 U 和 100 U 两种规格,使用时应注意注射器与胰岛素浓度匹配。某些患者需要混合使用速效、中效胰岛素,现有各种比例的预混制剂,最常用的是含 30% 短效和 70% 中效的制剂。胰岛素"笔"型注射器使用预先装满胰岛素的笔芯胰岛素,不必抽吸和混合胰岛素,使用方便且便于携带。

5. 胰岛素不能冰冻保存,应避免温度过高、过低(不宜>30℃或<2℃)及剧烈晃动。未开瓶胰岛素应在 2～8℃ 条件下冷藏保存。已开始使用的胰岛素注射液可在室温(最高 25℃)保存 4 周,冷冻后的胰岛素不可使用。

(游娜 何畏)

第二节　甲状腺功能亢进症

【概述】

甲状腺功能亢进症(简称甲亢)是指甲状腺腺体本身产生甲状腺激素过多而引起的以神经、循环、消化等系统兴奋性增高和代谢亢进为主要特征的临床综合征。其病因主要是弥漫性毒性甲状腺肿(Graves 病)、多结节性毒性甲状腺肿和甲状腺自主高功能腺瘤。其中以 Graves 病最常见,约占所有甲亢患者的 80%～85%。女性显著高发[女:男＝(4～6)：1],高发年龄为 20～50 岁。

【诊断要点】

1. 高代谢症状和体征:有神经、循环、消化等系统兴奋性增高和代谢亢进的临床表现。

2. 甲状腺肿大。

3. 血清 TT4、FT4 增高,TSH 减低。

4. 应注意的是,淡漠型甲亢的高代谢症状不明显,仅表现为明显消瘦或心房颤动,尤其在老年患者;少数患者无甲状腺肿大;T3型甲亢仅有血清 T3 增高。

【药物治疗】

1. 抗甲状腺的药物(ATD):ATD 治疗是甲亢的基础治疗,但是单纯 ATD 治疗的治愈率仅有 50%左右。临床上广泛应用的是丙基硫氧嘧啶(PTU),甲巯咪唑(MMI)。

(1) ATD 的适应证:① 初发轻症 GD 甲亢者。② 甲状腺轻、中度肿大者。③ 年龄 20 岁以下的患者、孕妇、年迈体弱或合并严重心、肝、肾疾病等而不宜手术者。④ 甲状腺术前准备或术后复发又不适宜[131]I 治疗者。⑤ [131]I 治疗的辅助措施。

(2) ATD 的禁忌证:对于甲状腺炎所致的暂时性甲亢及药物性

甲亢不宜应用 ATD。有粒细胞缺乏、剥脱性皮炎或中毒性肝炎等严重不良反应者禁用 ATD。甲状腺肿大明显以及甲亢反复发作的患者最好不要坚持应用 ATD,以选择其他疗法为宜。妊娠不是使用 ATD 的禁忌。

(3) 剂量与疗程(以 PTU 为例,如用 MMI 则剂量为 PTU 的 1/10):① 初治期,300~450 mg/d,分 3 次口服,持续 6~8 周,每 4 周复查血清甲状腺激素水平一次。临床症状缓解后开始减药。② 减量期,每 2~4 周减量一次,每次减量 50~100 mg/d,3~4 个月减至维持量。③ 维持期,50~100 mg/d,维持治疗 1~1.5 年,期间有病情波动者,疗程相应延长。

2. β受体阻滞剂:多在甲亢初治阶段与 ATD 联合应用,可较快控制甲亢的临床症状。通常应用普萘洛尔每次 10~40 mg,每天 3~4 次,疗程 1~2 月,必要时可延长应用时间。

【注意事项】

1. 患者在药物治疗期间应禁食含碘食物。

2. 注意休息,加强营养。

3. 抗甲状腺药物的不良反应主要以皮疹、粒细胞缺乏症、肝功能损伤最常见。一般认为,ATD 的副作用与其剂量、疗程及患者年龄、病情无直接关系。这些副作用是无法预测的,但多在用药后 4~8 周出现。一旦停药,这类副作用可自行消失。鉴于 ATD 相互间可发生交叉反应,一种药物有副作用时,原则上不主张改换另一种 ATD,而应考虑其他疗法。

4. 粒细胞缺乏症是 ATD 较严重的不良反应,处理不及时可危及生命。当 $WBC < 3 \times 10^9$ /L 或中性粒细胞$< 1.5 \times 10^9$ /L 时应考虑停药,并给予促白细胞生成的药物,如利血生、鲨肝醇等,必要时加用强的松 30 mg/d 口服,同时尽快向上一级医院转诊。

5. 若出现肝脏损伤,予药物减量并加用保肝药物可恢复。部分患者甲亢本身可引起肝脏损害,在服用 ATD 甲亢控制后肝功能可恢复正常。

6. 支气管哮喘或喘息型支气管炎等患者禁用普萘洛尔,可用选

择性 β_1 受体阻滞剂,如阿替洛尔 25～100 mg,每日 2 次,或美托洛尔 12.5～100 mg,每日 2 次。对合并心脏房室传导阻滞及明显心衰的患者应慎重使用此类药物。

7. ATD 停药指征:目前缺乏特异性的预测 ATD 治疗后甲亢复发或缓解的指标。如果治疗已达 18 个月以上,临床上没有甲状腺功能亢进的高代谢症状,甲状腺体积减小,血管杂音消失,血清 T3、T4、TSH 均正常,TSAb 阴性,ATD 已是维持量时可考虑停药。

(游娜 何畏)

第三节　甲状腺功能减退症

【概述】

甲状腺功能减退症(简称甲减)是由多种原因引起的甲状腺激素(TH)合成、分泌或生物效应不足所致的全身性低代谢综合征。本病在各个年龄段均可发生,功能减退始于胎儿或新生儿者称呆小病;起病于青春期发育前儿童者,称幼年型甲减;起病于成年者为成年型甲减。一般女性多见,严重可引起黏液性水肿甚至黏液性水肿昏迷。国外报告的临床甲减患病率为 0.8%～1.0%,发病率为 3.5/1 000;我国学者报告的临床甲减患病率是 1.0%,发病率为2.9/1 000。

【诊断要点】

1. 甲减的症状和体征:主要表现为各系统功能减低及代谢减慢,如畏寒、无力、表情淡漠、反应迟钝、动作缓慢、声音嘶哑、浮肿、体重增加和多浆膜腔积液等。若起病于胎儿或新生儿,除以上表现外,尚有智力低下和特殊面容。

2. 血清 TSH 增高,FT4 减低,原发性甲减即可以成立,进一步寻找甲减的病因。如果 TPOAb 阳性,可考虑甲减的病因为自身免疫甲状腺炎。

3. 血清 TSH 减低或者正常,TT4、FT4 减低,考虑中枢性甲减。做 TRH 刺激试验证实。进一步寻找垂体和下丘脑的病变。

【药物治疗】

1. 一般治疗:贫血者可补充铁剂、维生素 B_{12}、叶酸等,胃酸不足者应补充稀盐酸,但必须与 TH 合用才能取得疗效。

2. 替代治疗:治疗的目标是将血清 TSH 和甲状腺激素水平恢复到正常范围内,需要终生服药。

(1) 左旋甲状腺素(L-T4):初始剂量为每日 $25\sim50\ \mu g$,每 $2\sim3$ 周增加 $12.5\ \mu g/d$,直到到达最佳疗效。该药半衰期为 7 日,吸收慢,每日 1 次,晨间服药,长期的替代治疗维持量约为 $50\sim200\ \mu g$。老年患者或有心血管疾病的患者,宜小剂量开始,初始 $12.5\sim25\ \mu g$,每 $4\sim6$ 周增加 $12.5\ \mu g/d$。

(2) 干甲状腺片:家禽中提取,TH 含量不恒定,治疗效果欠满意。一般开始用量 $15\sim30\ mg/d$,每 2 周增加 $15\sim30\ mg/d$,维持剂量约 $60\sim180\ mg/d$。重症或伴心血管疾病者及年老病人尤其要注意从低剂量开始,逐渐加量,直至满意为止。另外,应注意对等剂量,其中干甲状腺片 $15\ mg$ 等于 L-T4 的 $25\ \mu g$。

【注意事项】

1. 老年患者,伴有冠心病或其他心脏病病史以及有精神症状者,TH 应从小剂量开始,缓慢递增。如干甲状腺片以每日 $15\ mg$,L-T4 从每日 $12.5\sim25\ \mu g$ 开始,每两周或更久才增加 1 次,每次 $15\ mg$(L-T4 为 $12.5\ \mu g$),直至适当的维持量。如导致心绞痛发作、心律不齐、精神症状或骨质疏松,应及时减量。

2. 替代治疗个体差异较大,年龄、体重、生活环境及劳动强度等都会引起患者对 TH 的需求及敏感性的不同,故治疗应强调个体化并要求患者每年监测至少两次甲状腺功能。若出现甲状腺功能亢进的临床表现,应及时根据甲状腺功能的检查结果调整剂量。

3. 垂体前叶功能减退者,TH 的治疗应在皮质激素替代治疗后开始,以免发生急性肾上腺皮质功能不全。

4. 妊娠时的替代剂量需要增加 30％～50％ ，维持 TSH 在正常范围下限(部分学者提出 2.5 mIU/L 作为妊娠早期 TSH 正常范围的上限)，以利胎儿的正常发育。

（游娜　何畏）

第四节　骨质疏松症

【概述】

骨质疏松症(简称 OP)是一种以骨量降低和骨组织微结构破坏为特征，导致骨脆性增加和易于骨折的代谢性骨病综合征。按病因可分为原发性和继发性两类。原发性骨质疏松症又可分为绝经后骨质疏松和老年性骨质疏松两型。继发性骨质疏松一般病因明确，常由于某些内分泌疾病(如性腺功能减退症、甲亢、甲旁亢、库欣综合征、1 型糖尿病等)、肿瘤或代谢性疾病以及糖皮质激素等药物所导致。随着工业化加速、人口老龄化和人均寿命的延长，骨质疏松的发病率逐年升高。

【诊断要点】

1. 诊断线索

(1) 绝经后或双侧卵巢切除后女性。

(2) 不明原因的慢性腰背疼痛。

(3) 身材变矮或脊椎畸形。

(4) 脆性骨折史或脆性骨折家族史。

(5) 存在多种 OP 危险因素，如高龄、吸烟、低体重、长期卧床、服用糖皮质激素等。

2. 诊断原发性骨质疏松症时需要先排除其他各种原因所致的继发性骨质疏松症。

3. 诊断标准:临床上用于诊断骨质疏松症的通用指标是发生了

脆性骨折和(或)骨密度低下。目前缺乏直接测定骨强度的临床手段,因此骨密度或骨矿盐含量测定是骨质疏松症临床诊断及其评估疾病程度的客观的量化指标。骨密度低于同性别、同种族正常成年人的骨峰值不足1个标准差属正常;降低1～2.5个标准差之间为骨量低下(骨量减少);降低程度等于和大于2.5个标准差为骨质疏松;骨密度降低程度符合骨质疏松诊断标准同时伴有一处或多处骨折诊断为严重骨质疏松。

【药物治疗】

骨质疏松症的治疗重在预防和去除各种病因,一旦发生脆性骨折,应积极给予抗骨质疏松治疗,防止再次骨折,这时基础治疗是远远不够的,需要抗骨吸收和增进骨形成的药物治疗。

1. 基础治疗

(1) 调整生活方式

① 富含钙、低盐和适量蛋白质的均衡膳食。

② 注意适当户外运动,有助于骨健康的体育锻炼和康复治疗。

③ 避免嗜烟、酗酒和慎用影响代谢的药物等。

④ 采取防止跌倒的各种措施,如注意是否有增加跌倒危险的疾病和药物,加强自身和环境的保护措施等。

(2) 骨健康的基本补充剂

① 钙剂:每日应补充元素钙800～1 200 mg,除有目的地增加饮食钙以外尚可补充碳酸钙、葡萄糖酸钙等制剂,如碳酸钙D 600 mg,每日1次。

② 维生素D:有利于钙在胃肠道吸收。成年人推荐剂量200 IU (5 μg)/d。活性维生素D主要适用于伴有肾功能不全者,如骨化醇或阿尔法骨化醇(α-骨化醇),0.25～0.5μg/d。

2. 药物治疗

(1) 双膦酸盐类:有效抑制破骨细胞活性,降低骨转换。如阿仑膦酸盐(福善美)有10 mg/片(每日1片)和70 mg/片(每周1片)两种口服;依替膦酸二钠(依膦)200 mg,每日2次;唑来膦酸注射液(密固达)5 mg/100 ml,静脉滴注,每年1次。

（2）降钙素类：能抑制破骨细胞的生物活性和减少破骨细胞的数量，可预防骨量丢失并增加骨量；降钙素另一个特点是明显缓解疼痛，对骨质疏松性骨折或骨骼变形所致的慢性疼痛以及骨肿瘤等疾病引起的骨痛均有效，因而更适用于有疼痛症状的骨质疏松患者。如鲑鱼降钙素（密钙息）50~100 IU，每日 1~2 次，皮下或肌内注射，有效后减量，如需长期使用，可 50~100 IU，每周注射 2 次，鲑鱼降钙素鼻喷剂 200 IU/d；鳗鱼降钙素 20 IU，每周 2 次，肌内注射。

（3）选择性雌激素受体调节剂（SERMs）：有效抑制破骨细胞活性，降低骨转换至妇女绝经前水平。如雷诺昔芬 60 mg，每日 1 次。

（4）雌激素类：适用于有绝经期症状（潮热、出汗等）及（或）骨质疏松症及（或）骨质疏松危险因素的妇女，尤其提倡绝经早期使用，收益更大，风险更小。有微粒化 17 - β - 雌二醇 1~2 mg/d；炔雌醇 10~20 μg/d；替勃龙 1.25~2.5 mg/d；尼尔雌醇 1~2 mg/w；雌二醇皮贴剂 0.05~0.1 mg/d。

【注意事项】

1. 维生素 D 最常见的不良反应为便秘、食欲不振、恶心、呕吐等。

2. 应用期间要定期监测血钙磷变化，防止发生高钙血症和高磷血症。

（游娜　何畏）

第五节　骨软化症和佝偻病

【概述】

骨软化症和佝偻病是指新形成的骨基质(类骨质或骨样组织)不能正常地完成骨矿化的一种代谢性骨病。发生在成人称骨质软化症;发生在婴幼儿和儿童时期(骨骺尚未闭合时)称佝偻病。从病因和发病机制上看两者是完全相同的,只是在不同年龄阶段表现出不同的临床特征而已。骨软化病的病因众多,如维生素 D 缺乏、肝肾功能障碍导致不能形成具有活性的 $1,25\text{-}(OH)_2D_3$、基因缺陷导致靶器官维生素 D 受体或者受体后功能异常、肾小管酸中毒、遗传或肿瘤导致的低血磷性骨软化症。

【诊断要点】

1. 骨软化症的临床表现:骨骼疼痛、活动受限、病理性骨折、胸廓内陷、身高减少。

2. 佝偻病的临床表现:骨骼疼痛、畸形、骨折、骨骺增大、生长缓慢、肌无力、手足搐溺。

3. 生化检查:不同原因引起的骨软化症和佝偻病在生化检查上表现不同,但主要表现为血清碱性磷酸酶显著升高、血清钙降低、24小时尿钙降低。

4. X 线表现:骨软化症 X 线表现为弥漫性骨质密度降低、骨畸形、出现 Looser 线;佝偻病的 X 线表现主要为骨干和骨骺的普遍性骨质疏松、杯口样干骺端,常伴病理性骨折。

【药物治疗】

不同原因导致的骨软化症和佝偻病需要针对病因进行治疗,同时维生素 D 和钙剂能有效地改善骨密度,缓解临床表现。

1. 补充钙剂:补充视病情而定,每日口服元素钙 $1.0\sim1.5\,g$ 已够。如葡萄糖酸钙 11.0 g、碳酸钙 2.5 g。有频繁手足搐搦者应增大补钙量,必要时可静脉补钙。较重患者应先用钙剂治疗一段时间后再补充维生素 D。

2. 维生素 D:维生素 D_2 和维生素 D_3 疗效基本相同。

(1) 维生素 D_2 片剂:1 万 U,每日 3 次。

(2) 维生素 D_2 注射液:40 万 U,隔日肌内注射,连用 2 次。

(3) 维生素 D_3 注射液:30 万～60 万 U,肌内注射 1 次,必要时 4 周后可重复 1 次;用于预防时,15 万～30 万 U,肌内注射,每 2～3 年 1 次。

(4) 阿法骨化醇:0.5 μg,每日 2 次。

【注意事项】

1. 维生素 D 最常见的不良反应为便秘、食欲不振、恶心、呕吐等。

2. 在维生素 D 联合钙剂的应用期间要定期监测血钙、尿钙和骨病变的变化,避免剂量不足或过量。

(游娜　何畏)

第六节　肾上腺皮质功能减退症

【概述】

肾上腺皮质功能减退症是由于肾上腺本身的各种病因破坏了双侧肾上腺的绝大部分(原发性)或下丘脑分泌 CRH 或垂体分泌 ACTH 不足(继发性)引起肾上腺皮质激素分泌不足所导致的疾病。临床可有乏力、纳差、恶心、呕吐、低血压和低血钠等多种表现,伴血、尿皮质醇水平低下。病情急骤加重时可出现高热、休克、神智异常等肾上腺皮质危象的表现。

【诊断要点】

1. 临床表现：可有乏力、纳差、恶心、呕吐、低血糖、低血压和低血钠等多种表现。原发性肾上腺皮质功能减退症可出现特征性全身皮肤色素加深，暴露处、摩擦处、乳晕、瘢痕等处尤为明显；继发性患者皮肤色素减退。

2. 血、尿皮质醇水平低下。原发性患者 ACTH 显著增高；继发性患者 ACTH 降低或正常。

【药物治疗】

使患者明了疾病的性质，应终身使用肾上腺皮质激素。

1. 糖皮质激素：是治疗的基础。常用的药物有氢化可的松 10～30 mg/d，泼尼松（强的松）5～7.5 mg/d。各种不同种类糖皮质激素的效力见表 7-6-1。糖皮质激素的服药时间及次数可以早晨 8 时 1 次口服每日的全量，或早晨 8 时给 2/3 量、下午 4 时给 1/3 量，这样给法更接近正常人皮质醇分泌的昼夜节律。给药时间以饭后为宜，可避免对胃肠道的刺激。尽管糖皮质激素的生理替代剂量基本类似，但仍需要注意个体化原则。如垂体功能减退患者，伴有生长激素缺乏时，需要的替代剂量往往略低于原发性皮质功能减退症的患者。

表 7-6-1　常用糖皮质激素的作用比较

	每片剂量相当药效(mg)	临床效果比值	作用时间	升糖作用活性	潴钠作用活性
氢化可的松	20	1	短效	1	++
可的松	26	0.8	短效	0.8	++
泼尼松	5	4	中效	4	+
泼尼松龙	5	4	中效	4	+
甲基泼尼松龙	4	5	中效	5	0
地塞米松	0.75	30～50	长效	30	0

2. 盐皮质激素：如果病人经糖皮质激素替代并每日摄入足够食

盐后,仍有慢性失水及低血压等情况,可加用盐皮质激素,$9-\alpha-$氟氢可的松 $0.05\sim0.1$ mg 口服。需要监测患者卧位和立位的血压、心率,观察水肿情况,测定血钠、血钾和血浆肾素活性来调整合适剂量。

3. 肾上腺危象治疗:为内科急症,应积极抢救。

(1) 补充液体:初治的第 1、2 日内应迅速补充生理盐水每日 $2\,000\sim3\,000$ ml。对于以糖皮质激素缺乏为主、脱水不甚严重者补盐水量适当减少。补充葡萄糖液以避免低血糖。

(2) 糖皮质激素:立即静脉注射氢化可的松或琥珀酸氢化可的松 100 mg,以后每 6 小时加入补液中静脉滴注 100 mg,第 2、3 天可减至每日 300 mg,分次静脉滴注。如病情好转,继续减至每日 200 mg,继而 100 mg。呕吐停止,可进食者,可改为口服。

【注意事项】

1. 发烧、感冒、外伤、手术等应激情况时,剂量应加倍。

2. 如有活动性结核病应积极系统地使用抗结核药物,在进行抗结核治疗中皮质激素应给全量(生理需要量),这样做不会造成结核的扩散,反而会改善病情。

3. 疗效观察需要综合患者的多项指标,特别是体力状况、体重、食欲、血压及血电解质等。如症状仍明显存在,血压血钠偏低,要考虑增加替代剂量。如出现向心性肥胖、血压增高等皮质醇增多症的症状时需要适当减量。使用强的松进行替代治疗者,不可依据血皮质醇浓度来评估疗效。

4. 注意糖皮质激素的副作用。有胃溃疡病史的患者,在餐后服药,必要时加用保护胃黏膜和抑制胃酸分泌的药物。长期使用糖皮质激素还要注意预防骨质疏松。

(游娜 何畏)

第七节 男性性腺功能减退症

【概述】

男性性腺功能减退症是指男性患者血循环中雄激素缺乏、减少或其作用不能发挥所导致的性功能减退性疾病。由于睾丸疾病所致的男性性腺功能异常称为原发性性腺功能减退症,下丘脑或垂体疾病引起者则称之为继发性性腺功能减退。另外,老年男性常发生迟发型性腺功能减退。依据促性腺激素的水平,性腺功能减退可分为低促性腺激素型和高促性腺激素型。根据缺陷产生的时间和程度,临床表现各不相同,可以表现为男性性分化异常、性发育延迟,成年发生的常出现性功能障碍、不育等。

【诊断要点】

1. 临床表现:取决于雄激素生成有无障碍以及雄激素缺乏发生于性发育的哪个阶段。如果睾酮生成正常,仅单纯精子缺乏,主要临床表现为不育。雄激素缺乏发生于胎儿早期则表现为生殖器发育难以辨认和男性假两性畸形;发生于青春期则表现为青春期发育迟缓和第二性征发育不良;发生于成人期则主要表现为阳痿、不育和男性女性乳房发育。

2. 实验室检查

(1) 低促性腺激素型:睾酮水平降低,LH、FSH 降低。

(2) 高促性腺激素型:睾酮水平降低,LH、FSH 升高。

【药物治疗】

明确病因,对下丘脑、垂体等部位肿瘤需采用外科手术、γ 刀治疗或放疗。对外源性药物所致性腺功能低下症需停用相关药物。

1. 低促性腺激素型:促性腺激素治疗,一般治疗 3～6 个月以上。

（1）绒促性素（HCG）：常用剂量 1 000～2 000 IU，皮下或肌内注射，每周 2～3 次。

（2）尿促性素（HMMG）：常用剂量 75 U，肌内注射，每周 2 次。

2. 高促性腺激素型：雄激素治疗，一般 3 个月为 1 疗程。睾酮正常 3 个月后停药，停药后没有症状可以不用药。如停药后症状复发，继续用药，定期监测。

（1）口服法：甲睾酮，5 mg/d，每日 2 次。

（2）肌内注射法：丙酸睾酮 25～50 mg，肌内注射，每周 2～3 次。

【注意事项】

1. 男性性腺功能减退症患者病因多样，需要明确诊断后治疗，切忌盲目长期替代治疗。

2. 对完全性雄激素抵抗综合征，需切除睾丸，用雌激素替代治疗促进女性化，并对外生殖器按女性做矫形手术。

3. 使用雄激素时，要注意以下问题：

（1）红细胞增多症：对多数患者仅轻度增高，不影响治疗；但对红细胞增多症患者禁用。

（2）肝脏损害：甲睾酮口服有引起胆汁瘀积性黄疸等，甚至有发生肝脏肿瘤的报告，现在基本不用。

（3）前列腺增生和前列腺癌：睾酮治疗可使患者前列腺较治疗前稍大，但仍未超过正常男子大小；对已确诊为前列腺癌患者则禁用雄激素。

（4）血脂代谢：生理性睾酮治疗可降低总胆固醇（TC）和低密度胆固醇（LDL-C），但对高密度胆固醇（HDL‐C）可能有降低倾向。一般认为，补充外源性睾酮是安全的。

（游娜　何畏）

第八节 高脂血症

【概述】

血脂异常指血浆中脂质量和质的异常,主要是指血浆或血清中总胆固醇(TC)、甘油三酯(TG)、低密度脂蛋白胆固醇(LDL-C)水平升高和(或)高密度脂蛋白胆固醇(HDL-C)水平降低。血脂异常作为一类常见的疾病,临床上通常将其称之为高脂血症,也可称高脂蛋白血症或脂质异常血症。血脂异常多数是遗传缺陷与环境因素相互作用的结果(原发性),少数为全身性疾病所致(继发性)。血脂异常与多种疾病如肥胖症、2型糖尿病、高血压、冠心病、脑卒中等密切相关。据《中国居民营养与健康现状》(2004年)报道,我国成人血脂异常患病率为18.6%,估计患病人数1.6亿。长期血脂异常可导致动脉粥样硬化,增加心脑血管病的发病率和死亡率,防治血脂异常对延长寿命、提高生活质量具有重要意义。

【诊断要点】

根据《中国成人血脂异常防治指南》(2007年)制定诊断标准。

1. 血脂合适范围:总胆固醇<5.2 mmol/L(200 mg/dl),甘油三酯≤1.7 mmol/L(150 mg/dl),低密度脂蛋白胆固醇≤3.4 mmol/L(130 mg/dl),高密度脂蛋白胆固醇≥1.0 mmol/L(40 mg/dl)。

2. 血脂边缘升高:总胆固醇5.2~6.2 mmol/L(200~239 mg/dl),甘油三酯1.7~2.2 mmol/L(150~199 mg/dl),低密度脂蛋白胆固醇3.4~4.1 mmol/L(130~159 mg/dl)。

3. 血脂升高:总胆固醇≥6.2 mmol/L(240 mg/dl),低密度脂蛋白胆固醇≥4.1 mmol/L(160 mg/dl),高密度脂蛋白胆固醇≥1.6 mmol/L(60 mg/dl),甘油三酯≥2.3 mmol/L(200 mg/dl)。

4. 血脂减低:高密度脂蛋白胆固醇<1.0 mmol/L(40 mg/dl)。

【药物治疗】

1. 常用调脂药物

（1）HMG-CoA 还原酶抑制剂（他汀类）：适应证为高胆固醇血症和以胆固醇升高为主的混合性高脂血症。他汀类是目前临床上最重要的、应用最广的降脂药。主要制剂和每天剂量范围为：洛伐他汀 10～80 mg，辛伐他汀 5～40 mg，普伐他汀 10～40 mg，氟伐他汀 10～40 mg，阿托伐他汀 10～80 mg，瑞舒伐他汀 10～20 mg。除阿托伐他汀可在任何时间服药外，其余制剂均为晚上一次口服。

（2）贝特类：适应证为高甘油三酯血症和以甘油三酯升高为主的混合性高脂血症。主要制剂如下：非诺贝特 0.1 g，每天 3 次，或微粒型 0.2 g，每日 1 次；苯扎贝特 0.2 g，每日 3 次，或缓释型 0.4 g，每晚 1 次。

（3）依折麦布：肠道胆固醇吸收抑制剂。适应证为高胆固醇血症和以胆固醇升高为主的混合性高脂血症，单药或与他汀类联合治疗。常用剂量为 10 mg，每日 1 次，可以在一天之内任何时间服用。

2. 调脂药物的选择：药物选择须依据患者血脂异常的分型、药物调脂作用机制以及药物的其他作用特点等。

（1）高胆固醇血症：首选他汀类，如单用他汀不能使血脂达到治疗目标值可加用依折麦布。

（2）高甘油三酯血症：首选贝特类。

（3）混合型高脂血症：如以 TC 与 LDL-C 增高为主，首选他汀类；如以 TG 增高为主则选用贝特类；如 TC、LDL-C 与 TG 均显著升高，可考虑联合用药。

【注意事项】

1. 他汀类副作用较轻，少数患者出现胃肠道反应、转氨酶升高、肌肉疼痛、血清肌酸激酶升高，极少严重者横纹肌溶解而致急性肾衰竭。他汀类与其他调脂药（如贝特类、烟酸等）合用时应特别小心；不宜与环孢霉素、雷公藤、环磷酰胺、大环内酯类抗生素以及吡咯类抗真菌药（如酮康唑）等合用。儿童、孕妇、哺乳期妇女和准备生育的妇女不宜服用。

2. 贝特类主要副作用为胃肠道反应;少数出现一过性肝转氨酶和肌酸激酶升高,如明显异常应及时停药;可见皮疹、血白细胞减少。贝特类能增强抗凝药物作用,两药合用时需调整抗凝药物剂量。禁用于肝肾功能不良者以及儿童、孕妇和哺乳期妇女。

3. 老年患者调脂治疗应注意其安全性。中国老年血脂异常患者血脂水平多属于边缘性升高。从安全性和有效性综合考虑,除极高危患者需强化调脂外,大部分中国老年患者接受较温和的调脂治疗即可有效达标并安全获益。

4. 糖尿病患者的血脂异常的治疗,应使 LDL-C 达到目标值 2.6 mmol/L 以下,且首选他汀类药物。但如果 TG≥5.4 mmol/L 有诱发急性胰腺炎的可能,应在他汀类药物的基础上加用或首选贝特类药物治疗。

(游娜 何畏)

第九节 高尿酸血症和痛风

【概述】

高尿酸血症与痛风是嘌呤代谢障碍引起的代谢性疾病。尿酸水平持续高于正常为高尿酸血症。除高尿酸血症外,如出现急性关节炎、痛风石、慢性关节炎、关节畸形、慢性间质性肾炎和尿酸性尿路结石,称之为痛风。痛风的自然病程可分为急性发作期、间歇发作期、慢性痛风石病变期。病因和发病机制不清。由于受地域、民族、饮食习惯的影响,高尿酸血症与痛风发病率差异较大。2004 年山东沿海地区流行病学调查显示高尿酸血症的患病率为 23.14%,痛风为 2.84%。95% 的痛风发生于男性,起病一般在 40 岁以后,且患病率随年龄而增加,但近年来有年轻化趋势。女性患者大多出现在绝经期以后。

【诊断要点】

1. 高尿酸血症的诊断:男性和绝经后女性血尿酸>420 μmol/L(7.0 mg/dl)、绝经前女性>350 μmol/L(5.8 mg/dl)即可诊断。

2. 痛风的诊断:凡具备下述三项中之一即可确诊痛风。

(1)典型急性关节炎发作,可自行终止而进入无症状间歇期,同时证实有高尿酸血症。

(2)关节腔积液中发现有尿酸盐结晶。

(3)痛风结节中有尿酸盐结晶发现。

3. 高尿酸血症、痛风诊断明确后,还应进一步确定是原发性还是继发性。

【药物治疗】

1. 高尿酸血症的治疗:目的是使血尿酸维持正常水平。

(1)排尿酸药:适合肾功能良好者,当重度肾功能不全时无效。常用药物有苯溴马隆 25~100 mg/d,口服,用药期间应多饮水,并服碳酸氢钠 3~6 g/d,剂量应从小剂量开始逐步递增。该药的不良反应轻,一般不影响肝肾功能,少数有胃肠道反应,过敏性皮炎、发热少见。

(2)抑制尿酸生成药物:适用于尿酸生成过多或不适合使用排尿酸药物者。常用药物为别嘌呤醇,每次 100 mg,每日 2~4 次,最大剂量 600 mg/d,待血尿酸降至 360 μmol/L 以下,可减量至最小剂量,与排尿酸药合用效果更好。

(3)碱性药物:碳酸氢钠可碱化尿液,使尿酸不易在尿中积聚形成结晶,尿 pH 在 6.0 以下时应用。成人口服 3~6 g/d,长期大量服用可致代谢性碱中毒,并且因钠负荷过高引起水肿。

2. 急性痛风性关节炎期的治疗:绝对卧床,抬高患肢,避免负重,迅速给秋水仙碱,越早用药疗效越好。

(1)秋水仙碱:治疗急性痛风性关节炎的特效药物。初始口服剂量为 1 mg,随后 0.5 mg/h 或 1 mg/2 h,直到症状缓解,最大剂量 6~8 mg/d。90%的患者口服秋水仙碱后 48 小时内疼痛缓解。症状缓解后服用 0.5 mg,每日 2~3 次,维持数天后停药。不良反应为恶心、呕吐、厌食、腹胀和水样腹泻,发生率高达 40%～75%,如出现上述不良反应应及时调整剂量或停药,若用到最大剂量症状无明显改善时应及时停药。该药还可以引起白细胞减少、血小板减少等骨髓抑制表现以及脱发等。

(2)非甾体抗炎药:① 双氯芬酸,每次 50 mg,口服,每日 2～3 次。② 布洛芬,每次 0.3～0.6 g,口服,每日 2 次。活动性消化性溃疡、消化道出血为禁忌证。禁止同时服用两种或多种非甾体抗炎药,否则会加重不良反应。

(3)糖皮质激素:上述药物治疗无效或不能使用秋水仙碱和非甾体抗炎药时,可考虑使用糖皮质激素短程治疗。如泼尼松,起始剂量为 0.5～1 mg/(kg・d),3～7 日后迅速减量或停用,疗程不超过 2 周;可同时口服秋水仙碱 1～2 mg/d。

3. 发作间歇期和慢性期的处理:治疗目的是维持血尿酸正常水平(见高尿酸血症治疗),较大痛风石或经皮溃破者可手术剔除。

【注意事项】

1. 如患者已有尿酸盐结石形成,或每日尿排出尿酸盐＞3.57 mmol(600 mg)时不宜使用排尿酸药物。

2. 别嘌呤醇不良反应有胃肠道刺激、皮疹、发热、肝损害、骨髓抑制等,肾功能不全者剂量减半。

3. 服用秋水仙碱应密切观察药物的不良反应,定期检查肝肾功能、血象。

4. 活动性消化性溃疡、消化道出血为非甾体抗炎药的禁忌证。禁止同时服用两种或多种非甾体抗炎药,否则会加重不良反应。

(游娜　何畏)

第八章　神经系统疾病

第一节　面神经炎

【概述】

面神经炎亦称为特发性面神经麻痹或贝尔麻痹，是茎乳突孔内面神经非特异性炎症导致的周围性面瘫。病因未完全阐明，病毒感染、自主神经功能不稳等均可导致局部神经营养血管痉挛、神经缺血、水肿而出现面肌瘫痪。

【诊断要点】

1. 急性起病，发病前常有局部受凉或上呼吸道感染史，部分患者伴有同侧或乳突区疼痛。

2. 周围性面瘫的表现：病侧面部额纹消失，眼裂扩大，闭目时露出白色巩膜，鼻唇沟变浅，口角下垂，露齿时口角歪向健侧，口角流涎。

3. 如出现耳廓和外耳道感觉迟钝，外耳道和鼓膜疱疹等表现，则称为 Ramsay-Hunt 综合征，常为带状疱疹病毒感染所致。

4. 需要与以下疾病相鉴别：吉兰-巴雷综合征、耳源性面神经麻痹、后颅窝肿瘤或脑膜炎、神经莱姆病等。

【药物治疗】

治疗原则为改善局部血液循环，减轻面神经水肿，缓解神经受压，促进面神经机能的恢复。

1. 皮质类固醇激素：急性期应尽早使用。

（1）地塞米松 10～20 mg/d，静脉滴注，7～10 日为一个疗程。

（2）泼尼松 20～30 mg/d，早晨一次顿服，连续 5 日，随后在 7～10 日内减量、停用。

2. B 族维生素：维生素 B_1 100 mg/次、维生素 B_{12}（甲钴胺）500 μg/次，肌内注射，每日 1 次。10 日后改口服维生素 B_1 10 mg/次、维生素 B_{12} 500 μg/次，每日 3 次。

3. 阿昔洛韦：Ramsay-Hunt 综合征患者，可口服阿昔洛韦 0.2 g/次，每日 5 次，连服 7～10 日。

【注意事项】

1. 理疗及针刺治疗：急性期局部给予热敷，或红外线照射或短波透热疗法，针灸宜在发病 7～10 日后进行。

2. 护眼：保护暴露的角膜及预防结膜炎，可用眼罩、滴眼药水和涂眼药膏等方法。

（符晓苏）

第二节 多发性神经病

【概述】

多发性神经病又称末梢性神经病，以往也称为周围神经炎、末梢神经炎，是多种病因引起的多发性神经损害，表现为四肢远端对称性运动、感觉障碍和自主神经功能障碍。常见病因有药物（如异烟肼、磺胺）、化学品（如杀虫剂）、重金属（如铅、汞）、感染、遗传、营养缺乏、慢性酒精中毒等。

【诊断要点】

1. 病因诊断：是治疗的依据，可根据病史、病程、特殊症状及实验室检查等提示病因。

2. 多发性神经病的表现

（1）感觉障碍：肢体远端感觉异常，如针刺、蚁走、烧灼、触痛和感觉过度等刺激性症状，体检可发现肢体远端皮肤呈手套-袜子形感觉减退。

（2）运动障碍：肢体远端对称性无力，可伴肌萎缩、肌束颤动等。

（3）腱反射改变：四肢腱反射减弱或消失，通常为疾病的早期表现。

（4）自主神经功能障碍：肢体远端皮肤菲薄、多汗或无汗、苍白、发绀、脱屑，体位性低血压等。

3. 肌电图和神经传导速度测定：神经传导速度减慢或波幅降低。

4. 需要与以下疾病相鉴别：急性脊髓炎、急性脊髓灰质炎、周期性瘫痪等。

【药物治疗】

1. B族维生素：维生素 B_1 100 mg/次，肌内注射，每日 1 次；维

生素 B_{12} 500 μg/次,肌内注射,每日 1 次。亦可以口服,维生素 B_1 10 mg /次,每日 3 次;维生素 B_{12} 500 μg /次,每日 3 次。

2. 疼痛明显者可用卡马西平口服,0.1 g/次,每日 2～3 次。或布洛芬口服,0.2～0.3 g/次,每日 2～3 次。

【注意事项】

1. 多发性神经病应注重病因治疗,糖尿病患者应注意控制血糖,延缓病情进展;药物所致多发性神经病者需立即停药;重金属及化学品中毒应立即脱离中毒环境,及时应用解毒剂及补液、利尿、通便,尽快排出毒物;尿毒症者可行血液透析;酒精中毒者,禁酒是治疗的关键。

2. 急性期患者应卧床休息,加强营养;瘫痪患者勤翻身,瘫痪肢体应维持在功能位,防关节挛缩、畸形;恢复期可使用针灸、理疗及康复训练。

(符晓苏)

第三节 急性炎症性脱髓鞘性多发性神经病

【概述】

急性炎症性脱髓鞘性多发性神经病又称吉兰-巴雷综合征(简称 GBS),是一种感染后引发的自身免疫介导的周围神经病,常累及脑神经。主要病理改变为周围神经组织小血管周围淋巴细胞、巨噬细胞浸润,神经纤维脱髓鞘,严重病例可继发轴突变性。确切病因不明,相关的感染性病原可能包括空肠弯曲菌、巨细胞病毒、EB 病毒、肺炎支原体、乙型肝炎病毒、HIV 感染等。

临床特点是急性或亚急性肢体软瘫,不同程度的感觉障碍,可伴有自主神经功能紊乱和呼吸衰竭。

【诊断要点】

1. 急性或亚急性起病。

2. 发病前 1～3 周常有呼吸道或胃肠道感染症状或疫苗接种史。

3. 两侧对称性运动和感觉性多发性周围神经病的症状：四肢弛缓性瘫痪，有手套-袜子样感觉障碍，可有脑神经损害。

4. 脑脊液呈蛋白-细胞分离现象，即蛋白含量增高而细胞数目正常。

5. 肌电图检查：早期 F 波或 H 反射延迟或消失。晚期神经传导速度减慢，运动潜伏期延长。

6. 需要与以下疾病相鉴别：急性脊髓炎、脊髓灰质炎、低钾性周期性瘫痪、重症肌无力等。

【药物治疗】

1. 血浆置换：可直接去除血浆中致病因子如抗体，缩短疗程。常见副作用为输血浆后肝炎，可在有条件的上级医院进行。

2. 免疫球蛋白静脉注射：应在诊断明确后尽早使用，成人按 $0.4\,g/(kg \cdot d)$，连续 5 日。禁忌证是免疫球蛋白过敏或先天性 IgA 缺乏患者。

3. 支持治疗：包括维持水、电解质与酸碱平衡，给予足量维生素和高能量易消化饮食，对吞咽困难者及早鼻饲饮食。

【注意事项】

1. 血浆置换和免疫球蛋白静脉注射为 GBS 的一线治疗方法，但联合治疗并不增加疗效，故推荐单一使用。

2. 激素疗法因疗效不确定，且产生很多不良反应，故本书不予介绍。

3. 注意及时翻身、拍背，预防感染和下肢深静脉血栓形成。康复治疗应及早开始。

4. 本病主要死亡原因之一是呼吸肌麻痹，需密切观察呼吸，保持呼吸道通畅，有呼吸衰竭和气道分泌物过多者应及早切开气管，必要时用呼吸机。

5. 重症患者需要转有条件医院治疗。

（符晓苏）

第四节　急性脊髓炎

【概述】

急性脊髓炎是指各种感染后引起的自身免疫反应所致的急性横贯性脊髓炎性病变，又称急性横贯性脊髓炎。临床以病变平面以下肢体瘫痪、传导束性感觉障碍和尿便障碍为特征。病因未明，发病前1～2周，常有发热、上呼吸道感染、腹泻、疫苗接种史。而劳累、受凉、外伤等为诱因。病变最常侵犯胸段尤其是 T3～5 节段，颈髓、腰髓次之。常先有双下肢麻木或病变节段束带感，数小时或数日内出现受损平面以下运动障碍、感觉缺失及膀胱、直肠括约肌功能障碍。

【诊断要点】

1. 急性起病，发病前 1～2 周常有发热、上呼吸道感染、腹泻、疫苗接种史。

2. 迅速出现脊髓横贯性损害的临床表现。

（1）感觉障碍：病变节段以下所有感觉缺失。

（2）运动障碍：受累平面以下肢体瘫痪，肌张力降低，腱反射改变，病理反射阳性。

（3）自主神经功能障碍：早期表现为尿潴留，呈无张力性神经源性膀胱；随着病情的好转，尿液充盈到 300～400 ml 即自行排尿，称为反射性神经源性膀胱。

3. 脑脊液检查：压力正常，无色透明，细胞数和蛋白含量正常或轻度增高，糖与氯化物正常。

4. 影像学检查：脊柱 X 线平片正常。若脊髓严重肿胀，MRI 可显示病变部脊髓增粗,病变节段髓内多发片状或较弥散的 T2 高信号,强度不均匀。

5. 需要与以下疾病相鉴别:视神经脊髓炎、脊髓血管病、亚急性坏死性脊髓炎、急性脊髓压迫症、急性硬脊膜外脓肿等。

【药物治疗】

1. 皮质类固醇激素:急性期,可采用大剂量甲基泼尼松龙短程冲击疗法,500~1 000 mg/次,静脉滴注,每日 1 次,连续 3~5 日,有可能控制病情进展。也可用地塞米松 10~20 mg/次,静脉滴注,每日 1 次,连续 7~14 日,后改用泼尼松口服,按 1 mg/(kg·d)或成人每日剂量 60 mg,维持 4~6 周后逐渐减量、停药。

2. 大剂量免疫球蛋白:成人用量 15~20 g/次,静脉滴注,每日 1 次,连续 3~5 日为 1 疗程。

3. B 族维生素:有助于神经功能恢复。常用维生素 B_1 100 mg/次,肌内注射;维生素 B_{12} 500 μg/次,肌内注射,每日 1 次。

4. 抗生素:根据病原学检查和药敏试验结果选用抗生素,及时治疗呼吸道和泌尿系统感染,以免加重病情。

【注意事项】

1. 加强护理,防治各种并发症是保证功能恢复的前提。应勤翻身、拍背,及时吸痰,保持皮肤清洁,防止褥疮发生。吞咽困难者应给予放置胃管,排尿障碍者应保留无菌导尿管。

2. 高颈段脊髓炎有呼吸困难者应及时吸痰,保持呼吸道通畅,必要时气管切开行人工辅助呼吸。

3. 康复治疗:早期应将瘫痪肢体保持功能位,防止肢体、关节痉挛和关节挛缩,促进肌力恢复,并进行被动、主动锻炼和局部肢体按摩。

(符晓苏)

第五节　短暂性脑缺血发作

【概述】

短暂性脑缺血发作(简称 TIA)是指因脑血管病变引起的短暂性、局限性脑功能缺失或视网膜功能障碍,临床症状一般持续 10～20 分钟,多在 1 小时内缓解,最长不超过 24 小时,不遗留神经功能缺损症状,影像学(CT、MRI)检查无责任病灶。

【诊断要点】

1. 好发于中老年人,患者多伴有高血压、动脉粥样硬化、糖尿病或高血脂等脑血管病危险因素。

2. 发病突然,迅速出现局灶性脑或视网膜的功能缺损,历时短暂,一般持续 10～20 分钟,多在 1 小时内缓解,最长不超过 24 小时,不遗留神经功能缺损症状。

3. 可反复发作,每次发作表现基本相似,CT 或 MRI 无任何急性脑梗死的证据发现。

4. 需要与以下疾病相鉴别:癫痫的部分性发作、梅尼埃病、心脏疾病(如阿-斯综合征等)、颅内肿瘤等。

【药物治疗】

治疗目的:消除病因,减少及预防复发,保护脑功能。

1. 抗血小板药物:可减少微栓子发生,减少 TIA 复发。

(1) 阿司匹林:应首选阿司匹林治疗,推荐剂量为 75～150 mg/d,餐后顿服。主要不良反应为胃肠道反应。

(2) 氯吡格雷:建议高危人群或对阿司匹林不能耐受者选用,剂量为 75 mg/d。

2. 抗凝药物:不作为 TIA 患者的常规治疗,但伴有房颤、频繁发作的 TIA 患者可以考虑应用。推荐口服抗凝剂治疗,可用华法林,初始剂量为 4.5～6.0 mg/d,顿服。3～5 日后改为 2.0～6.0 mg/d,顿服。根据国际标准化比值(INR)调整剂量,头两周每日或隔日监测 INR,稳定后定期监测 INR。治疗目标为国际标准化比值达到2～3 或凝血酶原时间(PT)为正常值的 1.5 倍。

3. 降纤药物:对纤维蛋白原含量明显增高或频繁发作其他治疗无效的 TIA 患者,可选用降纤酶治疗。

【注意事项】

1. 病因治疗是预防 TIA 复发的关键,要积极查找病因,针对可能存在的脑血管病的危险因素,如高血压、糖尿病、血脂异常、冠心病、心律失常、房颤等进行积极有效的治疗。同时应建立健康的生活方式,戒烟、限酒、适当运动、控制体重等。

2. 未经治疗或治疗无效的病例,5 年内约 1/3 发展为脑梗死,1/3 继续发作,1/3 可自行缓解。

(符晓苏)

第六节　脑血栓形成

【概述】

脑梗死又称缺血性脑卒中,是指各种原因所致脑部血液供应障碍,导致脑组织缺血、缺氧性坏死,出现相应神经功能缺损。脑梗死是脑血管疾病的最常见类型,约占全部脑血管病的 70%。依据脑梗死的发病机制和临床表现,通常将脑梗死分为脑血栓形成、脑栓塞、腔隙性脑梗死。

脑血栓形成的最常见病因为动脉粥样硬化和动脉炎。闭塞好发的血管依次为颈内动脉、大脑中动脉、大脑后动脉、大脑前动脉及椎-基底动脉等。

【诊断要点】

1. 中老年患者多见,常在安静或睡眠中急性发病。

2. 有脑卒中的危险因素:高血压、糖尿病、高血脂、吸烟、超重、动脉粥样硬化、高同型半胱氨酸血症等。

3. 部分患者病前有反复发作的 TIA。

4. 一至数日内出现局灶性脑损害的症状和体征,并能用某一动脉供血区功能损伤来解释。

5. CT 或 MRI 检查发现梗死灶。

6. 有明显感染或炎症疾病史的年轻患者需考虑动脉炎致血栓形成的可能。

7. 需要与以下疾病相鉴别:脑出血、脑栓塞、颅内占位(如颅内肿瘤)等。

【药物治疗】

1. 控制血压:脑血栓形成后血压升高通常不需紧急处理,病后 24～48 小时如收缩压＞220 mmHg、舒张压＞120 mmHg 时,可用降压药物,如卡托普利 12.5～25 mg/次,含服。切忌过度降压使脑灌注降低,维持血压在 170～180 mmHg/95～100 mmHg 水平为妥。

2. 调控血糖:急性期高血糖较常见。血糖水平宜控制在 6～9 mmol/L,过高或过低均会加重缺血性脑损伤,如＞11.1 mmol/L 宜给予胰岛素治疗。开始使用胰岛素时应 1～2 小时监测血糖 1 次。

3. 降颅内压治疗:脑水肿多见于大面积梗死患者,常于发病后 3～5 日达高峰。治疗目标是降低颅内压、维持足够脑灌注和预防脑疝发生。可应用 20％甘露醇 125～250 ml/次,静脉滴注,1 次/6～8 h;或呋塞米 20～40 mg/次,静脉注射,每日 1～2 次;可酌情同时应用甘油果糖 250～500 ml/次,静脉滴注,1～2 次/d。

4. 溶栓治疗:在有经验和有条件的单位,针对发病 3～6 小时之内患者可考虑溶栓治疗。

5. 抗凝治疗

(1) 合并高凝状态有形成深静脉血栓和肺栓塞的趋势者,可以使用低分子肝素预防治疗,首选低分子肝素 4 000 U/次,皮下注射,

1~2 次/d。

（2）有心房纤颤的患者可以应用华法林治疗（药物用法参见"短暂性脑缺血发作"章节）。

6. 抗血小板聚集治疗：未行溶栓的急性脑梗死患者应在 48 小时之内服用阿司匹林，100～300 mg/d，连用 4 周后改小剂量维持 75～100 mg/d。

【注意事项】

1. 应卧床休息，定时翻身，保持呼吸道通畅，维持生命体征和处理并发症。

2. 应根据患者年龄、病情严重程度和基础疾病等采取个体化、针对性治疗。

3. 溶栓后 24 小时之内不应用阿司匹林，以免增加出血风险。一般认为氯吡格雷（非基本药物）抗血小板聚集的疗效优于阿司匹林，可口服 75 mg/d。不建议将氯吡格雷与阿司匹林联合应用治疗缺血性卒中。

4. 降纤治疗的疗效尚不明确，可选药物有巴曲酶、降纤酶（非基本药物）等，使用中应注意出血并发症。

5. 应对脑血栓形成患者常规进行水、电解质监测，并及时加以纠正。纠正低钠和高钠血症均不宜过快，防止脑桥中央髓鞘溶解症和加重脑水肿。

6. 康复治疗：应早期进行，对患者进行针对性体能和技能训练，降低致残率，增进神经功能恢复，提高生活质量。

（符晓苏）

第七节　脑栓塞

【概述】

脑栓塞是指各种栓子随着血流进入颅内动脉使血管腔急性闭塞,引起相应供血区脑组织缺血、坏死及功能障碍,约占脑梗死的15%～20%。

【诊断要点】

1. 以青壮年多见。

2. 多在活动中急骤发病,无前驱症状。

3. 急性起病,数秒至数分钟达到高峰,出现偏瘫、失语等局灶性神经功能缺损。

4. 大多数患者有栓子来源的病史,如风湿性心脏病、心房纤颤、严重心律失常、长骨骨折、血管内介入治疗。少数患者可同时并发肺栓塞、肾栓塞等。

5. CT 或 MRI 检查可确定脑栓塞部位、数目及是否伴发出血。

6. 需要与以下疾病相鉴别:脑出血、脑血栓形成等。

【药物治疗】

治疗原则主要是改善循环、减轻脑水肿、防止出血、减小梗死范围。

1. 原发病的治疗:针对性治疗原发病有利于脑栓塞病情控制和防止复发。

(1) 感染性栓塞者应使用抗生素,并禁用溶栓和抗凝治疗,防止感染扩散。

(2) 长骨骨折或手术后引起的脂肪栓塞,可采用肝素、5%碳酸氢钠等,有助于脂肪颗粒溶解。

(3) 有心律失常者,应予以纠正。

（4）空气栓塞者可进行高压氧治疗。

2. 抗凝治疗：房颤或有再栓塞风险的心源性疾病、动脉夹层或高度狭窄的患者可用肝素预防再栓塞或栓塞继发血栓形成。治疗中要定期监测凝血功能并调整剂量。抗凝药物用法见"短暂性脑缺血发作"章节。

3. 抗血小板聚集药：阿司匹林可试用。

【注意事项】

1. 本病由于易并发出血，因此溶栓治疗应严格掌握适应证。合并出血性梗死时，应停用溶栓、抗凝和抗血小板药物，防止出血加重。

2. 如栓子来源不能消除，10％～20％的脑栓塞患者在病后 1～2 周内再发，再发病死率高。

3. 对已明确诊断为非瓣膜病变性房颤诱发的心源性栓塞患者，应进行二级预防，可使用华法林抗凝治疗，剂量为 2～4 mg/次，一日 1 次。INR 值应控制在 2.0～3.0。

（符晓苏）

第八节　脑出血

【概述】

脑出血是指原发性非外伤性脑实质内出血，在我国约占全部脑卒中的 20％～30％，病死率为 30％～40％。

【诊断要点】

1. 以中老年患者多见，冬、春两季发病率高，多有高血压病史。

2. 在活动中或情绪激动时突然发病，病情常于数分钟至数小时内达到高峰。

3. 迅速出现头痛、呕吐和不同程度的意识障碍，并伴有偏瘫、失语等局灶性神经功能缺损症状和体征。

4. 头颅 CT 是诊断脑出血首选的重要方法,可清楚显示出血部位、大小、形态、有无水肿带等。

5. 需要与以下疾病相鉴别:急性脑梗死、蛛网膜下腔出血。对发病突然、迅速昏迷者还须与中毒、低血糖、尿毒症等鉴别。

【药物治疗】

治疗原则为安静卧床,脱水降颅压,调整血压,防止继续出血,加强护理,防治并发症,降低死亡率、致残率和减少复发。

1. 一般治疗

(1)卧床休息 2～4 周,保持安静,避免情绪激动和血压升高,维持生命体征稳定,注意瞳孔变化和意识改变。

(2)保持呼吸道通畅、必要时行气管切开术。

(3)保持水、电解质平衡,每日入液量可按尿量＋500 ml 计算,如有高热、多汗、呕吐、腹泻情况,应增加入液量。

(4)调整血糖:维持血糖水平在 6～9 mmol/L 之间。

(5)明显头痛、过度烦躁不安者,可适当给予镇静止痛剂,便秘者可选用缓泻剂。

2. 降低颅内压:脑出血后脑水肿约在 48 小时达到高峰,维持 3～5 日后逐渐消退,可持续 2～3 周或更长,是影响脑出血死亡率及功能恢复的主要因素。可应用 20％甘露醇 125～250 ml/次,静脉滴注,6～8 小时 1 次;或呋塞米 20～40 mg/次,静脉注射,每日 1～2 次;可酌情同时应用甘油果糖 250～500 ml/次,每日 1～2 次。疗程 7～10 日。不建议应用激素治疗减轻脑水肿。

3. 调整血压

(1)当血压≥200/110 mmHg时,应采取降压治疗,使血压维持在略高于发病前水平。

(2)当血压<180/105 mmHg时,可暂不使用降压药物。

(3)当收缩压<90 mmHg时,有急性循环功能不全征象,应及时补充血容量,适当给予升压药物治疗,维持足够的脑灌注。

(4)脑出血恢复期应积极控制血压,尽量将血压控制在正常范围。

4. 并发症的防治

（1）感染：可根据经验或痰培养、尿培养及药物敏感实验结果选用抗生素治疗。

（2）应激性溃疡：对重症或高龄患者应预防应用抗酸药或抗溃疡病药物，如雷尼替丁150 mg/次，每日1～2次；或奥美拉唑40 mg/次，静脉注射，每日1次。出血则应按上消化道出血的治疗常规进行处理。

（3）稀释性低钠血症：又称抗利尿激素分泌异常综合征，因经尿排钠增多，血钠降低，加重脑水肿，应限制水摄入量在800～1 000 ml/d，补钠9～12 g/d。低钠血症宜缓慢纠正，否则可导致脑桥中央髓鞘溶解症。

（4）脑耗盐综合征：系心钠素分泌过高所致的低钠血症，治疗时应输液补钠。

（5）痫性发作：有癫痫频繁发作者，可静脉缓慢推注地西泮10～20 mg/次，或苯妥英钠15～20 mg/kg缓慢静注，控制发作，一般不需长期治疗。

（6）中枢性高热：大多采用物理降温。

（7）下肢深静脉血栓形成或肺栓塞：应给予肝素100 mg/次，静脉滴注，每日1次；或低分子肝素4 000 U/次，皮下注射，每日1～2次，疗程7～14日。

【注意事项】

1. 脑出血恢复期，应积极控制血压，尽量将血压控制在正常范围内。

2. 止血药物对高血压动脉粥样硬化性出血的作用不大，不推荐使用。

3. 使用脱水药过程中，应注意监测肾功能和水、电解质平衡。

4. 手术治疗：有下列情况需要考虑手术治疗。

（1）基底节区中等量以上出血（壳核出血≥30 ml，丘脑出血≥15 ml）。

（2）小脑出血≥10 ml 或直径≥3 cm，或合并明显脑积水。

（3）重症脑室出血。

5. 外科手术宜在超早期（发病后 6～24 小时内）进行。

6. 脑出血死亡率极高，约为 30％～40％，脑水肿、颅内压增高和脑疝形成是致死的主要原因。

7. 康复治疗：只要患者的生命体征平稳，病情不再进展，宜尽早进行康复治疗。

（符晓苏）

第九节　蛛网膜下腔出血

【概述】

蛛网膜下腔出血是指多种病因（尤其是脑动脉瘤破裂）所致脑底部或脑表面血管破裂，血液直接流入蛛网膜下腔引起的一种临床综合征，又称为原发性蛛网膜下腔出血。继发性蛛网膜下腔出血系因脑实质内、脑室出血，硬膜外或硬膜下血管破裂血液流入蛛网膜下腔。蛛网膜下腔出血约占急性脑卒中的 10％。

【诊断要点】

1. 以中青年患者多见。

2. 突然起病，以数秒或数分钟发生的头痛是常见的起病方式。

3. 情绪激动、剧烈运动、用力咳嗽、排便、性生活等是常见的发病诱因。

4. 临床表现：突发剧烈头痛、难以忍受，多伴有恶心、呕吐，可有不同程度的意识障碍。

5. 脑膜刺激征：颈强直、Kernig 征和 Brudzinski 征阳性。以颈强直最多见。

6. 头颅 CT 证实脑池和蛛网膜下腔高密度征象，或腰穿检查示压力增高和血性脑脊液等可确诊。

7. 需要与以下疾病相鉴别：脑出血、颅内感染、脑肿瘤等。

【药物治疗】

治疗目的是防治再出血、降低颅内压、防止继发性脑血管痉挛、减少并发症，寻找出血原因、治疗原发病和预防复发。

1. 一般治疗

（1）蛛网膜下腔出血的病人应急诊住院监护治疗，绝对卧床休息4～6周，避免搬动和过早离床，床头抬高15°～20°，病房保持安静、舒适。保持呼吸道通畅，随时吸除口腔分泌物和呕吐物。避免引起血压及颅压增高的诱因，如用力排便、咳嗽、喷嚏、情绪激动、疼痛及恐惧等。保持营养和水、电解质平衡，避免感染。

（2）对平均动脉压＞120 mmHg或收缩压＞180 mmHg患者，可在密切监测条件下使用短效降压药，维持血压稳定在正常或者发病前水平，注意避免突然将血压降得过低。

2. 降低颅内压：对有颅内压增高的患者，应适当限制液体入量，防止低钠血症、过度换气等有助于降低颅内压。临床常用脱水剂有20％甘露醇、呋塞米、甘油果糖等，具体用法参见"第八节　脑出血"的"药物治疗"部分。

3. 防治再出血：抗纤溶药能抑制纤溶酶形成，推迟血块溶解和防止再出血，可用氨甲苯酸，也称止血芳酸（PAMBA），0.1～0.2 g/次，加入生理盐水或5％葡萄糖液100 ml中，静脉滴注，每日2～3次。为避免继发脑缺血发生，需同时联合应用钙拮抗剂，一般与尼莫地平联合应用。

4. 预防血管痉挛：常用钙通道拮抗剂，如尼莫地平40～60 mg/次，每日4～6次，连用21日。

【注意事项】

1. 再出血是蛛网膜下腔出血致命性的并发症，对于动脉瘤性蛛网膜下腔出血，应请脑外科、介入科会诊，确诊有无手术指征。可选择手术夹闭动脉瘤或介入栓塞动脉瘤。

2. 预防脑血管痉挛是蛛网膜下腔出血治疗的关键点之一，使用钙离子拮抗剂尼莫地平时,应注意避免低血压等副作用。

3. 注意水、电解质的平衡,低钠血症很常见,可口服或静脉滴注生理盐水。

4. 蛛网膜下腔出血发生后,体温可在数小时后升高,一般可在38℃左右,若体温持续升高超过 39℃ 以上,则应考虑有感染病灶存在。

（符晓苏）

第十节　偏头痛

【概述】

偏头痛是临床常见的原发性头痛,其特征是发作性、多为偏侧、中重度、搏动样头痛,一般持续 4～72 小时,可伴有恶心、呕吐,光、声刺激或日常活动均可加重头痛,安静环境、休息可缓解头痛。偏头痛是一种常见的慢性神经血管性疾患,患病率为 5％～10％。

【诊断要点】

1. 多起病于儿童和青春期,中青年期达发病高峰,女性多见,常有遗传背景。

2. 反复发作性、多为偏侧、中重度、搏动样头痛,一般持续 4～72 小时,可伴有恶心、呕吐,光、声刺激或日常活动均可加重头痛,安静环境、休息可缓解头痛。部分患者发作前有视觉、感觉和运动等先兆。

3. 脑部 CT、CTA、MRI、MRA 等检查可以排除脑血管疾病、颅内动脉瘤和占位性病变等颅内器质性疾病。

4. 诊断可以依据国际头痛协会(2004 年)偏头痛诊断标准,见表 8 - 10 - 1。

表 8-10-1　偏头痛诊断标准

偏头痛诊断标准

无先兆偏头痛	伴典型先兆的偏头痛
1. 符合下列 2~4 项特征的至少 5 次发作。	1. 符合下述 2~4 特征的至少 2 次发作。
2. 头痛发作(未经治疗或治疗无效)持续 4~72 小时。	2. 先兆至少有下列中的 1 种表现,但没有运动无力症状: (1) 完全可逆的视觉症状,包括阳性表现(如闪光、亮点或亮线)和(或)阴性表现(如视野缺损)。 (2) 完全可逆的感觉异常,包括阳性表现(如针刺感)和(或)阴性表现(如麻木)。 (3) 完全可逆的言语功能障碍。
3. 至少有下列中的 2 项头痛特征: (1) 单侧性; (2) 搏动性; (3) 中或重度头痛; (4) 日常活动(如步行或上楼梯)会加重头痛,或头痛时会主动避免此类活动。	3. 至少满足以下 2 项: (1) 同向视觉症状和(或)单侧感觉症状; (2) 至少 1 个先兆症状逐渐发展的过程≥5 分钟,和(或)不同的先兆症状接连发生,过程≥5 分钟; (3) 每个先兆症状持续 5~60 分钟。
4. 头痛过程中至少伴有下列 1 项: (1) 恶心和(或)呕吐; (2) 畏光和畏声。	4. 在先兆症状同时或在先兆发生后 60 分钟内出现头痛,头痛符合无先兆偏头痛诊断标准中的 2~4 项。
5. 不能归因于其他疾病。	5. 不能归因于其他疾病。

5. 需要与以下疾病相鉴别:丛集性头痛、紧张型头痛、Tolosa-Hunt 综合征(又称痛性眼肌麻痹)、症状性偏头痛、药物过量使用性头痛等。

【药物治疗】

偏头痛的治疗目标:减轻或终止头痛发作,缓解伴发症状,减轻神经功能损害;预防头痛复发;避免因药物滥用导致的慢性每日头痛。

1. 偏头痛急性发作期治疗:应在安静避光的室内休息,药物选择应根据头痛发作频率和严重程度、患者的年龄和用药史(包括疗效、不良反应和禁忌证)等进行个体化治疗。

(1) 轻-中度头痛:通常在头痛症状起始时立即单用非特异性止痛药,包括对乙酰氨基酚 300~500 mg/次,间隔 4~6 小时可重复用药 1 次,24 小时内不得超过 2 g;布洛芬 400~800 mg/次,1 次/6 小时,最大剂量为 2.4~3.2 g/d。

(2) 中-重度头痛:直接选用偏头痛特异性治疗药物,以尽快改善症状,常用麦角胺咖啡因片(每片含咖啡因 100 mg 和麦角胺 1 mg),能终止偏头痛的发作,开始隐痛时立即服用 1~2 片/次。为避免麦角类中毒,单日治疗用量不要超过 6 片,每周总量不得超过 10 片。麦角类过量会出现恶心、呕吐、腹痛、肌痛及周围血管痉挛、缺血等副作用。有严重心血管、肝、肾疾病者及孕妇禁用。

(3) 伴随症状的治疗:恶心、呕吐是偏头痛突出的伴随症状,常用药物有:多潘立酮 10 mg/次,在头痛早期、口服止痛药前 5 分钟服用;或合用止吐剂甲氧氯普胺 10 mg/次,肌内注射;严重呕吐者可给予小剂量奋乃静口服或肌注氯丙嗪(1 mg/kg)。对发作时间持续较长的病人应注意适当补液,纠正水及电解质紊乱,烦躁不安的患者可给予苯二氮䓬类药物,使患者镇静和入睡。

2. 偏头痛预防治疗方案

(1) β 受体阻滞剂:对 50%~70% 病人有效,1/3 病人的发作次数可减少一半以上。可选用普萘洛尔 10~60 mg/次,每日 2 次;或美托洛尔 100~200 mg/次,每日 1 次。

(2) 5-羟色胺(5-HT)拮抗剂:苯噻啶初始剂量为 0.5 mg/次,每日 1 次,睡前服用;缓慢增加到 0.5 mg/次,每日 3 次或 1.5 mg/次,每日 1 次。持续治疗 4~6 月,80% 病人头痛改善或停止发作。

(3) 钙通道阻滞剂:氟桂利嗪 5~10 mg/次,每日 1 次,睡前服用。

(4) 抗癫痫药:丙戊酸 400~600 mg/次,每日 2 次。

(5) 抗抑郁药:阿米替林 25~75 mg/次,每日 1 次,睡前服用。

【注意事项】

1. 应尽可能避免或减少诱发因素,包括某些药物和食物。药物包括口服避孕药和血管扩张剂硝酸甘油片;食物包括含高酪胺的奶制品、含亚硝酸盐肉类和腌制品、含苯乙胺的巧克力、含谷氨酸钠的食物添加剂、咖啡、酒精饮料,特别是红色葡萄酒、白酒、柠檬汁、柑橘、冰淇淋等。其他因素如情绪紧张、精神创伤、焦虑、饥饿、失眠,外界环境差以及气候变化也可诱发偏头痛。

2. 预防性治疗药物宜从小剂量开始,逐渐加量。在 4～8 周内综合评估疗效,如头痛的程度和频率控制有效,需坚持足够的疗程,一般 3～6 个月后逐渐减量,观察头痛的发生率有无增加。

3. 除了对偏头痛患者按时进行随访外,应注重对患者的教育,内容包括偏头痛的预防方法、发作时的自我处理、如何及时就医等。

4. 麦角胺咖啡因是国家第二类精神药品管理的药品,务必按规定开精神药品处方,防止滥用。

(符晓苏)

第十一节　帕金森病

【概述】

帕金森病又名震颤麻痹,是一种好发于中、老年的神经变性疾病。临床上以静止性震颤、运动迟缓、肌强直和姿势步态障碍为主要特征。病变主要在黑质和纹状体。其病因至今不明,可能与神经元老化、环境因素、遗传等因素有关。

【诊断要点】

1. 中、老年发病,缓慢进展性病程。

2. 四项主征(静止性震颤、肌强直、运动迟缓和姿势步态异常)中至少具备两项,前两项至少具备其中之一,症状具有不对称性。

(1) 静止性震颤:常为首发症状,多始发一侧上肢,典型表现是拇指与屈曲的示指间呈“搓丸样”动作,频率为 4～6 Hz。静止时明显,入睡后消失。

(2) 肌强直:可表现为铅管样肌强直或齿轮样肌强直。

(3) 运动迟缓:指随意动作减少,动作缓慢、笨拙。可见面容呆板、双眼凝视、瞬目减少,呈现"面具脸"。书写时字越写越小,呈现"写字过小征"。

(4) 姿势步态异常:是病情进展的重要标志,常见步态不稳、易跌跤。并可出现"冻结"现象,或"慌张步态"。

3. 左旋多巴治疗有效。

4. 需要与以下疾病相鉴别:主要需与其他原因引起的帕金森综合征鉴别。早期患者还需与特发性震颤、抑郁症、脑血管病相鉴别。

【药物治疗】

药物治疗的目标为延缓疾病的发展,改善患者的症状,并尽可能延长症状控制的年限,同时尽量减少药物的不良反应和并发症。

1. 抗胆碱能药物:主要药物有苯海索(安坦),1~2 mg/次,每日3次,口服。主要适用于震颤明显且年轻的患者,老年患者慎用,闭角型青光眼及前列腺肥大患者禁用。

2. 金刚烷胺:对少动、强直、震颤均有改善作用,用法 50~100 mg/次,每日 2~3 次,口服,每日总剂量不要超过 200 mg,末次应在下午 4 时前服用。肾功能不全、癫痫、严重胃溃疡、肝病患者慎用,哺乳期妇女禁用。

3. 复方左旋多巴:至今仍是治疗本病最基本、最有效的药物,对震颤、强直、运动迟缓等均有较好的疗效。常用美多巴(左旋多巴/苄丝肼,200 mg/50 mg),初始用量每次 62.5~125 mg,每日 2~3次,根据病情而渐增剂量,每隔 3~7 天增加 125~250 mg/d,直至疗效满意和不出现不良反应为止,有效剂量通常在 500~1 000 mg/d,每日最大量不宜超过 5 片,分 4~6 次服用,餐前 1 小时或餐后 1.5小时服药。活动性消化道溃疡者慎用,闭角型青光眼、精神病患者禁用。老年患者应酌减剂量。

【注意事项】

1. 疾病早期若病情未对患者造成心理或生理影响,应鼓励患者坚持工作,参与社会活动和医学体疗,可暂缓用药。若疾病影响患者的日常生活和工作能力,则应开始药物治疗。

2. 药物治疗是首选的方法,而且是主要的治疗手段。但只能改善症状,不能阻止病情的发展,更无法治愈。因此,治疗不能仅顾及眼前而不考虑将来。应坚持从小剂量开始,缓慢递增,以较小剂量达到较满意疗效。坚持"细水长流、不求全效"的用药原则,达到"用最小的剂量收到最满意的效果"。

3. 服用金刚烷胺过程中,一旦出现思考困难和幻觉等精神症状,不管患者对药物反应如何,均应缓慢撤药。

4. 长期使用苯海索可能影响患者认知功能,因此,70岁以上老年人慎用。

(符晓苏)

第十二节　癫痫

【概述】

癫痫是多种原因导致的脑部神经元高度同步化异常放电的临床综合征,临床表现具有发作性、短暂性、重复性和刻板性的特点。异常放电神经元的位置不同及异常放电波及的范围差异,导致患者的发作形式不一,可表现为感觉、运动、意识、精神、行为、自主神经功能障碍或兼而有之。临床上每次发作或每种发作的过程称为痫性发作,一个患者可有一种或数种形式的痫性发作。在癫痫中,由特定症状和体征组成的特定癫痫现象称为癫痫综合征。

【诊断要点】

诊断需要遵循三步原则:

1. 明确发作性症状是否为癫痫发作

(1) 发作是否具有癫痫发作的特点:症状出现和消失非常突然,

持续时间短,数秒或数分钟,每次发作的表现几乎一致,具有发作性、短暂性、重复性和刻板性。

(2)患者的发作形式是否具有不同发作类型的特征,可表现为感觉、运动、意识、精神、行为、自主神经功能障碍或兼而有之。

(3)脑电图检查记录到痫样放电或神经影像学提示有相应的责任病灶可协助诊断。

(4)同时除外其他非癫痫性发作性疾病。

2. 明确癫痫发作的类型或癫痫综合征。

3. 确定癫痫发作的病因:完整和详尽的病史、神经系统查体、头颅 CT 或 MRI 检查是必需的。

需要与以下疾病相鉴别:晕厥、假性癫痫发作、发作性睡病、基底动脉型偏头痛、短暂性脑缺血发作、低血糖症等。

【药物治疗】

药物治疗应达到三个目的:控制发作或最大限度地减少发作次数;长期治疗无明显不良反应;使患者保持或恢复其原有的生理、心理和社会功能状态。

1. 抗癫痫药物的选择:主要根据癫痫发作和癫痫综合征的类型以及以前用药及疗效情况选择抗癫痫药物。

(1)部分性发作:首选卡马西平、丙戊酸钠。

(2)全面强直-阵挛性发作(大发作):首选丙戊酸钠、卡马西平。

(3)失神发作(小发作):首选丙戊酸钠。

(4)肌阵挛性发作:首选丙戊酸钠。

(5)非典型失神、失张力和强直发作:可以选用丙戊酸钠。

2. 药物的用法

(1)苯妥英钠:又名大仑丁,成人开始剂量为 100 mg/次,饭后服用,每日 2 次。1～3 周内增加至 250～300 mg,分 3 次口服,极量每次 300 mg,每日 500 mg。由于个体差异及代谢酶具有可饱和性,饱和后增加较小剂量即达到中毒剂量,因此,用药需个体化,加量时要慎重。

(2)卡马西平:成人开始剂量为 100 mg/次,每日 2 次;以后每日可增加 100 mg 至最佳疗效,常用维持量为 400 mg/d,分2～3 次服用。每日最高剂量不超过 1 200 mg。

(3) 丙戊酸钠:常规剂量成人按 15 mg/(kg·d)或 600～1 200 mg/d,儿童 10～30 mg/(kg·d),分 2～3 次口服。开始剂量为 200 mg/d,一周后递增,至发作控制为止。丙戊酸钠血药浓度在 50～100 μg/ml 为宜。

(4) 苯巴比妥:常作为小儿癫痫的首选药物,较广谱、起效快、半衰期长达 37～99 小时,可用于急性脑损害合并癫痫或癫痫持续状态。常规剂量成人 60～90 mg/d,小儿 2～5 mg/(kg·d)。有效血药浓度约为 15～40μg/ml,超过 40μg/ml 即可出现毒性反应。

(5) 地西泮:主要用于癫痫持续状态的治疗,首先用地西泮10～20 mg/次,静脉缓慢推注,每分钟不超过 2 mg,为维持疗效,可将 60～100 mg 地西泮稀释于 5% 葡萄糖注射液 500 ml 中,于 12 小时内缓慢静脉滴注,24 小时内不得超过 100 mg。地西泮偶尔会抑制呼吸,需特别注意!

【注意事项】

1. 应指导患者养成良好的生活规律,避免熬夜、通宵娱乐、酗酒、长时间玩电子游戏等。勿从事具有危险或潜在的伤害性活动(如驾驶、登高、游泳等)。

2. 用药时机:半年内发作两次以上者,一经诊断明确,就应用药;首次发作或间隔半年以上发作一次者,可在告之抗癫痫药可能的不良反应和不经治疗的可能后果的情况下,根据患者及家属的意愿,酌情选用或不用药。

3. 尽可能单药治疗:单药治疗应从小剂量开始,缓慢增量至能最大限度地控制癫痫发作而无不良反应或不良反应很轻,即为最低有效剂量。定期监测血药浓度以指导用药是必要的。

4. 联合用药:对于单药治疗仍不能控制发作的癫痫患者,可以考虑运用两种或两种以上的抗癫痫药联合治疗。

5. 增减、换药原则:增药可适当的快,减药一定要慢,必须逐一增减以利于确切评估疗效和毒副作用;如果一种一线药物已达到最大可耐受剂量仍然不能控制发作,可加用另一种一线或二线药物,至发作控制或达到最大可耐受剂量后逐渐减掉原有的药物,转换为单药,换药期间应有 5～7 日的过渡期。

6. 个体化治疗原则:针对不同的患者人群,应该考虑具体情况和特征,如老年患者应避免使用影响骨代谢的药物(如卡马西平、苯妥英钠),孕妇最好避免使用丙戊酸钠等等。

7. 严密观察不良反应:应用抗癫痫药物前应检查肝、肾功能和血、尿常规,用药后还需每月监测血、尿常规,每季度监测肝、肾功能,至少持续半年。

8. 脑电图检查:在患者服药期间,建议定期复查脑电图,以判断药物对脑电活动的影响(改善或恶化)、药物的治疗效果和患者的预后。

9. 停药指征:应遵循缓慢和逐渐减量的原则,一般来说,全面强直-阵挛发作、强直性发作、阵挛性发作完全控制 4～5 年后,失神发作停止半年后,长程脑电图多次检查均正常、无神经影像学异常的患者,可以考虑停药。停药前应有缓慢减量的过程,一般不少于1～1.5 年。

10. 重症患者如癫痫持续状态需要转有条件的医院治疗。

11. 苯巴比妥和地西泮为国家二类精神药品,须按规定开写精神药品处方。

(符晓苏)

第十三节　重症肌无力

【概述】

重症肌无力是一种神经-肌肉接头传递功能障碍的获得性自身免疫性疾病。主要由于神经-肌肉接头突触后膜上乙酰胆碱受体受损引起。临床主要表现为部分或全身骨骼肌无力和极易疲劳,活动后症状加重,经休息和胆碱酯酶抑制剂治疗后症状减轻。

【诊断要点】

1. 部分或全身骨骼肌无力和极易疲劳,通常在活动后加重,经休息和胆碱酯酶抑制剂治疗后症状减轻。最易受累的肌肉是眼外肌,常表现眼睑下垂、复视等。其次是四肢肌和咽喉肌,表现四肢无力、声音嘶哑、饮水呛咳、吞咽困难等。

2. 肌无力症状易波动,有"晨轻暮重"的特点,重者可由于呼吸肌受累出现重症肌无力危象,是致死的主要原因。

3. 胆碱酯酶抑制剂治疗有效。

4. 新斯的明试验或滕喜龙试验阳性(新斯的明试验:新斯的明0.5～1 mg/次,肌内注射,20分钟后肌无力症状明显减轻者为阳性。腾喜龙试验:腾喜龙10 mg/次,用注射用水稀释至1 ml,静脉注射2 mg,观察20秒钟,如无出汗、唾液增多等不良反应,再给予8 mg,1分钟内症状好转为阳性,持续10分钟后又恢复原状)。

5. 疲劳试验(Jolly试验):嘱患者持续上视出现上睑下垂或两臂持续平举后出现上臂下垂,休息后恢复则为阳性。

6. 电生理检查重复低频刺激时相关动作电位波幅出现递减现象。

7. 血清乙酰胆碱受体抗体浓度明显升高,但眼肌型患者升高不明显。

8. 胸部 CT、MRI 检查：80% 的重症肌无力患者有胸腺肥大、淋巴滤泡增生，15%～20% 的患者有胸腺瘤。此外，患者常伴发其他自身免疫性疾病，如甲状腺功能亢进、系统性红斑狼疮等。

9. 感染、精神创伤、过度疲劳、妊娠、使用麻醉、镇静药物、分娩、手术等为常见的诱因，有时甚至诱发重症肌无力危象。

10. 根据发病年龄分为成年型、儿童型。其中成年型的临床分型为 Ⅰ 眼肌型、ⅡA 轻度全身型、ⅡB 中度全身型、Ⅲ 急性重症型、Ⅳ 迟发重症型、Ⅴ 肌萎缩型。

11. 需要与以下疾病相鉴别：Lambert-Eaton 肌无力综合征、肉毒杆菌中毒、肌营养不良症、延髓麻痹、多发性肌炎等。

【药物治疗】

治疗目标：达到并维持症状的控制；维持正常活动，包括运动能力；预防重症肌无力急性加重；避免因药物治疗导致的不良反应；预防重症肌无力导致的死亡。

1. 溴吡啶斯的明：为胆碱酯酶抑制剂，成人口服 60～120 mg/次，每日 3～4 次，应在饭前 30～40 分钟服用，口服 2 小时达高峰，作用时间为 6～8 小时。作用温和、平稳，副作用小。

2. 溴新斯的明：为胆碱酯酶抑制剂，成人口服 15～30 mg/次，每日 3～4 次。可在餐前 15～30 分钟服用，释放快，0.5～1 小时达高峰，作用时间为 3～4 小时。对心率过慢、心律不齐、机械性肠梗阻以及哮喘患者均忌用或慎用。

3. 肾上腺皮质激素

(1) 冲击疗法：适用于危重病例、已出现重症肌无力危象的患者。甲基泼尼松龙 1 000 mg/次，静脉滴注，每日 1 次，连用 3～5 日，随后改用地塞米松 10～20 mg/次，静脉滴注，每日 1 次，连用 7～10 日。若吞咽功能改善或病情稳定，停用地塞米松，改为泼尼松 80～100 mg/次，每晨顿服。当症状基本消失后，每周减 2 次，每次减 10 mg，减至 60 mg/d 时，每周减 1 次，每次减 5 mg。减至 40 mg/d 时，开始减隔日量，每周减 5 mg，即周 1、3、5、7 服 40 mg，周 2、4、6 服 35 mg，下一周的隔日量为 30 mg，依此类推，直至隔日量减为 0。以后隔日晨顿服泼尼松 40 mg,维持 1 年以上。若病情无反复,每月减 5 mg,直至完全停药或隔日 5~15 mg 长期维持。若中途病情波动,则需随时调整剂量。

(2)小剂量递增法:从小剂量开始,隔日每晨顿服泼尼松20 mg,每周递增 10 mg,直至隔日每晨顿服 60~80 mg,待症状稳定改善 4~5 日后,逐渐减量至隔日 5~15 mg,维持数年。

4. 免疫抑制剂:适用于因有高血压、糖尿病、溃疡病而不能用肾上腺皮质激素者,或不能耐受肾上腺皮质激素、对肾上腺糖皮质激素疗效不佳者。如硫唑嘌呤 25~100 mg/次,口服,每日 2 次。

【注意事项】

1. 有胸腺瘤或胸腺增生者,应行胸腺切除。切除胸腺可去除重症肌无力患者自身免疫反应的始动抗原。约 70% 的患者术后症状缓解或治愈。

2. 定期观察患者治疗后喘息、气急、胸闷和咳嗽的变化,以及全身肌力的变化情况。检测血常规、电解质、血氧饱和度以及血气分析,观察患者有无嗜睡、意识模糊,有无张力性气胸等并发症,必要时予胸部 X 片或胸部 CT 检查。

3. 禁用和慎用的药物:氨基糖苷类抗生素可加重神经-肌肉接头传递障碍,奎宁、奎尼丁等药物可以降低肌膜兴奋性。另外,吗啡、安定、苯巴比妥、苯妥英钠、普萘洛尔等药物也应禁用或慎用。

4. 长期应用激素,应注意激素的不良反应,如胃溃疡出血、血糖升高、血压升高、股骨头坏死、骨质疏松等,应同时注意补钾及补钙。

5. 危象是重症肌无力患者最危急的状态,不论何种危象,均应注意确保呼吸道通畅,当经早期处理病情无好转时,应立即进行气管插管或气管切开,应用人工呼吸器辅助呼吸,并在生命体征平稳条件下尽早转往有条件医院继续治疗。

(符晓苏)

第九章 精神障碍

第一节 精神分裂症

【概述】

精神分裂症是一组病因未明,多在青壮年起病,起病形式较为缓慢或隐匿的疾病。临床上主要表现为思维、情感、行为等多方面的障碍以及精神活动的不协调。患者一般意识清楚,智能基本正常,在相当部分患者因疾病原因可以出现认知功能损害,但该损害会随疾病的缓解得到改善。病程多迁延,约占精神科住院患者的一半以上,约一半左右患者最终出现精神残疾,为社会以及患者和家属带来严重的负担。20世纪80年代国内调查发现精神分裂症的总患病率为5.69‰。精神分裂症患者的就诊和治疗的比率较低,往往也不及时,早期发现、早期诊治非常重要。

根据精神分裂症的临床特征将其划分为几个亚型。

1. 偏执型：是精神分裂症最常见的一个类型。其临床表现以相对稳定的妄想为主，往往伴有幻觉（特别是幻听）。情感、意志、言语、行为障碍不突出。起病多在 30 岁以后。这类病人较少出现显著的人格改变和衰退，但幻觉妄想症状长期保留。

2. 紧张型：以明显的精神运动紊乱为主要表现。可交替出现紧张性木僵与紧张性兴奋，或主动性顺从与违拗。典型表现是病人出现紧张综合征。紧张型目前在临床上有减少趋势。

3. 青春型：多于青春期发病，起病较急，病情进展快，多在 2 周之内达到高峰。以情感改变为突出表现，情感肤浅、不协调，有时面带微笑，却给人傻气的感觉；有时又态度高傲，显得不可一世；或喜怒无常、扮鬼脸、恶作剧，不分场合与对象，开一些幼稚的玩笑。思维破裂，言语内容松散、不连贯，令人费解，有时会伴有片断的幻觉、妄想。行为不可预测，缺乏目的。病情进展迅速，预后欠佳。

4. 单纯型：起病缓慢，持续发展。早期多表现类似"神经衰弱"的症状，如主观的疲劳感、失眠、工作效率下降等，逐渐出现日益加重的孤僻退缩、情感淡漠、懒散、丧失兴趣、社交活动贫乏、生活毫无目的。疾病初期，常不引起重视，甚至会误认为患者"不求上进"、"性格不够开朗"或"受到打击后意志消沉"等等，往往在病程多年后才就诊。治疗效果较差。

【诊断要点】

根据中国精神疾病分类与诊断标准第 3 版（CCMD‐3），精神分裂症的诊断必须满足以下四个标准。

（1）症状学标准：至少有下列两项，并非继发于意识障碍、智能障碍、情感高涨或低落，单纯型分裂症另规定：① 反复出现的言语性幻听；② 明显的思维松弛、思维破裂、言语不连贯或思维贫乏或思维内容贫乏；③ 思维被插入、被撤走、被播散，思维中断或强制性思维；④ 被动、被控制或被洞悉体验；⑤ 原发性妄想（包括妄想知觉、妄想心境）或其他荒谬的妄想；⑥ 思维逻辑倒错，病理性象征性思维或语词新作；⑦ 情感倒错或明显的情感淡漠；⑧ 紧张综合征、怪异行为或愚蠢行为；⑨ 明显的意志减退或缺乏。

（2）严重标准：自知力障碍，并有社会功能严重受损或无法进行有效交谈。

（3）病程标准：① 符合症状标准和严重标准至少已持续1个月，单纯型另有规定；② 若同时符合分裂症和情感性精神障碍的症状标准，当情感症状减轻到不能满足情感精神障碍症状标准时，分裂症状需继续满足分裂症的症状标准至少2周以上，方可诊断为分裂症。

（4）排除标准：排除器质性精神障碍及精神活性物质和非成瘾物质所致精神障碍。尚未缓解的分裂症病人，若又罹患本项中前述两类疾病，应并列诊断。

【**药物治疗**】

对精神分裂症应进行正规、系统、全程的药物治疗。全程治疗包括急性期治疗、恢复期（巩固期）治疗和维持期治疗（维持治疗）。

急性期治疗：治疗剂量至少维持4～6周。恢复期（巩固期）治疗：以原有效药物、原有剂量巩固治疗至少3～6个月。维持期治疗（维持治疗）：首次发病、传统抗精神病药物治疗的患者，在病情稳定的情况下，可逐渐将药物剂量减至治疗剂量的1/3～1/2；而非典型抗精神病药物治疗的患者不必减少或稍减少药物剂量，维持治疗一年后病情稳定者可考虑试验性停药，第二次发病的患者则维持治疗至少5年以上，有的需终生服药。

1. 第一代抗精神病药：又称传统抗精神病药、典型抗精神病药，其主要药理作用为阻断中枢多巴胺D2受体，治疗中可产生锥体外系副反应和催乳素水平升高。代表药为氯丙嗪、氟哌啶醇等。第一代抗精神病药物可进一步按临床作用特点分为低效价和高效价两类。前者以氯丙嗪为代表，镇静作用强，抗胆碱能作用明显，对心血管和肝脏毒性较大，锥体外系副作用较小，治疗剂量较大；后者以氟哌啶醇为代表，抗幻觉妄想作用突出，镇静作用较弱，对心血管和肝脏毒性小，锥体外系副作用较大，治疗剂量较小。

2. 第二代抗精神病药：又称非传统抗精神病药、非典型抗精神病药、新型抗精神病药物等。第二代药物在治疗剂量时，通常较少或不产生锥体外系症状和催乳素水平升高。常用的第二代抗精神病药物有以下几种。

(1)利培酮:利培酮对分裂症阳性、阴性症状和情感症状均有效。口服 4～6 mg/d,每天 1 次或分 2 次服用。比经典抗精神病药锥体外系不良反应少而轻。

(2)奥氮平:阻断 D2 受体可能与治疗分裂症的阳性症状有关,阻断 5 - HT2a 受体可能与治疗阴性症状有关。治疗量 5～10 mg,每日 1 次。对于老年病人、伴有躯体疾病者,以每日 5 mg 开始为宜,这可避免药物血浓度在体内的较大波动,以免出现撤药综合征、症状恶化及病人不能耐受等。锥体外系不良反应少。奥氮平可引起催乳素增高和体重增加,很少引起癫痫发作,尚未见粒细胞缺乏症。奥氮平对血压、体温、心电图无明显影响。治疗中少数病人可有一过性血清转氨酶升高,程度较轻,可在治疗过程中逐步消退。奥氮平对体内 M 受体、H1 受体也有阻滞作用,可引起便秘、视力模糊、过度镇静等不良反应,但这类不良反应小于氯氮平。

(3)喹硫平:与氟哌啶醇组的疗效相比,短期对阳性症状的疗效无明显差异,长期治疗对阴性症状的疗效好于氟哌啶醇。起始剂量为25 mg,每日 2 次。2～3 日后可增加 25～50 mg,每日 2 次。如果病人耐受性好,可在第 4 日增加至 300～400 mg/d,分 2～3 次服用。有效剂量为 150～750 mg/d,一般以 300 mg/d 的疗效最好。对于 65 岁以上的老人和肝功能不全者,可根据个体对药物的反应和耐受性,剂量可相应减小。喹硫平在 150～750 mg/d 的剂量范围内耐受性及安全性良好。常见的不良反应有嗜睡、头昏、体位性低血压、口干、便秘、消化不良、体重增加等。喹硫平的锥体外系不良反应的发生率较低。

(4)阿立哌唑:多巴胺(DA)和 5 -羟色胺(5 - HT)系统的稳定剂,是突触后多巴胺受体的阻滞剂,同时又是突触前自主受体的激动剂,与 D2 和 D3 受体的亲和力较强。用于治疗精神分裂症。口服,每日 1 次,第 1 周为起始剂量 5 mg/d,第 2 周增加为 10 mg/d,用药 2 周后,可根据个体的疗效和耐受情况增加剂量为 15 mg/d,每日最大剂量不应超过 30 mg。阿立哌唑不良反应少而轻微。

对于兴奋躁动较严重、不合作或不肯服药的患者,常采用注射给药。注射给药应短期应用,注射时应固定好患者体位,避免折针等意外,并采用深部肌肉注射。通常使用氟哌啶醇。一般来说,肌注氟哌啶醇 5~10 mg,必要时 24 小时内每 6~8 小时重复 1 次,也可以采用静脉注射或静脉滴注给药。患者应卧床护理,出现肌张力障碍时,可以注射抗胆碱能药物东莨菪碱 0.3 mg 来对抗。

【注意事项】

1. 以单一用药为主。

2. 从低剂量开始,然后逐渐加到有效剂量。若治疗不足 4~6 周,除非出现明显的难以恢复的药物副作用,否则不应更换不同类型的抗精神病药。

3. 氯丙嗪、奋乃静和氟哌啶醇是第一代抗精神病药,对核心的阴性症状作用微小,不良反应较大。

4. 对于首发患者,尽量选用利培酮、喹硫平、奥氮平等第二代抗精神病药。

5. 治疗过程中注意定期复查肝功能、血常规、血清泌乳素、心电图等。

(袁勇贵)

第二节　抑郁症

【概述】

抑郁症是指在持续至少两周的每天的绝大部分时间内出现的以情绪低落或兴趣丧失为主要表现的,并且造成患者社交、职业功能损害或精神痛苦的一组临床症状群。患者除了有上述症状外,还同时伴有食欲改变、睡眠障碍、精力丧失、无价值感、犹豫不决,甚至出现自杀观念与自杀行为等伴随症状。严重者可出现幻觉、妄想等精神病性症状。在 2001～2005 年中国四个省的调查中发现,抑郁症的月患病率为 6.0%,农村的患病率(2.24%)高于城市(1.57%)。WHO 有关全球疾病总负担的统计显示,1990 年抑郁症排在第 5 位,抑郁症与自杀合在一起占 5.9%,列第 2 位,预计到 2020 年抑郁症的疾病负担将上升至第二位,列在冠心病之后。抑郁症的发病机制尚不清楚,大量研究资料提示遗传因素、神经生化因素和心理社会因素对本病的发生有明显影响。

【诊断要点】

1. 抑郁发作的诊断标准:抑郁发作以心境低落为主,与其处境不相称,可以从闷闷不乐到悲痛欲绝,甚至发生木僵。严重者可出现幻觉、妄想等精神病性症状。某些病例的焦虑与运动性激越很显著。

(1) 症状标准:以心境低落为主,并至少有下列 4 项:① 兴趣丧失,无愉快感;② 精力减退或疲乏感;③ 精神运动性迟滞或激越;④ 自我评价过低、自责,或有内疚感;⑤ 联想困难或自觉思考能力下降;⑥ 反复出现想死的念头或有自杀、自伤行为;⑦ 睡眠障碍,如失眠、早醒,或睡眠过多;⑧ 食欲降低或体重明显减轻;⑨ 性欲减退。

(2) 严重标准:社会功能受损,给本人造成痛苦或不良后果。

(3) 病程标准:① 符合症状标准和严重标准至少已持续 2 周。② 可存在某些分裂性症状,但不符合分裂症的诊断。若同时符合分裂症的症状标准,在分裂症状缓解后,满足抑郁发作标准至少 2 周。

(4) 排除标准:排除器质性精神障碍,或精神活性物质和非成瘾物质所致抑郁。

2. 轻性抑郁症(轻抑郁):除了社会功能无损害或仅轻度损害外,发作符合抑郁发作的全部标准。

3. 无精神病性症状的抑郁症:除了在抑郁发作的症状标准中,增加"无幻觉、妄想,或紧张综合征等精神病性症状"之外,其余均符合该标准。

4. 有精神病性症状的抑郁症:除了在抑郁发作的症状标准中,

增加"有幻觉、妄想,或紧张综合征等精神病性症状"之外,其余均符合该标准。

5.复发性抑郁症

(1)目前发作符合某一型抑郁标准,并在间隔至少2个月前,有过另1次发作符合某一型抑郁标准。

(2)以前从未有躁狂符合任何一型躁狂、双相情感障碍,或环性情感障碍标准。

(3)排除器质性精神障碍,或精神活性物质和非成瘾物质所致的抑郁发作。

6.持续性心境障碍

(1)环性心境障碍:反复出现心境高涨或低落,但不符合躁狂或抑郁发作症状标准。社会功能受损较轻。符合症状标准和严重标准至少已2年,但这2年中,可有数月心境正常间歇期。

(2)恶劣心境:持续存在心境低落,但不符合任何一型抑郁的症状标准,同时无躁狂症状。社会功能受损较轻,自知力完整或较完整。符合症状标准和严重标准至少已2年,在这2年中,很少有持续2个月的心境正常间歇期。上述心境变化并非躯体疾病或精神活性物质的直接后果,也非分裂症及其他精神病性障碍的附加症状;应排除躁狂或抑郁发作,一旦符合相应标准即诊断为其他类型情感障碍。

【药物治疗】

抑郁症的治疗以抗抑郁药物为主,能有效缓解抑郁心境及伴随的焦虑、紧张和躯体症状。

常用的抗抑郁药有以下几种:

(1)选择性5-HT再摄取抑制剂(SSRIs):代表药物有氟西汀、帕罗西汀、舍曲林、氟伏沙明、西酞普兰。主要药理作用是选择性抑制5-HT再摄取,使突触间隙5-HT含量升高而达到治疗目的,有效率均在60%~79%,一年复发率在13%~26%。特点是抗胆碱能不良反应小,对心血管等脏器影响小,镇静作用较轻,患者耐受性好,服用方便,白天服药,常在早餐后服药;如出现倦睡、乏力可改在晚上服。年老体弱者宜从半量或 1/4 量开始,酌情缓慢加量。

(2) 5 - HT 和 NE 再摄取抑制剂(SNRIs):代表药物有文拉法辛,分普通和缓释两种剂型。起效较快,在服用后 2 周内即见效。有明显的抗抑郁及抗焦虑作用。治疗剂量为 75～300 mg/d,一般为150～200 mg/d,分 2～3 次服。缓释胶囊每粒 75/150 mg,有效剂量75～300 mg/d,每日 1 次。常见不良反应有恶心、口干、出汗、乏力、焦虑、震颤、阳痿和射精障碍。不良反应的发生与剂量有关,大剂量时血压可能轻度升高(药量高于 200 mg/d)。

(3) NE 和特异性 5 - HT 能抗抑郁药(NaSSAs):代表药物有米氮平。开始 15 mg/d,必要时可增至 45 mg/d,每日 1 次,晚上服用。有良好的抗抑郁作用及抗焦虑作用,尤其适用于重度抑郁症和明显焦虑、激越、失眠的患者及老年抑郁症患者。常见不良反应有镇静、倦睡、头晕、疲乏、口干、食欲和体重增加。少见的有心悸、低血压、皮疹、震颤及水肿。

(4) 三环及四环类抗抑郁药:代表药物有丙咪嗪、氯丙咪嗪、阿米替林及多塞平等。推荐剂量:50～250 mg/d,剂量缓慢递增,分次服用。减药宜慢,突然停药可能出现胆碱能活动过度,引起失眠,焦虑,易激惹,胃肠道症状,抽动等症状。主要的不良反应:① 中枢神经系统:过度镇静、失眠、惊厥、记忆力减退,转为躁狂发作;② 心血管:体位性低血压,心动过速,传导阻滞;③ 抗胆碱能:口干、视物模糊、便秘、排尿困难。

(5) 单胺氧化酶抑制剂(MAOIs):代表药物有吗氯贝胺。治疗不典型抑郁症为佳,包括非典型抑郁、恶劣心境、老年抑郁症,对社交焦虑障碍、惊恐障碍也有效。常用剂量 300～600 mg/d,分 2～3次服。不良反应有头疼、头晕、恶心、口干、便秘、失眠,少数患者血压降低。不能和 SSRIs、SNRIs、NaSSAs 同时应用,两药的使用间隔时间至少为 2 周。

(6) 其他抗抑郁药:安非他酮、曲唑酮、瑞波西汀等。

【注意事项】

1. 预防自杀是首要原则,发现有自杀倾向的患者,应及时转诊到专门医疗机构进行救治。

2. 一般药物治疗 2～4 周开始起效,如患者足够剂量治疗 6～8 周无效,改用其他作用机制的抗抑郁药。

3. 尽可能单一用药,足量、足疗程治疗,换药无效时可考虑两种抗抑郁药联合使用,但一般不主张用两种以上的抗抑郁药。

4. MAOIs 与 SSRIs 联合使用可引起致死性 5 - HT 综合征,换药过程中应注意氟西汀需停药 5 周才能换用 MAOIs,其他 SSRIs 需2 周,MAOIs 停用 2 周后才能换用 SSRIs。

5. 全程治疗:急性期为控制症状,尽量达到临床痊愈,一般为6～8 周。巩固期治疗:急性期治疗达到症状缓解后,应继续治疗4～6 月,在此期间病情不稳定,复发可能性大;维持期治疗:抑郁症常反复发作,因此需要维持治疗以防止复发。有关维持治疗的时间意见不一。

6. 在药物治疗的同时应合并心理治疗,尤其是有明显社会心理因素作用的抑郁患者及轻度抑郁或恢复期患者。

7. 抗抑郁药的应用原则:① 全面考虑患者的症状特点、年龄、躯体状况、药物耐受、有无合并症,做到个体化用药;② 剂量逐步递增,尽可能使用最低有效剂量,减少不良反应,提高服药依从性,停药时应逐渐减量,不要骤停,避免出现"撤药综合征";③ 小剂量疗效不佳时,根据不良反应和耐受情况逐渐增至足量和足疗程(>4～6 周);④ 如仍无效,可考虑换用作用机制同类的另一种或作用机制不同的另一类药;⑤ 倡导全程治疗,包括急性期治疗、巩固期治疗和维持期治疗。

8. 抗抑郁药物的选择:各种抗抑郁药的疗效大体相当,又各有特点,药物选择取决于以下因素:① 考虑抑郁症状的特点:伴有明显激越的抑郁发作可首选具有镇静作用的抗抑郁剂;伴有强迫症状的抑郁发作可优先选择 SSRIs 或氯丙咪嗪,伴有精神病性症状的抑郁发作不宜选用安非他酮。② 既往用药史:如既往治疗药物有效则继续使用,除非有禁忌证。③ 药物间相互作用:有无药效学或药动学配伍禁忌。④ 患者的躯体情况和耐受性。⑤ 治疗获益和药物价格:目前一般推荐 SSRIs、SNRIs 及 NaSSAs 作为一线药物选择,但由于价格因素,我国不少地区阿米替林、氯丙咪嗪等仍作为治疗抑郁症的首选用药。

(袁勇贵)

第三节　双相障碍

【概述】

双相障碍是指本次躁狂或抑郁发作前有反相或混合发作。躁狂发作时表现为心境高涨、精力充沛和活动增加;抑郁发作时表现为心境低落、思维迟缓、运动减少。发作间期通常完全缓解。最典型的形式是躁狂和抑郁交替发作,躁狂症状和抑郁症状可在一次发作中同时出现,以混合发作形式出现,如抑郁心境伴连续数日至数周的活动过度和言语增多,躁狂心境伴有激越、精力和本能活动降低等,抑郁症状和躁狂症状也可以快速转换。病情严重者在发作高峰还可出现幻觉、妄想或紧张性症状等精神病性症状。WHO 有关全球疾病总负担的统计显示,1990 年双相障碍排在第 18 位,在我国,双相障碍排在第 12 位。病因尚不十分清楚,目前倾向认为,遗传与环境因素在发病过程中均起重要作用,遗传因素的影响可能较为突出。

【诊断要点】

1. **躁狂发作的诊断标准**:躁狂发作以心境高涨为主,与其处境不相称,可以从高兴愉快到欣喜若狂,某些病例仅以易激惹为主。病情轻者社会功能无损害或仅有轻度损害,严重者可出现幻觉、妄想等精神病性症状。

(1) **症状标准**:以情绪高涨或易激惹为主,并至少有下列三项(若仅为易激惹,至少需四项):① 注意力不集中或随境转移;② 语量增多;③ 思维奔逸(语速增快、言语迫促等)、联想加快或意念飘忽的体验;④ 自我评价过高或夸大;⑤ 精力充沛、不感疲乏、活动增多、难以安静,或不断改变计划和活动;⑥ 鲁莽行为(如挥霍、不负责任或不计后果的行为等);⑦ 睡眠需要减少;⑧ 性欲亢进。

(2)严重程度标准:严重损害社会功能,或给别人造成危险或不良后果。

(3)病程标准:① 符合症状标准和严重程度标准至少已持续一周;② 可存在某些分裂性症状,但不符合分裂症的诊断标准;若同时符合分裂症的症状标准,在分裂症状缓解后,满足躁狂发作标准至少一周。

(4)排除标准:排除器质性精神障碍,或精神活性物质和非成瘾物质所致躁狂。

2. 轻躁狂发作的诊断标准:除了社会功能无损害或仅轻度损害外,发作符合躁狂发作标准。

3. 抑郁发作诊断标准:同本章第二节"抑郁症"。

【药物治疗】

1. 躁狂发作的药物治疗:以心境稳定剂为主。目前比较公认的心境稳定剂包括锂盐(碳酸锂)和卡马西平、丙戊酸盐。其他抗癫痫药(拉莫三嗪、托吡酯、加巴喷丁)、第二代抗精神病药(奥氮平、利培酮与喹硫平等)也具有一定的心境稳定作用。

(1)锂盐:锂盐是躁狂发作的首选药物。既可用于躁狂的急性发作,也可用于缓解期的维持治疗。躁狂症治疗剂量为每日 600～2 000 mg,分 2～3 次服用,宜在饭后服,以减少对胃的刺激,剂量应逐渐增加并参照血锂浓度调整。维持剂量每日 500～1 000 mg。锂盐的治疗剂量与中毒剂量接近,应监测血锂浓度。急性期血锂浓度维持在 0.6～1.2 mmol/L,维持期为 0.4～0.8 mmol/L。

(2)丙戊酸盐:总体疗效和碳酸锂相当,对于快速循环型疗效优于碳酸锂。成人用量 800～1 200 mg/d,最高不超过 1 800 mg/d,维持剂量为 400～600 mg/d。

(3)拉莫三嗪:对于双相抑郁的疗效比较好,研究发现优于碳酸锂。12 岁以上第 1 周及第 2 周:25 mg,每日 1 次;第 3 及第 4 周:50 mg,每日 1 次;维持剂量:100～200 mg,每日 1 次或分 2 次服。肝肾功能受损的病人、孕妇慎用。12 岁以下儿童不推荐用于单药治疗。用于添加疗法时患者年龄应在 2 岁以上。

（4）抗精神病药:对严重兴奋、激越、攻击或伴有精神症状的急性躁狂患者,治疗早期可短期联用抗精神病药。第一代抗精神病药物氯丙嗪和氟哌啶醇,能较快地控制精神运动性兴奋和精神病性症状。第二代抗精神病药物利培酮、奥氮平、喹硫平等均能有效控制躁狂发作。

2. 抑郁发作的药物治疗:双相障碍出现抑郁发作时,以心境稳定剂治疗为主,抗抑郁药的使用应谨慎,严重抑郁时,可联合应用抗抑郁药。

【注意事项】

1. 双相障碍几乎终生以循环的方式反复发作,应坚持长期治疗以阻断其反复发作。

2. 不论双相障碍为何种类型,都必须以心境稳定剂为主要治疗药物。抑郁发作时抗抑郁药使用应谨慎,特别是 SNRIs 药物,避免诱发躁狂。

3. 根据病情需要可联合用药,药物联用的方式有两种或多种心境稳定剂联合使用,心境稳定剂与抗精神病药、抗抑郁药联合使用。

4. 联合用药时,密切观察药物不良反应及药物相互作用。

（袁勇贵）

第四节　癔症

【概述】

癔症又称歇斯底里,系由于明显的心理因素,如生活事件、内心冲突或强烈的情绪体验、暗示或自我暗示等作用于易感个体引起的一组病症。临床主要表现为癔症性精神障碍(又称分离症状)和癔症性躯体障碍(又称转换症状)两大类症状,而这些症状没有可以证实的器质性病变为基础。症状具有做作、夸大或富有情感色彩等特点,有时可由暗示诱发,也可由暗示而消失,有反复发作的倾向。

癔症的患病率报告不一。普通人群患病率为 3.55‰(中国,1982)。国外有关统计资料显示,居民中患病率女性为 3‰~6‰,男性少见。近年的流行病学资料显示,发病率有下降趋势,原因不明。多数学者认为文化落后地区发病率较高。首发年龄以 20~30 岁最多。一般认为癔症的预后较好,60%~80%的患者可在一年内自发缓解。

一般认为,心理社会因素是癔症的主要病因。急性的、能导致强烈的精神紧张、恐惧或尴尬难堪的应激事件是引起本病的重要因素。文化闭塞、迷信观念重的地区发病率高,甚至可能出现癔症流行。而具有情感反应强烈、易于接受暗示、表情夸张做作、喜欢寻求别人注意和自我中心等表演性人格特征的人,在受到挫折、出现心理冲突或接受暗示后容易产生癔症。

【诊断要点】

癔症的症状缺乏特异性,可见于多种神经精神疾病和躯体疾病。临床上如求治者病前有明显的心理诱因、找不到器质性病变的证据、有暗示性等特征时要想到癔症的可能。但是,要做出癔症的诊断需要充分证据排除能导致癔症症状的神经、精神与躯体疾病,有的病人可能需要通过随访观察方能确诊。CCMD-3关于癔症的诊断标准如下：

1. 症状标准

（1）有心理社会因素作为诱因，至少有下列一项综合征：癔症性遗忘，癔症性漫游，癔症性双重或多重人格，癔症性精神病，癔症性运动和感觉障碍，其他癔症形式。

（2）没有可以解释上述症状的躯体疾病。

2. 严重标准：社会功能受损。

3. 病程标准：起病与应激事件之间有明确关系，病程多反复迁延。

4. 排除标准：有充分根据排除器质性病变和其他精神病、诈病。

【药物治疗】

目前尚无治疗癔症的特效药物，主要采取对症治疗。对于伴有精神症状或兴奋躁动的患者可给予抗精神病药治疗，或给予地西泮10~20 mg静脉或肌肉注射。癔症的症状是功能性的，因此心理治疗有重要地位。药物治疗主要是适当服用抗焦虑、抗抑郁药，一方面可以强化心理治疗效果，另外，通过药物消除伴发的焦虑、抑郁和躯体不适症状，从而减少癔症患者自我暗示的基础。

【注意事项】

1. 癔症的诊断应注意首先排除神经系统疾病及内科疾病，可依据详细的体格检查和各种实验室检查的阳性发现进行鉴别。

2. 症状多样化，常有表演和夸张的特点，带有明显的情感色彩，或对自身较重的躯体症状漠然。

3. 暗示治疗特别适用于急性发作而暗示性又较高的患者。

4. 与癔症患者建立良好的医患关系非常重要，给予适当的保证，忌过多讨论发病原因。

5. 检查和实验室检查尽快完成，只需进行必要的检查，以使医生确信无器质性损害为度。

（袁勇贵）

第五节 焦虑症

【概述】

焦虑症是一种以焦虑情绪为主的神经症,以广泛和持续性焦虑或反复发作的惊恐不安为主要特征,常伴有自主神经紊乱、肌肉紧张与运动性不安,临床分为广泛性焦虑障碍与惊恐障碍两种主要形式。广泛性焦虑以经常或持续的、无明确对象或固定内容的紧张不安,或对现实生活中的某些问题过分担心或烦恼为特征。这种紧张不安、担心或烦恼与现实很不相称,使患者感到难以忍受,但又无法摆脱,常伴有植物神经功能亢进、运动性紧张和过分警惕。惊恐障碍是一种以反复的惊恐发作为主要原发症状的神经症。这种发作并不局限于任何特定的情境,具有不可预测性。

焦虑症曾被称为心脏神经官能症、激惹心脏、神经循环衰弱、血管运动性神经症、自主神经功能紊乱等各种名称。患病率为 1.48‰(中国,1982),女性多于男性,约为 2:1。美国(1994)的资料显示,广泛性焦虑症患病率男性为 2%,女性为 4.3%。惊恐发作的患病率男性为 1.3%,女性为 3.2%。广泛性焦虑症大多起病于 20~40 岁,而惊恐发作多发生于青春后期或成年早期。焦虑症的预后在很大程度上与个体素质有关,如处理得当,大多数患者能在半年内好转。一般来说,病程短、症状较轻、病前社会适应能力完好、病前个性缺陷不明显者预后较好,反之预后不佳。

【诊断要点】

CCMD-3 关于广泛性焦虑障碍与惊恐发作的诊断标准如下:

1. 广泛性焦虑障碍

(1) 符合神经症的诊断标准。

(2) 以持续性的原发性焦虑症状为主,并符合以下两项:① 经常或持续的无明确对象和固定内容的恐惧或提心吊胆;② 伴有自主神经症状和运动性不安。

（3）社会功能受损,病人因难以忍受却又无法解脱而感到痛苦。

（4）符合症状标准至少 6 个月。

（5）排除:甲状腺机能亢进、高血压、冠心病等躯体疾病继发的焦虑;兴奋药物过量和药物依赖戒断后伴发的焦虑;其他类型精神疾病或神经症伴发的焦虑。

2. 惊恐障碍

（1）符合神经症的诊断标准。

（2）惊恐发作需符合以下四项:① 发作无明显诱因、无相关的特定情境,发作不可预测;② 在发作间歇期,除害怕再发作外,无明显症状;③ 发作时表现强烈的恐惧、焦虑及明显的自主神经症状,并常有人格解体、现实解体、濒死恐惧,或失控感等痛苦体验;④ 发作突然,迅速达到高峰,发作时意识清晰,事后能回忆。

（3）病人难以忍受却又无法解脱,因而感到痛苦。

（4）一个月内至少有 3 次惊恐发作,或首次发作后继发害怕再发的焦虑持续 1 个月。

（5）排除:其他精神障碍继发的惊恐发作;躯体疾病如癫痫、心脏病发作、嗜铬细胞瘤、甲亢或自发性低血糖等继发的惊恐发作。

【药物治疗】

常用于治疗焦虑症的药物有苯二氮䓬类、抗抑郁剂及 β 受体阻滞剂。在苯二氮䓬类药物的使用中,一般来说,发作性焦虑选用短程作用药物,如三唑仑。持续性焦虑则多选用中、长程作用的药物,如阿普唑仑、地西泮等。临床应用一般从小剂量开始,逐渐加大到治疗量,维持 2～6 周后逐渐停药,以防成瘾。

三环类抗抑郁剂如阿米替林、氯米帕明对广泛性焦虑障碍有较好疗效,治疗剂量一般为 75～150 mg/d,治疗作用一般在两周后出现。SSRIs 如帕罗西汀、舍曲林、西酞普兰等对某些焦虑病人有良效。SNRIs 如文拉法辛对焦虑有明显疗效,有文献推荐为广泛性焦虑障碍的长期治疗的首选药物。根据抗抑郁剂起效较慢,但无成瘾性,而苯二氮䓬类起效快,但长期使用有成瘾性的特点,临床上多采用在早期将苯二氮䓬类与三环类、SSRI 类或 SNRIs 药物合用,然后逐渐停用苯二氮䓬类药物,以三环类、SSRIs 类或 SNRIs 类药物维持治疗。

β 受体阻滞剂如心得安等,对于减轻焦虑患者自主神经功能亢进所致的躯体症状如心悸、心动过速、震颤、多汗等有较好疗效。但有哮喘、充血性心衰、正在服用降糖药的糖尿病患者或容易出现低血糖者使用要小心。

【注意事项】

1. 苯二氮䓬类药物:此类药物效果好,起效快,但易形成耐受,并有可能造成依赖,故不主张长期使用。

2. 服用苯二氮䓬类药物期间,不宜驾驶机动车辆或操纵大型机械,以免发生意外事故。

3. 焦虑症在药物治疗同时应结合认知行为治疗、放松训练、生物反馈治疗等。

4. 焦虑症属慢性易复发疾病,需维持治疗,维持的时间一般为6~12 个月。过早停药往往会使患者复发。即使这样,在停药的时候也应该逐渐、缓慢减量,并严密观察病情。

附:CCMD - 3 神经症的诊断标准

神经症是一组主要表现为焦虑、抑郁、恐惧、强迫、疑病症状,或神经衰弱症状的精神障碍。本障碍有一定人格基础,起病常受心理社会(环境)因素影响。症状没有可证实的器质性病变作基础,与病人的现实处境不相称,但病人对存在的症状感到痛苦和无能为力,自知力完整或基本完整,病程多迁延。各种焦虑障碍性症状或其组合可见于感染、中毒、内脏、内分泌或代谢和脑器质性疾病,称焦虑障碍样综合征。

[症状标准]至少有下列 1 项:① 恐惧;② 强迫症状;③ 惊恐发作;④ 焦虑;⑤ 躯体形式症状;⑥ 躯体化症状;⑦ 疑病症状;⑧ 神经衰弱症状。

[严重标准]社会功能受损或无法摆脱的精神痛苦,促使其主动

求医。

〔病程标准〕符合症状标准至少已3个月,惊恐障碍另有规定。

〔排除标准〕排除器质性精神障碍、精神活性物质与非成瘾物质所致精神障碍、各种精神病性障碍,如精神分裂症、偏执性精神病,及心境障碍等。

(袁勇贵)

第六节　强迫症

【概述】

强迫症是以强迫症状为主要临床表现的一类神经症。其特点是有意识的自我强迫和反强迫并存,两者强烈冲突使病人感到焦虑和痛苦;病人体验到观念和冲动系来源于自我,但违反自己的意愿,需极力抵抗,但无法控制;病人也意识到强迫症状的异常性,但无法摆脱。病程迁延者可表现仪式动作为主而精神痛苦减轻,但社会功能严重受损。

此病平均发病年龄为20岁左右,患病率为0.3‰(中国,1982),国外有资料显示,估计普通人群患病率为0.5‰。男女患病率相近。部分患者能在一年内缓解。病情超过一年者通常是持续波动的病程,可达数年。症状严重或伴有强迫人格特征及持续遭遇较多生活事件的患者预后较差。

【诊断要点】

CCMD-3关于强迫症的诊断标准如下。

1. 症状标准

(1) 符合神经症的诊断标准,并以强迫症状为主,至少有下列1项:① 以强迫思想为主,包括强迫观念、回忆或表象,强迫性对立观念、穷思竭虑、害怕失去自控能力等;② 以强迫行为(动作)为主,包括反复洗涤、核对、检查,或询问等;③ 上述的混合形式。

(2) 病人称强迫症状起源于自己内心,不是被别人或外界影响强加的。

(3) 强迫症状反复出现,病人认为没有意义,并感到不快,甚至痛苦,因此试图抵抗,但不能奏效。

2. 严重标准:社会功能受损。

3. 病程标准:符合症状标准至少已 3 个月。

4. 排除标准

(1) 排除其他精神障碍的继发性强迫症状。

(2) 排除脑器质性疾病,尤其是基底节病变所继发的强迫症状。

【药物治疗】

氯米帕明最为常用。常用剂量 150~300 mg/d,分 2 次服,一般 2~3 周开始显效。一定要从小剂量开始,4~6 周左右无效者可考虑改用或合用其他药物,治疗时间不宜短于 6 个月,部分患者需长期用药。SSRIs 如氟伏沙明、氟西汀等也可用于治疗强迫症,效果与三环类相当,且副作用较少。此外,对伴有严重焦虑情绪者可合并苯二氮䓬类药物。对难治性强迫症,可合用卡马西平或丙戊酸钠等心境稳定剂或小剂量抗精神病药物,可能会取得一定疗效。

【注意事项】

1. 治疗药物起始剂量宜低,大多数患者在药物开始治疗 4~6 周之后才会体验到逐渐改善,部分患者需要治疗 10~12 周后才有反应。

2. 强迫症的药物治疗周期相对较长,多数医生建议药物治疗应该持续 1~2 年后再考虑是否该逐渐撤药(每 1~2 月减少 10%~25%),并观察减药过程中的症状变化。一旦症状反复,即恢复原来的治疗剂量。

3. 药物治疗合并心理治疗有助于病情康复。

(袁勇贵)

第七节 神经衰弱

【概述】

神经衰弱是一种以脑和躯体功能衰弱为主的神经症。以精神易兴奋却又易疲劳为特征,常伴有紧张、烦恼、易激惹等情绪症状及肌肉紧张性疼痛、睡眠障碍等生理功能紊乱症状。这些症状不能归因于脑、躯体疾病及其他精神疾病。常缓慢起病,病程迁延波动。病前多有持久的情绪紧张和精神压力。

在 15~59 岁居民中,我国神经衰弱患病率为 1.3‰(1982)。国外少见大规模的流行病学报告。多数病人缓慢起病,病程波动。如及时消除病因并给予适当治疗,大多可在 0.5~2 年内缓解。一般认为,起病较急、病前诱因明显、病程较短、治疗适当、无异常人格素质特征者预后较好。

【诊断要点】

由于神经衰弱症状的特异性差,几乎可见于所有的精神与躯体疾病之中。按照等级诊断的原则,只有排除其他精神疾病,方能诊断本症。CCMD-3 关于本病的诊断标准如下。

1. 症状标准

(1)符合神经症的诊断标准。

(2)以持续和令人苦恼的脑力和体力易疲劳,经休息和娱乐不能恢复为特征,至少有以下 2 项:① 情感症状,如烦恼、紧张、易激惹等,可有焦虑、抑郁情绪,但不占主导;② 精神易兴奋症状,如回忆、联想增多,注意力不集中,对声光刺激敏感等;③ 肌肉紧张性疼痛,如头痛、腰背痛等;④ 睡眠障碍,入睡困难、多梦易醒、睡眠节律紊乱、睡眠感觉缺失、睡醒后无清醒感等;⑤ 其他心理生理症状,如头昏眼花、耳鸣、心慌、胸闷、腹胀、消化不良、尿频、多汗、阳痿、早泄及月经不调等。

2. 严重标准:病人感到痛苦或影响社会功能而主动求医。

3. 病程标准:符合症状标准至少3个月。

4. 排除标准:排除其他类型神经症、抑郁症及精神分裂症。因各种躯体疾病伴发的神经衰弱症状,则只能诊断为神经衰弱综合征。

【药物治疗】

目前市场上治疗神经衰弱的药物有数十种之多,但至今为止尚未发现哪一种药物有独特的疗效。药物治疗一般根据患者症状的特点选择,以抗焦虑剂为主,抗焦虑药常用苯二氮䓬类药物,连服2周。如果疲劳症状明显,则以振奋剂和促脑代谢剂为主,或者白天给患者服振奋剂,晚上用安定剂以调节其紊乱的生物节律。一般说来,抗焦虑剂可改善病人的紧张情绪,减轻激越的水平,也可使肌肉放松,消除一些躯体不适感。

【注意事项】

1. 养成良好的生活习惯,有助于神经衰弱症状的缓解。

2. 支持性和解释性心理治疗可帮助患者认识疾病的性质和消除继发焦虑。

3. 苯二氮䓬类药物的肌肉松弛作用,会使病人感到无力、易跌倒,特别是老年人使用要谨慎。另外这类药物易形成耐受,并可能造成依赖,故不主张长期使用。

(袁勇贵)

第八节　失眠症

【概述】

失眠症是指睡眠的始发和维持发生障碍致使睡眠的质和量不能满足个体正常需要的一种状况。失眠的表现有多种形式,包括难以入睡、睡眠不深、易醒、多梦早醒、醒后不易再睡、醒后不适感、疲乏,或白天困倦。失眠可引起病人焦虑、抑郁或恐怖心理,并导致精神活动效率下降,妨碍社会功能。患病率为 10%～20%。

【诊断要点】

CCMD-3 有关失眠症的诊断标准如下。

1. 症状标准

(1) 几乎以失眠为唯一的症状,包括难以入睡、睡眠不深、多梦、早醒,或醒后不易再睡,醒后不适感、疲乏,或白天困倦等。

(2) 具有失眠和极度关注失眠结果的优势观念。

2. 严重标准:对睡眠数量、质量的不满引起明显的苦恼或社会功能受损。

3. 病程标准:至少每周发生 3 次,并至少已 1 个月。

4. 排除标准:排除躯体疾病或精神障碍症状导致的继发性失眠。

［说明］如果失眠是某种躯体疾病或精神障碍(如神经衰弱、抑郁症)症状的一个组成部分,不另诊断为失眠症。

【药物治疗】

比较有效、使用最多的药物是镇静催眠药。根据失眠的不同情况选用不同的药物,入睡困难者服用见效快、作用时间短的短效药物以避免晨醒后药物的持续效应。睡眠不深又早醒者可服用起效缓慢、作用时间持久的长效药物。入睡困难、睡眠不深和早醒兼而有之者可使用中效药物。对伴有明显焦虑或抑郁者可使用抗焦虑或抗抑郁的药物,常选用有助于催眠镇静作用的抗抑郁药。

【注意事项】

1. 失眠症的治疗主张首先使用非药物治疗,并强调睡眠卫生和体育锻炼的重要性。

2. 无论选择哪类镇静催眠药均应短程、间断性应用,使用最小有效量,以免形成药物依赖。

3. 长期连续使用苯二氮䓬类药物的肌肉松弛作用可引起嗜睡、头晕、乏力等,大剂量可致共济失调及思维紊乱,驾驶人员可因此造成交通事故。长期使用者突然停药可引起失眠、兴奋、呕吐、焦虑及震颤等症状。故不宜长期服用并应避免突然停用此类药物。

(袁勇贵)

第九节　老年性痴呆

【概述】

老年性痴呆又称阿尔茨海默病,是一组病因未明的原发性退行性脑变性疾病。多起病于老年期,潜隐起病,病程缓慢且不可逆,临床上以智能损害为主。病理改变主要为皮质弥漫性萎缩,沟回增宽,脑室扩大,神经元大量减少,并可见老年斑、神经元纤维缠结等病变,胆碱乙酰化酶及乙酰胆碱含量显著减少。起病在 65 岁以前者旧称老年前期痴呆,或早老性痴呆,多有同病家族史,病情发展较快,颞叶及顶叶病变较显著,常有失语和失用。

老年性痴呆通常起病隐匿,为持续性、进行性病程,无缓解,由发病至死亡平均病程约 8~10 年,但也有些患者病程可持续 15 年或以上。临床症状分为两方面,即认知功能减退症状和非认知性精神症状。常伴有高级皮层功能受损,如失语、失认或失用和非认知性

364

精神症状,根据疾病的发展和认知功能缺损的严重程度,可分为轻度、中度和重度。

1. 轻度:近记忆障碍常为首发及最明显症状,计算能力减退,很难完成简单的计算。思维迟缓,思考问题困难,特别是对新的事物表现出茫然难解,可伴有轻度的焦虑和抑郁。缺乏主动性,活动减少,孤独,自私,对周围环境兴趣减少,对周围人较为冷淡,甚至对亲人漠不关心,情绪不稳,易激惹。

2. 中度:不能独自生活,记忆障碍日益严重。患者的精神和行为障碍也比较突出,情绪波动不稳,可伴有幻觉、妄想,幻觉可表现为幻视或幻听,最常见的妄想是被窃妄想,其次是偏执。睡眠障碍,行为紊乱。

3. 重度:记忆力、思考及其他认知功能皆严重受损。患者活动逐渐减少,并逐渐丧失行走能力,甚至不能站立,最终只能终日卧床,大小便失禁。

【诊断要点】

老年性痴呆的临床诊断可以根据以下几点:① 老年期或老年前期发生的进行性认知障碍;② 以记忆尤其近记忆障碍,学习新知识能力下降为首发症状,继而出现智力减退、定向障碍和人格改变;③ 体检和神经系统检查未能发现肿瘤、外伤、脑血管病的证据;④ 血液、脑脊液、脑电图或脑影像学检查不能揭示特殊病因;⑤ 无物质依赖或其他精神病史。

【药物治疗】

1. 提高记忆,改善认知功能,可使用胆碱酯酶抑制剂如多奈哌齐、重酒石酸卡巴拉汀和石杉碱甲等。

2. 促进脑代谢药如吡拉西坦(脑复康)等。

3. 脑血管扩张剂如尼莫地平等。

4. 神经保护治疗如维生素 E 等。

5. 对症治疗精神症状。焦虑者可给予阿普唑仑,抑郁者可给予抗抑郁药,有幻觉、妄想者可给予抗精神病药,失眠者可给予镇静催眠剂。

【注意事项】

美国食品药品监督管理局(FDA)对既往临床试验结果进行分析,发现非典型抗精神病药治疗的痴呆患者出现心血管事件和死亡的现象多于安慰剂组,因而提出警示:非典型抗精神病药并未推荐用于老年痴呆的治疗。但临床证据表明非典型抗精神病药确实能在一定程度上缓解老年性痴呆的精神症状,因此用药前应充分告知患者与家属治疗的获益与风险,获得知情同意后酌情谨慎使用非典型抗精神病药。

(袁勇贵)

第十章　风湿免疫性疾病

第一节　系统性红斑狼疮

【概述】

系统性红斑狼疮(简称 SLE)是临床最常见的自身免疫性疾病之一,临床表现复杂,可累及全身多系统,病程迁延反复,好发于年轻女性,男女比例为 1：9。目前病因不明,与遗传、环境因素及自身免疫异常有关。病理基础是血管炎。

【诊断要点】

多数患者起病缓慢,临床可为全身症状及各器官受累的相应表现。目前采用最广泛的是美国风湿病学会 2009 年修订的系统性红斑狼疮分类标准。

1. 临床标准

(1) 急性或亚急性皮肤狼疮表现。

（2）慢性皮肤狼疮表现。

（3）口腔或鼻咽部溃疡。

（4）脱发。

（5）炎性滑膜炎，可观察到≥2个外周关节肿痛或压痛、伴晨僵。

（6）浆膜炎。

（7）肾脏病变：蛋白尿>0.5 g/24 h或红细胞管型。

（8）神经系统病变：癫痫发作或精神症状、多发性单发神经炎、脊髓炎、颅神经炎、脑炎。

（9）溶血性贫血伴网织红细胞增多。

（10）血液系统异常：血白细胞减少（$<4\times10^9/L$，至少1次）或淋巴细胞绝对值减少（$<1\times10^9/L$，至少1次）。

（11）血小板减少（$<100\times10^9/L$，至少1次）。

2. 免疫学标准

（1）抗核抗体阳性（高于实验室参考标准）。

（2）抗ds-DNA高于实验室参考标准（ELISA法两次阳性）。

（3）抗Sm抗体阳性。

（4）抗磷脂抗体阳性，即狼疮抗凝物阳性、梅毒血清试验假阳性、抗心磷脂抗体水平异常至少6个月。

（5）低补体：CH50,C3,C4低于正常。

（6）直接Coombs阳性（无溶血性贫血）。

在临床标准的11项、免疫标准6条中，符合4项或4项以上者，可诊断SLE（其中必须有一条临床标准和一条免疫标准）。或肾活检证实为狼疮性肾炎且抗核抗体或抗ds-DNA阳性。

【药物治疗】

1. 非甾体消炎镇痛药：多用于治疗轻型患者，主要控制关节炎、浆膜腔积液。常用药物有布洛芬缓释片0.3 g，每日2次；双氯芬酸钠75 mg，每日1次；美洛昔康7.5 mg，每日1次；洛索洛芬钠0.6 g，每日3次；塞来昔布200 mg，每日1～2次等。有明显肾脏损害者慎用，注意消化道溃疡、出血、肝、肾功能受损等副作用。

2. 抗疟药:作为 SLE 的基础用药,控制皮疹、关节炎尤其有效。对狼疮肾炎、血液系统损害等均有疗效。并有防止妊娠狼疮复发、减少重要脏器损害的作用。临床常用硫酸羟氯喹 0.2 g,每日 1～2 次,长期使用需每 6 月进行 1 次眼科检查,以便早期发现有无视网膜病变等,另可导致皮肤变暗,有心脏病史者,特别是心动过缓或传导阻滞者禁用。

3. 糖皮质激素:治疗首选药物,常用剂型为泼尼松、甲基泼尼松龙,根据病变程度选择不同剂量。轻度活动,中小剂量激素(强的松 10～30 mg/d);重度活动,尤其出现脏器损伤时,常选择 1～2 mg/(kg·d)剂量;病情危重,尤其是有严重脏器损伤,如急进型狼疮肾炎、中枢神经狼疮等危重型狼疮患者,可选择大剂量激素冲击治疗,可给予甲强龙 500～1 000 mg,加 5%GS 250 ml 静脉滴注,每日 1 次,连续 3 日,再以 1～2 mg/kg·d 治疗 4～6 周或病情控制后以每周减 10% 的速度缓慢减量至 7.5～10 mg/d 维持治疗。如病情不能缓解,间隔 1 周后可再次冲击治疗。

4. 免疫抑制剂:用于中重度 SLE 活动,或有肾脏等重要脏器受累的患者。加用免疫抑制剂可减少激素用量。临床常用免疫抑制剂有:

(1) 环磷酰胺(CTX):每月 0.5～1 g/m² 体表面积;或每 2 周予 0.4～0.5 g,共 6 个月,诱导缓解,再用霉酚酸酯或硫唑嘌呤维持治疗 2 年至 3 年;或者用环磷酰胺,每 3 个月一次维持治疗 2 年。主要不良反应为骨髓抑制、肝功能损伤、性腺毒性、继发感染等。

(2) 霉酚酸酯:1.5～2.0 g/d,分 2 次口服,对狼疮肾炎的治疗效果与 CTX 相当,无性腺毒性,需注意继发感染可能。

(3) 硫唑嘌呤:对控制皮疹、浆膜炎、血管炎疗效好,不作为重症 SLE 首选,常用剂量为 50～100 mg/d,口服,使用期间需密切监测血常规,防止少数患者出现严重粒细胞及血小板减少症。

(4) 甲氨蝶呤:主要用于有关节炎、肌炎、浆膜炎及皮疹损害为主的患者。剂量:10～15 mg,每周 1 次。

(5) 环孢素 A:适用于难治性狼疮性肾炎特别是 V 型狼疮肾炎

有效及严重血小板减少患者,常用剂量为 $3 \sim 5$ mg/(kg•d),口服,每日 2 次。需注意监测血压及肾功能变化,血肌酐较用药前升高 30％时,需减药或停药。

(6) 使用传统药物治疗无效的患者,可选择使用其他药物如他克莫司,或针对免疫细胞的生物制剂如 CD_{20} 单抗等。

【注意事项】

对 SLE 患者的治疗需掌握个体化原则,首先评估 SLE 疼痛严重程度和活动性,根据病情轻重及受累脏器的情况拟订 SLE 治疗方案,治疗目标为控制狼疮活动,处理难治病例,抢救危重状态,SLE 糖皮质激素疗程漫长,使用过程中应注意预防高血压、高血糖、电解质紊乱、防治骨质疏松症。

(朱玉静　张缪佳)

第二节　类风湿关节炎

【概述】

类风湿关节炎(RA)是最常见的自身免疫性疾病之一,在我国发病率为 0.32％～0.36％,好发于中年女性。主要表现为慢性、对称性、进行性多关节炎,同时可伴有发热、贫血、皮下结节、肺脏、周围神经及眼等关节外表现。目前病因不明,与遗传、环境因素、机体免疫异常有关。主要病理基础为慢性滑膜炎及血管翳形成,造成关节破坏,导致畸形和功能丧失。

【诊断要点】

1. 临床表现:多数患者缓慢起病,历时数月。少数患者急性起病,以单个或少关节肿痛为首发表现,多数患者多关节受累,受累关节以近端指间关节、掌指关节、腕、膝等关节最常受累,可伴有晨僵,多持续 1 小时以上。关节畸形,最特征性表现为手指向尺侧偏斜、

"天鹅颈"及"纽扣花"等畸形。

2. 诊断

(1) 类风湿关节炎的诊断,仍可使用 1987 年 ACR 的分类标准:① 晨僵至少 1 小时,≥6 周;② 3 个或 3 个以上关节肿痛,≥6 周;③ 腕、掌指、近端指间关节肿痛,≥6 周;④ 对称性关节肿痛,≥6 周;⑤ 皮下结节;⑥ 骨关节 X 线像改变(至少有骨质疏松及关节间隙狭窄);⑦ 类风湿因子阳性(滴度>1∶32)。以上条件中具备 4 项或 4 项以上者可诊断为类风湿关节炎。该标准不能满足早期 RA 的诊断。

(2) 2009 年欧洲风湿病联盟(EULAR)/美国风湿病协会(ACR)制定了 RA 新的分类标准,适用于早期 RA 的诊治:① 关节受累数:1 个中/大关节受累 0 分;2~10 个中大关节 1 分;1~3 个小关节受累 2 分;4~10 个小关节受累 3 分;>10 个关节(包括小关节)受累 5 分;② 血清抗体:类风湿因子(RF)或抗环瓜氨酸肽抗体(抗 CCP 抗体)均阴性 0 分;RF 或抗 CCP 抗体至少 1 种低滴度阳性 2 分;两者至少 1 种高滴度阳性 3 分;③ 滑膜炎的时间:<6 周为 0 分;≥6 周为 1 分;④ CRP 或 ESR 均正常为 0 分;CRP 或 ESR 异常为 1 分。累计≥6 分,并排除其他疾病,诊断为类风湿关节炎。

【药物治疗】

1. 非甾体抗炎药(NSAIDs):通过抑制环氧化酶(COX)活性,减少前列腺素合成而具有抗炎、解热、镇痛作用。

(1) 常用的非选择性 COX2 抑制剂有:洛索洛芬 60 mg,每日 3 次;萘普生 250~500 mg,每日 2 次;吡罗昔康 20 mg,每日 1 次;双氯芬酸钠 75 mg,每日 1 次;吲哚美辛 25 mg,每日 3 次;布洛芬缓释片 0.3 g,每日 2 次;萘丁美酮 500~1 000 mg,每日 1~2 次;尼美舒利 100 mg,每日 2 次;美洛昔康 7.5~15 mg,每日 1 次。

(2) 选择性 COX2 抑制剂有:塞来昔布 200 mg,每日 1~2 次;依托考昔 60 mg,每日 1 次;依托度酸 400 mg,每日 1 次。

主张单品种、短疗程用药,从而减少该类药物的副作用,如胃肠道黏膜损伤、白细胞减少等。选择性 COX_2 抑制剂与传统 NSAIDs

疗效相似,胃肠副作用减轻,心血管高危风险者慎用。

2. 改善病情的抗风湿药物(DMARDs):DMARDs 发挥作用较非甾体药物慢,有改善和延缓病情进展的作用。分为传统 DMARDs 和生物 DMARDs。

(1)传统 DMARDs 药:① 甲氨蝶呤(MTX)为最常用,是 RA 治疗的"锚定"药,常用剂量 7.5~20 mg,口服或皮下注射,每周 1 次,可以单用,也常与其他 DMARDs 联合使用。MTX 的不良反应主要有肝酶增高、骨髓抑制、血细胞减少、口腔炎等。② 柳氮磺吡啶(SSZ),每日 0.5 g 开始,每周加量 0.5 g,增加至 2~4 g,分 4 次服用,磺胺类药物过敏者禁用。③ 羟氯喹(HCQ),100~200 mg,每日 2 次,较少单独用于确诊的 RA,参与其他 DMARDs 联合使用。④ 来氟米特(LEF)10~20 mg,每日 1 次,可单独使用或联合用药,注意肝脏毒性,偶有患者出现脱发。

(2)生物制剂:用于 RA 治疗的生物制剂品种不断增加。目前临床常用的生物制剂,包括肿瘤坏死因子(TNFα)拮抗剂、CD20 单克隆抗体、IL-6 受体拮抗剂等。在中国常用于 RA 治疗的生物制剂有:① TNFα 拮抗剂:a. 嵌合式抗 TNF 单抗 Infliximab:为静脉给药,初始剂量为 3 mg/kg,推荐在第 0、2、6 周给药,以后每 8 周给药 1 次。对于不完全反应的患者可以增加剂量或者每 4 周给药 1 次。b. 重组可溶性 TNF 受体融合蛋白 Etanercept:剂量为 25 mg,每周 2 次,或 50 mg,每周 1 次,皮下注射。c. 全人源重组抗 TNFα 单克隆抗体 Adalimumab:剂量为(0.5~10)mg/kg,每 2 周 1 次,皮下注射。② 重组人源化抗人 IL-6 受体单克隆抗体:8 mg/kg,每 4 周 1 次,静脉滴注。③ B 细胞清除治疗:抗 CD20 单克隆抗体(Rituximab,美罗华),500 mg,静脉注射,第 1 和第 15 日。此类药物与传统 DMARDs 相比起效快,疗效好,常与 MTX 联合使用。已有证据表明生物制剂联合 MTX 治疗早期 RA 有延缓患者骨侵蚀的作用,是目前中重度、有预后不良因素的 RA 患者最佳选择。也需注意,生物 DMARDs 有可能增加感染、结核、肿瘤发生的可能,并且价格昂贵,治疗前需严格筛查活动性结核或潜伏性结核、急慢性感染、乙型/丙型肝炎、肿瘤等。

3. 糖皮质激素

（1）用于非甾体抗炎药及慢作用药尚未起效而关节炎症状严重者。常用小剂量给药，每日剂量为泼尼松 10 mg 以下。

（2）有系统症状的患者大剂量给药，每日 30～40 mg，症状控制以后减量，以每日 10 mg 以下的剂量维持治疗。

（3）用于关节腔局部注射，如复方倍他米松注射液，0.25～2 ml（视关节大小或注射部位），局部注射。大关节（膝、肩）1～2 ml，中关节（肘、腕、踝）0.5～1 ml，小关节（足、手、胸）0.25～0.5 ml，局部注射。

糖皮质激素起效迅速，可起 DMARDs 药物起效前的"桥梁"作用，尤其对老年类风湿关节炎疗效更佳。必须注意的是该药的副作用，长期使用需注意补钙、保胃等支持治疗。不需要大剂量时使用小剂量，能短期使用者不长期使用。

【注意事项】

大多数患者病程迁延反复，非甾体抗炎药待急性炎症控制后可考虑停药，DMARDs 药物需长期维持，原则上一旦确诊 RA，尽早使用 DMARDs，可考虑单药治疗。有预后不良因素者，建议联合给药。如 DMARDs 单用或两种 DMARDs 仍不能控制病情，建议三种药物联合或者联合生物制剂治疗，每 3 个月评估病情，治疗目标为病情缓解或低活动性。该类药物需长期使用，需定期监测血常规、肝、肾功能等药物不良反应，及时调整治疗。

（朱玉静　张缪佳）

第三节　强直性脊柱炎

【概述】

强直性脊柱炎(AS)是一种慢性炎症性疾病,主要侵犯骶髂关节、脊柱及外周关节,严重者可致残。好发于青年男性,40 岁以后及8 岁以前较少见,男女比例为(2～3)∶1,且女性发病缓慢,预后相对较好。目前病因不明确,已知与 HLA‐B27 高度相关,且有明显家族聚集倾向。

【诊断要点】

1. 临床表现:本病起病较隐匿,特征性表现为下腰背疼痛与晨僵,夜间疼痛明显,常有痛醒,伴翻身困难,休息时加重,活动后疼痛可减轻或消失。部分患者可表现为交替性臀部疼痛,咳嗽、扭腰等疼痛加重。大多数病人病情进展缓慢,由腰椎逐渐向上累及颈椎,引起相应部位症状及活动受限。

2. 实验室检查:常有红细胞沉降率(ESR)增快、C 反应蛋白(CRP)升高,类风湿因子(RF)常阴性,常伴有轻度贫血及免疫球蛋白轻度升高。骶髂关节 X 线或 CT 或 MRI 提示骶髂关节炎。另外,约 90% AS 患者 HLA‐B27 阳性,但对诊断无特异性。

3. 诊断:近年来 AS 的诊断主要沿用 1984 年修订的 AS 纽约标准。2009 年国际 AS 评估工作组(ASAS)制定了脊柱关节病(SPA)的分类标准,专家推荐诊断炎脊性背痛标准为:

(1) 发病年龄<40 岁。

(2) 隐匿起病。

(3) 症状活动后好转。

(4) 休息时加重。

(5) 夜间痛(起床后好转)。

符合上述 5 项指标中的 4 项即诊断为 AS 炎性背痛。

对于炎性腰背痛≥3 个月并且发病年龄≤45 岁的患者,影像学骶髂关节炎加≥1 项 SpA 特征,或者 HLA-B27 阳性加≥2 项其他脊柱关节病(SpA)特征可诊断中轴型 SpA。影像学骶髂关节炎指 MRI 上的活性(急性)炎症高度提示与 SpA 相关的骶髂关节炎或根据改良的纽约标准定义的影像学骶髂关节炎。SpA 特征是指:

(1) 炎症性腰背痛。

(2) 关节炎。

(3) 附着点炎(足跟)。

(4) 葡萄膜炎。

(5) 趾炎。

(6) 银屑病。

(7) 克罗恩病/溃疡性结肠炎。

(8) 对 NSAIDs 反应佳。

(9) SpA 家族史。

(10) HLA-B27 阳性。

(11) CRP 升高。

2010 年 EULAR/ACR 公布了外周型 SpA 的分类标准:有外周关节炎、起止点炎和(或)指(趾)炎,年龄≤45 岁患者,附加以下 1 条:

(1) 前驱症状。

(2) 银屑病。

(3) IBD。

(4) HLA-B27 阳性。

(5) 葡萄膜炎。

(6) 影像学骶髂关节改变。

或者附加以下 2 条:

(1) SpA 家族史。

(2) 关节炎。

(3) 附着点炎。

（4）指趾炎。

（5）IBP 可诊断外周型 SpA。

其中关节炎、起止点炎、葡萄膜炎、指趾炎、银屑病、IBD 为既往或现患；前驱症状指发病前一个月内患有尿道炎/宫颈炎、或腹泻；SpA 家族史指 1 级或 2 级亲属有 AS、RsA、PeA、急性葡萄膜炎、IBD。影像学：修订纽约标准双侧 2 级，或单侧 3 级，或 ASAS MRI 活动性骶髂关节炎。

【药物治疗】

1. 非甾体抗炎镇痛药物：为改善症状首选药物，具有抗炎、解热、镇痛作用。临床常用药物有双氯芬酸钠、洛索洛芬钠、塞来昔布等，如双氯芬酸钠 75 mg，每日 1 次；洛索洛芬钠 60 mg，每日 3 次；塞来昔布 0.2 g，每日 1～2 次。推荐单品种用药（详见"类风湿关节炎"章节）。

2. 柳氮磺吡啶（SASP）：适用于 AS 患者外周关节炎，对中轴关节疗效不甚确切。SASP 属口服不易吸收的磺胺抗菌药，有抗菌消炎和免疫抑制作用，对缓解腰背痛和晨僵有效。推荐剂量为 2.0 g/d，分 2～3 次口服。需注意药物过敏、粒细胞减少、肝肾功能损害等不良反应。

3. 生物制剂：临床常用主要为肿瘤坏死因子（TNFα）拮抗剂，如依那西普、英夫利西单抗、阿达木单抗等。如治疗 6～12 周有效者可推荐继续使用，疗程 6～9 个月，可减量或停用。使用前需排除隐匿感染（尤其需要排除结核和病毒性肝炎）和肿瘤等（见 RA 治疗）。

4. 其他药物

（1）糖皮质激素：一般不主张口服或静脉用糖皮质激素，对于顽固性肌腱端炎症和慢性滑膜炎局部使用皮质激素可能有效，不能阻止 AS 进程。

（2）沙利度胺：有免疫调节和抗炎作用，对于难治性 AS 患者，其他药物治疗无效时可选择，推荐初始剂量为 50 mg，每晚 1 次，以后逐渐增加至 100 mg，每晚 1 次。

【注意事项】

1. 非甾体药物 2 种以上联合使用,不仅不会增加疗效,反而增加药物不良反应。需注意该类药物的胃肠道黏膜损害,可酌情加用保护胃黏膜药物,如奥美拉唑 20 mg,每日 1 次。

2. 国际 AS 评估工作组(ASAS)认为目前循证医学无足够证据表明 MTX 等 DMARDs 对中轴型 SpA 有效,对外周关节型患者可明显改善症状,但脊柱症状没有变化。SASP 及 MTX 可考虑用于伴发外周关节炎的患者。

3. 生物制剂价格昂贵,AS 患者的生物制剂选择有如下原则:

(1) 符合修订的纽约标准,或 ASAS 对中轴型 SpA 的诊断标准。

(2) 病情活动期≥4 周、强直性脊柱炎疾病活动指数(BASDAI)≥4 和专家的建议。

(3) 患者经过至少 2 种 NSAIDs 的充分治疗。即无禁忌的情况下,最大剂量或可耐受的剂量至少治疗 4 周反应不佳者。

(4) 中轴型表现为主的患者,使用 TNF 拮抗剂治疗前无需 DMARD,外周关节型为表现的患者治疗前使用过糖皮质激素局部治疗,或一种 DMARD(推荐柳氮磺吡啶)治疗反应不佳者。

(朱玉静　张缪佳)

第四节　多发性肌炎和皮肌炎

【概述】

多发性肌炎(简称 PM)和皮肌炎(简称 DM)是横纹肌非化脓性炎性肌病,四肢近端肌受累为突出表现的异质性疾病,导致对称性肌无力和一定程度的肌萎缩,并可累及多个系统和器官。我国发病率尚不清楚,国外报告为(0.6~1)人/万人。女性多于男性,皮肌炎比多发性肌炎更常见,其中 PM 多见于成人,儿童少见,而 DM 可见于成人与儿童,约 1/4 患者合并肿胀,尤其是年龄>50 岁的患者。

【诊断要点】

1. 临床表现:多发性肌炎/皮肌炎常呈亚急性起病,多于数周至数月间出现对称性四肢近端肌肉无力等症状,早期患者有肌痛或肌肉压痛的症状,表现为抬臂困难,不能梳头和穿衣,蹲下起立或上台阶困难,抬头和翻身困难等,严重者可累及吞咽肌和呼吸肌,引起饮水呛咳、呼吸困难等。PM 仅有肌肉病变而无皮肤损害。DM 常具特征性皮肤表现,常见皮疹有:① 向阳性紫红斑:眶周水肿伴暗紫红皮疹;② Gottron 征:为 DM 特征性皮疹,多见于肘、掌指、近端指间关节伸面,也可出现在膝与内踝皮肤,表现为伴有鳞屑的红斑,皮肤萎缩,色素减退;③ 暴露部位皮疹:颈前、上胸部 V 区、颈后背上部(披肩样分布)弥漫性皮疹;④ "技工"手样变:部分患者指垫皮肤角化、增厚、皲裂,双手外侧掌面皮肤出现角化、裂纹,皮肤粗糙脱屑,如同技术工人的手,称"技工"手。

2. 实验室检查:① 血清肌酶升高,如 CK、ALT、AST 和 LDH 升高。② 肌电图有"三联征"改变,时限短、小型的多相运动电位;纤颤电位,正弦波;插入性激惹和异常的高频放电。③ 肌肉活检异常,肌纤维变性、坏死,细胞吞噬、再生、嗜碱变性,核膜变大,筋膜周围结构萎缩,纤维大小不一,伴炎性渗出。

【药物治疗】

1. 糖皮质激素:为多发性肌炎/皮肤炎的首选药物。常用剂型为强的松和甲基强的松龙,一般选择 1 mg/(kg·d),口服或静脉给药,对于急性重症或伴呼吸肌受累或吞咽困难等患者,建议甲基强的松龙静脉冲击治疗,500～1000 mg,每日 1 次,连续 3 日,3 日后减量为 1 mg/(kg·d)继续维持。大多数患者于治疗后 6～12 周内肌酶下降接近正常,肌力明显恢复。肌酶趋于正常则开始减量,减量应缓慢,每周约减现有剂量的 10%,减至维持量(5～10)mg/d 后继续用药 2 年以上。此外,肌炎合并肺间质病变伴感染临床也较常见,部分病人可迅速出现呼吸衰竭,需尽快明确病原体性质,在充分抗感染治疗基础上,予以甲基强的松龙静脉滴注,剂量不宜过大。

2. 免疫抑制剂:对重症患者以及激素治疗 6 周以上而无效的病例,或初期有效、但以后治疗不再改善的病例,或不能耐受激素副作用的病例,激素减量易复发的病例,应及时加用免疫抑制剂。

(1)甲氨蝶呤:最常用,对控制肌肉炎症和改善皮损均有效,7.5～15 mg,口服或静脉或皮下注射,每周 1 次,防止过量引起严重不良反应。

(2)硫唑嘌呤:推荐剂量为 1～2 mg/(kg・d),口服。

(3)环孢素 A:适用于甲氨蝶呤和硫唑嘌呤治疗无效患者,2～3 mg/(kg・d),口服。注意血压及肾功能变化。

(4)环磷酰胺:适用于合并肺间质病变患者,0.2～0.4 g,静脉滴注,每 2 周 1 次。

3. 皮损的治疗

(1)羟氯喹 0.2 g,每日 1～2 次,对肌炎无疗效。

(2)沙利度胺 50～100 mg,每日 1 次,对局限性皮损有效。

【注意事项】

多数患者经大剂量激素治疗,病情可逐渐缓解,少数病人可能出现类固醇肌病,常与原发病较难鉴别,需适当减量。硫唑嘌呤易引起粒细胞减少,甚至发生粒细胞缺乏症,开始小剂量用药,定期监测血常规。环孢素 A 长期使用副作用较大,常短疗程作为过渡药物使用。

(朱玉静　张缪佳)

第五节　系统性硬化症

【概述】

系统性硬化症(简称SSc)是一种以皮肤和内脏器官结缔组织纤维化为主要特征的自身免疫病,临床上以局限性或弥漫性皮肤炎症、变性增厚和纤维化进而硬化和萎缩为特征的结缔组织病。除皮肤、滑膜、指(趾)动脉受累外,它也可影响内脏,如心包炎、肺动脉高压、肺间质病变、肾危象和消化道受累等。多见于中年女性,发病率大约为男性的4倍,儿童相对少见。根据皮肤表现可分为3期:水肿期、硬化期和萎缩期。SSc病因不明,可能与遗传、环境因素导致的炎症、广泛的微血管功能障碍、胶原增生有关。

【诊断要点】

1. 临床表现:本病约70%的患者以雷诺现象为首发表现,临床分为以下几种。

(1)弥漫性硬皮病:除面部、肢体远端和近端外,皮肤增厚还累及躯干。

(2)局限性硬皮病:皮肤增厚限于肘(膝)的远端,但可累及面部、颈部。

(3)无皮肤硬化的硬皮病:临床无皮肤增厚的表现,但有特征性的内脏表现和血管、血清学异常。

(4)重叠:上述三种情况中任一种与诊断明确的类风湿关节炎、系统性红斑狼疮、多发性肌炎/皮肌炎同时出现。

(5)未分化结缔组织病:雷诺现象伴系统性硬化的临床和/或血清学特点,但无系统性硬化的皮肤增厚和内脏异常。

2. 诊断:目前仍用1980年美国风湿病学会(ACR)提出的系统性硬化(硬皮病)分类标准。

（1）近端皮肤硬化：手指及掌指（跖趾）关节近端皮肤增厚、紧绷、肿胀。这种改变可累及整个肢体、面部、颈部和躯干（胸、腹部）。

（2）或者以下条件符合 2 条者可诊断 SSc 的诊断：① 指硬化：上述皮肤改变仅限手指；② 指尖凹陷性疤痕，或指垫消失：由于缺血导致指尖凹陷性疤痕，或指垫消失；③ 双肺基底部纤维化：在立位胸片上，可见条状或结节状致密影，以双肺底为著，也可呈弥漫斑点或蜂窝状肺。

要除外原发性肺病所引起的这种改变。此外雷诺现象，多发性关节炎或关节痛，食道蠕动异常，皮肤活检示胶原纤维肿胀和纤维化，血清有 ANA、抗 Scl-70 抗体和抗着丝点抗体均有助于诊断。

【药物治疗】

1. 抑制结缔组织形成：主要通过干扰胶原纤维形成的各个环节而发挥作用，常用药物为以下几种。

（1）D-青霉胺：可络合单胺氧化酶中的铜离子，抑制胶原转化为胶原纤维，但其临床疗效尚未被证实。从 125 mg/d 开始，空腹服用。一般 2～4 周增加 125 mg/d，根据病情可酌用至 750～1 000 mg/d。用药 6～12 个月后，皮肤可能会变软，肾危象和进行性肺受累的频率可能会减低。应维持用药 1～3 年。

（2）秋水仙碱：剂量为 0.5～1.5 mg/d，连服 3 个月至数年。对皮肤硬化、食管改变及雷诺现象有一定疗效。但晚期病人不能阻止病情进展及肺功能恶化。

2. 抗炎及免疫调节

（1）糖皮质激素：对本病疗效欠佳，常于皮肤病变早期以及合并有急性肺间质病变时选择使用，推荐强的松 30～40 mg，每日 1 次，逐渐减量至 5 mg，每日 1 次，维持直至停药。对晚期特别有氮质血症患者，糖皮质激素能促进肾血管闭塞性改变，故禁用。

（2）免疫抑制剂：硫唑嘌呤 50 mg，每日 1～2 次；环磷酰胺 50 mg，每日 2 次，甲氨蝶呤 7.5～15 mg，每周 1 次；环孢素 A 50～75 mg，每日 2 次。其中甲氨蝶呤推荐用于早期皮肤病变，而环磷酰胺适用于合并肺间质病变，总体疗效不甚肯定。

第十章　风湿免疫性疾病

3. 扩张血管药物:本病常有肢端血管病变,严重者合并有肺动脉高压。常用药物有:

(1)前列环素类药物:可选择性作用于肺血管。贝前列腺素40 μg,每日 3 次;万他维(吸入性伊洛前列素),5～20 μg,吸入,每日6～9 次。

(2)5 型磷酸二酯酶抑制剂:西地那非 20 mg,每日 3 次。不良反应有头痛、面色潮红等。

(3)内皮素-1 受体拮抗剂:是一种内皮血管收缩剂,推荐波生坦,62.5 mg,每日 2 次,连续 4 周,后续剂量为 125 mg,口服,每日 2 次以维持治疗。

【注意事项】

本病为慢性病程,目前无特效药物。单纯皮肤病变预后相对较好,如并发肺动脉高压、肾危象等预后差。

(朱玉静　张缪佳)

第六节　风湿热

【概述】

风湿热是一种由咽喉部感染 A 组乙型溶血性链球菌引起的全身结缔组织炎症,反复发作,常呈自限性,主要累及关节、心脏、皮肤和皮下组织。最常见于 5～15 岁的儿童和青少年,男女发病基本相当。链球菌感染是发病的必要条件。

【诊断要点】

发病前 1～6 周常有前驱链球菌感染史,逐渐出现游走性多发性关节炎、心脏炎、环形红斑、皮下结节和舞蹈病等。其中风湿性心脏炎是风湿热最严重的临床表现,常累及心脏瓣膜,重者出现充血性心力衰竭是风湿热致死、致残的主要因素。

【药物治疗】

1. 清除链球菌感染灶:首选苄星青霉素,初发感染者,如体重低于 27 kg,60 万 U,肌内注射;体重大于 27 kg,120 万 U,肌内注射,均为每日 1 次,连用 2~4 周。对再发感染及引起风湿性心脏病视病情而定。

2. 抗风湿治疗

(1) 单纯关节炎,首选非甾体抗炎镇痛药,如阿司匹林。成人开始剂量为 3~4 g/d,儿童为 80~100 mg/(kg·d),口服,每日 3~4次,维持 6~8 周。

(2) 已发生心脏炎者,建议加用糖皮质激素,推荐使用强的松 30~40 mg,儿童剂量为 1~1.5 mg/(kg·d),口服,每日 3~4 次,病情缓解后逐渐减量至 10~15 mg,维持治疗至少 12 周,得病前 2周加用阿司匹林。病情危重者,可选择地塞米松 5~10 mg/d 或氢化可的松 200 mg/d,静脉滴注,病情缓解后改为强的松口服维持。

3. 其他药物:如舞蹈症患者,选用丙戊酸钠或利培酮对症处理。如静脉用丙种球蛋白和血浆置换多作为试验性治疗。

【注意事项】

本病常反复发作,为预防风湿热复发和继发性风湿性心脏病,推荐苄星青霉素,每 1~3 周用药 1 次,如不再反复发作后改为每 4周用药 1 次。根据年龄、易感程度、发作次数、有无瓣膜病遗留而定预防期限,多大于 5 年,对有心脏病的患者终身预防治疗。

(朱玉静　张缪佳)

第十一章 急性中毒

第一节 亚硝酸盐中毒

【概述】

亚硝酸盐中毒是因误食亚硝酸盐而引起的中毒,也可因胃肠道内细菌大量繁殖,食入富含硝酸盐的蔬菜,则硝酸盐在体内还原而成,引起亚硝酸盐中毒,称为肠原性青紫症,多见于儿童。中毒量为0.2~0.5 g,致死量为3 g。一些蔬菜,如菠菜、大白菜、甘蓝、韭菜、萝卜、芹菜、甜菜含有大量硝酸盐,若存放于温度较高处,在化学作用下,硝酸盐也易还原成亚硝酸盐。蔬菜在腌制过程中,其中的亚硝酸盐含量逐渐增高,在8~14日时有一高峰,以后又逐渐降低。煮熟的蔬菜存放于温度较高处,由于某些细菌的作用,也可产生亚硝酸盐。有的井水含硝酸盐较多,俗称"苦井"水,食物用此种水烹调,并在不卫生的条件下存放,也极易引起中毒。中毒的机理是将血红蛋白的二价铁氧化为三价铁,使血红蛋白成为高铁血红蛋白,失去携带氧的能力,造成机体缺氧。

【诊断要点】

1. 头痛,头晕,乏力,胸闷,气短,心悸,恶心,呕吐,腹痛,腹泻,腹胀等。

2. 全身皮肤及黏膜呈现不同程度青紫色。

3. 严重者出现烦躁不安、精神萎靡、反应迟钝、意识丧失、惊厥、昏迷、呼吸衰竭甚至死亡。

【药物治疗】

美蓝(亚甲蓝):是亚硝酸盐中毒的特效解毒剂,能还原高铁血红蛋白,恢复正常输氧功能。用量以每千克体重 1～2 mg 计算,用 1% 溶液 5～10 ml,稀释于 25% 葡萄糖溶液 20～40 ml 中,静注。或口服本品 150～250 mg,每 4 小时 1 次。同时高渗葡萄糖可提高血液渗透压,能增加解毒功能并有短暂利尿作用。

【注意事项】

1. 美蓝不可作皮下、肌内或鞘内注射,以免造成损害。

2. 静脉注射美蓝剂量过大(500 mg)时,可引起恶心、腹痛、心前区痛、眩晕、头痛、出汗和神志不清等反应。

3. 基层医院缺少特效药物时,建议及时转入上级医院治疗。

(陈彦)

第二节　鼠药氟乙酰胺中毒

【概述】

氟乙酰胺为有机氟类农药,别名敌蚜胺、氟素儿等,用于防治棉蚜、红蜘蛛等,也用于灭鼠。属高毒类,可以经消化道、呼吸道和皮肤接触进入体内。氟乙酰胺进入人体后经脱胺作用形成氟乙酸;氟乙酸与三磷酸腺苷和辅酶结合,在草酰乙酸作用下形成氟柠檬酸;氟柠檬酸与柠檬酸虽在化学结构上相似,但不能被乌头酸酶作用,反而拮抗乌头酸酶,使柠檬酸不能代谢产生乌头酸,导致三羧酸循环中断,称之为"致死代谢合成"。同时,因柠檬酸代谢堆积,丙酮酸代谢受阻,使心、脑、肾、肝、肺等重要脏器细胞产生难以逆转的病理改变,使细胞发生变性、坏死,导致肺水肿、脑水肿。

【诊断要点】

1. 潜伏期一般为 10~15 小时,严重病例可在 30 分钟至 1 小时内发病。

2. 神经系统:是氟乙酰胺中毒最早也是最主要的表现,有头痛、头晕、无力、四肢麻木、易激动、肌束震颤等。随着病情发展,出现不同程度意识障碍及全身阵发性、强直性抽搐,反复发作,常导致呼吸衰竭而死,部分患者可有谵妄、语无伦次。

3. 消化系统:口服中毒者常有恶心、呕吐,可出现血性呕吐物、食欲不振、流涎、口渴、上腹部烧灼感。

4. 心血管系统:早期表现为心慌、心动过速。严重者有心肌损害、心律紊乱,甚至心室颤动、血压下降。心电图显示 Q-T 间期延长、ST-T 改变。

5. 呼吸系统:呼吸道分泌物增多、呼吸困难。

6. 实验室检查可见:① 血氟、尿氟含量增高。② 血钙降低、血酮增加。③ 对于口服中毒患者,从呕吐物或洗胃液中可检测出氟乙酰胺。

【药物治疗】

1. 清除毒物:口服后未发生呕吐者,给予催吐,1∶5 000 高锰酸钾或 0.15% 石灰水洗胃,洗胃后灌入 50~100 g 活性炭悬浮液,以 50% 硫酸镁 50 ml 导泻。

2. 解毒治疗

(1) 特效解毒药为乙酰胺(解氟灵),乙酰胺在体内水解为乙酸,与氟乙酰胺竞争活性基团,干扰氟柠檬酸的生成。用法:2.5~5 g,肌内注射,每日 2~4 次,或每日总量 0.13~0.3 g/kg,分 2~4 次肌内注射,连用 5～7 日。危重者首次注射剂量可为全日剂量的一半,即 10 g。为了减轻注射局部疼痛,可加入 1% 普鲁卡因 1～2 ml。

(2)若无乙酰胺,可用醋精 0.1～0.5 mg/kg,每半小时 1 次肌内注射(成人一般用 6～30 mg),或无水乙醇 5 ml 溶于 10% 葡萄糖液 100 ml 中静脉滴注,每日 2～4 次,或口服适量白酒或食醋。

3. 对症支持治疗

(1)控制惊厥:解毒剂不能立即控制抽搐,需辅以抗惊治疗。可肌内注射苯巴比妥钠 0.1～0.2 g,或在呼吸监护下静脉注射大剂量地西泮或米达唑仑。

(2)静脉滴注 1,6-二磷酸果糖,防治感染,维持水、电解质及酸碱平衡,昏迷深者亦可试用高压氧治疗。

【注意事项】

氟乙酰胺口服后有 2～15 小时的潜伏期,严重者短于 1 小时。中毒轻者表现恶心、呕吐、腹痛、头晕、头痛、视力模糊、四肢麻木,重者惊厥、昏迷、心衰、呼吸衰竭。临床表现与毒鼠强不易鉴别,不同点是后者潜伏期较短,口服后很快发病,氟乙酰胺中毒一般发病较晚。检查血氟、尿氟升高可协助诊断,确诊要作毒饵、呕吐物、胃液、血液或尿液的毒物鉴定。毒鼠强口服后症状出现快,开始是颈部肌肉僵硬感、反射亢进、肌颤、吞咽困难,继而发生强直性惊厥,表现为面部肌肉挛缩、牙关紧闭、角弓反张。轻微刺激可诱使其发作,最后因呼吸衰竭而死亡。服毒后恶心、呕吐、腹痛不明显。诊断应根据服毒史和典型的临床表现,与毒鼠强鉴别时有赖于毒物分析。

(陈彦)

第三节　有机磷杀虫剂中毒

【概述】

有机磷农药是一类含有磷原子和有机基团的化合物,可与胆碱酯酶结合形成磷酰化胆碱酯酶,使胆碱酯酶丧失水解乙酰胆碱的能力,造成乙酰胆碱积聚,从而使胆碱能神经发生先兴奋后抑制,产生一系列毒蕈碱样(M 样)、烟碱样(N 样)和中枢神经系统症状。常见的有机磷农药有敌敌畏、乐果、敌百虫、辛硫磷、甲胺磷、对硫磷、内吸磷、马拉硫磷、甲拌磷等。有机磷农药对人、畜毒性很大,口服、皮肤接触或吸入蒸气均能引起中毒。常见引起中毒的外因有:① 生产使用过程中毒。② 服毒自杀,或误服误用,或服用了被污染的食物、蔬菜、食品调味剂。

【诊断要点】

依据有机磷农药接触史,结合临床表现,如呼出气有蒜味、针尖样瞳孔、大汗淋漓、腺体分泌增多、肌纤维颤动和意识障碍等,一般可做出诊断。如发现全血胆碱酯酶活力降低,则可确诊。

中毒分级:① 轻度:以 M 样症状为主,胆碱酯酶活力为 50%～70%(正常人 100%);② 中度:M 样症状加重,出现 N 样症状,胆碱酯酶活力为 30%～50%;③ 重度:除 M、N 样症状外,还合并脑水肿、肺水肿、呼吸衰竭、抽搐、昏迷等,胆碱酯酶活力下降到 30%以下。

【药物治疗】

1. 迅速清除毒物:尽快脱离被有机磷农药污染的环境,去除染毒衣物,用清水或肥皂液彻底清洗污染的皮肤,注意指甲、毛发、皮肤皱褶等隐蔽处的清洗。经消化道中毒者用温水或 2％碳酸氢钠(敌百虫禁用)或 1∶5 000 高锰酸钾溶液(对硫磷禁用)反复洗胃,直至洗清为止。

2. 胆碱酯酶复活剂应用：及早、足量、反复应用。胆碱酯酶复活剂用量按中毒程度轻、中、重度首次分别给予氯磷定 0.5 g、1 g、2 g，肌内或静脉注射。碘解磷定必须稀释后静脉注射，0.5～1 g 碘解磷定加生理盐水 20～40 ml 稀释后，静脉注射时间不少于 8～10 分钟，半衰期约 1～1.2 小时。为维持一定血药浓度需要，应重复给药，特别在前 6 小时。维持给药剂量视病情而定，重症每日不超过 10 g，过量反可抑制胆碱酯酶活性。

3. 抗胆碱药的应用

(1) 盐酸戊乙奎醚(长托宁)：长托宁可较好地同时对抗 M、N 和中枢神经系的症状。而对 M1、M3 受体选择性强，对 M2 受体选择性弱。建议成人应用长托宁的首次指导剂量为：轻度中毒为 2 mg；中度中毒为4 mg；重度中毒为 6 mg。用药 1 小时后症状未明显消失，或 CHE＜正常值 50%，宜再次给予上述剂量的 1/2 以促使尽快达到"长托宁化"或症状消失，以后应用维持剂量 1～2 mg，6～12 小时 1 次。

维持剂量应以维持长托宁化为准，有时需要较大剂量，特别是口服吸收者。

关于"长托宁化"：长托宁治疗有效的标志即"长托宁化"，其表现为：出现口干，皮肤干燥，两肺湿啰音减少或消失，神经精神症状好转。长托宁化应在很短时间(数十分钟)内达到。

(2) 阿托品：阿托品竞争性作用于 M 受体，是外周作用较强的抗胆碱药。给药方法：首次用量轻度中毒为 1～5 mg，中度为 5～10 mg，重度为 10～20 mg，同时配伍用胆碱酯酶复活剂。以后根据病情，分别重复多次给予：轻度为 0.5～1.0 mg，中度为 1.0～2.0 mg，重度为 2.0～3.0 mg。直至毒蕈碱样症状消失，出现阿托品化：口干，皮肤干燥，心率在 100 次/分左右，体温略高(37.3～37.5℃)，或有轻度躁动。瞳孔扩大、颜面潮红、肺湿啰音消失等为参考指征。经口中毒者，需重复多次用药，维持阿托品化 1～3 日。

(3) 对症支持治疗：有机磷中毒的主要死亡原因是呼吸衰竭。

中毒后不同阶段,呼吸衰竭原因不同。早期主要是肺水肿、中枢性和外周性呼吸衰竭并重;中后期主要是呼吸肌麻痹、"反跳"。阿托品过量中毒也是常见原因。对症治疗重点是密切观察监护心肺功能和阿托品治疗后反应,保持呼吸道通畅、充分给氧、维护心肺功能,适时给予呼吸机辅助通气,支持纠正呼吸衰竭。重度中毒尤其是就医较迟、洗胃不彻底、吸收毒物较多者,血液灌流或血浆置换可作辅助排毒措施。

【注意事项】

1. 对病史不清,有非典型的临床表现,又高度疑似有机磷中毒时,可试给阿托品 1～2 mg 静脉注射。若系有机磷农药中毒,临床症状应有所缓解;若非有机磷农药中毒,则出现口干、心跳加快等药物反应。注意与急性胃肠炎、细菌性食物中毒、中暑等鉴别。

2. 解毒剂的使用原则

(1)合并用药:抗胆碱药能对抗外周 M 样症状和中枢神经系统症状,起效快。复活剂能使中毒酶恢复活性,并直接对抗外周 N 样症状,两者合用疗效最好。抗胆碱药中,外周作用强的药物与中枢作用强的药物伍用疗效最好。

(2)尽早用药:重度有机磷中毒病情凶险,发展迅猛,中毒酶有"老化"现象,故给药愈早疗效愈好。

(3)足量用药:解毒剂只有达到一定剂量时才能取得最好的疗效,首次足量给药,疗效高、恢复快。抗胆碱药的足量指标是出现"阿托品化",复活剂的足量指标是肌颤消失、血液胆碱酯酶活性恢复至 $50\%～60\%$ 以上。

(4)重复用药:有机磷农药要 48～72 小时才能完全排出体外,解毒剂作用时间较短,如肟类复活剂在血中半衰期为 1～2 小时,故在中毒后必须重复给药以巩固疗效,直至有机磷完全排出体外为止。但要根据病情和药物的半衰期给药,不能定时地机械地重复同一剂量。

3. 胆碱酯酶复活剂应用:胆碱酯酶复活剂对解除烟碱样作用效果较为明显,须达一定血浓度才能发挥作用,但对已"老化"的胆碱酯酶无复活作用。因此应重视及早、足量、反复应用。近年有研究证实,胆碱酯酶复活剂除了具有使磷酰化胆碱酯酶复活的作用外,还有抑制中枢和周围胆碱能神经突触乙酰胆碱的释放,降低 M 受体和 N 受体对乙酰胆碱的敏感性,直接拮抗有机磷中毒所致的呼吸衰竭的作用,而这一作用与胆碱酯酶活性无关,主张对发生呼吸衰竭的病人,不管胆碱酯酶是否老化,应延长复活剂使用时间。

胆碱酯酶复活剂注射速度过快、用量过大可致呼吸抑制、癫痫样发作、心律失常。个别发生中毒性肝病。其他副作用有短暂眩晕、复视、视力模糊、血压增高等。

4. 阿托品治疗的主要目的是对抗胆碱能危象,特别是肺水肿、呼吸衰竭,"阿托品化"不是治疗目的,只是指导阿托品应用的一项指标。"阿托品化"个体表现各异,个体达"阿托品化"的剂量相差悬殊。对"阿托品化"指标要全面分析。追求"全面阿托品化"既不可能也无必要。阿托品化的各表现之间不一定同步出现,甚至有矛盾现象,如心率已很快但仍出汗,已出现躁动但瞳孔未见扩大。

达到阿托品化后要适时减量维持。阿托品过量中毒后,也可出现类似胆碱能危象的表现。常规较大剂量应用阿托品后,不出现"阿托品化"表现,要排除毒物清除不彻底、通气不足、酸中毒、有效循环血量不足、脑水肿等的影响,并给予相应处理。应用阿托品的同时,要重视胆碱酯酶复活剂的早期、适量、反复应用。要警觉和善于识别阿托品过量中毒的早期表现,如神志模糊、烦躁不安、心动过速、明显腹胀、尿潴留、早期体温升高等。

5. 中间综合征一般发生于中毒后 24~96 小时或 2~7 日,在胆碱能危象和迟发性多发性神经病之间,故称中间综合征,但并非每个中毒者均发生。发病时胆碱能危象多已控制,表现以肌无力最为突出。涉及颈肌、肢体近端肌、颅神经Ⅲ~Ⅶ和Ⅹ所支配的肌肉,重者累及呼吸肌。具体表现为:抬头困难、肩外展及髋曲困难;眼外展及眼球活动受限,眼睑下垂,睁眼困难,复视;颜面肌、咀嚼肌无力、声音嘶哑和吞咽困难;呼吸肌麻痹,导致呼吸困难、频率减慢、胸廓运动幅度逐渐变浅,进行性缺氧致意识障碍、昏迷以至死亡。在缺氧发生之前意识正常,无感觉障碍。全血或红细胞胆碱酯酶活性明显低于正常。一般持续 2～20 日,个别可长达 1 个月。主要见于经口中毒的重症患者,多见于倍硫磷、乐果、氧乐果中毒等。

中间综合征的治疗方法如下:

(1) 人工机械通气:是主要的治疗手段。

(2) 突击量氯解磷定:每小时肌内注射氯解磷定 1 g,连续 3 次;后每 2 小时注射 1 g,连续 3 次;而后每 4 小时肌内注射 1 g,直至 24 小时;24 小时后,每 4～6 小时肌内注射 1 g,连用 2～3 日。

(3) 抗胆碱药:按当时病人所需维持量给药。

(4) 综合支持疗法:纠正水和电解质紊乱及酸碱失衡,维持循环功能,防治继发感染等。

6. 关于迟发性多神经病:有机磷迟发性多神经病常在急性中毒恢复后 1～2 周开始发病,首先累及感觉神经,逐渐发展至运动神经。开始多见于下肢远端部分,表现为趾端发麻、疼痛等,后逐渐向近端发展,疼痛加剧,脚不能着地,手不能触物。约 2 周后,疼痛减轻转为麻木,肢体开始无力,逐渐发展为弛缓性麻痹,出现足、腕下垂。少数发展为痉挛性麻痹,可伴有植物神经功能障碍。恢复期一般约 0.5～2 年,少数患者终身残废。在我国发病率最高的是甲胺磷中毒。治疗方法:肌内注射大剂量维生素 B_1、维生素 B_{12},给予胞二磷胆碱及肾上腺皮质激素,辅以物理治疗及其他支持疗法。

7. 如无急救条件,建议初步处理后及时转入上级医院。

(陈彦)

第四节　氰化物中毒

【概述】

氰化物中毒是氰化物通过皮肤、呼吸道或消化道进入体内所致。氰化物进入体内后，可迅速分解出游离的氰，通过与各种细胞内呼吸酶中的铁、铜、钼等金属离子结合，导致该酶失活，致使细胞不能利用氧，从而产生细胞内窒息。临床表现主要为头痛、头晕、恶心、呕吐、心悸、胸闷气促、烦躁、抽搐、昏迷甚至呼吸抑制等。中毒严重者可出现"闪电式"骤死。静脉血呈鲜红色为其特征表现。氰化物种类很多，职业性中毒主要是由于氰化氢气体或氰化物盐类粉尘所致。生活性中毒多由于误食含有苦杏仁杏苷成分的食物，如苦杏仁、木薯等。

【诊断要点】

1. 有氰化物的吸入史或食入史。

2. 急骤发生的意识障碍伴中枢神经抑制。

3. 口唇及指甲无发绀现象，皮肤黏膜呈鲜红色。

4. 呼气和口腔内有杏仁味。

5. 尿中硫氰酸盐含量显著增加。

【药物治疗】

1. 一般原则：脱离中毒环境、催吐、洗胃等，解毒治疗（亚硝酸盐-硫代硫酸钠法），对症支持治疗。

2. 亚硝酸盐-硫代硫酸钠法：高铁血红蛋白形成剂如亚硝酸盐可使血红蛋白迅速形成高铁血红蛋白，后者三价铁离子能与体内游离的或已与细胞色素氧化酶结合的氰基结合形成不稳定的氰化高铁血红蛋白，而使酶受抑制。氰化高铁血红蛋白在数分钟又可解离出氰离子，故需迅速给予供硫剂如硫代硫酸钠，使氰离子转变为低毒硫酸氰酸盐而排出体外。

轻度中毒:应用亚硝酸盐、硫代硫酸钠或美蓝三者中任何一种均可。

重度中毒:立即给予吸入亚硝酸异戊酯,将安瓿包于纱布内压碎,每隔 1～2 分钟吸入 15～30 秒,此时尽快配制 1% 亚硝酸盐溶液,依年龄大小用 10～25 ml(或 10 mg/kg),静脉每分钟注入 3～5 ml(注射时应备有肾上腺素在旁,密切注意血压,如血压下降即肌内注射肾上腺素,血压明显下降时应暂停注入亚硝酸钠)。或用 1% 美蓝每次 10 mg/kg(即每次 1% 溶液 1 ml/kg),加 25%～50% 葡萄糖 20 ml 静脉注射,注射时观察口唇,出现暗紫发绀即可停药。然后再用 25% 硫代硫酸钠按每次 0.25～0.5 g/kg,于 10～20 分钟内静脉缓慢注入。注射后如果氰中毒症状未消失或以后症状反复,可重复上述药物一次,剂量减半。但应注意:亚盐酸钠、美蓝和硫代硫酸钠用量过大都可引起中毒,注射时应格外细心,严密观察病人,防止过量中毒。

【注意事项】

解毒疗法首选药物为亚硝酸异戊酯、亚硝酸钠、硫代硫酸钠。如无亚硝酸盐等,可选用美蓝治疗,但疗效较差。近年来认为依地酸二钴等有机钴盐类为治疗氰化物中毒的有效解毒剂,与硫代硫酸钠合用还可增加疗效,可选用。对于口服中毒给予解毒疗法后,用温水或 1/1 000 高锰酸钾洗胃,洗胃后再注入甘露醇 50～100 g 导泻。对皮肤灼伤可用高锰酸钾溶液洗涤,然后再用硫代硫酸钠溶液洗涤。危重患者加强对症支持治疗。基层医院缺少救治药物时,应及时转入上级医院治疗。

(陈彦)

第五节　阿片类药物中毒

【概述】

阿片类药物包括阿片、吗啡、可待因等，以吗啡为代表。吗啡对中枢神经系统作用为先兴奋后抑制，以抑制为主，首先抑制大脑皮层的高级中枢，继之影响延脑，抑制呼吸中枢和兴奋催吐化学感受区。吗啡能兴奋脊髓，提高平滑肌及括约肌张力，降低肠蠕动。大剂量吗啡可抑制延脑血管运动中枢，使周围血管扩张，导致低血压和心动过缓。

【诊断要点】

1. 有阿片类药物过量史。

2. 临床表现：轻度中毒为头痛、头晕、恶心、呕吐、兴奋或抑制。重度表现为昏迷、瞳孔缩小如针尖样大小和呼吸困难。慢性中毒表现为食欲不振、便秘、消瘦、衰老和性功能减退。

【药物治疗】

1. 口服中毒者以 2% 鞣酸溶液或 1:5 000 高锰酸钾溶液彻底洗胃，注入 20% 活性炭混悬液 50~100 ml，再以口服 50% 硫酸镁导泻。海洛因可使幽门极度痉挛，使毒品在胃内存留较久，虽吞服多时仍需洗胃。注射中毒者无需洗胃。

2. 积极供氧或气管插管并人工机械呼吸，注意吸痰以保持呼吸道畅通。

3. 给予阿片受体拮抗剂纳洛酮，以逆转海洛因所致昏迷、呼吸抑制、缩瞳等毒性作用。静脉注射后 1~3 分钟起效，高峰作用时间 5~10 分钟，半衰期 60~90 分钟。成人首次剂量 0.4~0.8 mg，儿童 0.01 mg/kg。每 10~15 分钟给药 1 次，直至患者清醒。以后改为 1~3 小时 1 次。亦可将纳洛酮 0.8~1.2 mg 加入葡萄糖盐水中静脉滴注维持 24 小时以上,否则在清醒后有可能再次转入昏迷,甚至死亡。24 小时总量不超过 10 mg。同时可以使用适量的东莨菪碱静脉滴注,以防止纳洛酮过量激发出戒断综合征。

【注意事项】

观察病情,注意戒断综合征的防治,减少后遗症,避免再次中毒,关注吸毒者戒毒情况。纳洛酮作用持续时间短,应反复使用;不宜与碱性药物混用;高血压和心血管患者慎用。

(陈彦)

第六节　急性酒精中毒

【概述】

乙醇(酒精)为无色、有特殊芳香气味、易挥发的液体。酒类中,啤酒的乙醇含量为 2%～6%,葡萄酒平均为 12%,烈性酒为 40%～60%。中毒多由过量饮酒引起,俗称醉酒。误服其他含乙醇的制剂也可引起中毒,如儿童误服香水(乙醇含量为 40%～60%)。血中浓度超过 54 mmol/L 可致死,成人一次致死量约 250～500 g(5～8 g/kg) 纯乙醇,儿童为 3 g/kg。如饮酒同时食入催眠镇静类药物,其毒性加大。

【诊断要点】

根据饮酒史、相应临床表现,结合血清或呼出气体中乙醇浓度测定,一般可作出诊断。

【药物治疗】

1. 一般治疗

(1) 轻症病人:一般不需要治疗,静卧,保温。

(2) 烦躁不安者:慎用镇静剂,禁用麻醉剂。过度兴奋者可用氯丙嗪 12.5～25 mg 或副醛 6～8 ml 灌肠。

（3）较重病人：① 应迅速催吐（禁用去水吗啡）：中毒后短时间内，可用1‰碳酸氢钠或0.5％活性炭混悬液或清水反复洗胃，继则胃管内注入浓茶或咖啡。② 立即补液：用50％葡萄糖液100 ml加入普通胰岛素，静脉滴注；同时，应用维生素B₁、维生素B₆及烟酸各100 mg，肌肉注射，加速酒精在体内氧化。

（4）昏迷或昏睡者：苯甲酸钠咖啡因0.5 g或戊四氮溶液0.1～0.2 g，每2小时肌肉注射或静脉注射1次，或利他林20 mg，或回苏灵8 mg，肌肉注射。

（5）呼吸衰竭：可拉明0.375 g，或洛贝林9 mg，肌肉注射，必要时进行气管插管，呼吸机辅助通气。

（6）纳洛酮：为阿片内受体拮抗剂，特异性拮抗内源性吗啡样物质介导的各种效应，解除酒精中毒的中枢抑制，缩短昏迷时间，可用0.4～0.8 mg加生理盐水10～20 ml，静脉注射，若昏迷，则用2 mg加生理盐水30 ml，静脉注射，用药30分钟未苏醒者，可重复1次，或2 mg加入5％葡萄糖500 ml，以0.4 mg/h静脉滴注，直至神志清醒。

（7）脑水肿者：给予脱水剂，并限制入液量。

（8）维持水电解质酸碱平衡。

（9）必要时透析治疗，迅速降低血中酒精浓度。

2. 中毒疗法

（1）纳洛酮0.4～0.8 mg加入葡萄糖20 ml，静脉注射，或1.2～2 mg加入葡萄糖维持静脉滴注。

（2）50％葡萄糖液100 ml静脉滴注，以加速乙醇在体内氧化代谢。

（3）用利尿剂加速酒精排出。

【注意事项】

急性酒精中毒尚无特异拮抗剂，也缺少加速其分解代谢的药物，但其水溶性较强，严重中毒者可选用透析疗法，迅速降低中毒者血中酒精。透析指征有：血乙醇含量＞108 mmol/L（500 mg/dl），伴酸中毒，或同时服用甲醇或可疑药物时。静脉注射50％葡萄糖液

100 ml,肌内注射维生素 B_1、维生素 B_6 各 100 ml,以加速乙醇在体内氧化。对烦躁不安或过度兴奋者,可用小剂量地西泮,避免用吗啡、氯丙嗪、苯巴比妥类镇静药。纳洛酮作用持续时间短,应反复使用;不宜与碱性药物混用;高血压和心血管患者慎用。

（陈彦）

第七节　瘦肉精中毒

【概述】

瘦肉精又名克伦特罗、盐酸克伦特罗、盐酸双氯醇胺、克喘素、氨哮素、氨必妥、氨双氯喘通、氨双氯醇胺,为一种 β_2 受体激动剂,20世纪 90 年代初国外曾用于饲料添加剂,后因人的不良反应而被禁用。国内养猪户不顾农业部的规定,为了使猪肉不长肥膘,在饲料中掺入瘦肉精,猪食用后在代谢过程中促进蛋白质合成,加速脂肪的转化和分解,提高了猪肉的瘦肉率,因此称为瘦肉精。克伦特罗能激动 β_2 受体,对心脏有兴奋作用,对支气管平滑肌有较强烈而持久的扩张作用。

【诊断要点】

1. 急性中毒有心悸,面颈、四肢肌肉颤动,手抖甚至不能站立,头晕,乏力,原有心律失常的患者更容易发生反应,心动过速,室性早搏,心电图示 S-T 段压低与 T 波倒置。

2. 原有交感神经功能亢进的患者,如有高血压、冠心病、甲状腺功能亢进者,上述症状更易发生。

3. 与糖皮质激素合用可引起低血钾,从而导致心律失常。

4. 反复使用会产生耐受性,对支气管扩张作用减弱及持续时间缩短。

【药物治疗】

1. 一般治疗:防止药物继续吸收,中毒者尽早催吐,必要时洗胃。

2. 支持治疗

(1) 维持水、电解质及酸碱平衡。

(2) 高血压者应用降压药物。

(3) 轻症者可应用镇静剂减轻症状。

3. 解毒剂的应用:快速心律失常可应用 β 受体阻滞剂。

(1) 普萘洛尔:口服 10～30 mg,每日 3～4 次,酌情调整。

(2) 美托洛尔:口服 25 mg,每日 2～3 次,酌情加至治疗量,最大不超过每日 300 mg。

(3) 阿替洛尔:口服 12.5～25 mg,每日 1 次,酌情加至每日 50～100 mg。

【注意事项】

1. 心功能不全者慎用 β 受体阻断剂。

2. 支气管哮喘和慢性肺疾病患者慎用 β 受体阻断剂。

3. β 受体阻滞剂从小剂量开始,根据病情调整剂量。

(陈彦)

第八节　苯二氮䓬类中毒

【概述】

苯二氮䓬类(BDZ)如地西泮、阿普唑仑等,作用于大脑边缘系统和间脑的苯二氮䓬类受体,增强 γ-氨基丁酸(GABA)抑制作用。服用过量能抑制呼吸中枢及血管运动中枢,中毒严重者出现意识丧失、反射消失、呼吸抑制、血压下降等表现,导致呼吸或循环衰竭。

【诊断要点】

1. 有过量服用 BDZ 类药物史。

2. 临床表现

(1) 神经系统:头晕、嗜睡、意识模糊、躁动不安、共济失调,甚至不同程度的昏迷;早期肌张力高,晚期肌张力低,腱反射减弱至消失。

(2) 循环系统:心率加快,血压下降。

(3) 呼吸系统:轻者呼吸变慢,重者呼吸浅、弱、慢且不规则,甚至发生呼吸衰竭。

3. 实验室检查:尿或胃内容物的相应药物定性试验或血药浓度的测定阳性。

【药物治疗】

1. 清除毒物

(1) 对服用过量药物未发生呕吐者立即予以催吐,以 1:10 000 高锰酸钾溶液洗胃,洗胃后由胃管灌入 50~100 g 活性炭悬浮液,并灌服 50% 硫酸钠 50 ml 导泻。

(2) 血液灌流可清除血中药物,血液透析不能加速本类药物的清除。

2. 解毒治疗

(1) 氟马西尼:对 BDZ 类药有特异性解毒作用。用法:0.2 mg,静脉注射,继之每分钟 0.2 mg,直至有反应或总量达 2 mg,一般 0.5~2 mg 可见效。治疗有效后应重复给药 0.1~0.4 mg,以防症状复发。

(2) 纳洛酮:对 BDZ 类药所致呼吸抑制有效,用法 0.4~0.8 mg,静脉注射,必要时可重复。

3. 对症支持治疗

(1) 静脉输液,维持水、电解质及酸碱平衡。

(2) 维持呼吸和循环功能,有呼吸抑制者应施行气管插管,机械辅助通气。

【注意事项】

1. 关于 BDZ 类中毒的危重因素及表现：单纯 BDZ 过量罕见致命。但有如下情况可加重病情：同服其他药物，如酒精、鸦片、镇静催眠药（巴比妥）、强镇定剂（氯丙嗪）及三环类抗抑郁药，因有协同作用，增强 BDZ 毒性；有多系统基础疾病，如 COPD；老年人和婴幼儿，因肝肾衰退或发育不全，以致代谢和排泄延缓。

2. 严重中毒者可致神经阻断现象、呼吸抑制及咽肌松弛，而发生阻塞性窒息或误吸。可致低血压及左室收缩功能减弱，心排血量及心排出量减少，反射性心率增快。如大剂量迅速静脉注射，可致心脏呼吸抑制。通常 BDZ 对器官无长期作用，如有，常常是由于 BZD 抑制中枢神经系统和心肺功能而产生的后遗症。单剂过量致死，多见于新的中短效 BDZ，如三唑仑、阿普唑仑和替马西泮。

（陈彦）

第十二章　营养性疾病

第一节　营养不良

【概述】

营养不良症是一种以机体组织消耗、生长发育停滞、免疫功能低下、器官萎缩为特征的营养缺乏症。本病多见于生长发育阶段的儿童及青少年,尤其以3岁以下婴幼儿食物摄入不足最多见。根据病因可分为原发性和继发性两类。重度营养不良可分为三型:① 以能量不足为主者表现为皮下脂肪和骨骼肌显著消耗和内脏器官萎缩,称为消瘦型。② 蛋白质缺乏而能量正常者称为水肿型。③ 能量与蛋白质均缺乏者称为混合型。本症常同时伴有维生素和其他营养素的缺乏。

【诊断要点】

1. 摄食史:食物摄入不足。

2. 临床表现:皮下脂肪消耗,体重减轻,水肿,血浆总蛋白、白蛋白和血清胰岛素样生长因子结合蛋白-3 和前白蛋白降低,24 小时尿肌酐/身高比值降低(成人男、女性正常值分别为 10.5 mg/cm、5.8 mg/cm)。

【药物治疗】

治疗目的在于补充足够的热量、蛋白质和微量营养素,使机体功能恢复正常,同时治疗并发症和原发病。

1. 纠正水和电解质紊乱:液体的补充应保证患者有足够的尿量,儿童每日至少 200 ml,成人每日至少 500 ml。电解质的补充着重注意钾、钙、钠、镁平衡紊乱的纠正。尿量正常时,每日每千克体重可补钾 6～8 mmol、补钠 3～5 mmol。补钙可每次静注葡萄糖酸钙 0.5～1.0 g。镁的补充可给予 50%的硫酸镁注射液肌内注射。

2. 营养治疗:饮食摄入应从小量开始,逐步递增。同时注意补充足够的维生素、矿物质、微量元素。开始为流质或半流质,无不良反应可逐渐增加进食量,直至普通饮食。消化功能极差、不能主动进食者可经胃管或静脉营养治疗。重度贫血者(血红蛋白<40 g/L)可多次少量输血,重度低白蛋白血症者可输注人血白蛋白或血浆。

3. 治疗原发病和并发症:应积极寻找营养不良原发病因并尽快有效治疗。长期营养不良常合并感染、低血糖、低体温等,应及早发现和对症治疗。

【注意事项】

1. 加强卫生营养普及教育,尤其注意孕妇、乳母、婴儿、儿童的合理营养。

2. 改变不良生活方式和饮食习惯。

3. 重症营养不良者在输液时或高蛋白、高能量喂食后可诱发心衰,需及时对症处理。

(游娜　何畏)

第二节　维生素 B_1 缺乏症

【概述】

维生素 B_1（即硫胺素）缺乏症又称脚气病,是因食物中维生素 B_1 摄入不足、吸收利用障碍、分解排泄增加引起的全身性疾病,以多发性神经病变、肌肉萎缩、组织水肿、心脏扩大、循环失调及胃肠症状为主要特征。早期表现为乏力、头痛、肌肉酸痛、厌食、腹胀、消化不良、便秘,随病情加重可出现典型的症状和体征,如下肢的灼痛和异样感,呈袜套样分布,肌肉有明显压痛。进而肌力下降,可出现端坐呼吸、发绀等心力衰竭的表现。水肿下肢先出现,严重者可出现全身水肿,心包、胸腔、腹腔积液。

【诊断要点】

1. 成人维生素 B_1 缺乏诊断标准:下列 5 项中具有 2 项或更多项即可诊断。

（1）腓肠肌压痛。

（2）下肢麻木。

（3）膝反射迟钝。

（4）下肢水肿。

（5）负荷量 4 小时尿维生素 B_1 <100 μg。

2. 儿童维生素 B_1 缺乏诊断标准:两项同时存在者即可诊断。

（1）膝反射减低。

（2）下肢水肿。

【药物治疗】

1. 饮食治疗:多食富含维生素 B_1 的动物性肉类食物,适当限制碳水化合物。

2. 维生素 B_1 治疗:病情轻者可口服,每次 5 mg,每日 3 次。病情重者每次 50～100 mg,皮下或肌内注射,每日 1 次,病情缓解后改为口服。婴儿脚气病需立即治疗,每天肌内注射维生素 B_1 10 mg,5 天后改为口服,每日 10 mg。

【注意事项】

继发性维生素 B_1 缺乏病常起因于一些代谢性疾病或消耗性疾病,如糖尿病、甲亢、结核病等,在补充维生素 B_1 同时应彻底治疗原发疾病。

(游娜　何畏)

第三节　维生素 B_2 缺乏症

【概述】

维生素 B_2 又名核黄素,是体内多种氧化酶系统不可缺少的酶。一旦缺乏,许多代谢酶活性降低,严重影响物质代谢及器官功能。人体主要依赖食物摄入,如乳类、肉类、肝、蛋等动物性食物及新鲜蔬菜。摄入不足,需要增加(妊娠、哺乳期、青春发育期、重体力劳动、外科手术或创伤后恢复期)、吸收利用障碍(腹泻、局限性肠炎、慢性溃疡性结肠炎和肝硬化)均可导致维生素 B_2 缺乏症。临床症状主要为阴囊皮炎、口角糜烂、脂溢性皮炎、结膜充血及怕光、流泪等。

【诊断要点】

1. 体征:① 眦性睑缘炎;② 口角红肿、口角裂、口角糜烂;③ 唇红肿、口唇裂、口唇糜烂;④ 舌紫红、舌溃疡、舌乳头肥大、舌乳头萎缩;⑤ 阴囊发红、阴囊脱屑、阴囊糜烂、阴囊结痂;⑥ 脂溢性皮炎。

2. 实验检查:负荷 4 小时尿核黄素＜400 μg。

符合下列条件即可诊断:① 具有两项或更多阳性体征;② 具有一项或更多阳性体征及化验异常时。

第十二章　营养性疾病

【药物治疗】

口服维生素 B_2，每次 5 mg，每日 3 次，至症状完全消失。同时服用烟酸或复合维生素 B 效果更好。不能口服者，每日肌内注射维生素 B_2 5～10 mg。

【注意事项】

阴囊炎局部治疗也很重要。局部干燥者可涂抹保护性软膏；有渗液、流黄水，可用 1‰硼酸液湿敷。对久治不愈者应考虑是否合并霉菌感染。

（游娜　何畏）

第四节　维生素 B_6 缺乏症

【概述】

维生素 B_6 缺乏症包括狭义的维生素 B_6 缺乏症和维生素 B_6 依赖症两种，前者是指从食物中摄入的维生素 B_6 不足、吸收不良（Crohn 病、腹腔疾病等）或因长期服用药物（异烟肼、环丝氨酸、青霉胺、口服避孕药、左旋多巴、酗酒等）使维生素 B_6 失去活性或排泄增多所引起的综合征。维生素 B_6 依赖症则指患者摄取健康人所需的维生素 B_6 量，但仍出现维生素 B_6 不足的病症，多属遗传性疾患。目前本病不多见。

【诊断要点】

1. 病史：摄入不足、长期服药、酗酒等。

2. 临床表现

（1）周围神经病变：以四肢远端感觉丧失、无力和腱反射减低为特点。

（2）中枢神经症状：可表现为情绪抑郁、激越和意识混乱。婴儿可出现惊厥和痫性发作，严重者引起智能减退。

（3）其他症状：pellagra 样对称性皮炎、口角炎、尿道炎、贫血等症状。

腹泻、贫血和癫痫发作是婴儿和儿童维生素 B_6 缺乏的特征。

3. 实验室检查

（1）直接测定血浆维生素 B_6 水平，正常值大于 40 nmoL/L。

（2）测定血浆维生素 B_6 代谢产物 5-磷酸吡哆醛（PLP）：大于 20 nmol/L 为正常。

（3）测定尿中排泄代谢产物 4-吡哆酸：每天排泄少于 1.0 mg，提示维生素 B_6 缺乏。

（4）红细胞天门冬氨基酸转氨酶活性系数大于 1.6 和丙氨酸转氨酶活性系数大于 1.25 作为维生素 B_6 缺乏的指征。

（5）色氨酸降解产物的测定：给予 2 g 色氨酸口服剂量后，24 小时尿排出黄尿酸大于 65 μmol，考虑维生素 B_6 缺乏。

【药物治疗】

1. 积极治疗原发病。

2. 补充维生素 B_6。每天口服 2～10 mg 维生素 B_6，妊娠者每天口服10～20 mg。

【注意事项】

1. 如与服用某些特殊药物（如异烟肼、环丝氨酸和青霉胺）有关的维生素 B_6 缺乏则需要较大剂量（每日高达 100 mg），以改善周围神经病变。一旦造成损伤时再补充维生素 B_6，则不能完全逆转神经损伤。

2. 对于接受左旋多巴治疗者则禁用大剂量的维生素 B_6，因其可影响左旋多巴的效能。

3. 对维生素 B_6 依赖综合征如维生素 B_6 依赖癫痫、维生素 B_6 依赖贫血，需要大剂量维生素 B_6，每天 300～500 mg。

（游娜　何畏）

第五节　烟酸缺乏症

【概述】

烟酸缺乏症又称尼克酸缺乏症,也称糙皮病(癞皮病)。本病的发生与烟酸、烟酰胺、色氨酸的摄入、吸收减少及代谢障碍有关。多种慢性和亚急性疾病(如肝硬化、慢性腹泻、结核病、恶性肿瘤、慢性酒精中毒等)均可导致继发性烟酸缺乏病。一些药物也可干扰烟酸的合成,如异烟肼、巯嘌呤等。烟酸缺乏症属于一种慢性全身性疾病,以皮炎、痴呆、腹泻为主要临床症状,常与脚气病、核黄素缺乏症及其他营养缺乏症同时存在。

【诊断要点】

1. 临床表现

(1) 皮炎:常为双侧,对称出现于暴露部位。初期与日晒灼伤相似,可有小疱、擦烂、继发感染,慢性呈皮肤粗厚、裂纹、脱屑、角化过度和色素加深。

(2) 精神和神经综合征:表现为记忆力减退、定向障碍、精神错乱,以及昏睡、神志不清、肢体齿轮状强直、持续吸吮和紧握反射。常有肢端感觉异常和多发性周围神经炎。

(3) 胃肠道:腹痛、腹泻为主要表现。

(4) 猩红色舌炎舌苔光剥口腔炎是急性烟酸缺乏的特征。

2. 尿中烟酸的代谢产物 2-吡啶酮/1-甲基烟酰胺的比值<1时,提示烟酸缺乏。

【药物治疗】

1. 对因治疗。

2. 每日口服烟酸或烟酰胺 $100\sim300$ mg。重症病例每日可口服1 000 mg,分 3~4 次口服。儿童 10~50 mg 口服,每 6 小时 1 次。

【注意事项】

该病应与光敏性药疹、接触性皮炎、蔬菜日光皮炎、亚急性红斑狼疮、多形性日光疹、迟发性皮肤卟啉病等相鉴别。儿童患者还需与恶性营养不良相鉴别。

烟酸缺乏症治疗时需同时补充 B 族维生素、铁剂及动物蛋白、鸡蛋、牛奶和蔬菜等纠正营养不良。

（游娜　何畏）

第六节　维生素 C 缺乏症

【概述】

维生素 C 缺乏症又称坏血病,因缺乏维生素 C(抗坏血酸)引起,主要是由于摄入不足,消化、吸收障碍或消耗增加如感染、发热、外科手术等所引起。临床特征为出血和骨骼病变。我国普通膳食中有大量新鲜果菜,婴儿又多哺母乳[母乳含维生素 C 为(227.2～397.5)μmoL/L],大多能维持维生素 C 生理需要量,因此本病少见。

【诊断要点】

1. 临床表现:全身乏力,精神抑郁,多疑,虚弱,厌食,营养不良,面色苍白,轻度贫血,牙龈肿胀,出血,牙齿松动、脱落,骨关节肌肉疼痛,皮肤瘀点、瘀斑,毛囊过度角化、周围出血,小儿可因骨膜下出血而致下肢假性瘫痪、肿胀、压痛明显,髋关节外展,膝关节半屈,足外旋,蛙样姿势。

2. 实验室检查

(1) 血浆维生素 C 测定:反映维生素 C 摄入情况,空腹血浆维生素 C(2,4-二硝基苯肼比色法)<4 mg/100 ml 为不足。

(2) 白细胞中维生素 C 含量的测定:反映组织中维生素 C 的储存情况,正常值>113.6 μol/L 白细胞。

(3) 尿中维生素 C 含量测定:24 小时尿维生素 C 含量测定(2,4-二硝基苯肼比色法)<7 mg/100 ml 为不足。

(4) 维生素 C 耐量试验:取维生素 C 按每千克体重 20 mg,以生理盐水配成 4% 的溶液,静脉注射,4 小时尿液中含量>85 μmol/L,可排除坏血病。或口服维生素 C 500 mg,用 2,4-二硝基苯肼比色法测定总维生素 C,4 小时尿维生素 C 排出量<5 mg 为不足。

【药物治疗】

1. 一般治疗:选择富含维生素 C 的食物,如橘、柚、柠檬、山楂、番茄、豆芽等新鲜果菜,动物肝、肾含量较多。洗煮蔬菜时间不宜过长。

2. 药物治疗:轻症病人每日 200～300 mg,重症病人每日 300～500 mg,分 3 次口服。如不能口服或胃肠道吸收不良时,可肌内注射或静脉注射维生素 C 100 mg,每日 1 次,疗程 3 周左右,症状明显好转时,改 50～100 mg,口服,每日 3 次。

【注意事项】

1. 一般治疗 3 周左右症状减轻,需注意去除感染等因素,治疗慢性消耗性疾病。长期大量服用维生素 C 可引起尿路结石,降低妇女生育能力,影响胚胎发育。快速静脉注射可引起头晕、晕厥。

2. 下列疾病时慎用维生素 C:葡萄糖-6-磷酸脱氢酶缺乏,镰状红细胞贫血可引起溶血加重;抗凝治疗时可影响治疗效果;消化道出血患者可致粪便隐血假阴性。

(游娜 何畏)

第十三章 皮肤科疾病

第一节 单纯疱疹

【概述】

本病是由人类单纯疱疹病毒所致。病毒分为Ⅰ型和Ⅱ型(简称HSV-I 和 HSV-II),HSV-I 大多数发生于面部,俗称"火气"。HSV-II 损害多发生在生殖器及其附近部位,主要通过性交而传染。临床上单纯疱疹病毒可分为原发性感染和复发性感染两型。

【诊断要点】

1. 多数复发性病例有原发性 HSV 感染史,原发感染者常有单纯疱疹患者接触史。

2. 皮损表现为片状分布的簇集状水疱,好发于皮肤黏膜交界处,但可发生于任何部位;自觉瘙痒或烧灼感,附近淋巴结可肿大;病程为自限性,但易复发。复发性疱疹多在一周消退,部分患者可

411

有发热、关节痛等全身症状。

【药物治疗】

1. 系统用药:阿昔洛韦 200 mg,口服,每日 5 次,连续 5～7 日。

2. 免疫调节剂:如干扰素、左旋咪唑、转移因子、胸腺肽等,有一定的预防和减少复发的作用。

3. 皮损外用 3％阿昔洛韦软膏、1％喷昔洛韦乳膏、2％酞丁胺霜等。

【注意事项】

1. 目前无理想的预防复发的治疗方法。需注意避免接触性传染。

2. 需与带状疱疹、脓疱疮、疱疹性咽峡炎、手足口病、固定性药疹、软下疳等疾病相鉴别。

(鲁严)

第二节　毛囊炎

【概述】

毛囊炎是指毛囊因细菌感染发生化脓性炎症,表现为毛囊性丘疹或丘脓疱疹,排除脓液后很快愈合,不留瘢痕。病原菌主要是金黄色葡萄球菌,部分可发展为疖或痈。不清洁、搔抓及机体抵抗力降低可能为本病的诱因。

【诊断要点】

1. 多于炎热夏季发病。

2. 为与毛囊口一致的红色充实性丘疹或毛囊性丘脓疱疹,中间可贯穿毛发,四周红晕有炎症。

3. 自觉微痛。

4. 好发于头、面、四肢及外阴等部位。

【药物治疗】

1. 局部可用 1% 新霉素软膏、2% 碘酊、1% 红霉素软膏、莫匹罗星软膏或夫西地酸乳膏外涂,每日 1~2 次。

2. 皮损泛发者可口服抗菌药物,如阿莫西林、头孢氨苄等。

3. 亦可试用紫外线照射。

【注意事项】

1. 注意个人卫生,避免局部皮肤摩擦损伤。

2. 需与马拉色菌毛囊炎、痤疮、疖、痈等疾病相鉴别。

3. 局部避免使用激素类药物。

4. 慢性反复病例需检查有无全身疾病,如糖尿病等。

(鲁严)

第三节 脓疱疮

【概述】

脓疱疮俗称"黄水疮",是一种常见的急性化脓性炎症性皮肤病。病原菌主要为金黄色葡萄球菌,温度较高、出汗较多和皮肤浸渍时有利于细菌在局部繁殖。患瘙痒性皮肤病时,搔抓可破坏皮肤屏障,有利于细菌的入侵。其特征为水疱或脓疱,易破溃而脓痂。系接触传染,蔓延迅速,可在儿童中流行。

【诊断要点】

1. 好发于儿童,夏秋季多汗、闷热的天气多见。

2. 好发于面部及暴露部位。

3. 皮损为丘疹、水疱或黄色脓疱,周有红晕,疱壁薄,易破溃,疱液干涸结痂,愈后无瘢痕,可伴不同程度瘙痒,可出现较大疱伴半月状积脓。

4. 多有接触性传染史。

5. 重症可出现邻近淋巴结肿大,可伴发热,新生儿脓疱疮可出现金葡菌性烫伤样皮肤综合征。

【药物治疗】

1. 对于大疱可用消毒针穿破,以无菌棉球吸取疱液,尽量避免疱液溢到正常皮肤上并外用1%新霉素软膏、1%卡那霉素、莫匹罗星软膏等。

2. 对皮损广泛、伴有发热或淋巴结炎,或体弱的婴幼儿,可口服抗菌药物,连续1周,如阿莫西林、头孢氨苄等,或根据药敏试验选择敏感性高的抗生素。

【注意事项】

1. 患儿接触过的衣服、毛巾及用具等,应予消毒,平时注意皮肤清洁卫生均有助于本病的预防。

2. 避免搔抓,防止自家接种。

3. 应注意与丘疹性荨麻疹、水痘等疾病相鉴别。

4. 患者要适当隔离,接触衣物适当消毒。

5. 局部避免使用激素类药物。

(鲁严)

第四节　痤疮

【概述】

痤疮是一种累及毛囊皮脂腺的慢性炎症性疾病,主要与雄激素、皮脂分泌增加、毛囊皮脂腺开口处过度角化和痤疮丙酸杆菌感染等四大原因相关。好发于青春期的男性和女性,男性略多于女性,但女性发病年龄早于男性,青春期过后往往能自然减轻或痊愈,个别患者可迁延至30岁以上。

【诊断要点】

1. 多发于 15～30 岁的青年男女,皮损好发于面颊、额部,其次是胸部、背部及肩部,多为对称性分布,常伴有皮脂溢出。

2. 损害为多形性,包括白头粉刺、黑头粉刺、炎性丘疹、脓疱、结节、囊肿。数量多少不等。重症者可出现萎缩性或增生性瘢痕。

3. 多因素疾病,病情反复。

4. 慢性病程,青春期后大部分自然消退。

【药物治疗】

1. 轻症者外用 1‰红霉素软膏,每日 2 次。维 A 酸软膏外用,每晚 1 次,连续 4～8 周,注意局部刺激和避光。

2. 重症可联合口服红霉素 0.5 g,每日 3 次,连续 2～4 周,也可使用四环素或克林霉素。

【注意事项】

1. 注意局部清洁,少食油腻及刺激性食物。

2. 应注意与酒渣鼻、颜面播散性粟粒性狼疮、药物性痤疮、皮脂腺瘤等相鉴别。

3. 局部避免使用激素类药物。

4. 结节囊肿性痤疮转上级医院治疗。

(鲁严)

第五节　丹毒

【概述】

丹毒俗称"流火",是由乙型溶血性链球菌感染引起的皮肤和皮下组织内的淋巴管及周围软组织的急性炎症。好发于小腿及头面部,小腿丹毒多由足癣诱发,面部丹毒多由挖鼻、掏耳等诱发。多呈急性经过,全身症状和皮损一般在4～5日达高峰,反复发作或治疗不彻底可引起慢性丹毒。

【诊断要点】

1. 皮损好发于小腿和面部,多在抵抗力降低的情况下发病。

2. 起病急剧,在发病前数小时内有突然发热、寒战、头痛、口渴、关节酸痛等全身不适症状。在发作时体温可突然升高(39～41℃),局部淋巴结肿大。

3. 患处出现一小片炎性红斑并进行性扩大,界限清楚,按之褪色并有压痛,患处皮温高、表面紧张发亮,并出现硬结和非凹陷性水肿。受累部位有触痛、灼痛,局部淋巴结肿大常见,伴或不伴淋巴管炎。病情多在4～5日达高峰,消退后局部可留有轻度色素沉着及脱屑。

4. 外周血白细胞总数增高,以中性粒细胞为主。

5. 有些患者在红斑上发生水疱、大疱或脓疱,被称作水疱性、大疱性或脓疱性丹毒。

6. 症状极严重时患部可以迅速发生坏疽成为坏疽性丹毒。

7. 病程慢性,反复在原发部位发作,组织可肥厚,可形成慢性淋巴水肿,称为慢性丹毒。

【药物治疗】

1. 首选青霉素 G 治疗,每日 640～960 万 U,可分 2～3 次静脉滴注,应坚持用药2周左右以防止复发,青霉素过敏者可选用大环内酯类或喹诺酮类药物。

2. 可用25%~50%硫酸镁或0.5%呋喃西林液湿敷,并外用抗生素软膏(如2%莫匹罗星软膏,每日2~3次)。

【注意事项】

1. 注意休息,避免过度劳累,要积极防治足癣及鼻炎等病灶。

2. 卧床休息,抬高患肢。

3. 本病需与接触性皮炎、蜂窝织炎等疾病相鉴别。

4. 抗菌药物应足量和足疗程。

(鲁严)

第六节 蜂窝织炎

【概述】

本病为广泛的皮肤和皮下组织弥漫性化脓性炎症,多为溶血性链球菌,有时为葡萄球菌,也可以由流感嗜血杆菌、厌氧菌或腐败性细菌所引起,大部分是原发性,细菌通过皮肤细小的创伤而侵入皮内,也可为继发性,即由其他局部化脓性感染直接扩散而来,或由淋巴道或血行性感染所致。

【诊断要点】

1. 好发于四肢、面部、外阴和肛周等部位。

2. 皮损初起为弥漫性、水肿性、浸润性红斑,境界不清,局部皮温增高,皮损中央红肿明显,严重者可形成深部化脓和组织坏死。

3. 急性期常伴有疼痛、高热、寒战和全身不适,可有淋巴结炎,甚至败血症。

4. 外周血白细胞总数增高,以中性粒细胞为主。

5. 复发性蜂窝织炎常损害反复发作,全身症状可能较轻。

【药物治疗】

1. 应加强营养,可给予维生素、止痛、退热等药。

2. 早期应用足量有效抗菌药物,首选青霉素 G,每日 640～960 万 U,分 2 次静脉滴注,连续治疗至少 10 日,其他药物如头孢菌素类、喹诺酮类等也可选用。

【注意事项】

1. 本病需与丹毒以及深静脉栓塞及真菌、病毒、昆虫叮咬等引起的皮肤炎症反应相鉴别。

2. 治疗应及时,抗菌药物应足量和足疗程。

3. 明显脓肿时应及时切开引流。

4. 患肢休息,局部可热敷和物理治疗。

(鲁严)

第七节　手足、体股癣

【概述】

手足、体股癣是由皮肤癣菌感染而引起的皮肤浅部真菌病,根据发病部位不同而命名。手癣为皮肤癣菌侵犯指间、手掌、掌侧平滑皮肤引起的感染;足癣主要累及足趾间、足跖、足跟和足侧缘;体癣指发生于除头皮、毛发、掌跖和甲以外其他部位的皮肤癣菌感染;股癣为腹股沟、会阴、肛周和臀部的皮肤癣菌感染,属于发生在特殊部位的体癣。本病主要通过接触传染,闷热、潮湿为皮肤浅部真菌感染的主要诱因。

【诊断要点】

1. 本病夏秋季节多发,肥胖多汗、糖尿病、慢性消耗性疾病、长期应用糖皮质激素或免疫抑制剂为易感人群,闷热、潮湿常为诱因。

2. 皮损初起为红色丘疹、丘疱疹或小水疱,继之形成有鳞屑的

418

红色斑片,境界清楚,皮损边缘不断向外扩展,中央趋于消退,形成境界清楚的环状或多环状,边缘常分布丘疹、丘疱疹和水疱,中央色素沉着。手足癣可仅表现为浸渍、皲裂和脱屑。

3. 皮损多由一侧传播至对侧,足癣多累及双脚,手癣常见于单侧。

4. 自觉瘙痒,可因长期搔抓刺激引起局部湿疹样或苔藓样改变。

5. 皮损边缘取材作真菌镜检,发现菌丝可确诊。

【药物治疗】

1. 手足癣、体股癣原则上以外用药物为主,包括 2% 酮康唑乳膏、复方水杨酸酊剂、1% 环吡酮胺软膏、1% 益康唑或 3% 克霉唑软膏、2% 咪康唑霜、联苯苄唑、特比萘芬等,每日 2~3 次,体股癣坚持用药 2 周以上,或皮损消退后继续用药 1~2 周,手足癣不少于 4 周。

2. 顽固性手、足癣需要口服抗真菌药。

【注意事项】

1. 需注意与慢性湿疹、玫瑰糠疹、汗疱疹、掌跖脓疱病相鉴别。

2. 注意个人卫生、集体卫生,避免相互传染。

3. 发现手足、体股癣应及时彻底治疗,消灭传染源,避免继发细菌感染。

4. 局部保持干燥,避免局部潮湿、闷热引起反复。

5. 局部避免使用激素类药物,以免皮损扩散。

6. 口服抗真菌药注意肝损可能,建议转上级医院住院治疗。

(鲁严)

第八节 接触性皮炎

【概述】

接触性皮炎是皮肤或黏膜单次或多次接触外源性物质后,在接触部位甚至以外的部位发生的炎症性反应。表现为红斑、肿胀、丘疹、水疱甚至大疱。主要分为原发刺激性接触性皮炎和变态反应性接触性皮炎。

【诊断要点】

1. 有异物接触史。

2. 原发刺激性接触性皮炎若刺激物较强如强酸、强碱,接触后在短时间发病;若刺激物较弱如肥皂、有机溶剂,则在较长时间接触后发病。

3. 变态反应性接触性皮炎接触物基本上无刺激的,少数人在接触该物质致敏后,再接触该物质,经 12～48 小时在接触部位及其附近发生皮炎。

4. 皮损的部位和范围与接触部位一致,境界非常鲜明。

5. 皮损表现无特异性,轻症时局部呈红斑,淡红至鲜红色,少有水肿,或有针尖大丘疹密集,重症时红斑肿胀明显,在此基础上有多数丘疹、水疱,炎症剧烈时可发生大疱。

6. 自觉症状大多数有痒和烧灼感或肿痛感,少数严重的病例可有全身反应如发热、畏寒、头痛、恶心等。

7. 本病有自限性,一般去除病因,处理得当,约 1～2 周可痊愈。

【药物治疗】

1. 轻度红肿、丘疹、水疱而无渗液时用炉甘石洗剂,有明显渗液可用 3% 的硼酸溶液或 1:(5 000～10 000)高锰酸钾冷溶液做湿敷。

2. 重症可口服抗组胺药、维生素 C,10% 葡萄糖酸钙静脉注射。

对重症泛发的患者,可短期口服或静脉使用糖皮质激素。

【注意事项】

1. 寻找病因,迅速脱离接触物。

2. 避免搔抓和热刺激。

3. 如系统使用糖皮质激素,注意激素使用禁忌证及可能并发症。

(鲁严)

第九节　过敏性皮炎

【概述】

过敏性皮炎指因某些物质通过任何途径进入人体而引起的皮肤黏膜急性炎症。有明确的用药史可诊断为药物性皮炎。皮损因个体差异、过敏物不同而有很大的不同,主要以红斑、丘疹、皮肤潮红为主,严重可出现糜烂或水疱、大疱。

【诊断要点】

1. 药物性皮炎应有明确的用药史。

2. 潜伏期因过敏物不同而长短不同,可在数分钟至 3 周内发病。

3. 皮损表现为多样性,可出现红斑、丘疹、水疱、大疱、糜烂等多种皮疹,在同一患者身上,皮损表现可以一致。

【药物治疗】

1. 轻症者口服抗过敏药,如赛庚啶或氯苯那敏。

2. 病情严重者应及时足量使用糖皮质激素(如泼尼松,每日30 mg),以及氢化可的松每日 200～500 mg 或地塞米松每日 10～20 mg,分次静脉滴注。并根据病情变化逐步调整,逐渐减量。

3. 注意支持治疗和水电解质平衡。

【注意事项】

1. 查找可疑的过敏物质,避免继续使用和接触。

2. 多饮水,促进过敏物质代谢。

3. 注意局部和黏膜护理。

4. 教科书以及国内外论著上均未提及"过敏性皮炎"的概念,临床上通常将不能归类的过敏性皮肤病诊断为过敏性皮炎。

5. 应与麻疹等病毒性疾病相鉴别。

6. 避免热及其他刺激性治疗。

7. 应积极治疗,避免发展为红皮病,特别严重者及时转上级医院治疗。

(鲁严)

第十节　荨麻疹

【概述】

荨麻疹俗称"风疹块",是由于皮肤、黏膜小血管反应性扩张及通透性增加而产生的一种局限性水肿。通常在 2～24 小时内消退,但反复发生新的皮疹,迁延数日至数月。多种因素诱发,如食物、药物、感染、物理因素、动物及植物因素、精神因素、内脏和全身性疾病等,但多数患者不能找到确切病因。反复发作超过 6 周以上者,称为慢性荨麻疹。

【诊断要点】

1. 起病常较急,患者常突然自觉皮肤瘙痒,很快于瘙痒部位出现大小不等的风团、红斑和丘疹,成批出现,无规律性。

2. 皮损可在数分钟到数小时,一般不超过 24 小时内自行消退,但新皮疹可此起彼伏,不断发生,慢性者可反复发作数年。

3. 严重者可伴有心慌、烦躁甚至血压降低等过敏性休克样症状,胃肠道黏膜受累时可出现恶心、呕吐、腹痛、腹泻,累及喉头、支气管时,出现呼吸困难,甚至窒息。

4. 皮肤划痕试验阳性。

【药物治疗】

1. 轻症者口服抗过敏药,慢性者应连续服药 4 周。

2. 皮损严重者或出现呼吸道和胃肠道症状者,应及时、短程使用糖皮质激素,如氢化可的松每日 200～500 mg 或地塞米松每日 10～20 mg,可分次静脉滴注。休克者需抗休克治疗。

3. 由感染因素引起者可适当选择抗生素。

4. 慢性患者也可中医疗法。

【注意事项】

1. 注意询问病史,查找病因,避免继续使用致敏物质,药物引起者病程稍长。

2. 感染引起的荨麻疹常无痒或微痒,激素或抗组胺药治疗疗效不佳,临床应注意寻找感染灶,应转上级医院治疗。

(鲁严)

第十一节　湿疹

【概述】

湿疹是由多种内外因素引起的一种具有明显渗出倾向的皮肤炎症反应,临床上急性期皮损以丘疱疹为主,有渗出倾向,慢性期以苔藓样变为主,剧烈瘙痒,病情易反复发作。

【诊断要点】

1. 急性湿疹皮疹为多数密集的粟粒大的小丘疹、丘疱疹或小水疱,基底潮红,亚急性湿疹为红肿及渗出减轻,但仍有丘疹及少量丘疱疹,皮损呈暗红色,可有少许鳞屑及轻度浸润。慢性湿疹为皮肤增厚、浸润，棕红色或带灰色，色素沉着，表面粗糙，覆以鳞屑，个别可有不同程度的苔藓样变。

2. 自觉瘙痒剧烈。

3. 可发生于身体任何部位，常见于小腿、手、足、肘窝、膝窝、外阴、肛周等处。

4. 病情反复，易复发，经久不愈。

5. 皮损多对称性分布。

【药物治疗】

1. 选用抗组胺类药物以止痒，必要时可两种配合或交替使用。

2. 糖皮质激素口服及注射一般不宜使用，皮损广泛、渗出严重时，可短疗程使用糖皮质激素，病情控制后逐渐减量，避免突然停药出现病情反复。

3. 局部需根据皮损特点选择外用药物的类型，如急性期无渗出或渗出不多时可选用氧化锌油，渗出多者可用 3% 硼酸溶液做冷湿敷，渗出减少后可用糖皮质激素霜剂。亚急性期可选用糖皮质激素乳膏如曲安奈德、醋酸氟轻松软膏，每日 2～3 次。慢性期可外用复方地塞米松，每日 1～2 次。

4. 对有广泛感染者配合应用有效的抗生素治疗。

【注意事项】

1. 尽量避免各种可疑致病因素，发病期间应避免使用辛辣食物及饮酒，避免过度洗烫。

2. 应注意与接触性皮炎、慢性单纯性苔藓样变等疾病相鉴别。

3. 局部应避免刺激性药物或治疗方法。

（鲁严）

第十二节　脂溢性皮炎

【概述】

脂溢性皮炎又称脂溢性湿疹，为发生在皮脂溢出部位的一种慢性丘疹鳞屑性、浅表炎症性皮肤病。好发于头面、躯干等皮脂腺丰富区，成人和新生儿多见，可伴有不同程度的瘙痒。病因不明，可能与马拉色菌等的定植和感染有关。饮食、精神、维生素 B 族缺乏、嗜酒等因素均可不同程度地影响本病的进展。

【诊断要点】

1. 好发于皮脂溢出部位，以头、面、胸及背部等处多见。

2. 多见于成年人，也发生于新生儿，男性多见。

3. 皮疹初起为毛囊性丘疹，渐扩大融合成暗红或黄红色斑，被覆油腻性鳞屑或痂，可出现渗出、结痂和糜烂并呈湿疹样表现。

4. 本病慢性经过，可反复发作。

【药物治疗】

1. 口服维生素 B_2，5～10 mg，每日 3 次；维生素 B_6，10～20 mg，每日 3 次。

2. 间断外用氢化可的松软膏，避免长期大量反复使用，以免引起皮肤萎缩或造成激素依赖性皮炎。可联合使用咪康唑软膏。

3. 重症可口服赛庚啶或氯苯那敏。

【注意事项】

1. 起居饮食要有规律，忌熬夜。少吃脂肪和辛辣刺激性食物。

2. 需要与头皮银屑病、玫瑰糠疹、湿疹、体癣等疾病相鉴别。

3. 避免出现激素依赖性皮炎。

4. 避免刺激性食物和限制多脂性食物。

（鲁严）

第十三节 银屑病

【概述】

银屑病又称"牛皮癣"，是一种常见并易复发的慢性炎症性皮肤病。典型性皮损为鳞屑性红斑。病因不明，与遗传、感染、免疫、精神等多因素有关。临床上可分为寻常型、关节病型、脓疱型和红皮病型。

【诊断要点】

1. 慢性病程，反复发作，无法根除。

2. 多数患者冬重夏轻。

3. 寻常型银屑病初起皮损为红色丘疹或斑丘疹，逐渐扩展成境界清楚的斑块，可呈多种形态，上覆厚层银白色鳞屑，刮除后可出现薄膜现象和点状出血，急性期可有同形反应。

4. 红皮病型表现为全身皮肤弥漫性潮红、浸润肿胀并伴有大量糠状鳞屑；关节病型银屑病除皮损外可出现关节病变，后者与皮损可同时或先后出现；脓疱型银屑病表现为红斑上出现大量针尖大小脓疱。

5. 部分患者皮损局限，可见于头皮或龟头部位。

【药物治疗】

1. 治疗慢性扁桃体炎及其他感染。

2. 维 A 酸类药物适用于各种银屑病，如阿维 A 口服；免疫抑制剂主要适用于红皮病型、脓疱型、关节病型银屑病，常用甲氨蝶呤。以上治疗方案应由专科医生判定。

3. 糖皮质激素一般不主张用于寻常型银屑病的系统治疗，主要用于红皮病型银屑病及脓疱型银屑病引起的高热。

4. 外用药物可选用糖皮质激素如曲安奈德、醋酸氟轻松软膏、复方地塞米松及维 A 酸霜,维生素 D_3 衍生物,水杨酸软膏,可单独使用,也可联合使用。激素使用过程中应注意其不良反应,大面积长期应用强效或超强效制剂可引起全身不良反应,停药后甚至诱发脓疱型或红皮病型银屑病。

5. 关节病型银屑病可受累关节周围,外用双氯芬酸以减少疼痛。

【注意事项】

1. 避免上呼吸道感染、劳累、精神紧张等诱发或加重因素。

2. 发病初期需与脂溢性皮炎、慢性湿疹、玫瑰糠疹、扁平苔藓、二期梅毒等疾病相鉴别。

3. 因本病无法根除,注意避免过度治疗,避免糖皮质激素系统使用和大面积外用激素治疗,避免突然停药。如治疗不当,可发展为红皮病型银屑病和脓疱型银屑病。

4. 预防和治疗慢性感染,注意皮肤保湿。

5. 严重、顽固病例及红皮病、脓疱型、关节病型应转上级医院治疗。

(鲁严)

第十四章　泌尿系统与肾脏疾病

第一节　肾和输尿管结石

【概述】

泌尿系结石是泌尿外科的常见病之一,在泌尿外科住院病人中居首位。我国是世界上 3 大泌尿系结石高发区之一,发病率约为 1‰～5‰,南方高于北方。近年来,我国泌尿系结石的发病率有增加趋势,尿路结石左右侧发病率相似,双侧同时发生的约占 10%。按结石发生的部位分为上尿路结石(肾结石、输尿管结石)和下尿路结石(膀胱结石和尿道结石)。结石成分多为草酸钙,其次为磷酸钙、尿酸及胱氨酸结石。本病好发于青壮年,男性多于女性。

本节主要介绍肾和输尿管结石。

【诊断要点】

1.腰痛:包括腰部钝痛或肾绞痛,可伴恶心、呕吐;血尿:常伴疼痛出现,小部分患者出现肉眼血尿。

2. 体格检查:肾区可有轻度叩击痛;结石并发重度肾积水时可触及肿大的肾脏。

3. 尿常规:常见红细胞。合并感染时,可见白细胞。

4. 超声检查:可以发现 2 mm 以上 X 线阳性和阴性结石,还可以了解结石以上尿路的扩张程度。由于受到肠道的影响,超声波对输尿管中下段结石的敏感性较低。

5. 尿路平片(KUB):可以发现 90%左右 X 线阳性结石。

6. 静脉尿路造影:在尿路平片的基础上确定结石的位置,发现尿路平片上不能显示的 X 线阴性结石,鉴别平片上可疑的钙化灶。还可以了解分侧肾脏的功能和肾积水程度。

7. CT 扫描:CT 不作为泌尿系结石的常规检查,但 CT 扫描不受结石成分、肾功能和呼吸的影响,还可以对图像进行二维及三维重建,能够检出其他常规影像学检查中容易遗漏的小结石,尤其适用于急性肾绞痛的患者。有条件的单位可酌情使用。

【药物治疗】

1. 泌尿系结石的治疗目的:① 清除结石,保护肾功能。② 去除病因,防止结石复发。治疗方法包括:① 药物治疗,包括肾绞痛的解痉止痛、直径小于 6 mm 光滑结石的排石治疗和控制结石伴发的感染。② 体外冲击波碎石治疗。③ 手术治疗包括:输尿管镜和经皮肾镜的取石和碎石术、腹腔镜下输尿管切开取石术、经膀胱镜碎石术和开放手术。④ 尿酸结石和胱氨酸结石的溶石治疗。⑤ 针对结石的病因治疗。

2. 肾绞痛的治疗:肾绞痛是泌尿外科的常见急症,需紧急处理,首先需要解痉止痛治疗。

(1) 解痉药

① M 型胆碱受体阻断剂可以松弛输尿管平滑肌,缓解痉挛。常用药物有山莨菪碱。肌内注射:成人 5～10 mg,每日 1～2 次,小儿 0.1～0.2 mg/kg,每日 1～2 次;静脉给药:成人 10～40 mg,小儿 0.3～2 mg/kg,每隔 10～30 分钟重复给药。也可将本品 5～10 mg

加于 5% 葡萄糖注射液 200 ml 中静脉滴注,随病情好转延长给药间隔,直至停药。或硫酸阿托品每次 0.3～0.5 mg,肌内或静脉注射。

② 黄体酮每次 10～20 mg,肌内注射,可以抑制平滑肌的收缩而缓解痉挛,对止痛和排石有一定的疗效。

③ 钙离子阻滞剂,硝苯地平 10 mg 口服或舌下含化,对缓解肾绞痛有一定的作用。

④ α 受体阻断剂可以缓解输尿管平滑肌痉挛,具有缓解疼痛和排石的作用,用法:特拉唑嗪 2 mg 口服,每日 1 次,或坦洛新(坦索罗辛)0.2 mg,每日 1 次。

(2) 止痛药:可用非甾体类镇痛抗炎药物或阿片类镇痛药。

① 非甾体类镇痛抗炎药能够抑制体内前列腺素的生物合成,降低痛觉神经末梢对致痛物质的敏感性,具有中等程度的镇痛作用。常用药物有吲哚美辛栓 50～100 mg,肛门塞入,或双氯芬酸钠 50 mg 肌内注射。双氯芬酸钠还能够减轻输尿管水肿,减少疼痛复发率。

② 阿片类镇痛药物为阿片受体激动剂,作用于中枢神经系统的阿片受体,能缓解疼痛感,具有较强的镇痛和镇静作用。常用药物有二氢吗啡酮 5～10 mg 肌肉注射、哌替啶 50～100 mg 肌肉注射、强痛定 50～100 mg 肌肉注射、曲马多 100 mg 肌肉注射等。必要时 6 小时后重复应用 1 次。

阿片类药物在治疗肾绞痛时不应单独使用,需要配合阿托品、山莨菪碱等解痉类药物一起使用。

(3) 针灸刺激肾俞、京门、三阴交或阿是穴也有解痉止痛的效果。

3. 排石治疗

(1) 药物排石治疗的适应证

① 结石直径小于 0.6 cm。

② 结石表面光滑。

③ 结石以下尿路无梗阻。

④ 结石未引起尿路完全梗阻,停留于局部少于 2 周。

⑤ 特殊成分的结石,对尿酸结石和胱氨酸结石推荐采用排石疗法。

⑥ 经皮肾镜、输尿管镜碎石及 ESWL 术后的辅助治疗。

(2) 排石方法:包括一般方法、中医中药方法、溶石疗法和中西医结合等方法。

① 每日饮水 2 000～3 000 ml;昼夜均匀。

② 双氯芬酸钠片剂或栓剂 50 mg,2 次/d,连续 3～10 日,能够减轻输尿管水肿,减少疼痛发作风险,促进输尿管结石排出。

③ 特拉唑嗪 2 mg 口服,每日 1 次或坦索罗辛0.2 mg口服,每日 1 次,可使输尿管下段平滑肌松弛,促进输尿管结石排出;或硝苯地平 10 mg 口服或舌下含化。

④ 中医中药治疗:以清热利湿、通淋排石为主,佐以理气活血、软坚散结。常用的成药有尿石通等;常用的方剂如八正散、三金排石汤和四逆散等。针灸疗法无循证医学的证据,可以作为辅助疗法,包括体针、电针、穴位注射等。常用穴位有肾俞、中腕、京门、三阴交和足三里等。

⑤ 溶石治疗可应用于尿酸结石和胱氨酸结石。尿酸结石:口服别嘌呤醇,根据血、尿的尿酸值调整药量;口服枸橼酸氢钾钠或碳酸氢钠片,以碱化尿液维持尿液 pH 在 6.5～6.8。胱氨酸结石:口服枸橼酸氢钾钠或碳酸氢钠片,以碱化尿液,维持尿液 pH 在 7.0 以上。治疗无效者,应用青霉胺,注意药物副作用。

⑥ 适度做颠簸运动,促进结石排出。

⑦ 伴有感染时,给予有效的抗菌药物。

【注意事项】

1. 肾绞痛是常见的临床急症,应用药物前需注意与其他急腹症仔细鉴别。

2. 山莨菪碱、硫酸阿托品等解痉药会引起口干、面红、视力模糊、出汗少、排尿困难、眼压升高等副作用,对本药过敏者、青光眼、前列腺增生伴明显排尿困难、高热患者、颅内压增高者、出血性疾病(如脑出血急性期等)者、哺乳期妇女等禁用。

431

3. α受体阻断剂可诱发体位性低血压的发生,患者、尤其老年患者使用时需注意避免快速改变体位。

4. 对首次发作的肾绞痛治疗应该从非甾体抗炎药开始,如果疼痛持续,可换用其他药物。

5. 非甾体类镇痛抗炎药物在消化性溃疡活动期患者或以往应用本药引起过严重消化道病变(如溃疡、出血、穿孔)者及高过敏体质者禁用。

6. 双氯芬酸钠会影响肾功能不良患者肾小球滤过率,但对肾功能正常者不会产生影响。

7. 哌替啶在中毒性腹泻、急性呼吸抑制、通气不足等患者禁用。

8. 临床上只有少数比较小的尿路结石可以选择药物排石,绝大多数尿路结石可以通过微创治疗将结石粉碎并排出体外。

9. 排石治疗期间要密切随诊,观察 6 周,如果结石未排出或病情进展,则需酌情采用其他治疗,如体外冲击波碎石、经皮肾镜、输尿管镜或开放手术等方法将结石粉碎并排出。

(宣枫　乔迪)

第二节　良性前列腺增生

【概述】

良性前列腺增生是老年男性常见疾病,主要表现为膀胱刺激症状和梗阻症状。膀胱刺激症状包括尿频、尿急、夜尿增多及急迫性尿失禁;梗阻症状包括排尿费力、尿等待、尿线变细、尿无力、排尿中断、尿末滴沥、尿潴留、充盈性尿失禁。病因主要包括前列腺增大的静力性因素、膀胱出口部的动力性变化、逼尿肌的退行性变,梗阻引起的膀胱神经病变等。

【诊断要点】

1. 下尿路症状,包括刺激症状及梗阻症状。

2. 国际前列腺症状评分(I-PSS)见表 14-2-1,以及生活质量指数评分(QOL),见表 14-2-2。

3. 体格检查:直肠指诊,可初步判断前列腺大小、形态、质地、有无结节及压痛、肛门括约肌张力情况。

4. 尿常规:可以确定下尿路症状患者是否有血尿、脓尿、蛋白尿及尿糖等。

5. 超声检查:可见前列腺体积增大,并可了解前列腺形态、是否突入膀胱及突入程度、有无低回声区以及有无伴发肾积水、膀胱结石等。

6. 血清 PSA(前列腺特异抗原)在正常范围内,若升高,需首先排除前列腺癌。

7. 根据 I-PSS 评分,可分为轻度症状(0～7 分)、中度症状(8～19 分)和重度症状(20～35 分)。

表 14-2-1　国际前列腺症状(I-PSS)评分表

在最近一个月内,您是否有以下症状	无	在五次中					症状评分
		少于一次	少于半数	大约半数	多于半数	几乎每次	
1. 是否经常有尿不尽感?	0	1	2	3	4	5	
2. 两次排尿间隔是否经常小于两小时?	0	1	2	3	4	5	
3. 是否曾经有间断性排尿?	0	1	2	3	4	5	
4. 是否有排尿不能等待现象?	0	1	2	3	4	5	
5. 是否有尿线变细现象?	0	1	2	3	4	5	
6. 是否需要用力及使劲才能开始排尿?	0	1	2	3	4	5	
从入睡到早起一般需要起来排尿几次?	没有	1次	2次	3次	4次	5次	
	0	1	2	3	4	5	

症状总评分=

表 14‑2‑2　生活质量指数(QOL)评分表

高兴	满意	大致满意	还可以	不太满意	苦恼	很糟	
如果在您今后的生活中始终伴有现在的排尿症状,您认为如何? 生活质量评分＝	0	1	2	3	4	5	6

【药物治疗】

1. 治疗目标:缓解患者的下尿路症状,延缓疾病的临床进展,预防合并症的发生,在减少药物治疗副作用的同时保持患者较高的生活质量。

2. 用药方案

(1) α受体阻滞剂:特拉唑嗪 2 mg,每晚 1 次,长期服用。服药后 48 小时即可出现症状改善。其他常用同类药物如坦索罗辛 0.2 mg,每晚 1 次,多沙唑嗪 4 mg,每晚 1 次,疗效及副作用无明显差异。

(2) 5α‑还原酶抑制剂:非那雄胺能抑制外周睾酮转化为双氢睾酮,降低血液、前列腺和皮肤中双氢睾酮水平。每次 5 mg,每日 1 次,肾功能不全及老年患者不需减量。适用于治疗前列腺体积增大伴下尿路症状患者,对前列腺体积较大者治疗效果更好。使用非那雄胺 6 个月后获得最大疗效。与 α受体阻滞剂联用可明显减少前列腺增生临床进展的危险。目前市场上同类药物有度他雄胺、爱普列特等。

(3) 中药和植物制剂:普适泰,每次 1 片,每日 2 次,6 个月可收到最佳疗效。本品通过阻断双氢睾酮和前列腺雄激素受体结合,抑制前列腺增生。同时通过抑制环加氧酶,阻断部分炎症介质代谢途径,起到抗炎作用。该药为花粉成分,过敏者及儿童禁用。

【注意事项】

1. α受体阻滞剂常见副作用为体位性低血压、头晕、头痛、逆行射精等,对生育有要求者慎用。

2. 5α‑还原酶抑制剂常见副作用包括勃起功能障碍、射精异常、性欲低下和男性乳房发育等。尤其需要注意服用非那雄胺可降低血清 PSA 值,一般可把实测值乘 2 作为参考结果。

3. 对于轻度症状患者可继续观察等待,对于有反复尿潴留、反复血尿、反复泌尿系感染、膀胱结石、继发性上尿路积水患者建议手术治疗。

(宣枫 乔迪)

第三节 前列腺炎

【概述】

前列腺炎是成年男性常见疾病,目前认为是一组疾病,可分为四型。Ⅰ型:急性细菌性前列腺炎;Ⅱ型:慢性细菌性前列腺炎;Ⅲ型:慢性前列腺炎或称骨盆疼痛综合征,可分为ⅢA 和ⅢB 两种亚型,分别指炎症型和非炎症型,前者精液或前列腺液中白细胞升高,后者则基本正常;Ⅳ型:无症状型前列腺炎。

【诊断要点】

1. Ⅰ型:发病急骤,有发热、寒战,会阴部或下腹部疼痛,尿频、尿急、尿痛等尿路刺激症状明显,有时有排尿困难,甚至出现尿潴留。

2. Ⅱ型和Ⅲ型:可有骨盆区域不适,包括会阴、睾丸、阴茎、尿道、腰骶部等处酸胀疼痛等,慢性细菌性前列腺炎还可出现反复尿路感染。长期疼痛症状可出现焦虑、忧郁、性功能下降等。

3. 体格检查:直肠指诊,Ⅰ型可触及肿大前列腺,有触痛。Ⅱ型和Ⅲ型一般前列腺质地、大小无特殊。

4. 尿常规:基本正常,可用于排除尿道炎、肾炎等。

5. 前列腺液常规:白细胞＞10 个/高倍视野,卵磷脂小体减少有诊断意义。有条件可行病原体检查。

6. 超声检查:缺乏特异性表现,但有助于排外泌尿系结石、肿瘤或其余器质性疾病。

【药物治疗】

1. Ⅰ型：主要是抗感染治疗，选择静脉应用广谱强效抗生素，待患者全身情况改善，体温正常后口服抗生素，总疗程不少于4周。

2. Ⅱ型和Ⅲ型：治疗目标为改善症状，提高生活质量。

（1）抗生素：Ⅱ型选择细菌培养结果敏感抗生素，若无培养结果，首先考虑穿透前列腺能力较高的抗生素，如喹诺酮类，四环素类，大环内酯类，磺胺类等，总疗程4～6周。ⅢA型建议先口服抗生素2～4周（常用喹诺酮类，如左氧氟沙星0.2 g，每日2次；若考虑衣原体或支原体感染，可选用大环内酯类）。若有效，总疗程4～6周；若无效，建议停用抗生素。ⅢB型不建议使用抗生素。

（2）α受体阻滞剂：对Ⅱ型和Ⅲ型均有疗效，疗程不小于12周。可选用特拉唑嗪2 mg，每晚1次。可与抗生素合用，合用疗程大于6周。其他常用同类药物如坦索罗辛0.2 mg，每晚1次，多沙唑嗪4 mg，每晚1次，疗效及副作用无明显差异。

（3）植物制剂：普适泰，每次1片，每日2次，长疗程（6个月）效果较好。ⅢA型患者可与抗生素联用，疗效显著优于单独使用抗生素。

（4）非甾体类抗炎药：主要用于缓解疼痛及不适。

（5）M受体阻滞剂：用于尿急、尿频明显但无尿路梗阻的患者，如托特罗定2.5 mg，口服，每日2次。

（6）抗抑郁药及抗焦虑药：适用于合并抑郁、焦虑等精神症状的患者，但需注意按处方规定给药。

（7）中医中药：品种较多，有一定疗效，推荐按照中医学会或中西医结合学会有关规范使用。

【注意事项】

1. 急性细菌性前列腺炎出现尿潴留采用细导尿管导尿，一般不超过12小时。必要时可行耻骨上穿刺造瘘引流尿液。形成前列腺脓肿需予以引流。

2. 戒烟、戒酒、忌辛辣，避免憋尿、久坐，适当体育锻炼有重要意义。

3. 热疗对缓解症状有一定作用,但未婚未育者不推荐使用。

4. 前列腺药物注射、经尿道前列腺灌注治疗因缺乏有效证据证明其有效性及安全性,故不推荐使用。

5. 单纯前列腺炎不推荐行经尿道前列腺切除术。

6. Ⅳ型:一般不需要治疗。

(宣枫　乔迪)

第四节　附睾炎

【概述】

附睾炎分急性附睾炎和慢性附睾炎,多见于青壮年。主要致病菌有大肠杆菌、葡萄球菌、结核杆菌,亦常见有淋球菌及衣原体等。一般认为病原菌可因尿道感染通过输精管侵入附睾,但研究显示淋巴系统及血行感染亦是可能途径,长期留置导尿管可明显提高发病率。慢性附睾炎常因急性附睾炎未彻底治疗迁延而来,亦可来源于慢性前列腺炎。

【诊断要点】

1. 急性附睾炎

(1) 起病前往往有性交、创伤、导尿等因素。

(2) 临床症状:一侧阴囊突发肿痛,向腹股沟放射,并伴有高热。

(3) 体征:阴囊皮肤红肿,附睾肿大、精索增粗并有触痛,严重时附睾睾丸融成一硬块。

(4) 实验室检查:血常规白细胞总数及中性粒细胞比例明显升高,尿常规白细胞及红细胞往往也升高。

(5) 超声检查:可显示附睾增大,有时有睾丸鞘膜积液。彩超可见睾丸内丰富血流,在鉴别附睾炎与精索、睾丸、睾丸附件扭转上有重要价值。

2. 慢性附睾炎

（1）有急性附睾炎或慢性前列腺炎病史。

（2）一侧阴囊坠胀不适。

（3）患侧附睾轻度增大、变硬，局部硬结感，可有轻度压痛。

【药物治疗】

1. 急性附睾炎

（1）卧床休息，托高阴囊，早期冷敷或外用金黄散等，晚期热敷有助于炎症消散。

（2）选用广谱、强效抗生素，如喹诺酮类、头孢类、广谱青霉素等，有细菌培养及药物敏感试验则选用敏感抗生素。有发热时静脉给药，体温正常后口服给药，疗程4周。

2. 慢性附睾炎

（1）伴有急性发作时，应用抗生素治疗，疗程与急性附睾炎等同。

（2）局部采用热敷、理疗等。

【注意事项】

1. 急性附睾炎注意与精索、睾丸扭转鉴别，除症状体征外，彩色多普勒超声检查有重要作用。内科治疗无效，发展为附睾睾丸脓肿及睾丸梗死需行手术治疗。

2. 慢性附睾炎与附睾结核注意鉴别。急性发作频繁，可考虑切除附睾。

3. 双侧附睾炎可使生育能力下降甚至造成不育。

（宣枫　乔迪）

第五节 睾丸炎

【概述】

睾丸炎常见有急性非特异性睾丸炎和急性腮腺炎性睾丸炎。急性非特异性睾丸炎多发生于原有下尿路感染或手术操作患者,常与附睾炎伴发,少见情况下可因血行感染引起单纯睾丸炎。病原菌常见为大肠杆菌、变形杆菌、葡萄球菌等。急性腮腺炎性睾丸炎多见于青年,常在腮腺炎后3~4日后发病,85%伴有附睾炎,近1/3为双侧发病,病愈后近半数患者睾丸生精功能严重受损,是男性不育症的重要病因之一。

【诊断要点】

1. 一侧或双侧睾丸疼痛,向腹股沟放射,伴发热。阴囊皮肤红肿,睾丸肿大,触痛明显,可伴发鞘膜积液。考虑腮腺炎性睾丸炎可查及腮腺肿大。

2. 急性非特异性睾丸炎患者常有急慢性附睾炎、前列腺炎、膀胱炎、尿道炎及导尿、经尿道手术史。查尿常规可有白细胞及红细胞升高。急性腮腺炎性睾丸炎有流行性腮腺炎病史。

3. 血常规可有白细胞计数及中性粒细胞比例升高。

4. 彩超检查有助于与精索、睾丸扭转及嵌顿疝鉴别。

【药物治疗】

1. 急性非特异性睾丸炎

(1) 卧床休息,托高阴囊,早期冷敷或外用金黄散等,晚期热敷有助于炎症消散。

(2) 选用广谱、强效抗生素静脉给药,如喹诺酮类、头孢类、广谱青霉素等,有细菌培养及药物敏感试验则选用敏感抗生素。

(3) 若急性附睾炎内科治疗无法控制,在抗感染治疗基础上,必要时可切除附睾,睾丸脓肿形成需切开引流,必要时切除睾丸。

（4）若长期留置导尿引起睾丸炎,应考虑治疗原发病,或换用其他尿流改道方式,去除导尿管。

2. 急性腮腺炎性睾丸炎

（1）卧床休息,托高阴囊,局部冷敷,对症使用解热镇痛药物,也可考虑用1%利多卡因低位精索封闭治疗。

（2）抗病毒治疗,如阿昔洛韦。口服:每次 0.2 g,每日 5 次,共 10 日,或每次 0.4 g,每日 5 次,共 5 日。静脉滴注:成人按体重每 8 小时 5 mg/kg,共 5 日。12 岁以下儿童按体表面积每 8 小时250 mg/m²,共 5 日。

【注意事项】

1. 急性睾丸炎注意与精索、睾丸扭转鉴别,除症状体征外,彩色多普勒超声检查有重要作用。

2. 双侧睾丸炎可使睾丸生精功能破坏,造成不育。

（宣枫　乔迪）

第六节　包皮龟头炎

【概述】

阴茎头发炎一般伴有包皮发炎,统称包皮龟头炎。患者往往包皮过长或包茎,使得冠状沟处易积存包皮垢,细菌、病毒、真菌、螺旋体、滴虫等病原体均可在此繁殖,造成感染。有时因包皮垢的刺激、过敏性因素、频繁性交或手淫等亦可引起阴茎头及包皮糜烂、水肿,造成包皮龟头炎。

【诊断要点】

1. 阴茎头瘙痒、疼痛,龟头黏膜及包皮内板充血水肿,重者糜烂伴渗出。念珠菌性龟头炎表面有白色豆腐渣样分泌物。慢性炎症者出现包皮变厚、包皮口缩窄、皲裂，包皮内板与龟头黏连，甚至引起尿道外口狭窄。

2. 急性包皮龟头炎患者查分泌物涂片及培养可查见致病微生物，如细菌、念珠菌、滴虫等等。

3. 过敏引起龟头炎者常有服药（引起固定性药疹）、接触洗液、使用避孕套等诱因。

【药物治疗】

1. 局部治疗：保持局部清洁，使用 1∶5 000 高锰酸钾溶液浸泡或湿敷。

2. 特殊治疗：对于病原学明确的患者行特殊治疗，如念珠菌引起的，使用克霉唑或酮康唑霜；滴虫引起的，口服甲硝唑。对于过敏因素造成的如接触性皮炎，需去除过敏原，外用清水清洗，泼尼松 20 mg，口服，每日 1 次，疗程 3～7 日。

3. 全身治疗：感染较重，出现发热和腹股沟淋巴结肿大，怀疑坏死性龟头炎需全身使用抗生素。

【注意事项】

1. 龟头炎伴脓性分泌物者需排除淋病。

2. 炎症迁延不愈或有溃疡、菜花样新生物等需警惕阴茎癌，必要时需行活检。慢性炎症者需与红斑增殖症、银屑病、扁平苔癣等等鉴别。

3. 包皮过长及包茎者及早行包皮环切术。

（宣枫　乔迪）

第七节　急性膀胱炎

【概述】

膀胱炎可以分为急性膀胱炎和复发性膀胱炎,是最为常见的尿路感染,也是泌尿系统最常见的疾病之一。尿路畸形、结石、异物、损伤、糖尿病、肿瘤、膀胱颈以下的尿路梗阻、神经系统损伤引起的排尿困难、雌激素水平低下等,均易引起膀胱炎。致病菌以革兰氏阴性杆菌多见,多为大肠埃希菌感染。革兰氏阳性球菌少见,多为葡萄球菌感染。女性发病率远高于男性,特别是生育期与老年女性发病率高。年轻女性发病常与性生活有关,称为"蜜月期膀胱炎"。复发性膀胱炎每次发作的临床表现和治疗原则与急性膀胱炎相同。

【诊断要点】

1. 临床表现:急性起病的尿路刺激症状,即尿频、尿急、尿痛,症状常突然发生,排尿时尿道有烧灼痛,排尿末疼痛加剧,尿道痉挛,严重者甚至出现急迫性尿失禁。尿液浑浊、血尿,甚至尿血现象也比较普遍。急性膀胱炎多伴有下腹部、会阴部、耻骨上区疼痛、膀胱区压痛。一般无全身症状,体温正常或仅有低热。

2. 实验室检查:尿液浑浊或肉眼血尿,显微镜检查可发现大量白细胞,但无管型。血白细胞计数不增高。中段尿培养和药敏试验可明确病原菌,指导临床应用抗菌药物。

【药物治疗】

1. 短程抗菌药物疗法。短程疗法包括单剂疗法和 3 日疗法两种方式。

(1) 短程疗法:可选择采用磷霉素氨丁三醇、匹美西林、呋喃妥因、喹诺酮类、第二代或第三代头孢菌素抗菌药物。在大肠杆菌耐药率低于 20% 的地区,可首选复方磺胺甲噁唑(2 片,每日 2 次)、诺氟沙星(0.2 g,每日 2 次)、呋喃妥因(0.1 g,每日 3 次)3 日疗法治疗。绝大多数急性单纯性膀胱炎患者经单剂疗法或 3 日疗法治疗后,尿菌可转阴。

(2) 对症治疗:治疗期间多饮水,卧床休息,避免刺激性食物。口服碳酸氢钠或枸橼酸钾碱化尿液,并可用黄酮哌酯盐或抗胆碱能类药物,以缓解膀胱痉挛,减轻膀胱刺激症状。此外,膀胱区热敷、热水坐浴等也可减轻膀胱痉挛。

2. 对复发性膀胱炎需要消除导致复发的病因。可用阿莫西林/克拉维酸钾(5∶1)625 mg,口服,每日 3 次。复发频率过高患者,可采用每晚睡前或性交排尿后口服阿莫西林/克拉维酸钾(5∶1)625 mg、呋喃妥因 50 mg 或左氧氟沙星 100 mg 等药物预防复发。

3. 部分急性单纯性膀胱炎可不治自愈。

【注意事项】

1. 急性膀胱炎的治疗目的在于消灭病原菌,缓解症状,防止感染扩散。

2. 治疗前的中段尿标本培养是诊断尿路感染最可靠的指标。

3. 对首次急性单纯性膀胱炎者,可选择单剂疗法。而对有多次发作史者,给予 3 日疗法可降低再发率。

4. 复发性膀胱炎患者需要积极寻找复发原因,积极治疗相关基础疾病。

5. 对短程治疗无效者,需参考中段尿培养和药敏试验,根据细菌种类与药物敏感性选择药物。

6. 妊娠期有症状的尿路感染主要表现为急性膀胱炎。应根据中段尿培养和药敏试验结果给予 3～5 日抗菌药物治疗,如果来不及等待药敏试验结果可给予二代头孢菌素或三代头孢菌素或阿莫西林,或呋喃妥因,或磷霉素(单剂应用)治疗。治疗后应再行中段尿培养检查了解治疗效果。若反复发作急性膀胱炎,推荐每日睡前口服头孢呋辛 125～250 mg 或呋喃妥因 50 mg 直至产褥期,以预防复发。

7. 雌激素替代疗法(口服或阴道局部使用雌激素霜剂)可使绝

经后妇女泌尿生殖道萎缩的黏膜恢复,并增加阴道内乳酸杆菌的数量,降低阴道 pH,从而有利于预防尿路感染再发。但是,长期使用雌激素可能会增加女性肿瘤的发病率,故应在妇科医师的指导下应用。

(宣枫　乔迪)

第八节　肾盂肾炎

一、急性肾盂肾炎

【概述】

肾盂肾炎是指肾盂、肾盏以及肾实质的感染,根据临床表现与病程分为急性肾盂肾炎和慢性肾盂肾炎。女性的发病率高于男性数倍。女性在儿童期、新婚期、妊娠期和老年期更易发生。在肾脏结构异常、结石、膀胱输尿管反流等人群中的发生率增高。肾盂肾炎绝大部分由细菌感染而致,多因尿液反流上行感染所致,占 70%,常见病原菌为大肠埃希菌、克雷伯菌、变形杆菌、肠球菌等,或经血行感染播散到肾,占 30%,多为葡萄球菌感染。

急性肾盂肾炎可累及单侧或双侧肾脏。病理表现为肾肿大及水肿,质地较软。表面散在大小不等的脓肿,呈黄色或黄白色,周围有紫红色充血带环绕。切面见大小不等的小脓肿不规则分布在肾组织各部分。肾盂黏膜充血水肿,散在小出血点。早期肾小球多不受影响,病变严重时可见肾小管、肾小球受破坏。化脓灶愈合后可形成微小的纤维化瘢痕。病灶广泛而严重时,可使部分肾单位功能丧失。

【诊断要点】

1. 典型临床表现:急性起病,畏寒、寒战、高热,体温可在 38～39℃,或高达 39℃以上,伴头痛、乏力、全身酸痛、恶心、呕吐、食欲不振、腹胀、腹痛、腹泻等;泌尿系统多有尿频、尿急、尿痛等尿路刺激症状,每次尿量少,有尿道烧灼感,尿液外观浑浊,可见脓尿或血尿。大多伴腰痛或肾区不适,向膀胱区放射,肾区叩痛、肋脊角压痛,上输尿管点、中输尿管点和耻骨上膀胱区有压痛。

2. 实验室检查:尿液检查有白细胞、红细胞、蛋白、管型和细菌,显微镜检查白细胞>5/高倍视野。尿细菌培养菌落在 10^5/ml 以上。血液检查白细胞计数或中性粒细胞计数增高,可见核左移。有条件的医疗机构应在患者抗菌治疗前留取清洁中段尿做细菌培养、菌落计数、药敏测定,以指导临床抗菌药物选择。

3. 超声检查:显示肾皮质髓质境界不清,并有比正常回声偏低的区域,还可确定有无梗阻、结石等。

4. X 线检查:腹部平片可因肾周围脓肿而使肾外形不清。静脉尿路造影可发现肾盏显影延缓和肾盂显影减弱。可显示尿路梗阻、肾或输尿管畸形、结石、异物、肿瘤等原发病变。

5. CT 检查:患侧肾外形肿大,并可见楔形强化降低区。从集合系统向肾包膜放射,病灶可单发或多发。

【药物治疗】

1. 一般治疗:患者应适当休息、多饮水、勤排尿,维持每日尿量达 1 500 ml 以上。注意饮食易消化、富含热量和维生素。

2. 抗菌治疗:首先做细菌培养和药物敏感试验,在获得结果之前,首先施行经验性抗菌药物治疗。急性肾盂肾炎常累及肾间质,有发生菌血症的危险性,应选用在尿液及血液中均有较高浓度的抗菌药物。对于轻、中度患者可通过口服给药。可选择肾毒性小的广谱抗菌药物,如环丙沙星(0.5 g,每日 2 次)或左氧氟沙星(0.5 g,每日 1 次)或阿莫西林/克拉维酸钾(5∶1)(625 mg,每日 3 次)口服;严重者可选择头孢呋辛(1.5 g,每 12 小时 1 次)或头孢曲松(1 g,每日 1 次)静脉滴注,待病情缓解后,可转为口服敏感抗菌药物治疗,疗程 1~2 周。

3. 对症治疗:应用碱性药物如碳酸氢钠、枸橼酸钾,降低酸性尿液对膀胱的刺激,缓解膀胱刺激症状。维拉帕米(异搏定)或盐酸黄酮哌酯(泌尿灵)可解除膀胱痉挛和缓解刺激症状。

【注意事项】

1. 急性肾盂肾炎需要注意与其他泌尿系统疾病相鉴别,如肾结石、肾小球肾炎、急性前列腺炎等。

2. 急性肾盂肾炎的治疗原则是:① 控制或预防全身脓毒症的发生;② 消灭侵入的致病菌;③ 预防再发。

3. 肾盂肾炎抗菌治疗应参考细菌培养结果。在药敏结果出来之前,为了尽可能有针对地使用抗菌药物,可先行尿沉渣细菌革兰氏染色,初步判断感染细菌的类别,根据染色结果选择:① 第 3 代喹诺酮类(如左氧氟沙星等),不仅对革兰氏阴性菌感染有效,对葡萄球菌、某些厌氧菌、支原体及铜绿假单胞菌等感染也有效;② 半合成广谱青霉素,本品毒性低,抗菌谱广,对革兰氏阴性杆菌作用强,有些药物如哌拉西林、磺苄西林等对铜绿假单胞菌有效;③ 第三代头孢菌素类,对革兰氏阴性菌作用强,部分药物如头孢他啶、头孢哌酮等对铜绿假单胞菌有较好的疗效;④ 在社区高氟喹诺酮耐药以及广谱产 β-内酰胺酶(ESBL)的大肠杆菌(高于 10%)的地区,初次用药必须使用氨基糖苷类或碳青霉烯类药物进行经验性治疗;⑤ 氨基糖苷类抗菌药物,对多种革兰氏阴性、阳性菌有效,但应严格注意其副作用,如耳毒性、肾毒性等。

4. 在致病菌的特性和药敏试验结果尚不清楚情况下,不推荐选用氨苄西林或第一代头孢菌素作为急性肾盂肾炎开始治疗药物,因为现已发现大约有超过 60% 的大肠埃希菌对它们耐药。在大肠杆菌耐药率低于 10% 的地区,推荐使用喹诺酮类药物 7～10 日作为一线治疗方案。如果增加喹诺酮类药物的单次使用剂量,也可将疗程缩短到 5 日。

5. 对仅有轻度发热和(或)肋脊角叩痛的肾盂肾炎,应口服有效抗菌药物 14 日。常用药物同急性膀胱炎短程疗法。如果用药 48～72 小时仍未见效,则应根据药敏试验选用有效药物。治疗后应追踪复查,如用药 14 日后仍有菌尿,则应根据药敏试验改药,再继续治疗 6 周。对发热超过 38.5℃、肋脊角压痛、血白细胞升高等或出现严重的全身中毒症状、疑有菌血症者,首先应予以胃肠外给药(静脉滴注或肌肉注射),在退热 72 小时后,再改用口服抗菌药物(喹诺酮类、第二代或第三代头孢菌素类等)完成 2 周疗程。

6. 对于肾盂肾炎的诱发因素,如结石、尿路梗阻、糖尿病等,需要积极治疗。

7. 妊娠期急性肾盂肾炎的发生率为 1‰~4‰,多发生于妊娠后期。首先根据尿培养或血培养及药敏试验结果给予抗菌药物静脉输液治疗,如果来不及等待药敏试验结果,可选择头孢曲松,或氨曲南,或哌拉西林+他唑巴坦,或头孢吡肟,或亚胺培南+西司他丁,或氨苄西林治疗。症状好转后应继续口服抗菌药物至少 14 日。

二、慢性肾盂肾炎

【概述】

慢性肾盂肾炎可由急性肾盂肾炎治疗不彻底或反复发作演变而来,亦可发生于尿路解剖或功能有异常情况者:①梗阻性慢性肾盂肾炎;② 伴有返流的慢性肾盂肾炎(返流性肾病);③ 特发性慢性肾盂肾炎,其发病机制不明。

慢性肾盂肾炎病理改变除急性病变外,尚有肾盂、肾盏和肾乳头瘢痕形成,并使之变形、狭窄、肾间质纤维化,肾小管萎缩,肾小球周围纤维化,血管内膜增厚。晚期因肾实质萎缩致肾缩小,表面凹凸不平,成为"肾盂肾炎固缩肾",临床上出现慢性肾功能不全。在我国,慢性肾盂肾炎是导致肾功能衰竭的常见原因之一。慢性肾盂肾炎急性发作的临床表现与急性肾盂肾炎相似。

【诊断要点】

1. 多见于女性。有多次发作的急性肾盂肾炎病史。

2. 临床表现:多不典型,常复杂多样,易复发是慢性肾盂肾炎的特点。常见的有下列五型:

(1)复发型:常多次急性发作,发病时可有全身感染症状、尿路刺激症状及尿液改变等,类似急性肾盂肾炎,尿细菌培养阳性。

(2)低热型:以长期低热为主要表现,可伴乏力、腰酸、食欲不振、体重减轻等,无尿路刺激症状,但有菌尿。

(3)血尿型:少数以阵发性血尿为主要表现,呈镜下或肉眼血尿,发病时伴腰痛、腰酸和尿路刺激症状,尿菌阳性。

(4)隐匿型:无任何全身或局部症状,仅有尿液变化,尿菌培养阳性,又称无症状性菌尿。

(5)高血压型:在病程中出现高血压,偶可发展为急进性高血压,常伴贫血,但无明显蛋白尿、水肿及尿路刺激症状等。

除上述类型外,少数病例尚可表现为失钠性肾病、失钾性肾病、肾小管性酸中毒和肾功能不全等。

3. 实验室检查

(1)尿液检查:可有间断性脓尿或血尿。急性发作时,与急性肾炎的表现相同。

(2)尿细胞计数:近年多应用1小时尿细胞计数法,其评判标准:白细胞>30万/h为阳性,<20万/h为阴性,介于20~30万/h需结合临床判断。

(3)尿细菌学检查:可间歇出现细菌尿。急性发作时,与急性肾盂肾炎相同,尿培养多为阳性。

(4)血液检查:红细胞计数和血红蛋白可轻度降低。急性发作时白细胞计数和中性粒细胞可增高。

(5)肾功能检查:可出现持续肾功能损害:① 肾浓缩功能减退,如夜尿量增多,晨尿渗透压降低;② 肾酸化功能减退,如晨尿 pH 增高,尿 HCO_3^- 增多,尿 NH_4^+ 减少等;③ 肾小球滤过功能减退,如内生肌酐清除率降低,血尿素氮、肌酐增高等。

4. X线检查:尿路平片(KUB)可显示一侧或双侧肾脏较正常为小。静脉尿路造影(IVU)可见两肾大小不等,外形凹凸不平,肾盏、肾盂可变形,有扩张、积水现象,肾实质变薄,有局灶的、粗糙的皮质瘢痕,伴有邻近肾小盏变钝或呈鼓槌状变形。有时显影较差,输尿管扩张。膀胱排尿性造影部分病人有膀胱输尿管返流。此外尚可发现有尿流不畅、尿路梗阻、结石、肿瘤或先天畸形等易感因素。

5. 放射性核素扫描:可确定患者肾功能损害,显示患侧肾较正常小,动态扫描还可查出膀胱输尿管返流。

【药物治疗】

1. 全身支持疗法,增强营养,纠正贫血。

2. 抗菌治疗根据尿细菌培养和药物敏感试验结果,选择有效且肾毒性小的抗菌药物(参见急性肾盂肾炎的治疗)。

【注意事项】

1. 慢性肾盂肾炎是由于急性感染期间治疗不当或不彻底而转入慢性阶段,其病理特征是有肾实质瘢痕形成。也有由于隐蔽性无症状性菌尿、反复发生炎症反应,有时因为重新感染而再引起。儿童期严重的急性肾盂肾炎常导致肾损害,发展为慢性肾盂肾炎。随着青春期肾负荷增加,残余肾功能可能继续衰竭,导致终末期肾病。

2. 慢性肾盂肾炎应根据尿细菌培养和药物敏感试验结果,首先胃肠外给药(静脉滴注或肌肉注射)2～3 周后转为小剂量口服维持治疗,总疗程应为 4～6 周,有时甚至需持续数月,以彻底杀死肾组织内细菌。治疗期间需反复检查尿液中的白细胞和细菌培养。

3. 应彻底控制和清除前列腺炎、盆腔炎和尿道炎等感染病灶。

4. 积极治疗,及时纠正引起感染的原发病变,如尿路梗阻、结石、糖尿病等。

(宣枫 乔迪)

第九节 肾病综合征

【概述】

肾病综合征是肾小球疾病的常见表现,由多种病因引起。肾病综合征根据病因分为原发性和继发性。引起原发性肾病综合征的病理类型有多种,以微小病变肾病、肾小球局灶节段硬化、系膜增生性肾炎、膜性肾病、系膜毛细血管性肾炎等几种类型最为常见。继发性肾病综合征的病因常见于糖尿病肾病、狼疮性肾炎、乙型肝炎病毒相关性肾炎、肾淀粉样变性、药物、肿瘤等。

不同类型的肾病综合征对治疗的反应和预后差异很大,因此,临床必须对其作出病因、病理、并发症乃至完整诊断,以提高治疗的缓解率,改善患者的预后。肾病综合征的诊断依赖于肾穿刺活检病理诊断,对其诊断和治疗具有指导作用。

【诊断要点】

① 大量蛋白尿(尿蛋白定量>3.5 g/d);② 低白蛋白血症(血浆白蛋白<30 g/L);③ 高度水肿;④ 高脂血症(血浆胆固醇、甘油三酯均明显增高),其中前两项是诊断肾病综合征必需的条件,只要满足,即可成立肾病综合征的临床诊断。

如考虑继发性肾病综合征,应积极寻找病因,只有在排除继发性因素后才能诊断为原发性肾病综合征。

肾病综合征并非独立的疾病,在肾穿刺活检基础上完善病理类型的诊断尤为重要。原发性肾小球肾炎所致的肾病综合征常见的病理类型分为:① 微小病变型(MCD):光镜下肾小球基本正常,近端肾小管上皮细胞可见脂肪变性,故又被称为"类脂性肾病"。免疫荧光阴性,电镜下特征性表现为弥漫性足突融合,肾小球内一般无电子致密物沉积。② 系膜增生性肾小球肾炎(MsPGN):光镜可见肾小球弥漫性系膜细胞增生伴系膜基质增多,而肾小球毛细血管壁和基底膜正常。按免疫荧光结果可分为 IgA 肾病(单纯 IgA 或以 IgA 沉积为主)和非 IgA 系膜增生性肾小球肾炎(以 IgG 或 IgM 沉积为主)。③ 局灶节段性硬化(FSGS):其病理特征为局灶损害。病变以系膜基质增多、血浆蛋白沉积、球囊黏连、玻璃样变性为特征,伴或不伴球性硬化。电镜可见弥漫性足细胞足突消失,免疫荧光呈现 IgM 和 C3 沉积。④ 膜性肾病(MN):以局限于肾小球基膜的免疫复合物沿肾小球基底膜外侧(上皮下)沉积,刺激基底膜增殖,致使"钉突"形成、基底膜弥漫增厚为特征的一种疾病。⑤ 膜增生性肾小球肾炎(MPGN):其共同特点为肾小球基底膜增厚、系膜细胞增生及系膜基质扩张,毛细血管袢呈"双轨征"为其典型特征性病理改变。

【药物治疗】

1. 病因治疗：有继发性原因者应积极治疗原发病。对基础疾病采取积极有效的治疗，包括手术或化疗治疗肿瘤，停用相关药物，进行积极有效的抗肝炎病毒治疗，治疗感染性疾病，有效控制自身免疫性疾病等。

2. 一般治疗：① 休息：肾病综合征患者应适当注意休息，有严重浮肿及低白蛋白血症者应以卧床休息为主。病情稳定者可适当活动，以防止血栓形成。② 饮食：低盐(<3 g/d)，少食动物性油脂，低胆固醇饮食，多食含可溶性纤维食品（如豆类食品）等。严重低白蛋白血症时蛋白质的摄入量为 $1.2\sim1.5$ g/(kg·d)。

3. 对症治疗

（1）利尿消肿：对于水肿明显，限钠限水后仍不能消肿者可适当选用利尿剂。常用药物有：① 噻嗪类利尿剂：氢氯噻嗪，成年人剂量通常为 25 mg，每日 3 次。主要作用于远曲小管，通过抑制氯和钠在髓袢升支粗段及远端小管前段的重吸收而发挥利尿作用。使用时需注意低钠和低钾的发生。② 袢利尿剂：呋塞米，成年人剂量通常为每日 $20\sim100$ mg，分 $1\sim3$ 次口服，或静脉注射。主要作用于髓袢升支粗段，抑制钠、钾和氯的重吸收。利尿作用快速而强大。其他袢利尿剂如托拉塞米，利尿作用较强而持久，尿钾、钙的排出作用较呋塞米弱。使用时注意低钠、低钾和低氯的发生。③ 潴钾利尿剂：螺内酯，成年人剂量通常为 20 mg，每日 3 次；或氨苯蝶啶，成年人剂量通常为 50 mg，每日 3 次。主要作用于远端小管后段，抑制钠和氯的重吸收，但有潴钾作用，潴钾利尿剂单独使用利尿效果欠佳，与噻嗪类利尿剂合用能增强利尿效果，并减少电解质紊乱的发生。使用时注意高血钾的发生，肾功能不全者慎用。④ 补充白蛋白：可提高血浆胶体渗透压，促进组织间隙中的水分回吸收到血管内而发挥利尿作用。补充白蛋白的适应证为肾病综合征严重水肿，明显低白蛋白血症，使用利尿剂不能达到利尿消肿效果时。补充白蛋白可以减轻水肿等症状，但对病程没有明显的影响。肾病综合征治疗不应过度补充白蛋白,而应强调针对原发病的治疗。

(2)控制血压:肾病综合征患者应严格控制血压,降压的靶目标应低于 130/80 mmHg,虽然血管紧张素转换酶抑制剂(ACEI)和血管紧张素受体拮抗剂(ARB)能有效控制血压、降低蛋白尿、延缓肾衰进展、降低心血管并发症的发生率和死亡率等,但在肾病综合征严重水肿时,存在肾血流量相对不足时,应避免使用,以免引起肾前性急性肾衰。在肾病综合征部分缓解或稳定后开始应用,并可根据病情剂量翻倍,降低蛋白尿。

4. 肾上腺糖皮质激素:是原发性肾病综合征治疗的最基本药物,目前常用的是泼尼松,有肝功能损害的患者可选用泼尼松龙或甲泼尼龙。

激素使用的原则:① 起始剂量要足。成人泼尼松 1 mg/(kg·d),最大剂量不超过 60～80 mg/d。通常为每日 40～60 mg,推荐早晨一次顿服,以尽可能减轻泼尼松对机体内分泌节律的影响,疗程通常需要 8 周,必要时可延长至 12～16 周;儿童可用至 2 mg/(kg·d),最大剂量不超过 80 mg/d。② 肾病综合征缓解后逐渐递减药物。足剂量治疗后,减量时应缓慢,一般是每两周减少原剂量的 10% 左右,减少至每日 7.5～10 mg 时,维持治疗。③ 激素治疗的总疗程一般在 6～12 个月,对于常复发的肾病综合征患者,在激素减至 0.5 mg/(kg·d)或接近肾病综合征复发的剂量时,维持足够长的时间,然后再逐渐减量。

5. 免疫抑制剂:在治疗肾病综合征时,对激素依赖或激素抵抗,或激素有反指征患者可考虑在激素基础上加用免疫抑制剂治疗,以便增强疗效和减少疾病复发等,免疫抑制剂一般不单独使用。常用的免疫抑制剂有:① 烷化剂:环磷酰胺(CTX)是临床应用最多的烷化剂。一般剂量为 2 mg/(kg·d),口服 2～3 个月;或每次 0.5～0.75 g/m^2,静脉滴注,每月 1 次。病情稳定后减量,累积剂量一般不超过 10～12 g。主要副作用为骨髓抑制、肝功能损害、性腺抑制、脱发、出血性膀胱炎、感染加重及消化道反应。使用过程中应定期检查血常规和肝功能。② 环孢素 A(CsA):是神经钙调酶抑制剂,可通过选择性抑制 T 辅助细胞及细胞毒效应而起作用。起始剂量为 3～5 mg/(kg·d),大部分患者在治疗的一个月内起效。起效后逐渐减量,维持剂量≥6 个月。血药浓度应维持在谷浓度 100～200 ng/ml,峰浓度 800 ng/ml 左右。环孢素 A 的副作用主要为齿龈增生,多毛、肝、肾毒性等。肾功能不全及小管间质病变严重的患者慎用。③ 其他:雷公藤多苷成年人通常为 10～20 mg,每日 3 次,疗程多为 1～3 个月。国内也有应用较长时间的报告,此时,应注意观察不良反应。

6. 并发症治疗

(1) 抗凝和抗血小板黏附:肾病综合征患者由于严重的低白蛋白血症、凝血因子的改变和激素的使用,常处于高凝状态,其血栓栓塞并发症发生率较高,以下肢深静脉栓塞和肾静脉血栓形成为常见,尤其是膜性肾病患者,血栓形成率高达 50%～60%。建议在血浆白蛋白水平低于 20 g/L 的肾病综合征患者中常规应用。

(2) 降血脂:根据血脂的异常情况选择降脂药物,如以胆固醇升高为主,则选用 3-羟基-3-甲基戊二酰单酰辅酶 A 还原酶抑制剂辛伐他汀、洛伐他汀;对于以甘油三酯升高为主的,则选用纤维酸类药物非诺贝特。降脂药物的主要副作用是肝毒性和横纹肌溶解,使用过程中需注意监测肝功能和肌酶,并避免两类降脂药物同时使用。

(3) 其他并发症的治疗:如感染、急性肾功能衰竭、代谢紊乱等。

【注意事项】

1. 对肾病综合征患者应肾穿刺活检明确病理类型,指导临床治疗。

2. 原发性肾病综合征主要依靠排除继发性肾病综合征而得以诊断。

3. 利尿剂的应用通常从小剂量开始,为增强疗效常常需要联合使用,治疗中注意检测患者血压、血容量、电解质和酸碱平衡改变等,尤其是在使用较大剂量、联合应用以及在儿童或老年患者中应用时。

4. 糖皮质激素治疗通常是在肾活检后视病理类型而定。一般不主张膜性肾病采用足量激素治疗,而采用半量糖皮质激素联合免疫抑制剂治疗。

5. 服用泼尼松要注意个体化,应尽可能采用每天 1 次顿服。长程糖皮质激素治疗时应注意药物副作用(如高血糖、高血压、股骨头无菌性坏死、消化道溃疡、感染等)。应嘱患者定期就诊,根据病情变化和不良反应、并发症等,及时调整剂量。

6. 大剂量服用泼尼松时,可出现严重不良反应或并发症,如感染、股骨头坏死和骨折、活动性出血、高血压、电解质紊乱等。使用的禁忌包括:严重感染(包括细菌、病毒、真菌等)、内脏手术后、胃和十二指肠溃疡、急性心肌梗死、精神病等。激素剂量在 10 mg 左右时,副作用较大剂量时明显减少。

7. 难治性肾病综合征表现为部分患者对激素依赖或激素抵抗。激素依赖是指激素治疗有效,激素减量或停药后 2 周内复发。激素抵抗是指使用足量泼尼松(龙)1 mg/(kg·d)或甲泼尼龙0.8 mg/(kg·d),8～12 周无效,局灶节段肾小球硬化的判断时间应延长为 16 周。

(宣枫 乔迪)

第十节 肾癌

【概述】

肾细胞癌又称肾腺癌,简称肾癌,是起源于肾实质泌尿小管上皮系统的恶性肿瘤,约占成人恶性肿瘤的2％～4％,男女比例为2：1,发病与遗传、吸烟、肥胖、高血压有关,发病率呈逐年上升趋势。肾癌大多发生于单侧肾脏,并常常表现为单个肿瘤。

【诊断要点】

1. 早期肾癌往往无特殊临床表现,一般为体检发现。晚期肾癌可有血尿、腰痛、腹部肿块三联症。

2. 10%～40%患者出现高血压、贫血、肝肾功能异常、发热等肾外表现，称为副肿瘤综合征。

3. 超声或彩超可用于初步检查。

4. 腹部 CT(平扫及增强)可显示肾脏肿块大小、部位、周围侵犯情况、腹腔及腹部脏器有无转移、肾静脉和腔静脉有无癌栓等。

5. 胸片和骨扫描可明确肿瘤有无胸部转移或骨转移。

6. 肾癌分期:2009 年 AJCC 对肾癌 TNM 分期进行了修订,分期见表 14-10-1、表 14-10-2。

表 14-10-1　肾癌的 TNM 分期

分　期	标　准
原发肿瘤(T)	
T_x	原发肿瘤无法评估
T_0	无原发肿瘤的证据
T_1	肿瘤局限于肾脏,最大径≤7 cm
T_{1a}	肿瘤最大径≤4 cm
T_{1b}	4 cm＜肿瘤最大径≤7 cm
T_2	肿瘤局限于肾脏,最大径＞7 cm
T_{2a}	7 cm＜肿瘤最大径≤10 cm
T_{2b}	肿瘤局限于肾脏,最大径＞10 cm
T_3	肿瘤侵及肾静脉或除同侧肾上腺外的肾周围组织,但未超过肾周围筋膜
T_{3a}	肿瘤侵及肾静脉或侵及肾静脉分支的肾段静脉(含肌层的静脉)或侵犯肾周围脂肪和(或)肾窦脂肪(肾盂旁脂肪),但未超过肾周围筋膜
T_{3b}	肿瘤侵及横膈膜下的下腔静脉
T_{3c}	肿瘤侵及横膈膜上的下腔静脉或侵及下腔静脉壁

续　表

分　　期	标　　准
T$_4$	肿瘤侵透肾周筋膜,包括侵及邻近肿瘤的同侧肾上腺
区域淋巴结(N)	
N$_x$	区域淋巴结无法评估
N$_0$	没有区域淋巴结转移
N$_1$	单个区域淋巴结转移
N$_2$	一个以上的区域淋巴结转移
远处转移(M)	
M$_x$	远处转移无法评估
M$_0$	无远处转移
M$_1$	有远处转移

表 14-10-2　肾癌 TNM 与临床分期的关系

临床分期	肿瘤情况		
	T	N	M
Ⅰ期	T$_1$	N$_0$	M$_0$
Ⅱ期	T$_2$	N$_0$	M$_0$
Ⅲ期	T$_3$ T$_1$,T$_2$	N$_0$ 或 N$_1$ N$_1$	M$_0$ M$_0$
Ⅳ期	T$_4$ 任何 T 任何 T	任何 N N$_2$ 任何 N	M$_0$ M$_0$ M$_1$

【药物治疗】

主要用于手术后辅助治疗及晚期肾癌的治疗。

(1) IL-2:18MIU/d,皮下注射,每周 5 天,共 1 周;继之 9MIU,皮下注射,每 12 小时 1 次,1～2 天,继之 9MIU,皮下注射,每日 1 次,3～5 天,共 3 周。休息一周后重复。

(2) INF-α:每次 9MIU,肌内注射或皮下注射,每周 3 次,共 12 周。可从每次 3MIU 开始逐渐增加。

（3）分子靶向治疗：目前引入国内的主要是索拉非尼和舒尼替尼两种药物。

（4）化疗：主要药物有吉西他滨、氟尿嘧啶或卡培他滨、顺铂。吉西他滨联合氟尿嘧啶或卡培他滨用于治疗透明细胞为主的转移性肾癌；吉西他滨联合顺铂主要用于以非透明细胞为主的转移性肾癌。

【注意事项】

1. 细胞因子治疗常见副作用为发热、疲乏、肝肾功能异常等，出现高热可予退热药对症处理。

2. 分子靶向药物价格昂贵，经济情况允许可作为转移性肾癌一线用药。

3. 肾癌治疗以手术为主，对不能耐受手术的局限性肾癌患者可选择冷冻、射频消融等治疗。

（宣枫　乔迪）

第十五章　骨科疾病

第一节　肌肉扭伤

【概述】

肌肉扭伤是肌肉被动强烈地收缩或被动过度地拉长所造成的肌肉微细损伤、肌肉部分撕裂或完全断裂,局部发生出血、炎性渗出、水肿等改变。

【诊断要点】

1. 病史特点:好发于青壮年,运动员多见,有外伤史。

2. 临床表现:主要症状为局部疼痛、压痛;体征可见局部肿胀、肌肉紧张、发硬、痉挛,功能障碍。

【药物治疗】

1. 早期治疗原则:制动、止血、防肿、镇痛,注意早期冷敷。

2. 镇痛药物:双氯芬酸钠 25 mg,每日 3 次;布洛芬 0.2 g,每日

3 次;吲哚美辛 50 mg,直肠给药,每日 1 次;三七片 3 片,每日 3 次。

3. 局部封闭治疗:2.5%醋酸泼尼松龙注射液 1.0 ml+2%利多卡因 1.5 ml,局部注射,每周 1 次,2～3 次为 1 个疗程。

【注意事项】

1. 早期不宜作按摩和理疗,否则会加重出血和组织液的渗出,使肿胀加重。

2. 肌肉、肌腱完全断裂或合并撕脱性骨折者,应完全休息,积极治疗,需要转上一级医院进一步手术治疗。

(王刚　殷稚飞　刘鸿飞　刘军)

第二节　肩关节周围炎

【概述】

肩关节周围炎是肩周肌肉、肌腱、滑囊和关节囊等软组织的慢性炎症,临床以肩痛和活动受限为主要症状。

【诊断要点】

1. 病史特点:多见于中年以上患者。

2. 临床表现:肩痛和肩关节活动功能受限呈缓慢性发展,夜间痛明显。肩关节周围肌肉萎缩,严重者出现关节僵直。

3. X 线检查:经肩关节 X 光摄片排除骨关节病变即可明确诊断为本病。

【药物治疗】

1. 非甾体抗炎药:双氯芬酸钠(25 mg,每日 3 次)、布洛芬(0.2 g,每日 3 次)、吲哚美辛(50 mg,每日 1 次,直肠给药)或三七片(3 片,每日 3 次)等。

2. 局部封闭治疗:对于局部疼痛明显者,可用 2.5%醋酸泼尼松龙注射液 1.0 ml+2%利多卡因 1.5 ml,局部注射,每周 1 次,2～

3次1个疗程。

【注意事项】

1. 功能锻炼急性期后,进行肩关节主动和被动的功能锻炼,有利于防治肩关节功能障碍,促进肩关节的功能恢复。

2. 理疗早期给予物理治疗、针灸、适度的推拿按摩,可改善症状。

3. 注意肩部保暖,尤其是季节交换、夜间睡觉等更应注意,应避免风寒潮湿直接影响肩部。

4. 应注意肩部不受损伤,如有损伤应及时治疗。

5. 肩关节周围炎常常给患者带来痛苦,影响生活、工作。但只要注重预防,积极治疗,是能在较短时间里达到治愈目的的。

6. 当出现以下情况时,可转入上一级医院进行手术治疗或是关节镜下进行肩周炎手术治疗:

(1) 肩周炎经过6个月以上正规非手术治疗,肩关节功能障碍无明显改善者。

(2) 肩部持续性顽固疼痛,特别是夜间持续疼痛而不能入睡,严重影响睡眠,影响日常生活和工作,时间超过6个月以上者。

(3) 肩关节挛缩状态严重,活动范围上举角度小于120°、旋转小于150°者。

(王刚　殷稚飞　刘鸿飞　刘军)

第三节　肱骨外上髁炎

【概述】

肱骨外上髁炎俗称网球肘,由肱骨外上髁伸肌总腱的慢性损伤引起的局部无菌性炎症。

【诊断要点】

1. 临床表现：出现肱骨外上髁有局限性压痛，但关节活动无异常。体征可见伸肌腱牵拉试验(mills 征)阳性。

2. X 线检查：X 线检查一般无异常表现。病程长者可见骨膜反应，在肱骨外上髁附近有钙化沉积。

【药物治疗】

1. 非甾体抗炎药：双氯芬酸钠(25 mg，每日 3 次)、布洛芬(0.2 g，每日 3 次)、吲哚美辛(50 mg，每日 1 次，直肠给药)或三七片(3 片，每日 3 次)等。

2. 局部痛点封闭治疗：对于局部疼痛明显者，可用 2.5%醋酸泼尼松龙注射液 1.0 ml＋2%利多卡因 1.5 ml，局部注射，每周 1 次，2～3 次为 1 个疗程。

【注意事项】

1. 早期给予物理治疗、针灸、适度的推拿按摩，可改善症状。

2. 急性期要适当休息患肢，限制用力握拳伸腕动作是治疗和预防复发的基础。

3. 痛点局部封闭治疗效果好。

4. 当网球肘进入晚期阶段或转成顽固性网球肘，经过正规保守治疗半年至 1 年后，症状仍然严重，影响生活和工作，可以转入上级医院采取手术治疗。

（王刚　殷稚飞　刘鸿飞　刘军）

第四节 骨折

【概述】

骨折是指骨的完整性和连续性中断。大多数骨折由创伤引起，称为创伤性骨折。其他的可由骨骼疾病所致，包括骨髓炎、骨肿瘤所致骨折破坏，受轻微外力即发生骨折，称为病理性骨折。

【诊断要点】

1. 病史特点：有明确外伤史。

2. 临床表现：出现疼痛、局部肿胀、功能受限。专有体征可见局部畸形、异常活动、骨擦音或骨擦感。

3. X线检查：可见骨折线及骨折类型。

【药物治疗】

1. 对症止痛：根据疼痛程度选择镇痛药物，如吗啡（10 mg，肌内注射，必要时）、哌替啶（50 mg，肌内注射，必要时）、双氯芬酸钠（25 mg，每日 3 次）、布洛芬（0.2 g，每日 3 次）、吲哚美辛（50 mg，每日 1 次，直肠给药）或三七片（3 片，每日 3 次）等。

2. 开放性骨折在清创的同时给予抗菌药物、破伤风抗毒素（TAT，5 000 IU，肌内注射，皮试）。

3. 骨盆骨折或多发性骨折可以引起失血性休克，需要抗休克治疗（具体见"损伤性休克"小节）。

4. 脊柱骨折脱位常常需要明确有无脊髓损伤以及如果有脊髓损伤是否合并完全或不完全截瘫。甲强龙冲击疗法是全世界公认的治疗早期脊髓损伤的有效方案，现场急救时有条件一定要采用冲击治疗方案。具体如下：伤后 8 小时内：甲基强的松龙用量＝体重（kg）×30 mg，使用药物浓度为 50 mg/ml，药物使用时间为 15 分钟。第 8～24 小时：甲基强的松龙用量＝体重（kg）×5.4 mg，使用药物浓度为 50 mg/ml,药物使用时间为 16 小时输液完毕。

【注意事项】

1. 注意保守治疗:如果骨折移位不明显,或经过手法复位后,可以通过石膏、夹板或持续牵引等治疗维持骨折端的位置直至骨折愈合。

2. 复位时局部麻醉用药于骨折局部血肿内浸润麻醉,回抽见暗红色血液,然后缓慢将 1％普鲁卡因或 0.5％利多卡因 10 ml 注入血肿处。

3. 注意有无合并神经、血管损伤及其他脏器损伤。

4. 注意除外病理性骨折。

5. 适当的功能锻炼可以有利于局部血液循环,促进骨折愈合,避免肌肉萎缩、关节僵硬。

6. 定期随访,根据治疗情况不同,随访时间及频率不同。

7. 当出现以下情况,应迅速转入上级医院进一步治疗:开放性骨折合并软组织损伤;骨盆骨折或多发性骨折引起失血性休克,需要抗休克治疗;脊柱骨折合并脊髓损伤。

(王刚　殷稚飞　刘鸿飞　刘军)

第五节　创伤性关节脱位

【概述】

关节脱位是指组成关节的各骨的关节面失去正常的对应关系。大多数关节脱位由创伤引起,称为创伤性关节脱位,多见于肩、髋、肘、下颌关节。4 岁以下的小儿桡骨头发育不全,环状韧带松弛,受到牵拉易发生半脱位。

【诊断要点】

1. 病史特点:有明确外伤史。

2. 临床表现:出现疼痛、局部肿胀、功能受限。专有体征可见局部畸形、弹性固定、关节空虚。

3. X线检查:明确关节脱位类型。

4. 注意观察有无神经、血管损伤及其他脏器损伤。

【药物治疗】

药物治疗主要是对症止痛治疗,即根据疼痛程度选择镇痛药物,如吗啡(10 mg,肌内注射,必要时)、哌替啶(50 mg,肌内注射,必要时)、双氯芬酸钠(25 mg,每日3次)、布洛芬(0.2 g,每日3次)、吲哚美辛(50 mg,每日1次,直肠给药)或三七片(3片,每日3次)等。

【注意事项】

1. 注意保守治疗:关节脱位经过手法复位后,可以通过石膏、夹板或持续牵引等治疗维持关节的位置直至关节周围损伤韧带愈合。

2. 复位时局部麻醉用药于关节脱位局部血肿内浸润麻醉,回抽见暗红色血液,然后缓慢将1%普鲁卡因或0.5%利多卡因10 ml注入血肿处。

3. 注意有无合并神经、血管损伤及其他脏器损伤。

4. 手法复位为主,时间越早,复位越容易,效果越好。复位后,将关节固定在稳定的位置上。固定时间为2～3周。

5. 适当的关节功能锻炼可以有利于局部血液循环,避免肌肉萎缩、关节僵硬。

6. 定期随访,根据治疗情况不同,随访时间及频率不同。

7. 由于脱位时间越长,复位就越困难,初次复位失败后,切记避免反复多次复位关节,更加避免暴力强行复位,应尽可能在进行妥善固定后,迅速转入上级医院就诊。开放性关节脱位,同时合并神经、血管损伤及其他脏器损伤,需要手术治疗,也应尽可能在进行妥善固定后,迅速转入上级医院。

(王刚　殷稚飞　刘鸿飞　刘军)

第六节　膝关节内、外侧副韧带断裂

【概述】

膝关节内、外侧副韧带断裂是指当膝关节过度内翻或外翻时，被牵拉的韧带超出生理负荷而发生撕裂、断裂等损伤，以膝关节肿胀、疼痛、功能障碍、局部有明显压痛点为主要表现的疾病。

【诊断要点】

1. 病史特点：有明确外伤史。

2. 临床表现：出现局部肿胀、瘀血，压痛明显，体征可见关节活动受限侧方应力实验阳性。

3. X线检查：应力位X线片有助于诊断，关节内侧间隙不等宽。

4. 注意有无合并半月板或交叉韧带损伤。

【药物治疗】

药物治疗主要是对症止痛，根据疼痛程度选择镇痛药物，如吗啡（10 mg，肌内注射，必要时）、哌替啶（50 mg，肌内注射，必要时）、双氯芬酸钠（25 mg，每日3次）、布洛芬（0.2 g，每日3次）、吲哚美辛（50 mg，每日1次，直肠给药）或三七片（3片，每日3次）等。

【注意事项】

1. 部分断裂（Ⅰ度、Ⅱ度扭伤）时，将膝置于30°～45°屈曲位石膏托固定，功能锻炼练习股四头肌，约2～3周后即可带石膏下地行走。

2. 注意有无合并神经、血管损伤及其他脏器损伤。

3. 适当的关节功能锻炼可以有利于局部血液循环，避免肌肉萎缩、关节僵硬。

4. 定期随访，根据治疗情况不同，随访时间及频率不同。

5. 完全断裂者应转入上级医院急诊行手术修复断裂的韧带，术后用长腿管型石膏固定 6 周。如合并有十字韧带损伤,应先修复十字韧带,然后修复侧副韧带。如合并半月板损伤,应先切除损伤的半月板,然后修复损伤的韧带。

(王刚　殷稚飞　刘鸿飞　刘军)

第七节　踝关节扭伤

【概述】

踝关节扭伤最为常见,踝关节在过度的内翻或外翻活动时,均可引起外侧或内侧韧带部分撕裂或完全断裂,甚至合并撕脱性骨折。

【诊断要点】

1. 临床表现:踝部明显肿胀、疼痛,明显压痛,局部皮下瘀血。

2. X 线检查:应力位 X 线片可发现关节间隙不对称,提示踝关节不稳定。

【药物治疗】

药物治疗主要是对症止痛治疗,如双氯芬酸钠(25 mg,每日 3次)、布洛芬(0.2 g,每日 3 次)、吲哚美辛(50 mg,每日 1 次,直肠给药)或三七片(3 片,每日 3 次)等。

【注意事项】

1. 早期可抬高患肢,冷敷,以缓解疼痛和减少出血、肿胀。

2. 注意局部制动,弹力绷带、石膏或支具固定踝关节 2～3 周,有利于韧带修复。

3. 注意功能锻炼。早期治疗不当,韧带过度松弛,可造成踝关节不稳,易引起反复扭伤,甚至关节软骨损伤,发生创伤性关节炎,严重影响行走功能。

4. 关节扭伤后应及时处理,当出现韧带断裂或撕脱性骨折而影响关节稳定者,需转上级医院进一步诊治。进行手术复位骨折修补断裂韧带,恢复踝关节稳定性。

(王刚　殷稚飞　刘鸿飞　刘军)

第八节　股骨头缺血性坏死

【概述】

股骨头缺血性坏死是股骨头血供中断或受损,引起骨细胞及骨髓成分死亡及随后的修复,继而导致股骨头结构改变、股骨头塌陷、关节功能障碍的疾病。

【诊断要点】

1. 病史特点:可有髋部外伤史、皮质类固醇应用史、酗酒史。

2. 临床表现:出现腹股沟和臀部、大腿部位为主的关节痛,髋关节内旋活动受限。

3. 实验室及器械检查

(1) X线检查:可见股骨头塌陷,不伴关节间隙变窄;股骨头内有分界的硬化带;软骨下骨有透X线带(新月征,软骨下骨折)。

(2) 核素扫描示股骨头内热区中有冷区。

(3) 股骨头 MRI 的 T1 加权相呈带状低信号(带状类型)或 T2 加权相有双线征。

【药物治疗】

1. 止痛治疗,如双氯芬酸钠(25 mg,每日 3 次)、布洛芬(0.2 g,每日 3 次)、吲哚美辛(50 mg,每日 1 次,直肠给药)或三七片(3 片,每日 3 次)等。

2. 阿仑膦酸钠等可防止股骨头塌陷,扩血管药物也有一定疗效。

第十五章　骨科疾病

【注意事项】

1. 目前尚无一种方法能治愈不同类型、不同分期及不同坏死体积的股骨头坏死。制订合理的治疗方案应综合考虑分期、坏死体积、关节功能以及患者年龄、职业等。

2. 保护性负重使用双拐可有效减少疼痛,但不提倡使用轮椅。

3. 物理治疗包括体外震波、高频电场、高压氧、磁疗等,对缓解疼痛、促进骨修复有益。

4. 多数股骨头坏死患者会面临手术治疗,应转入上级医院进一步治疗,手术包括保留患者自身股骨头手术和人工髋关节置换术两大类。保留股骨头手术包括髓芯减压术、植骨术、截骨术等,适用于早中期、坏死体积在 15% 以上的股骨头坏死患者。如果方法适当,可避免或推迟行人工关节置换术,晚期行人工关节置换术。

(王刚　殷稚飞　刘鸿飞　刘军)

第九节　急性化脓性骨髓炎

【概述】

急性化脓性骨髓炎是指累及骨膜、骨密质、骨松质与骨髓组织的化脓性细菌感染。病原菌主要为金黄色葡萄球菌,其次为乙型链球菌、白色葡萄球菌等。感染途径有血源性、蔓延性及外伤性。

【诊断要点】

1. 病史特点:儿童常见,以胫骨上段和股骨下段最多见。发病前有外伤病史、急骤的高热与毒血症表现。

2. 临床表现:出现长骨干骺端疼痛剧烈而不愿活动肢体,局部可见明显的压痛区。

3. 实验室及器械检查

(1)白细胞计数和中性粒细胞增高,血沉和 CRP 增快。

（2）局部分层穿刺，获得致病菌，即血培养和分层穿刺培养阳性。

（3）X 线检查：在发病 14 天后予 X 线检查，可出现干骺端模糊、骨膜反应等，但难以显示 1 cm 的骨脓肿，CT 检查可以提前发现骨膜下脓肿。

（4）核素骨显像：在发病后 48 小时有阳性结果。

【药物治疗】

1. 抗生素治疗原则：早期、足量、敏感、联合应用。

2. 抗生素用法：发病 5 日内使用往往可以控制炎症。应用时选用一种广谱抗生素和一种针对革兰氏阳性球菌的抗生素联合应用，待检出致病菌后再调整。

【注意事项】

1. 注意手术治疗：手术治疗目的是引流脓液，减少毒血症症状，阻止急性骨髓炎转变为慢性骨髓炎。

2. 手术治疗宜早，最好在抗生素治疗后 48～72 小时仍不能控制局部症状，高热仍不退者或骨膜下穿刺有脓时迅速转入上级医院急诊行手术治疗，包括骨膜切开、钻孔或开窗。如已形成骨膜下脓肿，则应早期切开引流，髓腔内放置两根硅胶管进行抗生素溶液灌注冲洗。

3. 在起病后早期应该作出明确诊断和合适治疗，才能避免发展成慢性骨髓炎。

（王刚　殷稚飞　刘鸿飞　刘军）

第十节 急性化脓性关节炎

【概述】

急性化脓性关节炎是指关节部位受化脓性细菌引起的感染，85％以上是金黄色葡萄球菌。多数为血源性传播，少数为感染直接蔓延。早诊断、早治疗是确保关节功能不致发生障碍和丧失的关键。

【诊断要点】

1. 病史特点：注意询问身体有无感染灶及外伤史。患者往往起病急，出现食欲差、全身不适、畏寒及高热等。

2. 临床表现：出现关节疼痛、肿胀、积液、皮肤温度增高、关节拒动及呈半屈位。可发生理性脱位。

3. 实验室及器械检查

(1) 白细胞总数及中性粒细胞数明显增加，血沉增快，血培养可阳性。

(2) 关节穿刺液呈浑浊样或脓性，应送常规检查，革兰氏染色查细菌、细菌培养及药物敏感试验。

(3) X线检查：早期关节间隙变宽，较晚期间隙变窄，晚期关节破坏，关节间隙消失。

(4) 其他检查：早期也可行 ECT 及 MRI 检查，以协助诊断。

【药物治疗】

1. 早期足量全身使用抗菌药物，原则与急性血源性骨髓炎相同。使用有效抗生素，根据治疗效果及细菌培养和药物敏感试验结果调整抗生素。应尽早足量、长期应用对致病菌敏感的抗生素。急性期需静脉给药，感染控制后改为口服，用至体温下降、症状消失后2周。

2. 全身支持疗法:补充营养、输液、输血等。

3. 关节内注入抗生素疗法:主要以青霉素、链霉素、庆大霉素为主,剂量适当减少。

【注意事项】

1. 注意局部制动和固定。

2. 当出现以下情况,化脓性关节炎需要切开引流手术时应转入上级医院就诊:经全身及关节穿刺冲洗治疗效果不好,或髋关节化脓性炎症一旦确诊,应立即切开引流、冲洗,以免关节破坏,或向周围扩散造成骨髓炎。

3. 晚期关节功能恢复治疗与关节功能畸形矫正手术治疗。

(王刚　殷稚飞　刘鸿飞　刘军)

第十一节　骨关节炎

【概述】

骨关节炎是一种以关节软骨退行性变和继发性骨质增生为特性的慢性关节疾病。多见于中老年人,女性多于男性。好发于负重较大的膝关节、髋关节。

【诊断要点】

1. 病史特点:中老年女性多见。

2. 临床表现:主要症状是关节疼痛,疼痛于活动时发生,休息后消失。早期关节外形和活动无异常,晚期关节积液和畸形,关节压痛、僵硬,活动受限。

3. X线检查:可显示关节间隙狭窄,关节面凹凸不平,软骨不硬化,软骨下骨质疏松、囊性变,关节边缘唇样骨质增生,关节腔内可见游离体、关节畸形和半脱位改变。

【药物治疗】

1. 对症止痛:双氯芬酸钠(25 mg,每日 3 次)、布洛芬(0.2 g,每日 3 次)、吲哚美辛(50 mg,每日 1 次,直肠给药)或三七片(3 片,每日 3 次)等。

2. 局部治疗:关节肿胀,疼痛重者可考虑局部封闭或关节腔内注射醋酸泼尼松,但要注意不要滥用,以免引起类固醇诱发的骨关节病。

【注意事项】

1. 适当休息,加强劳动保护,减轻关节负荷,适当体育锻炼,加强肌力锻炼。

2. 理疗早期给予物理治疗、针灸、适度的推拿按摩,可改善症状。

3. 局部封闭、关节腔内药物注射(如醋酸泼尼松 25 mg,每周 1 次,3~5 次为限,勿滥用)及冲洗疗法有明显短期疗效。

4. 保守治疗无效时,可转入上级医院选择手术治疗。关节内有游离体、关节缘骨赘影响活动可行关节清理术。关节畸形明显可考虑截骨术。关节面严重破坏可行人工关节置换术或关节融合术。

(王刚　殷稚飞　刘鸿飞　刘军)

第十二节　髌骨软骨软化症

【概述】

髌骨软骨软化症是髌骨软骨慢性损伤后,软骨软化和进行性破裂,最后与之相对的股骨髁软骨也发生相同的病理改变,形成髌股关节的骨关节病。

【诊断要点】

1. 病史特点：多见于青年运动员。

2. 临床表现：起病缓慢，髌骨深面的间歇性压痛、髌骨内侧关节面压痛。体征可见髌骨摩擦实验（阳性）、半蹲实验（阳性）。

3. X线检查：早期无异常，晚期为骨关节炎表现。

【药物治疗】

1. 对症止痛：如双氯芬酸钠（25 mg，每日 3 次）、布洛芬（0.2 g，每日 3 次）、吲哚美辛（50 mg，每日 1 次，直肠给药）或三七片（3 片，每日 3 次）等。

2. 局部治疗：膝关节内注射玻璃酸钠（2 ml，关节内注射，每周 1 次），4～5 次为一疗程。

【注意事项】

1. 注意患侧膝关节制动 1～2 周，同时注意股四头肌功能锻炼，局部理疗。非甾体消炎镇痛药中含有氨基葡萄糖，既可止痛，又有利于软骨修复。

2. 关节内注射醋酸泼尼松龙虽可缓解症状，但对软骨修复不利，应慎用。

3. 当需要手术治疗时应转入上级医院，可予开放手术或关节镜下手术等治疗。关节镜下手术创伤小，病残较轻，有条件者可采用。有先天性畸形者可早期手术治疗，增加髌骨在关节活动中的稳定性。

（王刚　殷稚飞　刘鸿飞　刘军）

第十三节 颈椎病

【概述】

颈椎病是指颈椎间盘退行性变、颈椎肥厚增生以及颈部损伤等引起颈椎骨质增生,或椎间盘脱出、韧带增厚,刺激或压迫颈脊髓、颈部神经、血管而产生一系列症状的临床综合征。

【诊断要点】

1. 颈型颈椎病

(1)临床表现

① 症状:颈部剧痛,头颈活动受限,严重时头偏向一侧,故常被诊为落枕,或颈扭伤。就诊时患者常用手托住下颌以缓解疼痛。

② 体征:颈肌紧张,局部压痛点,头颈活动受限。

(2)X线检查:颈椎生理弧度变直或反曲。

2. 神经根型颈椎病

(1)临床表现

① 症状:颈肩部酸痛,并沿神经根分布而向下放射到前臂和手指。皮肤有过敏,抚摸有触电感。可反复发作,咳嗽或大便时疼痛加重。

② 体征:颈活动受限,颈项肌肉较紧张,局部压痛点。神经根牵拉试验、压颈试验(Spurling 试验)可呈阳性,皮肤感觉改变,腱反射减弱或消失。

(2)实验室及器械检查

① X线检查:病变椎间隙狭窄或增生,伸展运动颈椎侧位片上,病变关节会出现松动,斜位片上看到骨刺突入椎间孔。

② MRI检查:对脊髓和椎间盘可以清晰显示,明确诊断。

【药物治疗】

1. 对症止痛:双氯芬酸钠(25 mg,每日 3 次)、布洛芬(0.2 g,每日 3 次)、吲哚美辛(50 mg,每日 1 次,直肠给药)或三七片(3 片,每日 3 次)等。

2. 神经营养:维生素 B_1(10 mg,每日 3 次)、维生素 B_{12}(500 μg,每日 3 次)。

【注意事项】

1. 注意物理治疗颈椎牵引疗法:限制颈椎活动,牵引使头颈部肌肉松弛,解除痉挛,椎间孔增大,使神经根所受刺激和压迫得以减轻,也有助于神经组织与周围组织的松解。

(1)颈椎制动疗法:颈椎制动后可以使颈部肌肉休息。制动方法有三种:颈托、围领和颈托支架。

(2)理疗:理疗的方法很多,包括高频电疗、离子导入、石蜡疗法、水疗等。按摩一般不主张使用。

2. 颈椎病患者应当避免参加重体力劳动,平常应当注意保护颈部,防止其受伤。

3. 颈椎病患者需定时改变头颈部体位,注意休息,劳逸结合。

4. 已经有颈椎病症状的患者,应当减少工作量,适当休息。症状较重、发作频繁者,应当停止工作,最好能够卧床休息。

5. 颈椎病患者在工作中应该避免长时间吹空调、电风扇。

6. 手术治疗:对颈椎病诊断明确、神经根压迫症状严重、保守治疗后症状无明显好转者应转入上级医院采取手术治疗;脊髓型颈椎病患者,应尽早实行手术治疗;对于椎动脉和交感神经型的患者,手术效果不确切。

(王刚　殷稚飞　刘鸿飞　刘军)

第十四节　腰椎间盘突出症

【概述】

腰椎间盘突出症是由于椎间盘变性,纤维环破裂,髓核脱出,化学性刺激和机械性压迫神经根和马尾神经所造成。腰椎间盘突出症主要发生在 L4～5 和 L5～S1。

【诊断要点】

1. 病史特点:多有反复发作的急、慢性腰痛的病史。

2. 临床表现

(1)症状:腰痛伴下肢放射痛、麻木感。放射痛的肢体多为一侧性,仅极少数为双下肢症状。肢体冷感。

(2)体征:① 马尾症状:会阴部麻木、刺痛,排便及排尿障碍,阳痿等症状。② 腰部活动范围受限,腰部局限压痛及叩击痛。腰椎生理曲线消失,平腰或前凸减少。神经根分布区域感觉障碍,膝腱反射改变。间歇性跛行、跳跃式步态等。③ 直腿抬高试验 Lascque 征阳性、直腿抬高加强试验 Bragard 征阳性。

3. 实验室及器械检查

(1)腰椎 X 线片:多显示腰椎侧弯征,椎间隙狭窄,椎体边缘骨刺,腰椎生理曲线消失。

(2)CT 及 MRI 检查:可明确诊断及定位,阳性率可达 98%以上。

(3)肌电图:一般不需此项检查,但对有马尾损害者可选用,阳性率为 80%～90%。

【药物治疗】

1. 对症止痛、脱水:双氯芬酸钠(25 mg,每日 3 次)、布洛芬(0.2 g,每日 3 次)、吲哚美辛(50 mg,每日 1 次,直肠给药)或三七片

（3 片，每日 3 次）等。地塞米松针（20 mg，静脉注射，每日 1 次）、速尿针（20 mg，静脉注射，每日 1 次）。

2. 神经营养：维生素 B_1（10 mg，每日 3 次）、维生素 B_{12}（500 μg，每日 3 次）。

3. 特殊治疗：糖皮质激素和硬膜外注射。可使用甲基波尼松龙 80 mg 或倍他米松水剂 15 mg 和生理盐水 2 ml、0.5% 布比卡因1 ml。

【注意事项】

1. 注意物理治疗：绝对卧床休息加骨盆带牵引、腰围制动，手法推拿、按摩等治疗。

2. 药物治疗的注意事项：双氯芬酸钠等非甾体类药物禁用于胃或肠道溃疡者及非甾体消炎镇痛药物过敏者。有胃肠道疾病、哮喘、肝肾或心功能不全病史者，妊娠和哺乳、老年人、细胞外液减少者需慎用。长期用药时，定期监测肝肾功能和血细胞计数。

3. 80%～90% 腰椎间盘突出症非手术治疗可以治愈，仅有 10%～20% 的病人需行手术治疗，因此，严格的正规保守治疗非常有意义。

4. 具备以下手术指征的，可转入上级医院手术治疗：严格的正规保守治疗无效；尽管保守治疗有效，但反复发作者；中央型椎间盘突出者；有马尾神经功能障碍者；症状重，MRI 显示髓核突出大；突出髓核脱垂游离；伴有椎管狭窄；合并腰椎峡部不连或腰椎滑脱者。

（王刚　殷稚飞　刘鸿飞　刘军）

第十五节　腰椎管狭窄症

【概述】

腰椎管狭窄症是由于黄韧带肥厚增生、小关节增生内聚、椎间盘突出、骨性退变导致的腰椎中央管、神经根管或侧隐窝狭窄引起其中内容物——马尾、神经根受压而出现相应的神经功能障碍。

【诊断要点】

1. 临床表现

（1）症状：腰背部痛，60％以上的患者伴有腰背痛，相对于椎间盘突出引起的疼痛常常较轻微，并且有慢性加重的趋势。

（2）体征：① 间歇性跛行。② 马尾神经综合征。③ 合并症。腰椎管狭窄症常常合并其他的腰椎退变性疾病，主要包括以下几种：a. 腰椎间盘突出症：尽管严重的腰突症也会造成椎管狭窄，但因为是继发性的，并不归为腰椎管狭窄症；b. 腰椎滑脱；c. 腰椎退变性侧弯；d. 颈腰综合征。

2. 实验室及器械检查

（1）X 线检查：X 线平片可判断是否存在腰椎的不稳，是否有腰椎滑脱的情况发生。

（2）CT 检查：可测量腰椎管的前后径和左右径评估椎管的容积，并测量侧隐窝和椎间孔的大小。

（3）MRI 检查：MRI 能够很好地评估椎间盘、神经根、后纵韧带及椎间孔的情况，提示脊髓的受压变形情况。

（4）肌电图检查：主要通过检查双下肢肌肉的兴奋性来反映相应神经根的状态，并根据异常电活动的分布范围来判断神经根受压的节段。

【药物治疗】

1. 对症止痛、脱水：双氯芬酸钠（25 mg，每日 3 次）、布洛芬（0.2 g，每日 3 次）、吲哚美辛（50 mg，每日 1 次，直肠给药）或三七片（3 片，每日 3 次）等。地塞米松针（20 mg，静脉注射，每日 1 次）、速尿针（20 mg，静脉注射，每日 1 次）。

2. 神经营养：维生素 B_1（10 mg，每日 3 次）、维生素 B_{12}（500 μg，每日 3 次）。

【注意事项】

1. 物理治疗腹肌锻炼，以增加脊椎的稳定性。腰部保护，包括腰围外用，避免外伤及剧烈运动等。

2. 近年来，人们主张对双平面狭窄的患者行选择性椎板切除，应通过神经学检查选择其中之一为引起症状的平面（责任椎）。

3. 术中避免损伤神经根。

4. 为了预防术后脊椎不稳或疼痛，应考虑需同时行植骨融合术。

5. 具备以下手术适应证的患者，可转入上级医院采取手术治疗：保守治疗 3 个月无效，自觉症状明显且持续性加重，影响正常生活和工作；出现明显的神经根痛和明确的神经功能损害，尤其是严重的马尾神经损害；进行性加重的腰椎滑脱、侧弯伴随相应的临床症状出现。

（王刚　殷稚飞　刘鸿飞　刘军）

第十六节　腰椎峡部裂与腰椎滑脱症

【概述】

腰椎峡部裂系指腰椎峡部存在裂隙或骨折后未能连接,而脊椎滑脱系两个脊椎之间发生脱位,主要指峡部裂脊椎向前滑移。

【诊断要点】

1. 临床表现

(1) 症状:腰骶疼痛,站立、弯腰时加重,卧床休息后减轻或消失。

(2) 体征:① 坐骨神经痛。② 间歇性跛行。③ 马尾神经受牵拉或受压迫症状,滑脱严重时,马尾神经受累可出现下肢乏力、鞍区麻木及大小便功能障碍等症状。④ 腰向前凸、臀向后凸、腹部下垂及腰部变短的特殊外观。

2. 实验室及器械检查

(1) X线检查:X片应包括正、侧及左右斜位。必要时加摄动力位片。

(2) 其他检查:MRI、CT 扫描及脊髓造影检查,可评估是否合并有严重神经症状,以及检查椎间盘退变情况。

【药物治疗】

1. 对症止痛、脱水:双氯芬酸钠(25 mg,每日 3 次)、布洛芬(0.2 g,每日 3 次)、吲哚美辛(50 mg,每日 1 次,直肠给药)或三七片(3 片,每日 3 次)等。地塞米松针(20 mg,静脉注射,每日 1 次)、速尿针(20 mg,静脉注射,每日 1 次)。

2. 神经营养:维生素 B_1(10 mg,每日 3 次)、维生素 B_{12}(500 μg,每日 3 次)。

【注意事项】

1. 保守治疗适用于单纯崩裂、无明显滑脱、临床症状较轻微者。其主要措施有：腰背肌锻炼，对增加腰椎的稳定性最为重要；腰部支架或皮腰围外用；避免腰部外伤、负重及剧烈运动。

2. 具备以下手术适应证，应选择上级医院采取手术治疗：Ⅱ度以下的腰椎滑脱，出现顽固性腰背部疼痛，通过正规的保守治疗无效，严重影响患者生活和工作；合并腰椎间盘突出或腰椎管狭窄，出现下肢根性放射痛及间歇性跛行，或出现马尾神经受压的症状；病程长，有逐渐加重趋势；Ⅲ度以上的严重腰椎滑脱。

3. 腰椎滑脱的手术原则：减压、复位、融合和稳定脊柱。

4. 至今对滑脱是否需要复位有较大争议。目前国内大部分学者认为原则上应尽量争取复位，如不能完全复位，部分复位亦可。

5. 减压是解除症状的主要手段。对于重度滑脱，多数学者主张进行神经减压，以缓解症状。

6. 坚强的内固定不但有助于防止畸形进展，提高早、中期临床疗效，还能增加椎体间植骨融合率。

（王刚　殷稚飞　刘鸿飞　刘军）

第十六章 妇产科疾病与计划生育

第一节 单纯性外阴炎

【概述】

外阴与尿道、肛门邻近,经常受到经血、阴道分泌物、尿液、粪便的刺激,若不注意皮肤清洁,易引起外阴炎。糖尿病患者糖尿的刺激、粪瘘患者粪便的刺激以及尿瘘患者尿液的长期浸渍等也可引起外阴炎。此外,穿紧身化纤内裤导致局部通透性差、局部潮湿,经期使用卫生巾的刺激,均可引起单纯性外阴炎。

【诊断要点】

1. 外阴皮肤瘙痒、疼痛、烧灼感,于活动、性交、排尿、排便时加重。

2. 检查见局部充血、肿胀、糜烂,常有抓痕,严重者形成溃疡或湿疹。

3. 慢性炎症可使皮肤增厚、粗糙、皲裂,甚至苔癣样变。

【药物治疗】

1. 病因治疗:积极寻找病因,若发现糖尿病应治疗糖尿病。若有尿瘘、粪瘘,应及时行修补术。

2. 局部治疗:可用 1∶5 000 高锰酸钾液坐浴,每日 2 次,坐浴后涂抗生素软膏或紫草油。此外可选用中药水熏洗外阴部,每日 1～2 次。

【注意事项】

1. 注意个人卫生,经常换内裤,穿纯棉内裤,保持外阴清洁、干燥。

2. 寻找病因,查尿糖。幼儿查有无蛲虫病所致肛周瘙痒。

3. 治疗期间避免性生活,停用引起外阴部激惹的外用药物。

(周璘)

第二节　细菌性阴道病

【概述】

细菌性阴道病为阴道内正常菌群失调所致的一种混合感染,但临床及病理特征无炎症改变。正常阴道内以产生过氧化氢的乳杆菌占优势。细菌性阴道病时,阴道内能产生过氧化氢的乳杆菌减少,导致其他细菌大量繁殖,主要有加德纳菌、厌氧菌(动弯杆菌、普雷沃菌、紫单胞菌、类杆菌、消化链球菌等)以及人型支原体,其中以厌氧菌居多,厌氧菌数量可增加 100～1 000 倍。促使阴道菌群发生变化的原因仍不清楚,推测可能与频繁性交、多个性伴侣或阴道灌洗使阴道碱化有关。

【诊断要点】

1. 10％～40％患者无临床症状,有症状者主要表现为阴道分泌物增多,有鱼腥臭味,尤其性交后加重,可伴有轻度外阴瘙痒或烧灼感。

2. 分泌物呈灰白色,均匀一致,稀薄,黏度很低,容易将分泌物从阴道壁拭去。阴道黏膜无充血的炎症表现。

3. 下列 4 条中有 3 条阳性即可临床诊断为细菌性阴道病。

(1) 匀质、稀薄的阴道分泌物。

(2) 阴道 pH＞4.5(pH 多为 5.0～5.5)。

(3) 胺臭味试验阳性。取阴道分泌物少许放在玻片上,加入 10%氢氧化钾 1～2 滴,产生一种烂鱼肉样腥臭气味即为阳性。

(4) 线索细胞:取少许分泌物放在玻片上,加一滴生理盐水混合,置于高倍光镜下见到＞20%的线索细胞。线索细胞即阴道脱落的表层细胞,于细胞边缘贴附大量颗粒状物即加德纳尔菌。细胞边缘不清。

【药物治疗】

1. 全身用药:甲硝唑 400 mg,口服,每日 2～3 次,连续 7 日;或克林霉素 300 mg,口服,每日 2 次,连续 7 日。

2. 阴道用药:甲硝唑栓剂 200 mg,每日 1 次,共 7 日。2%克林霉素软膏涂布,每晚 1 次,连续 7 日。

3. 妊娠期多选择口服用药:甲硝唑 200 mg,口服,每日 3 次,连续 7 日;或克林霉素 300 mg,每日 2 次,连续 7 日。

【注意事项】

1. 无需常规治疗性伴侣,但对反复发作难治的细菌性阴道炎患者的性伴侣应治疗。

2. 妊娠期细菌性阴道病可导致绒毛膜羊膜炎、胎膜早破、早产;非孕妇女可引起子宫内膜炎、盆腔炎、子宫切除术后阴道断端感染。

3. 任何有症状的细菌性阴道病孕妇及无症状的高危孕妇(有胎膜早破、早产史)均需治疗。

(周璘)

第三节　老年性阴道炎

【概述】

老年性阴道炎常见于自然绝经及卵巢去势后妇女,也可见于产后闭经或药物假绝经治疗的妇女。因卵巢功能衰退,雌激素水平降低,阴道壁萎缩,黏膜变薄,上皮细胞内糖原减少,阴道内 pH 增高,多为 5.0～7.0,嗜酸性的乳杆菌不再为优势菌,局部抵抗力降低,其他致病菌过度繁殖或容易入侵引起炎症。

【诊断要点】

1. 主要症状为绝经前后外阴灼热不适、瘙痒及阴道分泌物增多。

2. 阴道分泌物稀薄,呈淡黄色,感染严重者呈脓血性白带。可伴有性交痛。

3. 检查见阴道呈萎缩性改变,阴道黏膜充血,有散在小出血点或点状出血斑,有时见浅表溃疡。溃疡面可与对侧黏连,严重时造成狭窄甚至闭锁,炎症分泌物引流不畅形成阴道积脓或宫腔积脓。

4. 取阴道分泌物检查,显微镜下见大量基底层细胞及白细胞而无滴虫及假丝酵母菌。

【药物治疗】

1. 甲硝唑 200 mg 或诺氟沙星 100 mg,放于阴道深部,每日 1 次,连续 7～10 日。

2. 0.5%己烯雌酚软膏,或结合雌激素软膏局部涂抹,每日 1～2 次,连续 14 日。全身用药可口服尼尔雌醇,首次 4 mg,以后每 2～4 周 1 次,每次 2 mg,维持 2～3 个月。需排除雌激素使用禁忌证。

【注意事项】

1. 应排除其他疾病才能诊断。

第十六章　妇产科疾病与计划生育

2. 对有血性白带者,应与子宫恶性肿瘤鉴别,需常规作宫颈刮片,必要时行分段诊刮术。

3. 对阴道壁肉芽组织及溃疡,需与阴道癌相鉴别,可行局部活组织检查。

(周璘)

第四节 滴虫性阴道炎

【概述】

滴虫阴道炎是由阴道毛滴虫引起的常见阴道炎。阴道毛滴虫适宜在温度 $25 \sim 40℃$、pH $5.2 \sim 6.6$ 的潮湿环境中生长。滴虫只有滋养体而无包囊期,滋养体生活力较强,能在 $3 \sim 5℃$ 生存 21 日,在 $46℃$ 生存 $20 \sim 60$ 分钟,在半干燥环境中约生存 10 小时。在普通肥皂水中也能生存 $45 \sim 120$ 分钟。滴虫在月经前后常得以繁殖,引起炎症发作。滴虫能使阴道 pH 升高,滴虫阴道炎患者的阴道为 pH $5.0 \sim 6.5$。滴虫不仅寄生于阴道,还常侵入尿道或尿道旁腺,甚至膀胱、肾盂以及男性的包皮皱褶、尿道或前列腺中。

滴虫性阴道炎传播方式:① 经性交直接传播:由于男性感染滴虫后常无症状,易成为感染源;② 间接传播:经公共浴池、浴盆、浴巾、游泳池、坐式便器、衣物、污染的器械及敷料等传播。

【诊断要点】

1. 潜伏期为 $4 \sim 28$ 日。$25\% \sim 50\%$ 患者感染初期无症状。

2. 主要症状是阴道分泌物增多及外阴瘙痒,间或有灼热、疼痛、性交痛等。分泌物典型特点为稀薄脓性、黄绿色、泡沫状、有臭味。可有尿频、尿痛,有时可见血尿。可致不孕。

3. 检查见阴道黏膜充血,严重者有散在出血点,甚至宫颈有出血斑点,形成"草莓样"宫颈。带虫者阴道黏膜无异常改变。

4. 诊断方法

（1）0.9%氯化钠溶液湿片法,具体方法是:取温的0.9%氯化钠溶液一滴放于玻片上,在阴道侧壁取典型分泌物混于0.9%氯化钠溶液中,立即在低倍光镜下寻找滴虫。显微镜下可见到呈波状运动的滴虫及增多的白细胞被推移。此方法的敏感性为60%~70%。

（2）对可疑患者,若多次湿片法未能发现滴虫时,可送培养,准确性达98%左右。

【药物治疗】

1. 全身用药

（1）初次治疗可选择甲硝唑2g,单次口服。

（2）替硝唑2g,单次口服。

（3）甲硝唑400mg,每日2次,连续7日。

2. 性伴侣应同时进行治疗,治疗期间禁止性交。

3. 对甲硝唑2g单次口服治疗失败且排除再次感染者,增加甲硝唑疗程及剂量仍有效。

（1）若为初次治疗失败,可重复应用甲硝唑400mg,每日2次,连续7日,或替硝唑2g,单次口服。

（2）若治疗仍失败,给予甲硝唑2g,口服每日1次,连续5日;或替硝唑2g,口服,每日1次,连续5日。

4. 妊娠合并滴虫阴道炎的治疗:甲硝唑2g,顿服;或甲硝唑400mg,口服,每日2次,连续7日。应用甲硝唑时,最好取得患者及其家属的知情同意。

【注意事项】

1. 取分泌物前24~48小时避免性交、阴道灌洗或局部用药,取分泌物时阴道窥器不涂润滑剂,分泌物取出后应及时送检并注意保暖,否则滴虫活动力减弱,造成辨认困难。

2. 有复发症状的病例多数为重复感染。为避免重复感染,内裤及洗涤用的毛巾应煮沸5~10分钟以消灭病原体,并应对其性伴侣进行治疗。因滴虫阴道炎可合并其他性传播疾病,应注意有无其他性传播疾病。

3. 服甲硝唑及替硝唑后偶见胃肠道反应,如食欲减退、恶心、呕吐。此外,偶见头痛、皮疹、白细胞减少等,一旦发现应停药。甲硝唑用药期间及停药 24 小时内、替硝唑用药期间及停药 72 小时内禁止饮酒,哺乳期用药不宜哺乳。

(周璘)

第五节　外阴阴道假丝酵母菌病

【概述】

外阴阴道假丝酵母菌病(VVC)是由假丝酵母菌引起的常见外阴阴道炎症。酸性环境适宜假丝酵母菌生长,有假丝酵母菌感染的阴道 pH 多在 4.0~4.7,通常小于 4.5。假丝酵母菌对热的抵抗力不强,加热至 60℃,1 小时即死亡,但对干燥、日光、紫外线及化学制剂等抵抗力较强。

白假丝酵母菌为条件致病菌,10%~20%非孕妇女及 30%孕妇阴道中有此菌寄生,但菌量极少,呈酵母相,并不引起症状。只有在全身及阴道局部细胞免疫能力下降、假丝酵母菌大量繁殖并转变为菌丝相,才出现症状。常见发病诱因有应用广谱抗生素、妊娠、糖尿病、大量应用免疫抑制剂。其他诱因有胃肠道假丝酵母菌、应用含高剂量雌激素的避孕药、穿紧身化纤内裤及肥胖。

目前根据流行情况、临床表现、微生物学、宿主情况而分为单纯性外阴阴道假丝酵母菌病和复杂性外阴阴道假丝酵母菌病。一年内有症状并经真菌学证实的 VVC 发作 4 次或以上,称为复发性外阴阴道假丝酵母菌病(RVVC),发生率约 5%。多数患者复发机制不明确。

传染途径:① 主要为内源性传染,假丝酵母菌除作为条件致病菌寄生于阴道外,也可寄生于人的口腔、肠道,一旦条件适宜可引起感染,这3个部位的假丝酵母菌可互相传染;② 少部分患者可通过性交直接传染;③ 极少通过接触污染的衣物间接传染。

【诊断要点】

1. 主要表现为外阴瘙痒、灼痛、性交痛以及尿痛,部分患者阴道分泌物增多。分泌物特征为白色稠厚呈凝乳或豆腐渣样。

2. 妇科检查可见外阴红斑、水肿,常伴有抓痕,严重者可见皮肤皲裂、表皮脱落。阴道黏膜红肿,小阴唇内侧及阴道黏膜附有白色块状物,擦除后露出红肿黏膜面,急性期还可能见到糜烂及浅表溃疡。

3. 诊断方法

(1) 可用 0.9%氯化钠溶液湿片法或 10%氢氧化钾溶液湿片法或革兰氏染色检查分泌物中的芽生孢子和假菌丝。

(2) 若有症状而多次湿片检查为阴性,或为顽固病例,为确诊是否为白假丝酵母菌感染,可采用培养法。

【药物治疗】

1. 消除诱因:若有糖尿病应给予积极治疗,及时停用广谱抗生素、雌激素及皮质类固醇激素。勤换内裤,用过的内裤、盆及毛巾均应用开水烫洗。

2. 单纯性 VVC 的治疗

(1) 局部用药:阴道用药。① 咪康唑栓剂,每晚 1 粒(200 mg),连续 7 日;或每晚 1 粒(400 mg),连续 3 日;或 1 粒(1 200 mg),单次用药;② 克霉唑栓剂,每晚 1 粒(150 mg),塞入阴道深部,连续 7 日;或每日早、晚各 1 粒(150 mg),连续 3 日;或 1 粒(500 mg),单次用药;③ 制霉菌素栓剂,每晚 1 粒(10 万 U),连续 10~14 日。

(2) 全身用药:对不能耐受局部用药者、未婚妇女及不愿采用局部用药者,可选用口服药物。① 氟康唑 150 mg,顿服;② 伊曲康唑,每次 200 mg,每日 1 次,连续 3~5 日;或采用 1 日疗法,400 mg 分 2 次口服。

3. 复杂性 VVC 的治疗

(1) 严重 VVC:无论局部用药还是口服药物均应延长治疗时

间。若为局部用药,延长为 7~14 日;若口服氟康唑 150 mg,则 72 小时后加服 1 次。

(2)复发性外阴阴道假丝酵母菌病的治疗:抗真菌治疗分为初始治疗及维持治疗。① 初始治疗若为局部治疗,延长治疗时间为 7~14 日;若口服氟康唑 150 mg,则第 4、7 日各加服 1 次;② 常用的维持治疗:氟康唑 150 mg,每周 1 次,共 6 个月;或克霉唑栓剂 500 mg,每周 1 次,连续 6 个月;或选用其他局部唑类药物间断应用。

4. 妊娠合并外阴阴道假丝酵母菌病的治疗。局部治疗为主,克霉唑栓剂阴道用药,7 日疗法效果佳,禁用口服唑类药物。

【注意事项】

1. 无需对性伴侣进行常规治疗。约 15% 男性与女性患者接触后患有龟头炎,对有症状男性应进行假丝酵母菌检查及治疗,预防女性重复感染。

2. 若症状持续存在或诊断后 2 个月内复发者,需再次复诊。

3. 复发性外阴阴道假丝酵母菌病在治疗前应作真菌培养确诊。治疗期间定期复查监测疗效及药物副作用,一旦发现副作用,立即停药。

(周璘)

第六节 前庭大腺脓肿

【概述】

前庭大腺脓肿主要病原体为葡萄球菌、大肠埃希菌、链球菌、肠球菌。随着性传播疾病发病率的增加,淋病奈瑟菌及沙眼衣原体已成为常见病原体。急性炎症发作时,病原体首先侵犯腺管,导致前庭大腺导管炎,腺管开口往往因肿胀或渗出物凝聚而阻塞,脓液不能外流、积存而形成脓肿,称为前庭大腺脓肿。此病育龄妇女多见,幼女及绝经后期妇女少见。

【诊断要点】

1. 炎症多为一侧。初起时局部肿胀、疼痛、灼热感,行走不便,有时会致大小便困难。

2. 检查见局部皮肤红肿、发热、压痛明显,患侧前庭大腺开口处有时可见白色小点。当脓肿形成时,疼痛加剧,脓肿直径可达 3~6 cm,局部可触及波动感。部分患者出现发热等全身症状,腹股沟淋巴结可呈不同程度增大。

3. 当脓肿内压力增大时,表面皮肤变薄,脓肿自行破溃,若破孔大,可自行引流,炎症较快消退而痊愈;若破孔小,引流不畅,则炎症持续不消退,并可反复急性发作。

【药物治疗】

1. 急性炎症发作时,需卧床休息,局部保持清洁。

2. 可取前庭大腺开口处分泌物进行细菌培养,确定病原体。根据病原体选用口服或肌内注射抗生素。也可选用清热、解毒中药局部热敷或坐浴。

3. 脓肿形成后需行切开引流及造口术,并放置引流条。

【注意事项】

前庭大腺位于两侧大阴唇后 1/3 深部,腺管开口于处女膜与小阴唇之间,在性交、分娩等情况下污染外阴部时易发生炎症。

(周璘)

第七节　生殖器疱疹

【概述】

生殖器疱疹是单纯疱疹病毒（HSV）引起的性传播疾病。HSV分 HSV-1 及 HSV-2 型。70%～90%原发性生殖器疱疹由 HSV-2 引起，由 HSV-1 引起者占 10%～30%。复发性生殖器疱疹主要由 HSV-2 引起。

原发性生殖器疱疹潜伏期为 2～20 日，平均 6 日。复发多出现在原发性生殖器疱疹皮损消退后 1～4 个月。

【诊断要点】

1. 根据病史、临床典型表现可作出临床诊断

（1）女性好发于大阴唇、小阴唇、阴道口、尿道口、阴道、肛门周围、大腿或臀部，约 90%累及宫颈。

（2）患部先有烧灼感，表现为群集丘疹，可单簇或散在多簇，丘疹很快形成水疱。2～4 日疱疹破裂形成糜烂或溃疡，伴有疼痛，随后结痂自愈。

（3）亦有原发疱疹仅累及宫颈，宫颈表面易破溃而产生大量排液。

（4）发病前可有全身症状，如发热、全身不适、头痛等。

（5）几乎所有患者均出现腹股沟淋巴结肿大、压痛。

（6）部分患者出现尿频、尿急、尿痛等症状。

（7）病情平均经历 2～3 周缓慢消退，但愈后容易复发。

（8）复发患者症状较轻，水疱和溃疡数量少，面积小，愈合时间短，病程 7～10 日，皮损多在 4～5 日愈合，较少累及宫颈，腹股沟淋巴结一般不肿大，无明显全身症状。

2. 实验室检查

(1) 细胞学检查。

(2) 病毒抗原检测。

(3) 病毒培养。

(4) 核酸检测。

【药物治疗】

本病易复发,尚无彻底治愈方法。治疗目的是减轻症状,缩短病程,减少 HSV 排放,控制其传染性。

主要治疗方法为抗病毒治疗:阿昔洛韦 200 mg,口服,每日 5次,连续 7~10 日为一疗程。复发者同样剂量,口服 5 日。

【注意事项】

本病传染性强,危害严重,复发率高,可引起女性不孕、流产或新生儿死亡。

(周璘)

第八节　急性宫颈炎

【概述】

宫颈炎症是常见的女性下生殖道炎症。宫颈炎症包括宫颈阴道部及宫颈管黏膜炎症。因宫颈阴道部鳞状上皮与阴道鳞状上皮相延续,阴道炎症可引起宫颈阴道部炎症。临床多见的宫颈炎是宫颈管黏膜炎。若宫颈管黏膜炎症得不到及时彻底治疗,可引起上生殖道炎症。

宫颈炎的病原体:① 性传播疾病病原体:淋病奈瑟菌及沙眼衣原体,主要见于性传播疾病的高危人群;② 内源性病原体:部分宫颈炎的病原体与细菌性阴道病、生殖支原体感染有关。但部分患者的病原体不清楚。

【诊断要点】

1. 临床表现:大部分患者无症状。有症状者主要表现为阴道分泌物增多,呈黏液脓性,阴道分泌物刺激可引起外阴瘙痒及灼热感。此外,可出现经间期出血、性交后出血等症状。若合并尿路感染,可出现尿急、尿频、尿痛。

2. 妇科检查:可见宫颈充血、水肿、黏膜外翻,有黏液脓性分泌物附着,甚至从宫颈管流出,宫颈管黏膜质脆,容易诱发出血。若为淋病奈瑟菌感染,因尿道旁腺、前庭大腺受累,可见尿道口、阴道口黏膜充血、水肿以及多量脓性分泌物。

3. 诊断:出现两个特征性体征,显微镜检查阴道分泌物白细胞增多,即可做出宫颈炎症的初步诊断。宫颈炎症诊断后,需进一步做衣原体及淋病奈瑟菌的检测。

(1)两个特征性体征,具备一个或两个同时具备:① 于宫颈管或宫颈管棉拭子标本上,肉眼见到脓性或黏液脓性分泌物;② 用棉拭子擦拭宫颈管时,容易诱发宫颈管内出血。

(2)白细胞检测:可检测宫颈管分泌物或阴道分泌物中的白细胞,后者需排除引起白细胞增高的阴道炎症。① 宫颈管脓性分泌物涂片作革兰氏染色,中性粒细胞>30/高倍视野。② 阴道分泌物湿片检查,白细胞>10/高倍视野。

(3)病原体检测应作衣原体及淋病奈瑟菌的检测,以及有无细菌性阴道病及滴虫阴道炎。

【药物治疗】

1. 有性传播疾病高危因素的患者,尤其是年轻女性,未获得病原体检测结果即可给予治疗,方案为:阿奇霉素 1 g,单次顿服;多西环素 100 mg,口服,每日 2 次,连续 7 日。

2. 单纯急性淋病奈瑟菌性宫颈炎:常用药物有第三代头孢菌素、氨基糖苷类等。方案为:头孢曲松钠 250 mg,单次肌内注射;头孢克肟 400 mg,单次口服;大观霉素 4 g,单次肌内注射。

3. 沙眼衣原体感染所致宫颈炎

(1)四环素类:多西环素 100 mg,口服,每日 2 次,连续 7 日。

（2）红霉素类：主要有阿奇霉素 1 g，单次顿服；或红霉素 500 mg，口服，每日 4 次，连续 7 日。

（3）喹诺酮类：主要有氧氟沙星 300 mg，口服，每日 2 次，连续 7 日；左氧氟沙星 500 mg，口服，每日 1 次，连续 7 日。

4. 对于合并细菌性阴道病者，同时治疗细菌性阴道病，否则将导致宫颈炎持续存在。

【注意事项】

由于宫颈炎也可以是上生殖道感染的一个征象，因此，对宫颈炎患者应注意有无上生殖道感染。

由于淋病奈瑟菌感染常伴有衣原体感染，因此，若为淋菌性宫颈炎，治疗时除选用抗淋病奈瑟菌药物外，应同时应用抗衣原体感染药物。

治疗后症状持续存在者，应告知患者随诊。对持续性宫颈炎症，需了解有无再次感染性传播疾病，性伙伴是否已进行治疗，阴道菌群失调是否持续存在。对无明显病因的持续性宫颈炎症，尚无肯定有效的治疗方法。

（周璘）

第九节　附件炎

【概述】

在盆腔炎性疾病中，将相互邻近关系的输卵管炎及卵巢周围炎称为输卵管卵巢炎，习惯上称为附件炎。

炎症可通过卵巢排卵的破孔侵入卵巢实质形成卵巢脓肿，脓肿壁与输卵管积脓黏连并穿通，形成输卵管卵巢脓肿。输卵管卵巢脓肿可为一侧或两侧病变，约半数是在可识别的急性盆腔炎性疾病初次发病后形成，另一部分是屡次急性发作或重复感染而形成。

盆腔炎性疾病的病原体有外源性及内源性两个来源,两种病原体可单独存在,但通常为混合感染,可能是衣原体或淋病奈瑟菌感染造成输卵管损伤后,容易继发需氧菌及厌氧菌感染。

【诊断要点】

1. 可因炎症轻重及范围大小而有不同的临床表现。轻者无症状或症状轻微。急性病变常见症状为下腹痛、发热、阴道分泌物增多,严重可有寒战、高热、头痛、食欲缺乏。慢性病变常见下腹部坠胀、疼痛及腰骶酸痛等症状,且往往在经期或劳累后加重。

2. 若为单纯输卵管炎,可触及增粗的输卵管,压痛明显;若为输卵管积脓或输卵管卵巢脓肿,可触及包块且压痛明显,不活动。慢性病变妇科检查若为输卵管病变,则在子宫一侧或两侧触到呈索条状增粗输卵管,并有轻度压痛;若为输卵管积水或输卵管卵巢囊肿,则在盆腔一侧或两侧触及囊性肿物,活动多受限。

3. 实验室检查

(1) 阴道分泌物 0.9％氯化钠溶液涂片中见到白细胞。

(2) 血 C 反应蛋白升高。

(3) 血沉升高。

(4) 实验室证实的宫颈淋病奈瑟菌或衣原体阳性特异标准。

(5) 阴道超声或核磁共振检查显示输卵管增粗、输卵管积液,伴或不伴有盆腔积液、输卵管卵巢肿块。

【药物治疗】

主要为抗生素药物治疗,必要时手术治疗。抗生素的治疗原则:经验性、广谱、及时及个体化。

1. 口服或肌内注射抗生素治疗常用方案

(1) 氧氟沙星 400 mg,口服,每日 2 次,或左氧氟沙星 500 mg口服,每日 1 次,同时加服甲硝唑 400 mg,每日 2～3 次,连续 14 日。

(2) 头孢曲松钠 250 mg 单次肌内注射,或头孢西丁钠 2 g,单次肌内注射,同时口服丙磺舒 1 g,然后改为多西环素 100 mg,每日 2次,连续 14 日,可同时口服甲硝唑 400 mg,每日 2 次,连续 14 日;或选用其他第三代头孢菌素与多西环素、甲硝唑合用。

2. 静脉滴注常用的配伍方案

（1）第二代头孢菌素或相当于第二代头孢菌素的药物及第三代头孢菌素或相当于第三代头孢菌素的药物

① 头孢西丁钠 2 g，静脉滴注，每 6 小时 1 次；或头孢替坦二钠 2 g，静脉滴注，每 12 小时 1 次。加多西环素 100 mg，每 12 小时 1 次，静脉滴注或口服。

② 临床症状改善至少 24 小时后转为口服药物治疗，多西环素 100 mg，每 12 小时 1 次，连续 14 日。对不能耐受多西环素者，可用阿奇霉素替代，每次 500 mg，每日 1 次，连续 3 日。

③ 其他可选用头孢呋辛钠、头孢唑肟钠、头孢曲松钠、头孢噻肟钠。

④ 对输卵管卵巢脓肿的患者，可加用克林霉素或甲硝唑，从而更有效地对抗厌氧菌。

（2）克林霉素与氨基糖苷类药物联合方案

① 克林霉素 900 mg，每 8 小时 1 次，静脉滴注；庆大霉素先给予负荷量（2 mg/kg），然后给予维持量（1.5 mg/kg），每 8 小时 1 次，静脉滴注。

② 临床症状、体征改善后继续静脉应用 24～48 小时，克林霉素改为口服，每次 450 mg，每日 4 次，连续 14 日；或多西环素 100 mg 口服，每 12 小时 1 次，连续 14 日。

（3）喹诺酮类药物与甲硝唑联合方案：氧氟沙星 400 mg 静脉滴注，每 12 小时 1 次；或左氧氟沙星 500 mg 静脉滴注，每日 1 次。甲硝唑 500 mg 静脉滴注，每 8 小时 1 次。

（4）青霉素类与四环素类药物联合方案：氨苄西林/舒巴坦 3 g，静脉滴注，每 6 小时 1 次，加多西环素 100 mg，每日 2 次，连续 14 日。

3. 中药治疗主要为活血化瘀、清热解毒药物，如银翘解毒汤、安宫牛黄丸或紫血丹等。

【注意事项】

1. 支持疗法：卧床休息，半卧位。给予高热量、高蛋白、高维生素流食或半流食,补充液体。高热时采用物理降温。

2. 手术指征

(1) 药物治疗无效:经药物治疗 48~72 小时,体温持续不降,患者中毒症状加重或包块增大者。

(2) 脓肿持续存在:经药物治疗病情有好转,继续控制炎症数日(2~3 周),包块仍未消失但已局限化。

(3) 脓肿破裂:突然腹痛加剧,寒战、高热、恶心、呕吐、腹胀,检查腹部拒按或有中毒性休克表现,应怀疑脓肿破裂。一旦怀疑脓肿破裂,需立即在抗生素治疗的同时行剖腹探查。

(4) 对盆腔炎性疾病反复发作者,在抗生素药物治疗的基础上可根据具体情况选择手术治疗。

(5) 输卵管积水者需行手术治疗。

(周璘)

第十节　盆腔炎

【概述】

盆腔炎是指女性上生殖道的一组感染性疾病,主要包括子宫内膜炎、输卵管炎、输卵管卵巢脓肿、盆腔腹膜炎。炎症可局限于一个部位,也可同时累及几个部位,以输卵管炎、输卵管卵巢炎最常见。

盆腔炎性疾病若未能得到及时、彻底的治疗,可导致不孕、输卵管妊娠、慢性盆腔痛以及炎症反复发作,从而严重影响妇女的生殖健康,且增加家庭与社会经济负担。

【诊断要点】

盆腔炎性疾病的诊断标准(2006 年美国 CDC 诊断标准)有如下几点:

1. 最低标准:宫颈举痛或子宫压痛或附件区压痛。

2. 附加标准

(1) 体温超过 38.3℃（口表）。

(2) 宫颈或阴道异常黏液脓性分泌物。

(3) 阴道分泌物 0.9%氯化钠溶液涂片见到大量白细胞。

(4) 红细胞沉降率升高。

(5) 血 C 反应蛋白升高。

(6) 实验室证实的宫颈淋病奈瑟菌或衣原体阳性。

3. 特异标准

(1) 子宫内膜活检组织学证实子宫内膜炎。

(2) 阴道超声或核磁共振检查显示输卵管增粗、输卵管积液，伴或不伴有盆腔积液、输卵管卵巢肿块，以及腹腔镜检查发现盆腔炎性疾病征象。

【药物治疗】

1. 抗生素药物治疗见"附件炎"章节。

2. 中药治疗主要为活血化瘀、清热解毒药物，如银翘解毒汤、安宫牛黄丸或紫血丹等。

【注意事项】

1. 注意支持、对症治疗，包括：

(1) 卧床休息，半卧位有利于脓液积聚于直肠子宫陷凹而使炎症局限。

(2) 给予高热量、高蛋白、高维生素流食或半流食，补充液体，注意纠正电解质紊乱及酸碱失衡。

(3) 高热时采用物理降温。

(4) 尽量避免不必要的妇科检查，以免引起炎症扩散，有腹胀应行胃肠减压。

2. 根据药敏试验选用抗生素较合理，但通常需在获得实验室结果前即给予抗生素治疗，因此，初始治疗往往根据经验选择抗生素。由于盆腔炎性疾病的病原体多为淋病奈瑟菌、衣原体以及需氧菌、厌氧菌的混合感染，需氧菌及厌氧菌又有革兰氏阴性及革兰氏阳性之分，故抗生素的选择应涵盖以上病原体，选择广谱抗生素以及联合用药。

3. 手术治疗原则见"附件炎"章节。

（周璘）

第十一节 不孕症

【概述】

凡有正常性生活,未避孕一年未妊娠者,称为不孕症。未避孕而从未妊娠者称原发性不孕,曾有过妊娠而后未避孕连续一年不孕者称为继发性不孕。不孕原因有女方因素(40％)、男方因素(30％～40％)、男女双方因素(10％～20％)。

【诊断要点】

1. 男方检查

(1) 仔细询问病史,如有无慢性疾病,如结核、腮腺炎等;仔细查体,检查外生殖器有无畸形、感染和病变。

(2) 了解性生活情况,有无性交困难。

(3) 精液常规检查。

2. 女方检查:常规详细采集病史,查体时要注意第二性征及内外生殖器发育情况。

(1) 卵巢功能检查:B超排卵监测,基础体温测定,宫颈黏液检查,黄体期子宫内膜活检,女性性激素测定。

(2) 输卵管畅通试验:输卵管通液术,子宫输卵管造影,子宫输卵管超声造影。其中子宫输卵管造影能明确输卵管异常部位,且碘油造影有一定的治疗作用。

(3) 其他:宫腔镜检查,腹腔镜检查,性交后试验,MRI 检查。

【药物治疗】

1. 输卵管内注药:手术应在月经干净后 2～3 日后进行。地塞米松磷酸钠注射液 5 mg,加庆大霉素 4 万 U,加于 0.9％氯化钠注射液 20 ml,在 150 mmHg 压力下经宫腔缓慢注入。

2. 诱发排卵

(1)氯米芬:于月经周期第 5 日起,每日口服 50 mg,连用 5 日,3 个周期为一个疗程。用药后行超声排卵监测,卵巢成熟后予以考虑绒促性素 5 000～10 000 U 一次肌注。排卵后加用黄体酮(20～40)mg/d 或绒促性素 2 000 U,隔 3 日 1 次肌注,行黄体支持。

(2)溴隐亭:适用于高泌乳素血症排卵障碍者。从 1.25 mg/d 开始,酌情加量到 2.5 mg/d,分两次口服。血催乳素水平降至正常后续服药 1～2 年,每 3～6 个月复查血 PRL 水平。

3. 免疫性不孕的治疗:对抗心磷脂抗体综合征阳性的患者,予以泼尼松 10 mg,每日 3 次,加阿司匹林 80 mg/d,孕前和孕中期长期口服。

【注意事项】

1. 因不孕症男方因素及男女双方因素总和占 40％～60％,故初诊时应男女双方同时检查。

2. 在行药物治疗前,应纠正患者营养健康状态,及时治疗内外科合并症。

3. 在卵巢功能检查中,女性性激素检查,测定孕酮就在黄体中期进行,反映有否排卵和黄体功能;测定 FSH 等应在月经周期第 2～3 天进行,反映卵巢基础状态。

4. 在采集病史、查体、卵巢功能检查及输卵管畅通试验等过程中未发现异常者,应及时转至上级医院行宫腔镜、腹腔镜检查。年龄>35 岁者,建议及时行 IVF-ET。

5. 应用氯米芬促排卵,应注意患者主诉及体征,避免卵巢过度刺激综合征。

6. 泼尼松属妊娠期 C 类药物,孕早期应停服。

(徐健峰)

第十二节　功能失调性子宫出血

【概述】

功能失调性子宫出血简称功血,系指全身及内外生殖器官无器质性病变,由调节生殖的神经内分泌失常引起的异常子宫出血,分为无排卵型(常见于青春期及绝经过渡期女性)和有排卵型(多见于育龄女性)两大类。

【诊断要点】

1. 无排卵性功血

(1) 子宫不规则出血:月经周期紊乱,经期长短不一,经量不定或增多,甚至大出血。

(2) 出血期间一般无腹痛或其他不适,因无症状,患者就诊时病程一般较长。

(3) 出血量多或时间长可继发贫血,大量出血可导致休克。

(4) 详细询问病史,特别是有无避孕药物不规则使用,排除药物相关出血。

(5) 基础体温单相型。

(6) 有性生活者查妊娠试验,排除妊娠相关疾病。

(7) 测定血睾酮、泌乳素水平及甲状腺功能、血常规、凝血功能以排除其他内分泌及血液系统疾病引起的出血,血常规还可以了解贫血情况。

(8) 诊断性刮宫:年龄>35 岁,药物止血无效者或存在子宫内膜癌高危因素者应行诊刮。可止血,并可明确子宫内膜病理诊断。

2. 排卵性功血

(1) 黄体功能不足

① 月经周期缩短。

② 有时月经周期虽在正常范围内,但卵泡期延长,黄体期缩短,导致不易受孕或在孕早期流产。

③ 基础体温双相型,但高温相小于 11 日。

④ 子宫内膜活检显示分泌反应至少落后 2 日。

(2) 子宫内膜不规则脱落

① 月经周期正常。

② 经期延长,达 9～10 日,出血量多。

③ 基础体温双相型,但下降缓慢。

④ 在月经第 5～6 日行诊刮,病理表现为混合性子宫内膜。

【药物治疗】

1. 无排卵性功血

(1) 止血

① 联合用药:对出血不多,轻度贫血的青春期和生育年龄功血可采用口服避孕药。复方左炔诺孕酮片,于月经第 1 日服用,共 21 日,停药 7 日,共 28 日为一周期。

② 雌激素:青春期功血急性大量出血,且 Hb<70 g/L 者,已烯雌酚 1～2 mg,每 6～8 小时 1 次,血止后每 3 日递减 1/3 量,直至维持量每日 1 mg,从血止日期算起第 21 停药,最后 7～10 天加用孕激素使内膜脱落,结束这一周期。

③ 孕激素:a. 内膜萎缩法:多用于育龄期及绝经过渡期功血大量出血时,炔诺酮首剂 5 mg,每 8 小时 1 次,2～3 日血止后每 3 日递减 1/3 量,直至维持量每日 2.5～5 mg,从血止日期算起第 21 日停药。b. 内膜脱落法:只能用于 Hb>70 g/L,出血量不多的患者,醋酸甲羟孕酮 6～10 mg/d,连用 7～10 日;肌注黄体酮 20 mg/d,连续 3～5 日。

④ 雄激素:适用于绝经过渡期功血,大量出血时单独用药效果不佳,25～50 mg/d 肌注,总用量不超过 300 mg。

⑤ 其他:止血药物可用于减少出血量,但不能赖于止血药物。维生素 K4 4 mg 口服,每日 3 次;氨甲苯酸 0.5～1.0 g,以 5% 的葡萄糖液 10 ml 稀释后 5 分钟内静脉滴注,总量 1～2 g/d;酚磺乙胺

0.5 g 肌内注射,1~2 次/日;宫血宁胶囊,每次 1~2 粒,每日 3 次,血止停药。

(2) 调整月经周期:应用性激素止血后必须调整月经周期。

① 后半周期疗法:适用于青春期功血或活组织活检为增殖期内膜功血。可于撤药出血的第 16~25 日服醋酸甲羟孕酮 10 mg,或肌注黄体酮 20 mg,每日 1 次,连用 10 日为 1 个周期,共 3 个周期为一疗程。如有子宫内膜单纯增生或复合增生时,仍可在后半周期用孕激素控制周期。

② 雌孕激素联合法:口服避孕药,如复方醋酸环丙孕酮,左炔诺孕酮等,每次 1 片,每日 1 次,连用 21 日为 1 个周期,连续 3 个周期为一疗程。

③ 雌孕激素序贯疗法:即人工周期,适用于青春期功血及生育期功血、体内雌激素水平较低者。雌激素自血止撤药性月经第 5 日起用药,结合雌激素 1.25 mg,或戊酸雌二醇 2 mg,每晚 1 次,连服 21 日,服雌激素 11 日加用醋酸甲羟孕酮,每日 10 mg,连用 10 日。连续 3 个周期为一疗程。

(3) 促排卵:对于有生育要求的无排卵不孕患者,可针对病因采取促排卵治疗。月经第 5 日起口服氯米芬 50 mg/d,连服 5 日。最大剂量为 150 mg/d。

2. 排卵性功血

(1) 黄体功能不足

① 促进卵泡发育:氯米芬促排卵。

② 促进月经中期 LH 峰形成:监测到卵泡成熟时,绒促性素 5 000~10 000 U,1 次或分 2 次肌注。

③ 黄体刺激疗法:于基础体温上升后开始,肌注 HCG 1 000~2 000 U,每周 2 次,共 4 次。

④黄体功能替代疗法:排卵后,肌注黄体酮,10 mg/d,连续 10~14 日。

(2) 子宫内膜不规则脱落

① 孕激素:自排卵后 1~2 日或下次月经前 10~14 日开始,口

服甲羟孕酮 10 mg/d,连服 10 日。

② 绒促性素：用法同黄体功能不足。

【注意事项】

1. 诊断功血前，必须排除生殖器官病变，或全身疾病引起的生殖器官出血，排除妊娠相关出血。

2. 青春期及生育期无排卵性功血以止血、调整周期、促排卵为主；绝经过渡期功血以止血、调整周期、减少经量、防止子宫内膜癌变为治疗原则。

3. 对大量出血的患者，性激素治疗要求在 6 小时内明显见效，24～48 小时内止血。当疗效不佳时，应考虑有无器质性病变存在。

4. 有急性大出血或存在子宫内膜癌高危因素的患者，应行诊断性刮宫加病理检查。

（徐健峰）

第十三节　经前期综合征

【概述】

经前期综合征是指反复在黄体期出现周期性以躯体、精神症状为特征的综合征。月经来潮后，症状自然消失。其病因尚无定论，可能与精神社会因素、卵巢激素失调和神经递质异常有关。

【诊断要点】

临床多见于 25～45 岁妇女，症状出现于月经前 1～2 周，月经来潮后迅速减轻直至消失。周期性反复出现症状。

1. **身体症状**：头痛、背痛、乳房胀痛、腹胀、便秘、肢体浮肿、体重增加、运动协调能力减退。

2. **精神症状**：易怒、焦虑、抑郁、情绪不稳定、疲乏以及饮食、睡眠、性欲改变。

3. 行为改变:注意力不集中、工作效率低、记忆力减退、神经质、易激动等。

【药物治疗】

治疗采用心理治疗,调整生活状态和药物治疗。

1. 抗焦虑药:适用于有明显焦虑的患者。阿普唑仑经前用药,0.25 mg 口服,每日 2～3 次,渐增量,最大剂量为每日 4 mg,用至月经来潮第 2～3 日。

2. 抗忧郁药:适用于有明显忧郁的患者。氟西汀黄体期用药,20 mg 口服,每日 1 次。

3. 螺内酯 20～40 mg 口服,每日 2～3 次,可减轻水潴留,对改善精神症状也有效。

4. 维生素 B_6 10～20 mg 口服,每日 3 次。

5. 前列腺素抑制剂吲哚美辛 25 mg 口服,每日 3 次,可缓解头痛、痛经。

【注意事项】

1. 诊断经前期综合征需与轻度精神病及心、肝、肾疾病引起的浮肿相鉴别。

2. 心理治疗可帮助患者调整心态,有助于减轻症状。

(徐健峰)

第十四节　痛经

【概述】

痛经是指行经前后或月经期出现下腹部疼痛、坠胀,伴有腰酸或其他不适,症状严重影响生活质量者。痛经分为原发性和继发性两类,原发性痛经是指生殖器无器质性病变的痛经,占痛经 90％以上;继发性痛经是盆腔器质性疾病引起的痛经。本节仅叙述原发性痛经。

【诊断要点】

1. 原发性痛经多发于青春期,常在初潮后 1～2 年发病。

2. 疼痛多于月经来潮后开始,最早出现于经前 12 小时,行经第 1 天最剧,持续 2～3 天后缓解。

3. 疼痛多呈痉挛性,常位于下腹部耻骨上,可放射至腰骶部和大腿内侧,可伴恶心、呕吐、腹泻、头晕、乏力等症状。

4. 妇科检查及 B 超检查无异常发现。

【药物治疗】

1. 前列腺素合成酶抑制剂:布洛芬 200～400 mg,每日 3～4 次;酮洛芬 50 mg,每日 3 次。

2. 口服避孕药:适用于要求避孕的痛经妇女,如妈富隆。

3. 钙拮抗剂:硝苯地平 10 mg,每日 3 次口服。

4. 中成药:① 桂枝茯苓胶囊:经期停服,每次 3 粒,每日 3 次,3 个月经周期为一疗程;② 大黄蟅虫胶囊:每次 5 粒,每日 2 次。

【注意事项】

1. 诊断痛经需详细询问病史,仔细行妇科检查,完善实验室检查,需排除其他妇科急腹症、并与子宫内膜异位症、子宫腺肌病,盆腔炎等疾病引起的继发性痛经相鉴别。

2. 注意经期卫生宣教,经期不食生冷,注意保暖,避免剧烈活动。

3. 前列腺素合成酶抑制剂长期应用应特别注意其胃肠道不良反应。

(徐健峰)

第十五节　宫缩乏力

【概述】

子宫收缩力是产力的主要组成部分。宫缩乏力主要原因有头盆不称或胎位异常、子宫局部因素、精神因素、内分泌失调以及药物影响等。临床表现为潜伏期延长、活跃期延长、活跃期停滞、第二产程延长、第二产程停滞、胎头下降延缓、胎头下降停滞和滞产,分为协调性和不协调性二类。宫缩乏力容易引起产妇产后出血,增加感染机会,严重者导致膀胱阴道瘘或尿道阴道瘘,产伤增多,胎儿宫内窘迫甚至胎死宫内。头盆不称及胎位异常所引起的宫缩乏力应采用剖宫产终止妊娠,其余多数情况可通过加强宫缩促进产程进展,减少对产妇及胎儿的不良影响。

【诊断要点】

1. 协调性宫缩乏力

(1) 宫缩乏力多发生于第一产程(原发型),也可发生在活跃后期或第二产程(继发性)。

(2) 宫缩时间短,间歇时间长且不规律,宫缩<2 次/10 min,子宫收缩力弱。

(3) 产程曲线异常。

2. 不协调性宫缩乏力

(1) 多发生于产程开始阶段。

(2) 宫缩不协调,宫缩时子宫底部弱,下段强,宫缩间歇期子宫壁不完全松弛。

(3) 产科检查下腹部压痛,胎位不清,胎心不规律。

(4) 产程曲线异常。

【药物治疗】

1. 协调性宫缩乏力

(1) 潜伏期给予镇静剂使产妇得以充分休息后,行人工破膜催产。地西泮 10 mg 静脉缓慢推注,间隔 4~6 小时可重复应用。

(2) 加强宫缩:宫口扩张 3 cm 以上、胎心良好者,缩宫素2.5 U +5% 葡萄糖注射液 500 ml,从 4 滴/min 开始,根据宫缩强度进行调整,通常不超过 45 滴/min。对于不敏感者,缩宫素可酌情加量,最大量为5U+5%葡萄糖注射液 500 ml。

(3) 第三产程为预防产后出血,当胎儿前肩娩出时,可肌肉注射缩宫素 10 U,并同时予以缩宫素 10~20 U 静脉滴注。

2. 不协调性宫缩乏力:处理原则是调节子宫收缩,恢复正常节律性及极性。

(1) 潜伏期给予强镇静剂:盐酸哌替啶 100 mg 肌内注射,吗啡 10~15 mg 肌注。4 小时后阴道检查了解宫口扩张情况。

(2) 宫缩恢复为协调性后,如宫缩仍弱,可加强宫缩,方法同"协调性宫缩乏力"。

【注意事项】

1. 仔细观察宫缩强度、持续时间、间歇期情况以判断宫缩乏力类型。

2. 存在明显头盆不称或胎位异常时,应及时剖宫产终止妊娠。

3. 不协调性宫缩乏力经处理未能纠正,或伴有胎儿窘迫,均应行剖宫产。

4. 不协调性宫缩乏力在宫缩恢复为协调之前,严禁应用缩宫素。

5. 应用缩宫素时,应有专人观察产程进展,监测宫缩,听胎心率及测量血压。若 10 分钟内宫缩超过 5 次,宫缩持续 1 分钟以上或听胎心率有变化,应立即停用缩宫素。

(徐健峰)

第十六节　产后出血

【概述】

产后出血是胎儿娩出后 24 小时内失血总量超过 500 ml。产后出血致死居我国产妇死因首位。发病率占总分娩率 2%～3%。常见原因有宫缩乏力、胎盘残留、软产道裂伤以及凝血机制障碍。

【诊断要点】

1. 临床表现:胎儿娩出后阴道出血量多及失血性休克等相应症状是其主要表现。

（1）宫缩乏力:胎盘娩出后宫底升高,子宫质软,轮廓不清。出血多为间歇性,色暗红,有血凝块,应用缩宫素以后子宫变硬,阴道出血减少或停止。

（2）胎盘因素:胎盘娩出前后,阴道大量流血,色暗红,有血凝块,多伴有宫缩乏力。

（3）软产道裂伤:胎儿娩出后,阴道持续性出血,色鲜红,可自凝。

（4）凝血机制障碍:孕前或妊娠期即有易出血倾向,胎儿娩出后子宫大量出血或少量持续不断出血,血液不凝。

2. 实验室检查:血常规及凝血功能检查。

【药物治疗】

药物治疗主要针对宫缩乏力和凝血机制障碍。

1. 加强宫缩

（1）缩宫素 10 U 宫颈注射;缩宫素 5 U＋0.9%氯化钠注射液 500 ml 静脉滴注。

（2）米索前列醇 200 μg 舌下含化;卡前列甲酯栓 1 mg 置于阴道后穹隆;卡前列素氨丁三醇 250 μg 三角肌注射或直接宫体注射。

2. 止血药物

(1) 氨甲苯酸:每次 100～300 mg＋5％葡萄糖注射液或 0.9％氯化钠注射液 10～20 ml 缓慢静脉注射,也可 100～300 mg＋5％葡萄糖注射液或 0.9％氯化钠注射液 100 ml 静脉滴注。一日最大用量 600 mg。

(2) 凝血酶:1KU 肌内注射或静脉滴注,每日 1 次,连用 3 日。

【注意事项】

1. 正确测量失血量:称重法,容积法,面积法。

2. 当出现阴道活动性出血时,应首先检查宫缩情况;仔细检查软产道。

3. 重视产前保健,对于有产后出血危险的孕妇,特别是凝血机制障碍的孕产妇,应督促提前到有抢救条件的医院住院分娩。

4. 应用前列腺素药物前应仔细询问既往病史,排除用药禁忌证。

(徐健峰)

第十七节　早产

【概述】

早产是妊娠满 28 周不足 37 周间分娩者。新生儿称早产儿,体重为 1 000～2 499 g,各器官发育尚不够健全,出生孕周越小,体重越轻,其预后越差。国内早产占分娩总数的 5％～15％,约 15％的早产儿于新生儿期死亡。诱发早产的常见原因有:胎膜早破;绒毛膜羊膜炎;下生殖道及泌尿道感染;妊娠合并症及并发症;子宫过度膨胀及胎盘因素;子宫畸形;宫颈内口松弛;每日吸烟超过 10 支,酗酒。

【诊断要点】

1. 孕周满 28 周不足 37 周。

2. 妊娠满 28 周不足 37 周出现至少 10 分钟一次的规则宫缩，并伴宫颈管缩短,可诊断先兆早产。当规则宫缩 20 分钟内出现≥4 次,持续时间≥30 秒,伴宫颈缩短≥75%,宫颈扩张 2 cm 以上,诊断为早产临产。

【药物治疗】

1. 抑制宫缩

(1) β_2 肾上腺素能受体激动剂:利托君(羟苄羟麻黄碱)150 mg＋5%葡萄糖液 500 ml 静脉滴注,初始剂量为 0.05 mg/min,根据宫缩调节,每 10 分钟增加 0.05 mg/min,最大剂量为 0.35 mg/min,待宫缩抑制后持续滴注 12 小时,停止静脉滴注前半小时改为口服 10 mg,每 4～6 小时 1 次。

(2) 硫酸镁:25%硫酸镁 16 ml＋5%葡萄糖液 100 ml,在 30～60 分钟内滴完,然后维持硫酸镁 1～2 g/h,滴速直至宫缩<6 次/小时,每日总用量不超过 30 g。

(3) 钙拮抗剂:硝苯地平 10 mg 舌下含服,每 6～8 小时 1 次。

(4) 前列腺素合成酶抑制剂:吲哚美辛初始剂量 50 mg,每 8 小时 1 次,24 小时以后改为 25 mg,每 6 小时 1 次。

2. 控制感染:感染是早产的重要诱因,应用抗生素治疗早产可能有益。

3. 预防新生儿呼吸窘迫综合征:对于孕周<34 周的早产,地塞米松 6 mg 肌内注射,每 12 小时 1 次,共 4 次;倍他米松 12 mg 静脉滴注,每 12 小时 1 次,共 2 次。

【注意事项】

1. 治疗原则:若胎膜未破,胎儿存活,无胎儿窘迫,无严重妊娠并发症时,抑制宫缩可延长孕周。若胎膜已破,早产不可避免时,应设法提高早产儿存活率。

2. 保胎主要目标是争取促胎肺成熟时间 48 小时,其次为争取宫内转运时间。

3. 利托君用药过程中孕妇取左侧卧位,注意心率血压变化,如出现心率>140 次/分,应减量,出现胸痛应立即停药并予以心电监护。

4. 使用硫酸镁时,应该注意呼吸、膝反射及尿量,并备有葡萄糖酸钙。

5. 应用硝苯地平时应密切观察孕妇心率及血压变化,已用硫酸镁者慎用。

6. 吲哚美辛仅用于孕 34 周前,使用时间不超过一周。

（徐健峰）

第十八节　妊娠期高血压

【概述】

妊娠期高血压是妊娠期特有的疾病。我国发病率 9.4% ～ 10.4%,多数病例在妊娠期出现一过性高血压、蛋白尿症状,分娩后随之消失。该病是孕产妇及围生儿死亡的主要原因。

该病发生的高危因素有初产妇、孕妇年龄过小或大于 35 岁、多胎妊娠、妊娠期高血压病史及家族史、慢性高血压、慢性肾炎、抗磷脂抗体综合征、糖尿病、肥胖、营养不良、低社会经济状况。其病因至今不明,可能原因有异常滋养细胞侵入子宫肌层、免疫机制、血管内皮细胞受损、遗传因素、营养缺乏、胰岛素抵抗等。本病基本病理生理变化是全身小血管痉挛,全身各系统各脏器灌流减少。妊娠期高血压疾病的分类见表 16 - 18 - 1。

表 16 - 18 - 1　妊娠期高血压疾病的分类

分　类	临　床　表　现
妊娠期高血压	血压≥140/90 mmHg,并于产后 12 周恢复正常。尿蛋白(一),少数患者可伴有上腹部不适或血小板减少。产后方可确诊
子痫前期 轻度	孕 20 周后首次出现血压≥140/90 mmHg(间隔 6 h,至少测量 2次),尿蛋白≥0.3 g/24 h 或(+);可伴有上腹不适,头痛
重度	血压≥160/110 mmHg,尿蛋白(++),蛋白尿≥2.0 g/24 h,血肌酐>106 μmol/L(12 mg/L),血小板<100×10^9/L,乳酸脱氢酶(LDH)上升,肝酶上升,持续头痛或有其他脑神经、视觉障碍,持续上腹不适
子痫	子痫前期孕妇抽搐或昏迷,而不能用其他原因解释
慢性高血压并发子痫前期	慢性高血压孕妇孕前无蛋白尿、孕 20 周后出现蛋白尿≥300 mg/24 h,高血压孕妇 20 周后蛋白尿突然增加或血压进一步增高或出现血小板<100×10^9/L
妊娠合并慢性高血压	血压≥140/90 mmHg,孕前或孕 20 周前已诊断高血压,并到产后 6 周仍持续存在

妊娠期高血压患者一旦出现蛋白尿即归纳为子痫前期,见表 16 - 18 - 2。

表 16 - 18 - 2　重度子痫前期的临床表现

重度子痫前期的临床表现
1. 血压改变:收缩压≥160 mmHg,或舒张压≥110 mmHg。
2. 蛋白尿:≥5 g/24 h,或随机尿蛋白(+++)。
3. 中枢神经系统功能障碍。
4. 精神症状改变和严重头痛(频发,常规镇痛药不缓解)。
5. 脑血管意外。
6. 视力模糊,眼底点状出血,极少数患者发生皮质性盲。
7. 肝细胞功能障碍,肝细胞损伤的表现:血清转氨酶升高。
8. 肝包膜下血肿或肝破裂的症状:包括上腹部不适或右上腹持续性疼痛等。
9. 少尿:24 小时尿量<500 ml。
10. 肺水肿,心力衰竭。
11. 凝血功能障碍。
12. 血管内溶血:贫血、黄疸或乳酸脱氢酶升高。
13. 胎儿生长受限或羊水过少。

【诊断要点】

1. 病史:发病孕周以及高血压的临床症状。

2. 高血压:收缩压≥140 mmHg 或舒张压≥90 mmHg,间隔 4 小时以上,血压升高 2 次。

3. 蛋白尿:24 小时尿定量≥300 mg 或至少相隔 6 小时 2 次随机尿液蛋白浓度为 30 mg/L,定性为阳性。

4. 水肿:孕妇体重突然增加≥0.9 kg/周或 2.7 kg/4 周是子痫前期的信号。

5. 辅助检查:血常规,凝血功能,血液黏稠度,肝肾功能测定,尿液检查,眼底检查,心电图,腹部 B 超等。

【药物治疗】

1. 解痉:首选药物为硫酸镁,首次负荷量 25%硫酸镁 20 ml+10%葡萄糖液 20 ml,缓慢静脉注入,5~10 分钟推完;继之 25%硫酸镁 60 ml+5%葡萄糖液 500 ml 静脉滴注,滴速 1~2 g/h。24 小时总量为 25~30 g。

2. 镇静:地西泮 2.5~5 mg 口服,每日 3 次,或 10 mg 肌内注射,可重复给药,1 小时内用量超过 30 mg 可发生呼吸抑制,24 小时总量不超过 100 mg。

3. 降压:硝苯地平 10 mg 口服,每日 3 次,每日最大剂量不超过 60 mg;氨氯地平口服,每日 1 次,初始剂量为 5 mg,最大剂量为 10 mg;硝普钠 50 mg+5%葡萄糖液 1 000 ml 缓慢静脉滴注,用药不超过 72 小时。

【注意事项】

1. 注意高危因素,对有妊娠期高血压疾病高危因素者,加强管理,重视患者的自觉症状。

2. 指导孕妇合理饮食与休息,警惕隐匿性水肿的发生。

3. 滴注硫酸镁解痉时,严格按照 1~2 g/h 滴速,监测膝反射、呼吸、尿量,必要时监测血镁浓度,警惕镁中毒。

4. 对于血压≥160/110 mmHg 或舒张压≥110 mmHg 或平均动脉压≥140 mmHg 者,以及原发性高血压妊娠前已使用降压药者,必须用降压药,理想降压至收缩压 140~155 mmHg,舒张压90~105 mmHg。妊娠期不宜使用硝普钠,当产后血压过高,使用其他药物效果不佳时,方考虑使用。

5. 掌握终止妊娠的指征。子痫前期孕妇情况稳定后及时转诊。

(徐健峰)

第十九节 药物避孕

【概述】

药物避孕是指用女性甾体激素避孕,其激素成分是雌激素和孕激素。通过抑制排卵,改变宫颈黏液性状,改变子宫内膜形态与功能及改变输卵管功能等方面起到避孕作用。

【分类及用法】

1. 口服短效避孕药

(1) 复方炔诺酮片(炔雌醇 0.035 mg+炔诺酮 0.6 mg)、复方醋酸环丙孕酮片(炔雌醇 0.035 mg+醋酸环丙孕酮 2.0 mg):于月经第 5 日开始用第 1 片,连服 22 日,停药 7 日后服第 2 周期。

(2) 复方孕二烯酮片(炔雌醇 0.03 mg+孕二烯酮 0.075 mg)、炔雌醇环丙孕酮片(炔雌醇 0.035 mg+环丙孕酮 2.0 mg):于月经第 1 日服药,连服 21 日,停药 7 日后服第 2 周期。

(3) 复方醋酸甲地孕酮片(炔雌醇 0.035 mg+醋酸甲地孕酮 1.0 mg):于月经第 5 日开始用第 1 片,连服 22 日,停药后 3~7 日月经来潮,在月经来潮的第 5 日服下第 2 周期。

(4) 左炔诺孕酮炔雌醇(三相)片(黄色:炔雌醇 0.03 mg+左炔诺孕酮 0.05 mg;白色:炔雌醇 0.04 mg+左炔诺孕酮 0.075 mg;棕色:炔雌醇 0.03 mg+左炔诺孕酮 0.125 mg):首次服药从月经第 3 日开始,每晚 1 片,连续 21 日。先服黄色片 6 片,继服白色片 5 日,最后服棕色片10日。以后各服药周期均于停药第8日按上述顺序重复服用。

2. 探亲避孕药

(1) 炔诺酮探亲片(炔诺酮 5.0 mg)、炔诺孕酮探亲片(炔诺孕酮 3.0 mg)：探亲前1日或当日中午起服用1片，此后每晚服1片，至少连服 10~14 日。

(2) 53号避孕药(双炔失碳酯 7.5 mg)：第1次性交后立服1片，次晨加服1片，以后每日1片，每月不少于12片。

3. 长效避孕药

(1) 长效片：复方左旋18甲长效避孕片(炔雌醚 3.0 mg＋左炔诺孕酮 6.0 mg)、三合一炔雌醚片(炔雌醚 2.0 mg＋炔诺孕酮 6.0 mg＋氯地孕酮 6.0 mg)，月经来潮第5日服第1片，第25日服第2片，以后每隔28日用1片。

(2) 长效针

① 雌孕激素复合制剂：避孕针1号(戊酸雌二醇 5.0 mg＋己酸羟孕酮 250.0 mg)、美尔伊避孕注射液(雌二醇 3.5 mg＋甲地孕酮 25.0 mg)，首次于月经周期第5日和第12日各肌注1支，以后在每次月经周期第 10~12 日肌注1支。

② 单孕激素制剂：醋酸甲羟孕酮避孕针(醋酸甲羟孕酮 150 mg)，每隔3月肌注1针；庚炔诺酮注射液(庚炔诺酮 200 mg)，每隔2月肌注1针。

4. 紧急避孕药

(1) 左炔诺孕酮片(左炔诺孕酮 0.75 mg)：无保护性生活72小时内服1片，12小时重复1片。

(2) 复方左炔诺孕酮片(左炔诺孕酮 0.15 mg＋炔雌醇 0.03 mg)，无保护性生活72小时内服4片，12小时重复4片。

(3) 米非司酮：无保护性生活120小时之内服1片。

5. 外用避孕：壬醇醚栓剂、片剂、胶冻剂、凝胶剂及避孕薄膜等。

【注意事项】

1. 应用甾体避孕药时应了解其既往病史，对于有严重心血管病,血栓性疾病,急,慢性肝炎或肾炎,恶性肿瘤,癌前病变,内分泌疾病、精神病长期服药以及有严重偏头痛长期服药者禁用。

2. 哺乳期不宜口服复方避孕药。

3. 年龄＞35 岁的吸烟妇女不宜长期服用,严重吸烟者不宜服用。

4. 服药期间出现突破性出血,轻者可不处理,血量偏多者每晚服用避孕药同时加用雌激素,直至停药,若流血似月经者或流血时间已近月经期,则停止服药,作为一次月经来潮,于出血第 5 日再服下一周期药或更换避孕药。

5. 紧急避孕药仅对一次无保护性生活有效,副作用大,不能替代常规避孕。

（徐健峰）

第二十节　宫颈癌

【概述】

宫颈癌是最常见的妇科恶性肿瘤。原位癌高发年龄为 30～35 岁,浸润癌为 50～55 岁。近 40 年由于宫颈细胞学筛查的普遍应用,使宫颈癌和癌前病变得以早期发现和治疗,宫颈癌的发病率和死亡率已有明显下降。

宫颈癌病因尚未完全明了,可能与以下因素相关：

1. 性行为及分娩次数。性活跃、初次性生活小于 16 岁、早年分娩、多产等,与宫颈癌发生密切相关。与有阴茎癌、前列腺癌或其性伴侣曾患宫颈癌的高危男子性接触的妇女也易患宫颈癌。

2. 病毒感染。高危型 HPV 感染是宫颈癌的主要危险因素。90％以上宫颈癌伴有高危型 HPV 感染。目前已知 HPV 有 120 多种亚型,其中 6、11、42、43、44 亚型属低危型,一般不诱发癌变;16、

18、31、33、35、39、45、51、52、56 或 58 亚型属高危型。

3. 其他应用屏障避孕法者有一定的保护作用。吸烟可增加感染 HPV 效应。

【诊断要点】

1. 早期宫颈癌常无明显症状和体征。颈管型患者因宫颈外观正常易漏诊或误诊。随病变发展,可出现以下表现:

(1)阴道流血:早期多为接触性出血,晚期为不规则阴道流血。

(2)阴道排液:多数患者阴道有白色或血性、稀薄如水样或米泔状、有腥臭排液。晚期患者可有大量米汤样或脓性恶臭白带。

(3)晚期症状:根据癌灶累及范围出现不同的继发性症状。如尿频、尿急、便秘、下肢肿痛等;癌肿压迫或累及输尿管时,可引起输尿管梗阻、肾盂积水及尿毒症;晚期可有贫血、恶病质等全身衰竭症状。

2. 体征:原位癌及微小浸润癌可无明显病灶,宫颈光滑或仅为柱状上皮异位。随病情发展可出现不同体征。

3. 根据病史、症状和检查并进行宫颈活组织检查可以确诊。

(1)宫颈刮片细胞学检查是宫颈癌筛查的主要方法。

(2)宫颈碘试验在碘不染色区取材活检可提高诊断率。

(3)宫颈刮片细胞学检查巴氏Ⅲ级及Ⅲ级以上、TBS 分类为鳞状上皮内瘤变,均应在阴道镜观察下选择可疑癌变区行宫颈活组织检查。

(4)宫颈和宫颈管活组织检查为确诊宫颈癌及宫颈癌前病变的最可靠依据。

(5)宫颈锥切术适用于宫颈刮片检查多次阳性而宫颈活检阴性者,或宫颈活检为原位癌需确诊者。

(6)确诊后根据具体情况选择胸部 X 线摄片、静脉肾盂造影、膀胱镜检查、直肠镜检查、B 型超声检查及 CT、MRI、PET 等影像学检查。

【药物治疗】

根据临床分期、患者年龄、生育要求、全身情况、医疗技术水平及设备条件等综合考虑制定适当的个体化治疗方案。采用以手术和放疗为主、化疗为辅的综合治疗方案。

1. 手术治疗:主要用于早期宫颈癌(ⅠA～ⅡA 期)患者。

(1) ⅠA1期:选用全子宫切除术。

(2) ⅠA2期:选用改良根治性子宫切除术及盆腔淋巴结切除术。

(3) ⅠB～ⅡA 期:选用根治性子宫切除术及盆腔淋巴结切除术,髂总淋巴结有癌转移者,做腹主动脉旁淋巴切除或取样。年轻患者卵巢正常可保留。

2. 放射治疗。

3. 化疗主要用于晚期或复发转移的患者,近年也用于术前静脉或动脉灌注化疗,以缩小肿瘤病灶及控制亚临床转移,也用于放疗增敏。

(1) 常用抗癌药物有顺铂、卡铂、博来霉素、丝裂霉素、异环磷酰胺、氟尿嘧啶等。

(2) 常采用以铂类为基础的联合化疗方案,如 BVP(博来霉素、长春新碱与顺铂)、BP(博来霉素与顺铂)、FP(氟尿嘧啶与顺铂)、TP(紫杉醇与顺铂)等。

【注意事项】

预后与临床期别、病理类型等密切相关。有淋巴结转移者预后差。宫颈腺癌早期易有淋巴转移,预后差。

(周璘)

第二十一节　卵巢癌

【概述】

卵巢癌是女性生殖器常见的三大恶性肿瘤之一。由于缺乏早期诊断手段,卵巢恶性肿瘤死亡率居妇科恶性肿瘤首位,已成为严重威胁妇女生命和健康的主要肿瘤。

卵巢组织成分非常复杂,是全身各脏器原发肿瘤类型最多的部位。不同类型卵巢肿瘤的组织学结构和生物学行为均存在很大差异。卵巢肿瘤一般分为:① 上皮性肿瘤,如浆液性肿瘤、黏液性肿瘤等。② 性索间质肿瘤,如颗粒细胞瘤等。③ 生殖细胞肿瘤,如畸胎瘤、无性细胞瘤等。④ 转移性肿瘤,如库肯勃瘤。

直接蔓延及腹腔种植是卵巢恶性肿瘤主要的转移途径,淋巴也是重要的转移途径,血行转移少见。其特点是即使外观为局限的肿瘤,也可在腹膜、大网膜、腹膜后淋巴结、横隔等部位有亚临床转移。

卵巢癌分期一般采用国际妇产科联盟(FIGO)的手术一病理分期。

【诊断要点】

1. 卵巢恶性肿瘤早期常无症状。晚期主要症状为腹胀、腹部肿块及胃肠道症状。

2. 三合诊检查可在直肠子宫陷凹处触及质硬结节或肿块,肿块多为双侧,实性或囊实性,表面凹凸不平,活动差,与子宫分界不清,常伴有腹水。有时可在腹股沟、腋下或锁骨上触及肿大的淋巴结。

3. 影像学检查

(1) B 型超声检查:可了解肿块的部位、大小、形态、囊性或实性、囊内有无乳头。

(2) 腹部 X 线摄片:卵巢畸胎瘤可显示牙齿、骨质及钙化囊壁。

（3）CT、MRI、PET 检查：可显示肿块及肿块与周围的关系，肝、肺有无结节及腹膜后淋巴结有无转移。恶性肿瘤轮廓不规则，向周围浸润或伴腹水。

4. 肿瘤标志物

（1）血清 CA125：80％卵巢上皮性癌患者血清 CA125 水平升高；90％以上患者 CA125 水平与病情缓解或恶化相关，故可用于病情监测。

（2）血清 AFP：对卵黄囊瘤有特异性诊断价值。未成熟畸胎瘤、混合性无性细胞瘤中含卵黄囊成分者，AFP 也可升高。

（3）HCG：对原发性卵巢绒毛膜癌有特异性。

（4）性激素：颗粒细胞瘤、卵泡膜细胞瘤产生较高水平雌激素。浆液性、黏液性囊腺瘤或勃勒纳瘤有时也可分泌一定量雌激素。

5. 腹腔镜检查可直接观察肿块外观和盆腔、腹腔及横膈等部位，在可疑部位进行多点活检，抽取腹水行细胞学检查。

6. 细胞学检查可抽取腹水或腹腔冲洗液和胸腔积液，行细胞学检查。

【药物治疗】

1. 恶性上皮性肿瘤：治疗原则是手术为主，辅以化疗、放疗等综合治疗。

（1）手术治疗：是治疗卵巢上皮性癌的主要手段。早期（FIGO Ⅰ～Ⅱ期）卵巢上皮性癌应行全面确定分期的手术，晚期卵巢癌行肿瘤细胞减灭术。对于手术不能切除的患者，可先行 1～2 疗程先期化疗后再进行手术。

（2）化学药物治疗：除经过全面准确的手术分期、Gl 的ⅠA 期和ⅠB 期患者不需化疗外，其他患者均需化疗。化疗也可用于治疗复发。暂无法施行手术的晚期患者，可先化疗使肿瘤缩小，为以后手术创造条件。

① 常用化疗药物有顺铂、卡铂、紫杉醇、环磷酰胺、依托泊苷等。

② 近年来多采用铂类药物联合紫杉醇的化疗方案。早期患者常采用静脉化疗，3～6 个疗程，疗程间隔 4 周。晚期患者可采用静

脉腹腔联合化疗或静脉化疗,6~8 个疗程,疗程间隔 3 周。老年患者可用卡铂或紫杉醇单药化疗。复发和难治性卵巢癌根据患者对铂类药物是否敏感选择再次应用铂类药物或吉西他滨、脂质体阿霉素、拓扑替康、依托泊苷等。

③ 卵巢癌常用化疗方案

a. 静脉化疗方案

紫杉醇 175 mg/m^2,>3 小时静脉滴注,卡铂(AUC6),>1 小时静脉滴注。

紫杉醇 135 mg/m^2,>3 小时静脉滴注,或顺铂 75 mg/m^2,>6 小时静脉滴注。

多西紫杉醇 75 mg/m^2,>1 小时静脉滴注,卡铂(AUC5),>1 小时静脉滴注。

顺铂 50 mg/m^2,静脉滴注 1 次,环磷酰胺 600 mg/m^2,静脉滴注 1 次。

b. 单药化疗(适用于老年患者):紫杉醇 175 mg/m^2,> 3 小时静脉滴注;或卡铂(AUC5-6),>1 小时静脉滴注。

c. 静脉腹腔联合化疗方案:紫杉醇 135 mg/m^2,>24 小时静脉滴注,第 1 日;顺铂 50~100 mg/m^2,第 2 日腹腔注射;紫杉醇 60 mg/m^2,第 8 日腹腔注射。

(3) 放射治疗:价值有限,可用于锁骨上和腹股沟淋巴结转移灶和部分紧靠盆壁的局限性病灶的局部治疗。

(4) 其他治疗:免疫治疗和激素治疗正在研究中。

2. 恶性生殖细胞肿瘤

(1) 手术治疗:对年轻并希望保留生育功能者,手术基本原则是无论期别早晚,只要对侧卵巢和子宫未被肿瘤浸润,在进行全面手术分期的基础上,均可行保留生育功能手术。对复发者仍主张积极手术。

(2) 化疗:ⅠA 期、分化 1 级患者不需化疗,其他患者均需化疗。一般化疗 3~4 疗程。有大块残留病灶时,化疗 3~4 个疗程,血清学检测缓解后再化疗 2 个疗程。常用的化疗方案是:

BEP 方案:依托泊苷 100 mg/(m^2·d),共 5 日,顺铂 20 mg/(m^2·d),共 5 日,分别在第 1、8、15 日联用博来霉素 10 U/d。

EP 方案:依托泊苷 100 mg/(m^2·d),共 5 日,顺铂 20 mg/(m^2·d),共 5 日。

BEP 方案无效者,可以采用 VIP(顺铂、长春碱、异环磷酰胺)方案化疗。

(3)放疗:无性细胞瘤对放疗敏感,但放疗会影响患者生育功能,故目前较少应用。放疗用于治疗复发的无性细胞瘤。

3. 恶性性索间质肿瘤。手术方法参照上皮性卵巢癌的治疗方法。常用化疗方案为 PAC、EBP、PVB,一般化疗 6 个疗程。本瘤有晚期复发特点,应长期随诊,对复发者仍主张积极手术。

4. 恶性转移性肿瘤。治疗原则是缓解和控制症状。如原发瘤已经切除且无其他转移和复发迹象,转移瘤仅局限于盆腔,可进行肿瘤细胞减灭术,术后配合化疗或放疗,但预后很差。

【注意事项】

预后与分期、病理类型及分级、年龄等有关。最重要的是肿瘤期别和残存肿瘤数量,期别越早预后越好,残存肿瘤越小预后越好。

(周璘)

第十七章　耳鼻咽喉科疾病

第一节　咽炎

一、急性咽炎

【概述】

急性咽炎是咽黏膜、黏膜下组织及淋巴组织的急性炎症。常为上呼吸道感染的一部分,亦可单独发生。主要由病毒、细菌感染,粉尘、刺激性气体刺激引起。多见于冬春季。

【诊断要点】

1. 一般起病较急,患者可以感觉咽部干燥、灼热、粗糙、咽痛症状逐渐加重,后出现吞咽疼痛加重。

2. 咽部黏膜急性弥漫性充血、水肿,咽后壁淋巴滤泡增生肿大,可有点、片状渗出物,悬雍垂、软腭水肿,病变可局限于口咽一部分,也可累及整个咽部,甚至累及会厌。

3. 全身症状一般较轻,可有低热、乏力,重者可高热、头痛、全身酸痛等,细菌感染血常规可有白细胞增高。

4. 颌下区淋巴结肿大、压痛。

5. 咽拭子检查。可行细菌培养、药敏试验、病毒抗体测定等。

6. 应与一些急性传染病的前驱期相鉴别,以免误诊。如麻疹、猩红热、流感、百日咳等。

【药物治疗】

1. 可选用抗病毒药和抗生素以及有抗病毒和抗菌作用的中药制剂。

(1) 阿莫西林:抑制细菌细胞壁合成而发挥杀菌作用,可使细菌迅速成为球状体而溶解、破裂。成人每次 0.5 g 口服,每 6~8 小时 1 次,每日剂量不超过 4 g。小儿每日剂量按体重 20~40 mg/kg,每 8 小时 1 次。

(2) 头孢氨苄:第一代口服头孢菌素,对产青霉素酶和不产青霉素酶的金葡菌、凝固酶阴性葡萄球菌等均有良好抗菌作用。成人每次 0.5~1.0 g 口服,每日 2 次。儿童每次按体重 15~20 mg/kg,每日 2 次。

(3) 中药:可选用维 C 银翘片、六神丸等。

2. 局部注意口腔卫生,可用淡盐水漱口,也可用漱口水漱口。

3. 注意对症治疗。

【注意事项】

1. 嘱患者多休息,多饮水,清淡饮食,戒烟酒,改善环境,减少辛辣刺激性食物摄入。

2. 青霉素、头孢菌素过敏者禁用,肾功能减退者或老年患者慎用,孕妇、哺乳期妇女慎用。

3. 注意良好的生活习惯。

二、慢性咽炎

【概述】

慢性咽炎为咽黏膜、黏膜下及淋巴组织的弥漫性慢性炎症，常为上呼吸道慢性炎症的一部分。本病在临床中常见，多发生于成年人，一般病程较长，症状容易反复发作，不易治愈。

【诊断要点】

1. 病程时间较长。急性咽炎反复发作可转为慢性，长期烟酒过度、辛辣饮食，粉尘、有害气体刺激可引起本病。

2. 咽部长期异物感、灼热感、干燥感、痒感、轻度疼痛等各种不适感，同时伴有黏稠的分泌物，频繁刺激性干咳。

3. 咽部黏膜弥漫性充血，呈暗红色，表面有少量黏稠分泌物或咽后壁多个颗粒状滤泡隆起，或咽侧索淋巴组织增厚呈条索状，或咽黏膜干燥、菲薄。

4. 应仔细排除鼻、咽、喉、食道及颈部的隐匿性病变，以免漏诊。

【药物治疗】

1. 注意口腔卫生。常用淡盐水、复方硼砂、呋喃西林溶液等含漱。

2. 慢性萎缩性咽炎，雾化可减轻干燥症状。服用维生素 A、维生素 B_2、维生素 C 和维生素 E 等可促进黏膜上皮生长。慢性肥厚性咽炎，可对咽后壁滤泡进行处理，但不宜过深，以防日后咽部黏膜萎缩。

3. 超声雾化可以适当加入糖皮质类激素雾化，同时伴有痰液者，可加入糜蛋白酶雾化，缓解慢性咽炎的症状。

【注意事项】

1. 去除病因。戒烟酒，避免粉尘及有害气体的刺激，勿吃刺激性大的食物，积极治疗鼻、鼻咽部、胃等其他病变。

2. 保持良好的生活习惯及应用各种治疗后可以缓解直至治愈，同急性咽炎。

3. 一般不需要抗生素治疗。

（陈仁杰）

第二节　喉炎

一、急性喉炎

【概述】

急性喉炎指以声门区为主的喉黏膜的急性弥漫性卡他性炎症，多发于冬春季节，可单独发生，也可继发于急性鼻炎及急性咽炎，是上呼吸道感染的一部分。小儿急性喉炎有其特殊性，易发生呼吸困难，临床上应引起重视。

【诊断要点】

1. 一般病因为感染、感冒、劳累或抵抗力下降，有害气体刺激，教师、演员用嗓过度，喉创伤。

2. 声嘶、喉痛、喉分泌物增多。

3. 喉痉挛。小儿急性喉炎发病较急，由于小儿喉腔较小，喉软骨柔软，喉黏膜下淋巴组织及腺体组织丰富，小儿咳嗽反射较差，小儿神经系统较不稳定等，易发生呼吸困难，出现犬吠样咳嗽、三凹征、面色发绀、烦躁不安。

4. 有全身畏寒、发热、疲倦、食欲减退等症状。

5. 间接喉镜或电子喉镜检查可见会厌、室带、双侧声带充血、水肿，以声带及杓会厌襞显著，声带运动好，闭合有隙。

【药物治疗】

1. 轻者：适当抗炎、雾化等治疗。

2. 重者：首先及早使用广谱足量、有效的抗生素控制感染，充血、肿胀严重者加用糖皮质激素。

（1）青霉素：成人肌肉注射每日 80 万～200 万 U，分 3～4 次给药。静脉滴注每日 200 万～2 000 万 U，分 2～4 次给药。小儿肌肉注射按体重 2.5 万 U/kg，每 12 小时给药 1 次。小儿静脉滴注，每日按体重 5 万～20 万 U/kg，分 2～4 次给药。新生儿（足月），每次按体重 5 万单位/kg，肌肉注射或静脉滴注给药，出生第一周每 12 小时 1 次，一周以上者每 8 小时 1 次，严重感染每 6 小时 1 次。

（2）头孢菌素：头孢唑啉钠成人日用量为 1 g（效价），小儿按千克体重 0～40 mg（效价）分 2 次缓慢静脉注射，也可以肌肉注射。

（3）激素：用于充血、肿胀严重者。泼尼松龙片，成人开始每日量按病情轻重缓急 15～40 mg，需要时可用到 60 mg。通常可 20 mg，晨起口服，每日 1 次，连续 3 日，3 日后改为 10 mg，连服 4 日。地塞米松肌肉注射或静脉滴注，成人每日 0.2～0.4 mg/kg，儿童 2 岁以下 2 mg/d，2 岁以上 5 mg/d。

（4）给氧，解痉化痰，保持呼吸道通畅。

（5）重度喉梗阻应及时行气管切开。

（6）保证足够营养，保持水、电解质平衡。

3. 雾化吸入。可用生理盐水 20 ml、庆大霉素 8 万 U、地塞米松 5 mg，每日可行 1～2 次，一疗程 5 日。

4. 调节室内温度和湿度，保持室内空气流通，多饮水，戒烟酒。

【注意事项】

1. 注意少说话，声带休息，多饮水。

2. 抗生素过敏者禁用，注意事项见"急性咽炎"。

3. 激素对于老人、儿童、青少年应慎用。对于合并糖尿病、高血压、青光眼等慎用。

二、慢性喉炎

【概述】

慢性喉炎是指喉部黏膜的非特异性病菌感染所引起的慢性炎症，主要表现为双侧声带黏膜炎性病变，可波及黏膜下层及喉内肌。

【诊断要点】

1. 声音嘶哑是最主要的症状,音调低沉粗糙。

2. 喉部不适感,如刺痛、烧灼感、异物感、干燥感等。

3. 喉部分泌物增加,常感觉有痰液黏附,说话时需清嗓子或咳嗽以清除黏稠痰液。

根据病变程度及病理类型的不同,可有多种分型:

1. 慢性单纯性喉炎:喉黏膜弥漫性充血、水肿。声带失去原有的珠白色色泽,呈粉红色,边缘变钝。黏膜表面可见有黏液附着。

2. 慢性肥厚性喉炎:喉黏膜广泛肥厚,杓状软骨处黏膜及杓会厌襞常增厚,以杓间区显著,呈慢性充血状,一般呈对称性,声带明显肥厚,可遮盖部分声带。

3. 萎缩性喉炎:喉黏膜萎缩,表现为喉黏膜干燥、异物感、胀痛。声嘶,夜间有脓痂存留,常晨起时较重,阵发性咳嗽,可见痰中带血,有臭气。喉镜下可见杓间区、声门下常有白色、黄绿色或黑褐色干痂,如将干痂咳清,可见黏膜表面有少量渗血,声带变薄。

【药物治疗】

1. 积极治疗鼻、咽等邻近器官感染,减少分泌物对喉部刺激,控制食管咽反流。

2. 局部含片、雾化吸入可以缓解喉部不适症状。

【注意事项】

去除刺激因素,戒烟酒,适当声带休息,减少发声。

(陈仁杰)

第三节 鼻炎

一、急性鼻炎

【概述】

急性鼻炎是由病毒感染引起的鼻黏膜的急性炎性疾病,俗称"感冒"、"伤风",常波及鼻窦、咽喉部,四季均可发病,冬季更为多见。

【诊断要点】

1. 前驱期:数小时或1～2天。鼻内有干燥、灼热感或异物感,痒感,可伴有眼结膜瘙痒刺激感,分泌减少。

2. 卡他期:血管扩张,分泌增加,造成黏膜水肿,使鼻腔黏膜纤毛运动功能发生障碍。此期出现鼻塞,逐渐加重,夜间更明显,打喷嚏,流涕。

3. 恢复期:清鼻涕减少,逐渐变为黏液脓性,全身症状减轻。

【药物治疗】

1. 解热镇痛药:阿司匹林、对乙酰氨基酚、清热解毒的中药制剂等。

2. 局部治疗:局部糖皮质激素鼻喷雾是目前疗效最可靠、应用最普遍的局部抗炎药物。血管收缩剂以麻黄碱、羟甲唑啉为主,使用时间不宜超过一周。

3. 合并细菌感染者可全身应用抗生素。

【注意事项】

血管收缩剂,如麻黄碱、羟甲唑啉等使用时间不宜超过一周,否则可产生"反跳"现象,出现更为严重的鼻塞或出现药物性鼻炎。

二、慢性鼻炎

【概述】

慢性鼻炎是鼻黏膜及黏膜下层的慢性炎症。其主要特点是炎症持续3个月以上或反复发作,迁延不愈,间歇期亦不能恢复正常,且无明确的致病微生物,伴有不同程度的鼻塞、分泌物增多、鼻黏膜肿胀或增厚等障碍。

【诊断要点】

1. 慢性单纯性鼻炎

(1) 鼻塞的特点为:① 间歇性:白天、夏季、劳动或运动时鼻塞减轻,而夜间、静坐或寒冷时鼻塞加重。② 交替性:侧卧时下侧鼻腔阻塞,上侧鼻腔通气较好,当转向另一侧卧位时,另一侧鼻腔又出现鼻塞。

(2) 多涕:多为半透明的黏液性鼻涕。

(3) 下鼻甲肥大,鼻塞,张口呼吸,可有间断嗅觉减退、头痛、头昏、失眠、精神萎靡等。

2. 慢性肥厚性鼻炎

(1) 鼻塞多为持续性。不易擤出。

(2) 下鼻甲后端肥大、鼻腔黏膜肥厚。下鼻甲如压迫咽鼓管咽口,可出现耳鸣及听力下降。

(3) 由于长时间的张口呼吸以及鼻腔分泌物的刺激,易发生慢性咽喉炎。

(4) 多伴有头痛、头昏、失眠及精神萎靡等症状。

3. 萎缩性鼻炎:鼻及鼻咽部干燥、鼻塞、嗅觉减退或丧失、头痛、头昏、鼻腔恶臭、耳鸣、听力下降、咽干、声嘶及刺激性干咳。鼻腔宽大,鼻黏膜明显干燥,鼻甲萎缩明显变小,从前鼻孔可直视鼻咽部。

4. 药物性鼻炎:长期使用血管收缩剂后,血管舒张作用起效一段时间会出现"反跳性鼻塞",减充剂效果越来越差,鼻塞越来越重。鼻腔黏膜充血,鼻甲增大,麻黄碱等收缩效果欠佳。

【药物治疗】

1. 慢性单纯性鼻炎：局部糖皮质激素鼻喷剂，减充血剂。每日1～2次，并且一般应用时间不宜超过 7 日，此类药物长期使用可引起药物性鼻炎。可用鼻腔生理盐水冲洗。

2. 慢性肥厚性鼻炎：多以手术、微波、激光、等离子等减小下鼻甲体积、扩大鼻腔来改善鼻腔通气。

3. 萎缩性鼻炎：改进生活条件；维生素 A、维生素 B_2、维生素 C以及维生素 E 有一定疗效；桃金娘油能稀释黏液、促进腺体分泌、刺激黏膜纤毛运动，每次 0.3 g 口服，每日 3 次；局部应用滴鼻剂或金霉素、红霉素眼膏等。

4. 药物性鼻炎：停用血管收缩剂，连续使用局部糖皮质激素，对鼻黏膜形态和结构有修复作用。

【注意事项】

积极治疗急性鼻炎，每遇感冒鼻塞加重，不可用力抠鼻，以免引起鼻腔感染。应注意锻炼身体，参加适当的体育活动。注意气候变化，及时增减衣服。

三、变应性鼻炎

【概述】

变应性鼻炎是变态反应性疾病，是指易感个体接触变应原后主要由免疫球蛋白 IgE 介导的 I 型变态反应。可分为常年性和季节发作性两种。

【诊断要点】

1. 喷嚏：每天数次阵发性发作，每次少则 3 个多则十几个，甚至更多。

2. 清涕：大量清水样鼻涕。

3. 鼻塞：间歇或持续，单侧或双侧，轻重程度不一。

4. 鼻痒：大多数患者鼻内发痒，花粉症患者可伴眼痒、耳痒和咽痒。

5. 鼻黏膜苍白，双下甲水肿，总鼻道及鼻底可见清涕或黏涕。

6. 变应原皮肤试验阳性,血清特定性 IgE 测定。

【药物治疗】

1. 避免接触过敏原。

2. 药物治疗

(1) 抗组胺药:西替利嗪成人每次 10 mg 口服,每日 1 次,以防嗜睡,一般晚睡前口服;6～12 岁儿童每次 10 mg 口服,每日 1 次,或每次 5 mg 口服,每日 2 次;2～6 岁儿童每次 5 mg 口服,每日 1 次。

(2) 糖皮质激素:鼻用糖皮质激素,包括丙酸氟替卡松、糠酸莫米松、布地奈德等,可有效缓解鼻塞、流涕和喷嚏等症状。

(3) 减充血剂:短期使用改善鼻塞症状,使用时间不超过 7 日。

3. 可试行脱敏疗法。

4. 对症处理。变应性鼻炎患者可下鼻甲肥大、鼻中隔弯曲等,可手术、微波等对症处理。

【注意事项】

高空作业者、车辆驾驶员等使用抗变态反应药可能增加工作危险性,应慎用。

(陈仁杰)

第四节　鼻窦炎

一、急性鼻窦炎

【概述】

急性鼻窦炎是鼻窦黏膜的一种急性化脓性炎症,常继发于急性鼻炎。常见细菌菌群是肺炎链球菌、溶血性链球菌和葡萄球菌等多种化脓性球菌。

【诊断要点】

1. 典型症状:鼻塞,脓涕;头面部胀满和压迫感,嗅觉改变。

2. 体征

(1) 局部红肿及压痛:前组急性鼻窦炎由于病变接近头颅表面,其病变部位的皮肤及软组织可能发生红肿,由于炎症波及骨膜,故窦腔在体表投影的相应部位可以有压痛。后组急性鼻窦炎由于位置较深,表面无红肿或压痛。

(2) 鼻腔检查:鼻腔黏膜充血肿胀,尤以中鼻甲、中鼻道及嗅裂等处明显。前组鼻窦炎可见中鼻道积脓,后组鼻窦炎可见嗅裂积脓,或脓液自上方流至后鼻孔。

3. 辅助检查

(1) 鼻内镜检查:鼻腔内可见脓液,鼻腔黏膜充血水肿。

(2) 鼻窦 CT:可见鼻窦内液平面或软组织密度影。CT 由于其分辨率高,观察病变较为细致和全面,是目前诊断急性鼻窦炎的较好指标。

【药物治疗】

1. 全身治疗:采用足量抗生素控制感染,因多为球菌感染,以青霉素类、头孢菌素类为首选药物,药物治疗强调选择敏感抗生素,足量、足疗程使用。若头痛或局部疼痛剧烈,可适当用镇静剂或镇痛剂。一般疗法与急性鼻炎相同。

2. 改善鼻窦引流:常用含 1‰麻黄素的药物滴鼻,收缩鼻腔,改善引流。

3. 可以使用黏液促排剂(吉诺通),4 岁至 10 岁儿童服用儿童装(120 mg/粒)。急性患者每次 1 粒,每日 3～4 次。慢性患者每次 1 粒,每日 2 次。

4. 中医中药治疗以散风清热、芳香通窍为主,以解毒去瘀为辅。如鼻渊通窍颗粒或鼻炎片。

【注意事项】

如为牙源性上颌窦炎应同时治疗牙病。可以应用鼻用局部激素或全身应用激素,改善局部炎症状态,加强引流。

二、慢性鼻窦炎

【概述】

慢性鼻窦炎是鼻窦的慢性化脓性炎症,较急性者多见,常为多个鼻窦同时受累。

【诊断要点】

1. 症状:症状存在超过 12 周,鼻塞,黄绿色鼻涕、头部疼痛、嗅觉障碍。

2. 体征:病变以鼻腔上部变化为主,鼻腔检查可见中鼻甲水肿或肥大,其至息肉样变,有的可见多发性息肉。前组鼻窦炎可见中鼻道及下鼻甲表面有黏脓性分泌物附着,后组鼻窦炎可见嗅裂及中鼻道后部存有黏脓液,严重者鼻咽部可见脓性分泌物。

3. 辅助检查

(1) 鼻内镜检查:即前、后鼻孔镜检查,用麻黄素收缩鼻黏膜,然后仔细检查鼻腔各部,可见水肿、脓涕或息肉。

(2) 体位引流:疑有慢性鼻窦炎而中鼻道或嗅裂无脓液存留时,可行体位引流检查。

(3) 上颌窦穿刺冲洗术:上颌窦穿刺冲洗既是对上颌窦炎的一种诊断方法,也是一种治疗措施。冲出液宜作需氧细菌培养和药敏。

(4) X 线鼻窦摄片:对诊断不明确或怀疑有其他病变者,可协助诊断。

(5) 牙的检查:在可疑牙源性上颌窦炎时,应进行有关牙的专科检查。

(6) 鼻窦 CT 诊断:鼻窦 CT 有助于明确病变范围,有助于明确局部骨质变化情况,有助于与鼻腔肿瘤相鉴别。CT 由于其较高的分辨率,观察病变较为细致和全面,是目前诊断慢性鼻窦炎的良好指标。

【药物治疗】

1. 抗生素:大环内酯类抗生素如克拉霉素,成人每 12 小时服用

250 mg,严重患者剂量可增至每 12 小时服用 500 mg;疗程据感染程度而定,一般为 7～14 日。儿童剂量:每次 7.5 mg/kg 口服,每日 2 次,最高剂量不超过每日 500 mg。虽然不可以清除细菌,但可以减少慢性细菌感染的毒性和减少细胞损害。在激素治疗失败的病例中,选择性地长期应用低剂量大环内酯类抗生素治疗是有效的。

2. 血管收缩剂:常用含 1% 麻黄素的药物滴鼻,但血管收缩剂不宜长期使用,会有引起继发药物性鼻炎之虞。

3. 黏液促排剂:在标准的治疗方法基础上加入黏液促排剂可以获得更好的治疗效果,主要是可以减少治疗时间。

4. 抗组胺药:可以明显减轻喷嚏、流涕和鼻塞症状,同"变应性鼻炎"。

5. 中医中药:以芳香通窍、清热解毒、祛湿排脓为原则。同"急性鼻窦炎"。

【注意事项】

1. 鼻窦炎日常生活中应避免过度疲劳、睡眠不足、受凉、吸烟、饮酒等,因为这些因素能使人体抵抗力下降,造成鼻黏膜调节功能变差,病毒乘虚而入而导致发病。

2. 鼻窦炎患者平时可常做鼻部按摩,注意擤涕方法,鼻塞多涕者,宜按塞一侧鼻孔,稍稍用力外擤,之后交替而擤,鼻涕过浓时以盐水洗鼻,避免伤及鼻黏膜。

3. 鼻窦炎患者需遵医嘱及时用药,慢性鼻窦炎者治疗要有信心与恒心,保持性情开朗,精神上避免刺激,同时注意不要过劳,注意加强锻炼以增强体质。

4. 鼻窦炎急性发作时,多加休息。卧室应明亮,保持室内空气流通,但要避免直接吹风及阳光直射。

(陈仁杰)

第五节　外耳道炎

一、急性外耳道炎

【概述】

急性外耳道炎为细菌感染所引起的外耳道炎症。外耳道炎可分为两类:一类为局限性外耳道炎,又称外耳道炎疖;另一类为外耳道皮肤的弥漫性炎症,又称弥漫性外耳道炎。

【诊断要点】

1. 外耳道疖检查有耳廓牵引痛及耳屏压痛,外耳道软骨部皮肤有局限性红肿,外耳道后壁疖肿,严重者可使耳后沟及乳突区红肿。

2. 弥漫性外耳道炎检查亦有耳廓牵拉痛及耳屏压痛,外耳道皮肤弥漫性红肿,外耳道壁上可积聚分泌物,外耳道腔变窄。耳周淋巴结肿痛,外耳道皮肤外伤或局部抵抗力降低时易发病,如挖耳、游泳进水、化脓性中耳炎长期脓液的刺激等。

【药物治疗】

1. 全身应用抗生素控制感染

(1) 阿莫西林:抑制细菌细胞壁合成而发挥杀菌作用,可使细菌迅速成为球状体而溶解、破裂。口服,成人每次 0.5 g 口服,每 6～8 小时 1 次,每日剂量不超过4 g。小儿每日剂量按体重 20～40 mg/kg 口服,每 8 小时 1 次。

(2) 头孢氨苄:第一代口服头孢菌素,对产青霉素酶和不产青霉素酶的金葡菌、凝固酶阴性葡萄球菌等均有良好的抗菌作用。成人每次 0.5～1.0 g 口服,每日 2 次。儿童每次按体重 15～20 mg/kg 口服,每日 2 次。

2. 对症治疗:疼痛明显时,可服用解热镇痛药,如布洛芬、对乙酰氨基酚、索米痛等药。

3. 外耳道肿胀渗液较甚者,可用 5‰～8‰ 醋酸铝纱条敷塞外耳道,并叮嘱患者每隔 3～4 小时自行滴入上述药液,每天更换纱条,有收敛消炎作用,可促使干燥,或用 2‰～5‰ 硝酸银液涂布,或选用抗生素与类固醇激素类合剂、糊剂或霜剂局部应用。

【注意事项】

1. 应戒除挖耳的不良习惯。挖耳不但易损伤皮肤引起感染,而且经常刺激皮肤还容易生长"外耳道乳头状瘤",使耳道经常出血,甚至影响听力。

2. 索米痛中含有氨基比林和非那西丁,这两种成分均有明显的不良反应,如氨基比林可导致呕吐、皮疹、发热、大量出汗,非那西丁可导致肾乳头坏死、间质性肾炎等。建议小剂量服用,如临时服用 1～2 片。

3. 要防止污水入耳。在洗头、游泳之前可以用特制的橡皮塞或干净的棉球涂上油膏堵塞外耳道。要及时清除外耳道耵聍或异物。

4. 要注意保持耳部干燥,避免损伤。

二、慢性外耳道炎

【概述】

急性外耳道炎如治疗不及时或不得当会转为慢性外耳道炎。

【诊断要点】

1. 耳痒不适,有少量分泌物流出。

2. 检查:外耳道皮肤多增厚、脱屑,或有痂皮附着,撕脱后外耳道皮肤呈渗血状。可有少量黏稠的分泌物,或有白色豆渣状分泌物堆积在外耳道深部。

【药物治疗】

1. 慢性者局部亦可应用抗生素(如多黏霉素、新霉素等)与激素类(如强的松龙、地塞米松等)合剂、霜剂、粉剂等换药、涂敷或吹入。

2. 积极治疗感染病灶如化脓性中耳炎,加强全身某些有关疾病的诊治如贫血、维生素缺乏症、内分泌紊乱、糖尿病等。

【注意事项】

注意纠正挖耳习惯。游泳、洗头时污水入耳后应及时拭净。及时清除或取出外耳道耵聍或异物。总之,保持外耳道干燥、避免损伤最为重要。

(陈仁杰)

第六节　外耳道耵聍栓塞

【概述】

耵聍栓塞,是指外耳道内耵聍分泌过多或排出受阻,使耵聍在外耳道内聚集成团,阻塞外耳道。

【诊断要点】

1. 听力下降:耵聍完全阻塞外耳道,可使听力减退。临床上主要表现为传导性听力下降。若遇水膨胀,可致听力骤降,应与特发性突聋鉴别。

2. 耳闷及耳痛:耵聍栓塞后可诱发外耳道皮肤糜烂、肿胀、肉芽形成等,表现为耳部疼痛或闷胀感。

3. 检查可见外耳道为黄色、棕褐色或黑色块状物所阻塞,质硬如石或质软如泥,多与外耳道紧密相贴,不易活动。

4. 需与外耳道胆脂瘤、外耳道异物及外耳道疖鉴别。

【药物治疗】

如耵聍较硬,不易取出,或耵聍与外耳道嵌顿紧密,取出过程中患者疼痛明显、难以配合,可先用5%～10%的碳酸氢钠溶液滴耳,每日3～5次,每次滴药后患耳向上静置5～10分钟,连续3～4日后待其软化,然后于耳鼻喉科专科门诊用吸引器将软化的耵聍取出。

【注意事项】

1. 保持外耳道清洁是防止耵聍栓塞的首要条件。如果有耵聍屑,感觉外耳道发痒,可用棉签沾医用酒精轻轻擦拭,这样不但止痒而且有消毒防止感染的作用。

2. 游泳之前最好由医生检查一下,先把耵聍屑取出,以防进水膨胀后形成栓塞。若水进入外耳道后,症状可加重,常有耳痛。

3. 一旦耵聍诱发了炎症,应先积极消炎,并尽快取出栓塞,以防引流不畅,致使炎症向内扩散。

4. 不要随便掏耳朵。

(陈仁杰)

第七节　中耳炎

一、急性中耳炎

【概述】

急性中耳炎以婴儿及幼童在冬季多发,严重情况下可导致失聪。急性中耳炎的致病菌多为金黄色葡萄球菌、溶血性链球菌。侵入途径有 3 条,经咽鼓管、外耳道或中耳。

【诊断要点】

1. 突然发生的耳痛,常伴有感冒或咳嗽。患者若是婴儿便会哭闹不止,并揉擦患耳的耳垂。

2. 发热,体温可高达 39℃。可能出现呕吐。

3. 耳道可能流软耳垢或脓液。

4. 患耳可能听觉失灵。

【药物治疗】

1. 抗感染治疗,可应用青霉素类或头孢菌素类药物。

(1) 阿莫西林:抑制细菌细胞壁合成而发挥杀菌作用,可使细菌迅速成为球状体而溶解、破裂。成人每次 0.5 g 口服,每 6~8 小时 1

第十七章　耳鼻咽喉科疾病

次,每日剂量不超过 4 g。小儿每日剂量按体重 20～40 mg/kg,每 8 小时 1 次。

(2)头孢唑啉钠:成人日用量为 1 g(效价),小儿按千克体重0～40 mg(效价)分 2 次缓慢静脉注射,也可以肌肉注射。

2. 抗组胺药及糖皮质激素治疗,以利咽鼓管通畅。

(1)氯雷他定:6～12 岁儿童每次 10 mg 口服,每日 1 次,或每次 5 mg,每日 2 次;2～6 岁儿童每次 5 mg 口服,每日 1 次。

(2)鼻用糖皮质激素:包括丙酸氟替卡松、糠酸莫米松、布地奈德等。

【注意事项】

1. 尽量多休息,保持周围环境的安静。

2. 保持情绪稳定,并注意按时服药。

3. 如有鼓膜损伤者,注意淋浴、洗发时防止水液侵入,游泳是禁忌。

二、慢性化脓性中耳炎

【概述】

慢性化脓性中耳炎,是指中耳黏膜、骨膜或深达骨质的慢性化脓性炎症。本病在临床上较为常见,常以耳内间断或持续性流脓、鼓膜穿孔、听力下降为主要临床表现,严重时可引起颅内、颅外的并发症。

【诊断要点】

1. 鼓膜的穿孔,中耳腔的活动性感染,病程持续数周或更长。

2. 感染时脓液可很多,流出耳道;或脓液量少,仅可通过耳内镜或显微镜才可发现。

3. 听力下降是常见的症状。

【药物治疗】

1. 根据脓液做细菌培养及药敏试验,选择敏感药物。

2. 轻者耳道局部用药,可用 3%过氧化氢溶液或硼酸水清洗,然后用棉签拭净或用吸引器洗净脓液后,方可滴药。

【注意事项】

保守治疗无效行手术治疗。

（陈仁杰）

第八节　梅尼埃病

【概述】

梅尼埃病是一种特发性内耳疾病,该病主要的病理改变为膜迷路积水。

【诊断要点】

1. 发作性旋转性眩晕 2 次或 2 次以上,每次持续 20 分钟至数小时。常伴自主神经功能紊乱和平衡障碍。无意识丧失。

2. 波动性听力损失,早期多为低频听力损失,随病情进展听力损失逐渐加重。至少 1 次纯音测听为感音神经性听力损失,可出现听觉重振现象。

3. 伴有耳鸣和(或)耳胀满感。

4. 排除其他疾病引起的眩晕,如良性阵发性位置性眩晕、迷路炎、前庭神经元炎、药物中毒性眩晕、突发性聋、椎基底动脉供血不足和颅内占位性病变等。

【药物治疗】

1. 前庭神经抑制剂:多用于急性发作期,可减弱前庭神经核的活动,控制眩晕。常用者有苯海拉明、地芬尼多,每次 25 mg 口服,每日 3 次。

2. 抗胆碱能药:如山莨菪碱和东莨菪碱,每次 5～10 mg 口服,每日 3 次。皮肤或黏膜局部使用,无刺激性。可缓解恶心、呕吐等症状。

3. 血管扩张药:可改变缺血细胞的代谢,选择性舒张缺血区血管,缓解局部缺血。常用者有氟桂利嗪(西比灵)、倍他司汀、银杏叶片,口服,每次 1 片,每日 3 次。

4. 利尿脱水药:可改善内耳液体平衡,使内淋巴减少,控制眩晕。常用者有双氢克尿噻、乙酰唑胺等。

5. 糖皮质激素:基于免疫反应学说,可应用地塞米松口服,30 mg/d,连续 3 日;继之 15 mg/d,连续 3 日;继之 7.5 mg/d,连续 3 日。

6. 维生素类:如为代谢障碍、维生素缺乏导致,可予维生素治疗,常用维生素 B_1、维生素 B_{12}、维生素 C 等。

【注意事项】

低盐饮食及清淡饮食,建议每日摄入盐量<1.0 g。适当控制摄入水量。避免劳累及生活不规律。保持心情舒畅,避免抑郁等不良情绪。保证充足睡眠。疾病发作期应卧床休息。尽量避免灯光照射及强声刺激。疾病间歇期建议加强锻炼,增强体质。忌烟、酒、浓茶、咖啡等。避免接触过敏原,控制全身过敏性疾病。积极治疗全身伴随疾病。

(陈仁杰)

第九节　晕动症

【概述】

晕动症是指乘坐交通工具时,人体内耳前庭平衡感受器受到过度运动刺激,前庭器官产生过量生物电,影响神经中枢而出现的出冷汗、恶心、呕吐、头晕等症状群。

【诊断要点】

1. 本病常在乘车、航海、飞行和其他进行数分钟至数小时后发生。

2. 初时感觉上腹不适,继有恶心、面色苍白、出冷汗,旋即有眩晕、精神抑郁、唾液分泌增多和呕吐。可有血压下降、呼吸深而慢、眼球震颤。严重呕吐引起失水和电解质紊乱。

3. 症状一般在停止运行或减速后数十分钟至几小时内消失或减轻。亦有持续数天后才逐渐恢复,并伴有精神萎靡、四肢无力。

4. 重复运行或加速运动后,症状又可再度出现。但经多次发病后,症状反可减轻,甚至不发生。

【药物治疗】

1. 氢溴酸东莨菪碱,每次 0.3～0.6 mg 口服,每日 3 次。副作用有口干、嗜睡、视力模糊。青光眼忌服。

2. 茶苯海明(晕海宁、乘晕宁),每次 25～50 mg 口服,每日 3 次。副作用有嗜睡。

3. 盐酸倍他司汀(抗眩啶),每次 4～8 mg 口服,每日 3 次。

4. 盐酸美克洛嗪(敏克静),每次 25 mg 口服,每日 3 次。副作用有嗜睡、视力模糊、口干、疲乏。

5. 其他如甲氧氯普胺(胃复安)、地西泮(安定)等止吐剂和镇静剂亦可酌情使用。

【注意事项】

易患本病的患者,应积极寻找诱发原因,并加以避免。在旅行前 0.5～1 小时先服用上述药物一次剂量,可减轻症状或避免发病。

(陈仁杰)

第十八章　眼科疾病

第一节　睑腺炎

【概述】

睑腺炎是化脓性细菌侵入眼睑腺体而引起的一种急性炎症。如果是睫毛毛囊或其附属的皮脂腺（Zeis 腺）或变态汗腺（Moll 腺）感染，称为外睑腺炎；如果是睑板腺感染，称为内睑腺炎。大多为葡萄球菌，特别是金黄色葡萄球菌感染眼睑腺体而引起。

【诊断要点】

1. 患处有红、肿、热、痛急性炎症表现。

2. 外睑腺炎

（1）患处有红、肿、热、痛急性炎症表现。

（2）初起时眼睑红肿范围较弥散，剧烈疼痛，有硬结，压痛明显。

（3）如病变靠近外眦部，可引起反应性球结膜水肿。

（4）同侧淋巴结肿大和触痛。

（5）一般 2～3 日后局部皮肤出现黄色脓点、硬结或软化，自行溃破后炎症明显减轻、消退。

3. 内睑腺炎

（1）受紧密的睑板组织限制，一般范围较小。

（2）患处有硬结、疼痛和压痛。

（3）睑结膜面局限性充血、肿胀，2～3 日后其中心形成黄色脓点，多可自行穿破睑结膜而痊愈。

4. 若患者抵抗力低下，或致病菌毒力强，则炎症反应剧烈，可发展为眼睑脓肿。

【药物治疗】

抗生素眼液点眼，结膜囊内涂抗生素眼膏有助于控制感染。症状较重或发展为眼睑蜂窝织炎者需口服或肌内注射抗生素药物。

1. 抗生素眼液

（1）磺胺醋酰钠：滴于结膜囊内，每次 1～2 滴，每日 3～5 次。

（2）诺氟沙星：滴于结膜囊内，每次 1～2 滴，每日 3～6 次。

2. 抗生素眼膏

（1）红霉素眼膏：涂于结膜囊内，每日 2～4 次，每次长度 1～2 mm，用药一周。

（2）金霉素眼膏：涂于结膜囊内，每日 1～2 次。

3. 如症状较重或发展为眼睑蜂窝织炎者，需口服红霉素 250 mg，一日 4 次，疗程 7～10 日。也可使用其他葡萄球菌敏感性抗生素。

【注意事项】

1. 在儿童、老年人或患有糖尿病等慢性消耗性疾病的体弱、抵抗力差的患者中，若致病菌毒性强烈，睑腺炎症可在眼睑皮下组织扩散，发展为眼睑蜂窝织炎。此时整个眼睑红肿，可波及同侧面部。眼睑不能睁开，触之坚硬，压痛明显，球结膜反应性水肿剧烈，可暴露于睑裂之外，可伴有发热、寒颤、头痛等全身症状。如不及时处理，有时可能引起败血症或海绵窦血栓而危及生命。

2. 初起痒感时频用冷敷。未成熟时采用湿热敷,每日 3 次,每次 15 分钟。

3. 如已成熟,出现波动感可切开排脓,麦粒肿切忌用手挤压,因眼睑及面部静脉无静脉瓣,挤压致细菌逆流进入血液可引起海绵窦血栓。

4. 耳前淋巴结肿大或伴有全身体征者,应卧床休息,进一步治疗。

5. 对某种滴眼液或眼膏过敏者禁用该药,在使用过程中,如发现眼睛发红、疼痛等应立即停药,并及时就诊。

6. 严重肝肾功能不全者慎用诺氟沙星,且孕妇不宜使用,哺乳期妇女应用时应停止授乳,一般不应用于婴幼儿。

7. 口服大剂量红霉素时可出现恶心、呕吐、腹痛或腹泻等胃肠道反应。鉴于红霉素久服可能引起胆汁瘀积性肝炎,使用疗程应在 10～14 日以内。偶见过敏性皮疹。

(刘虎)

第二节　眶蜂窝织炎

【概述】

眶蜂窝织炎是眶内软组织的急性炎症,发病急剧,严重者波及海绵窦而威胁生命。多见于眶周围组织感染灶的蔓延和面部感染。分眶隔前蜂窝组织炎和眶隔后蜂窝组织炎。

【诊断要点】

1. 眶隔前蜂窝组织炎主要表现为眼睑水肿,轻度疼痛,瞳孔及视力正常,眼球运动正常。

2. 眶隔后蜂窝组织炎症状严重,患者疼痛明显。眶内组织高度水肿、眼球突出、眼球运动障碍、眼睑红肿、球结膜充血并高度水肿。

548

严重者眼睑闭合不全、视力下降、眼底视网膜静脉扩张、视网膜水肿、渗出。可同时出现发热、恶心、头痛、淋巴结肿大等全身中毒症状。

3. 如感染经眼上静脉蔓延至海绵窦而引起海绵窦血栓,可出现谵妄、昏迷、烦躁不安、惊厥、脉搏减弱而危及生命。

4. 眼眶 X 线检查可以发现眶内组织密度增高。细菌性感染者外周血白细胞数增高,以中性粒细胞为主。

【药物治疗】

一经诊断应全身使用足量抗生素治疗。

1. 轻症患者病变局限于眶隔前部,给予红霉素 250 mg 口服,每日 4 次,疗程 7～10 日。

2. 病变累及眶隔后的严重病例首选广谱抗生素控制感染。无青霉素过敏者,可选用阿莫西林每日 40 mg/kg,分 3 次口服,或阿莫西林每日 100～150 mg/kg,分 4 次静脉滴注,用药两周。青霉素过敏者,可选用左氧氟沙星 0.5 g,每日 1 次,口服或静脉滴注。

3. 红霉素眼膏涂于结膜囊内,一日 6～8 次,每次长度 1～2 mm。

【注意事项】

1. 青霉素使用前应仔细询问过敏史,确定选用后必须做皮肤过敏试验,反应阳性者禁用。

2. 铝、镁、钙等制酸剂及铁、锌剂与喹诺酮类在胃肠道发生螯合,形成难溶物质,影响药物吸收,应避免合用。非甾体消炎镇痛药与喹诺酮类联合应用,加剧中枢神经系统毒性反应,可诱发惊厥。18 岁以下慎用。

(刘虎)

第三节　沙眼

【概述】

沙眼是由沙眼衣原体感染所致的一种慢性传染性结膜角膜炎，是一种致盲眼病。沙眼通过直接接触或污染物间接触传播。易感因素包括不良的卫生条件、营养不良、酷热或沙尘气候。

【诊断要点】

WHO 要求诊断沙眼至少符合下述标准中的两条：

1. 上睑结膜 5 个以上滤泡。

2. 典型的睑结膜瘢痕。

3. 角膜缘滤泡或 Herbert 小凹。

4. 广泛角膜血管翳。

其中上睑结膜 5 个以上的滤泡，弥漫性浸润、乳头增生、血管模糊区大于 50% 是活动期沙眼，应给予治疗。

除临床表现，实验室检查可以确定诊断。沙眼细胞学的典型特点是可检出淋巴细胞、浆细胞和多形核白细胞，但细胞学检查的假阳性率高。

结膜刮片后行 Giemsa 染色可显示位于细胞核周围的蓝色或红色细胞浆内的包涵体。改良的 Diff-Quik 染色将检测包涵体的时间缩短为几分钟。荧光标记的单克隆抗体试剂盒、酶联免疫测定、聚合酶链反应均有较高敏感性和特异性。沙眼衣原体培养需要放射线照射或细胞稳定剂（如放线菌酮）预处理，通常在生长 48～72 小时后用碘染色单层细胞，或通过特殊的抗衣原体单克隆抗体检测。

【药物治疗】

1. 局部用 0.1% 利福平眼药水、0.1% 酞丁胺眼药水或 0.5% 新霉素眼药水等点眼,每天 4 次。夜间使用红霉素类(红霉素眼膏,每日 2～4 次)、四环素类眼膏(金霉素眼膏,每日 1～2 次),疗程最少10～12 周。

2. 急性期或严重的沙眼应全身应用抗生素治疗,一般疗程为3～4 周。可口服强力霉素 100 mg,每日 2 次;或红霉素 1 g/d,分 4 次口服。

【注意事项】

1. 红霉素使用注意事项见"睑腺炎"。

2. 治疗一段时间后,上睑结膜仍可能存在滤泡,但这并不是治疗失败的依据。

3. 手术矫正倒睫及睑内翻是防止晚期沙眼致盲的关键。

(刘虎)

第四节　结膜炎

【概述】

结膜炎按照致病原因可以分为微生物性和非微生物性。最常见的结膜炎是微生物感染,常见的致病微生物可以是细菌、病毒或衣原体等。非微生物性有物理性刺激(如风沙、烟尘、紫外线等)和化学性损伤(如医用药品、酸碱或有毒气体)。此外还包括其他全身或局部因素引起的结膜炎。

【诊断要点】

根据临床表现、分泌物涂片或结膜刮片等检查,可以诊断。

1. 患者眼部有异物感、烧灼感、痒、畏光、流泪。

2. 结膜充血、水肿、渗出物、乳头滤泡增生、伪膜和真膜形成及耳前淋巴结肿大等。

3. 如需确定致病病因,需行细胞学检查、病原体培养及免疫学和血清学检查。

病程少于 3 周者为急性结膜炎,病程超过 3 周为慢性结膜炎。

【药物治疗】

针对病因治疗,以局部用药为主。感染性结膜炎可根据病原体培养结果选择敏感性药物。

1. 局部治疗

(1) 当患眼分泌物多时,可用无刺激性的冲洗剂如 3% 硼酸水或生理盐水冲洗结膜囊。

(2) 局部滴用有效的抗生素眼药水和眼膏。急性阶段每 1～2 小时 1 次。目前常使用广谱氨基苷类或喹诺酮类药物,如 0.3% 庆大霉素、0.3% 妥布霉素、0.3% 环丙沙星、0.3% 氧氟沙星、0.3%～0.5% 左氧氟沙星眼药水或眼膏。特殊情况下,可使用合成抗生素滴眼液,如甲氧苯青霉素。耐药性葡萄球菌性结膜炎可使用 5 mg/ml 万古霉素滴眼液。慢性葡萄球菌性结膜炎对杆菌肽和红霉素反应良好,还可适当应用收敛剂如 0.25% 硫酸锌眼药水。

2. 全身治疗

(1) 奈瑟氏菌性结膜炎应全身及时使用足量的抗生素,肌内注射或静脉给药。淋球菌性结膜炎若角膜未波及,成人大剂量肌内注射青霉素或头孢曲松钠 1 g 即可。若累及角膜,需加大药物剂量,1～2 g/d,连续 5 日。青霉素过敏者可用壮观霉素,2 g/d,肌内注射。此外,还可联合口服 1 g 阿奇霉素或 100 mg 强力霉素,每日 2 次,持续 7 日;或喹诺酮类药物(环丙沙星 0.5 g 或氧氟沙星 0.4 g,每日 2 次,连续 5 日)。

新生儿用青霉素 G 10 万 U/(kg·d),静脉滴注或分 4 次肌内注射,共 7 日。或用头孢曲松钠(0.125 g,肌内注射)、头孢噻肟钠(25 mg/kg,静脉注射或肌内注射),每 8 小时或 12 小时 1 次,连续 7 日。

大约 1/5 外源性(原发性)脑膜炎球菌性结膜炎可引起脑膜炎球菌血症,单纯局部治疗者发生菌血症的概率较联合全身用药者高 20 倍。因此必须联合全身治疗。脑膜炎球菌性结膜炎可静脉注射或肌内注射青霉素。青霉素过敏者可用氯霉素代替。有脑膜炎球菌性结膜炎接触史者应预防性治疗,可口服利福平,每日2次,连续2日,推荐剂量是成人600 mg,儿童10 mg/kg。

（2）流感嗜血杆菌感染所致的急性细菌性结膜炎,或伴有咽炎、急性化脓性中耳炎的患者局部用药同时应口服头孢类抗生素或利福平。

（3）慢性结膜炎的难治性病例和伴有酒糟鼻患者需口服强力霉素100 mg,每日1～2次,连续数月。

【注意事项】

1. 感染性结膜炎急性期需隔离,以避免传染,防止流行。一眼患病时应防止另眼感染。

2. 严格消毒患者用过的洗脸用具、手帕及接触的医疗器皿。

3. 医护人员在接触患者后必须洗手消毒以防交叉感染。必要时应戴防护眼镜。

4. 新生儿出生后应常规使用1‰硝酸银眼药水滴眼1次或涂0.5％四环素眼药膏,以预防新生儿淋菌性结膜炎和衣原体性结膜炎。

5. 冲洗结膜囊需小心操作,避免损伤角膜上皮,冲洗液勿流入健眼,以免造成交叉传染。

（刘虎）

第五节　角膜炎

【概述】

外源性或内源性致病因素在角膜防御能力减弱时可引起角膜组织的炎症反应。感染性角膜炎按照病因可以分为病毒性、细菌性、真菌性、棘阿米巴性、衣原体性等。

【诊断要点】

根据症状和裂隙灯显微镜检查明确角膜炎诊断,病原体确定尚赖于实验室检查。

1. 患眼刺激症状明显,畏光、流泪、眼睑痉挛。

2. 角膜缘睫状充血,角膜局限性灰白色浑浊灶。若炎症未得到有效控制,致病微生物侵袭力较强,坏死的角膜上皮细胞和基质脱落形成角膜溃疡。

3. 角膜炎强调早期病因诊断。首先应确定是否为感染所致。应仔细询问患者有无角膜擦伤史、接触镜佩戴史、眼部有无接触病原体污染的药物或水源、既往角膜病史等。对于是否使用皮质类固醇激素、自身免疫性疾病、糖尿病、营养不良等病史也应详细询问。

4. 不同病原体所致角膜炎的表现各异。革兰氏阳性菌感染多表现为病变局限的角膜脓肿性病灶,革兰氏阴性菌感染通常表现为进展迅速的广泛角膜基质溶解坏死。真菌性角膜炎通常呈羽毛状角膜浸润伴有卫星病灶或伪足。病毒性角膜炎上皮型角膜炎多有典型的树枝样上皮溃疡。而基质型和内皮型患者多因角膜炎反复发作同时存在角膜深浅不等的斑翳,合并角膜感觉减退。棘阿米巴角膜炎多表现为角膜中央的环形浸润伴有剧烈眼痛。

5. 对于感染性角膜炎,还可通过组织刮片检查,细菌、真菌、棘阿米巴培养等确定病因,以便针对病因采取有效治疗。

【药物治疗】

角膜炎治疗的原则是积极控制感染,减轻炎症反应,促进溃疡愈合,减少瘢痕形成。

1. 细菌性角膜炎:局部抗生素眼液滴眼,在组织内能够达到有效的药物浓度。若为淋球菌角膜炎,需要全身使用抗生素药物。

对严重的细菌性角膜炎,第 1～3 小时使用负荷剂量,每 5～15 分钟滴眼 1 次,然后继续频繁滴眼(30 分钟或每小时滴眼 1 次)。初始 48 小时治疗后,感染未能改善或稳定,需要考虑更改药物。

当感染控制后,上皮缺损持续不愈,需采取辅助措施。

治疗有效的可靠依据:病灶浸润密度明显降低;病灶缩小;病灶

边界明显清晰,周围出现疤痕化表现;病灶或溃疡的坏死组织减少,表面干燥化。

治疗有效的参考依据:分泌物明显减少;炎症反应、眼部疼痛等不适症状明显减轻。

临床治愈的判断标准:角膜上皮缺损愈合;角膜内灶型浸润完全吸收;角膜基质内细胞浸润消失;角膜水肿完全消退;前房内细胞及闪辉消失。

2. 单纯疱疹病毒性上皮型角膜炎可以选择阿昔洛韦滴眼液点眼,每日 4~6 次,因阿昔洛韦眼药对角膜穿透能力差,对基质型和内皮型角膜炎治疗效果欠佳,应采取口服或静脉给药。单纯疱疹病毒性角膜炎患者如出现角膜水肿应转送上级医院进一步治疗。

3. 有植物划伤、污染水源接触史的患者,应考虑真菌及棘阿米巴感染可能,在使用左氧氟沙星滴眼液点眼的同时应及时转送上级医院进一步治疗。

【注意事项】

1. 细菌性角膜炎应在采集标本后立即开始药物治疗,初始 48 小时治疗后,若感染未能改善或稳定,需要考虑更改治疗方案。

2. 皮质类固醇激素应严格掌握适应证,如使用不当可以引起病情恶化、角膜溶解穿孔。细菌性角膜炎急性期不宜使用激素点眼,真菌性角膜炎禁用激素点眼,单纯疱疹病毒角膜炎原则上只能用于非溃疡型角膜基质炎。

3. 非感染性角膜炎如神经麻痹性角膜炎、暴露性角膜炎、蚕蚀性角膜炎、丝状角膜炎等应及时转送上级医院治疗。

4. 角膜基质变薄接近穿孔的患者,应避免按压眼球,直接转送上级医院。

(刘虎)

第六节　青光眼

【概述】

　　青光眼是一组以特征性视神经萎缩和视野缺损为共同特点的疾病,病理性眼压升高水平和视神经对压力损害的耐受性与青光眼视神经萎缩和视野缺损的发生和发展有关。青光眼可以分为原发性青光眼、继发性青光眼和发育性青光眼。其中最常见的是原发性青光眼。

一、原发性青光眼

　　原发性青光眼是主要的青光眼类型。一般双眼发病,但两眼的发病可有先后,严重程度也有差异。根据前房角解剖结构的差异和发病机制的不同,分为原发性闭角型青光眼和原发性开角型青光眼。原发性闭角型青光眼是由于周边虹膜堵塞小梁网,或与小梁网产生永久性黏连,房水外流受阻,引起眼压升高的一类青光眼。原发性开角型青光眼是小梁途径的房水外流排除系统病变和(或)房水外流阻力增加所致眼压升高的一类青光眼。

　　(一)急性闭角型青光眼

【概述】

　　急性闭角型青光眼是一种以眼压急剧升高并伴有相应症状和眼前段组织病理改变为特征的眼病,多见于50岁以上老年人,女性更常见,男女比例约为1:2,患者常有远视,双眼先后或同时发病。情绪激动,暗室停留时间过长,局部或全身应用抗胆碱药物,均可使瞳孔散大,周边虹膜松弛,从而诱发本病。长时间阅读、疲劳和疼痛也是本病的常见诱因,分为临床前期、发作期、间歇缓解期、慢性进展期。

【诊断要点】

根据病史、裂隙灯显微镜和前房角镜和眼压测量明确诊断。

1. 临床前期

(1) 浅前房、窄房角。

(2) 具有明确的另一眼急性闭角型青光眼发作史或明确的急性闭角型青光眼家族史。

(3) 尚未发生青光眼。

2. 发作期

(1) 典型大发作：① 眼痛、头痛、视力下降；② 眼压升高，眼球坚硬如石，测量眼压多在 50 mmHg 以上；③ 结膜混合充血，角膜雾状水肿，瞳孔散大，对光反应消失；④ 前房浅。晶状体前囊下可见灰白色斑点，虹膜脱色素或呈节段性萎缩。

(2) 不典型发作：① 患者仅有轻度的眼部酸胀、头痛，雾视虹视发作；② 虹膜膨隆，前房较浅；③ 眼压 30～50 mmHg；④ 发作时间短暂，休息后自行缓解。

3. 间歇缓解期

(1) 有明确的小发作史。

(2) 房角开放或大部分开放。

(3) 不用药或单用少量药物，眼压能稳定在正常水平。

4. 慢性进展期

(1) 房角大部分或全部黏连。

(2) 眼压持续升高。

(3) 后期出现视盘凹陷加大加深，视野受损缩小，最后失明。

【药物治疗】

1. 临床前期治疗目的是为预防发作。首选周边虹膜切除术或激光周边虹膜切开术。患者暂时不愿手术或无条件手术的地区，可选用 1‰ 毛果芸香碱，每日 2～3 次点眼，并定期随访。

2. 急性发作期治疗目的是为挽救视功能和保护房角功能，应急诊全力抢救，以期在最短时间内控制高眼压。需要联合应用促进房水引流、减少房水生成和高渗脱水药物。

（1）乙酰唑胺 125～250 mg，口服，每日 2～4 次，日总剂量不超过 1 g。

（2）0.5%噻吗洛尔滴眼液点眼，每日 2 次，每次 1 滴。

（3）1%毛果芸香碱滴眼液点眼，每 15 分钟 1 次，至眼压下降后或瞳孔恢复正常大小后逐渐减少用药次数，保持在每日 3 次。

（4）20%甘露醇溶液，(1.0～1.5)g/(kg·d)，分 2～3 次，快速静脉滴注。

如果采用上述治疗措施治疗 2 小时后眼压仍持续在 50～60 mmHg 以上，应立即考虑转送上级医院进一步治疗。

3. 间歇缓解期暂不愿手术者，选用 1%毛果芸香碱每日 2～3 次点眼，加强随访；有条件者可转送上级医院进行周边虹膜切除术或激光周边虹膜切开治疗。

4. 慢性进展期治疗的主要目的是控制眼压，应在使用急性发作期（2）～（4）药物治疗的同时转送上级医院进行眼外引流手术。

【注意事项】

1. 噻吗洛尔使用注意事项

（1）噻吗洛尔是非选择性 β 受体阻断剂，对于正常眼压眼和高眼压眼均具有降低眼压的作用，对视力、调节瞳孔大小无明显影响，用药开始后 30～60 分钟眼压开始下降，最大作用多出现在用药后 2 小时左右，作用持续 24～48 小时，与碳酸酐酶抑制剂具有协同抑制房水生成的作用。噻吗洛尔对于睡眠期间的生理性房水分泌减少无作用。如无特殊禁忌，噻吗洛尔是治疗开角型青光眼的首选药物。

（2）噻吗洛尔应用禁忌证包括急性心力衰竭、心动过缓、房室传导阻滞、哮喘。有哮喘病史和严重干眼症患者慎用。

（3）噻吗洛尔眼部的副作用包括眼眶痛、干眼，角膜上皮损害少见。噻吗洛尔的全身副作用包括：① 轻度低血压和脉搏减慢；② 支气管哮喘、痉挛；③ 高密度脂蛋白、胆固醇降低，甘油三酯升高。

2. 乙酰唑胺使用注意事项

（1）乙酰唑胺是可长期口服的治疗青光眼的药物，通过减少房水生成控制眼压。服药后 1~2 小时开始出现降眼压作用,持续 4~12 小时。血浆半衰期为 4 小时。可与毛果芸香碱和噻吗洛尔联合治疗青光眼。

(2) 全身副作用包括胃肠道反应、味觉改变、食欲减退、恶心、腹泻、手足口周感觉异常。部分患者出现代谢性酸中毒,肾结石,可予碳酸氢钠纠正酸中毒。个别病例服药后产生再生障碍性贫血。

(3) 乙酰唑胺禁忌证包括肾上腺功能不全、肾结石、严重肝肾功能损害、糖尿病酮症、磺胺药物过敏患者,应避免与阿司匹林并用。

3. 毛果芸香碱使用注意事项

(1) 毛果芸香碱滴眼液是目前使用最广泛的缩瞳剂,多在点眼后 1 小时开始发挥降眼压作用,持续 4~8 小时,具有与其他类型抗青光眼药物(β 受体阻断剂、碳酸酐酶抑制剂)协同控制眼压的作用。毛果芸香碱在急性闭角型青光眼发作期短期可以收缩瞳孔括约肌,拉平虹膜,减少周边虹膜组织在房角的堆积,有助于解除瞳孔阻滞。当眼压超过 50 mmHg 时,瞳孔括约肌缺血,对毛果芸香碱反应不明显,可选用噻吗洛尔点眼和碳酸酐酶抑制剂口服以及甘露醇静脉滴注,使眼压下降至瞳孔括约肌对毛果芸香碱有反应后再大量应用毛果芸香碱缩瞳。在开角型青光眼治疗中,毛果芸香碱可以促进睫状肌收缩,牵拉巩膜突,改善小梁网框架结构,促进外引流,从而降低眼压。

(2) 毛果芸香碱常见眼局部副作用包括:① 溢泪、结膜充血、结膜和睑缘刺激症状。② 眼睑痉挛。③ 虹膜括约肌和睫状肌过度收缩引起眼痛。④ 因调节痉挛引起视力下降,青年人明显。⑤ 白内障。⑥ 因晶状体厚度增加或睫状体水肿,以及晶状体或虹膜隔向前移位、悬韧带松弛,缩瞳后可增加虹膜与晶状体接触,加重瞳孔阻滞,引起房角关闭。特别是在高眼压眼,当睫状肌持续收缩时,虹膜括约肌对缩瞳药无反应,容易引起晶状体虹膜隔前移,加重房角关闭,引起眼压进一步升高。⑦ 血管扩张,血-房水屏障通透性增加。⑧ 虹膜后黏连。⑨ 禁用于活动葡萄膜炎。对于慢性阻塞性肺病、消化道溃疡、心动过缓、周边视网膜格子样变性、高度近视、视网膜脱离史明确的患者慎用。

4. 甘露醇使用注意事项

（1）甘露醇通过增加血液渗透压、减少玻璃体容积，促进眼压下降。静脉滴注后 30～45 分钟降眼压作用最大，降眼压作用持续 4～6 小时。

（2）甘露醇的副作用主要包括尿潴留、头痛、胸背痛、恶心、呕吐、精神错乱、低血钾、低血钠。肾衰患者、充血性心力衰竭患者慎用。老年患者，伴有高血压、肾功能不全以及电解质紊乱的患者应严密监护血压、电解质情况。

（二）慢性闭角型青光眼

【概述】

慢性闭角型青光眼发病年龄较急性闭角型青光眼早。这类青光眼的眼压升高，同样也是由于周边虹膜与小梁网发生黏连，使小梁功能受损所致，但房角黏连是由点到面逐步发展的，小梁网的损害是渐进性的，眼压水平也随着房角黏连范围的缓慢扩展而逐步上升。

【诊断要点】

1. 具有浅前房、房角较窄的解剖特点。

2. 发作程度较急性闭角型青光眼轻，瞳孔阻滞不明显。

3. 中晚期出现青光眼视野损害。

4. 眼压升高。

5. 典型的青光眼视盘凹陷。

【药物治疗】

早期患者治疗原则同急性闭角型青光眼的间歇缓解期和临床前期，应将患者转送上级医院行周边虹膜切除术。对于中晚期病例，给予噻吗洛尔和碳酸酐酶抑制剂治疗（参见急性闭角型青光眼处理中 1～2 条），同时转送上级医院进行外引流手术。

（三）原发性开角型青光眼

【概述】

原发性开角型青光眼，病因尚不完全明了，可能与遗传有关，其特点是眼压虽然升高,房角始终是开放的,即房水外流受阻于小梁网- Schlemm 管系统。

【诊断要点】

原发性开角型青光眼多无自觉症状,早期极易漏诊,很大程度上依靠健康普查来发现,其主要诊断指标有:

1. 眼压升高:测定 24 小时眼压有助于发现眼压高峰值及其波动范围。

2. 视盘损害:视盘凹陷进行性加深扩大,盘沿宽窄不一,特别是上下方盘沿变窄或局部变薄,视盘出血和视网膜神经纤维层缺损均属青光眼特征性视神经损害。此外,双眼视盘形态变化的不对称,如 C/D 差值>0.2,也有诊断意义。

3. 视野缺损:采用 Goldmann 视野计超阈值静点检查或计算机自动视野计阈值定量检查较容易发现早期视野缺损。

视盘损害和视野缺损有密切对应关系,如两者相互吻合,其结果可相互印证。

眼压升高、视盘损害、视野缺损三大诊断指标,如其中 2 项为阳性,房角检查属开角,诊断即可成立。尚有一些辅助指标,如房水流畅系数降低,相对性传入性瞳孔障碍,获得性色觉异常,对比敏感度下降,某些视觉电生理的异常,以及阳性青光眼家族史等,对开角型青光眼的诊断也有一定参考价值。

【药物治疗】

治疗目的是尽可能阻止青光眼病程进展,减少视神经节细胞的丧失,以保持视觉功能的生理需要。药物治疗若能利用 1～2 种药物使眼压稳定于安全水平,视野和眼底改变不再进展,则可长期选用药物治疗。如联合 1～2 种药物不能控制眼压或阻止视野损失进展,则应转送上级医院更换药物或手术治疗。

1. 0.5%噻吗洛尔滴眼液点眼,每次 1 滴,每日 2 次。

2. 1%毛果芸香碱滴眼液点眼,每次 1 滴,每日 3 次,多作为噻吗洛尔不能较好控制眼压时的联合用药。

3. 肾上腺能受体激动剂:β_2 受体激动剂主要有 1%肾上腺素、

0.1%地匹福林,其降眼压机制主要为促进房水经小梁网及葡萄膜巩膜外流通道排出。

4. 前列腺素衍生物:目前已投入临床应用的制剂有0.005%拉坦前列素、0.004%曲伏前列素和0.03%贝美前列素,其降眼压机制为增加房水经葡萄膜巩膜外流通道排出,但不减少房水生成。每日傍晚1次滴眼,可使眼压降低20%~40%。

5. 碳酸酐酶抑制剂:以乙酰唑胺为代表,每片0.25 g,其通过减少房水生成降低眼压,可给0.125 g,每日2次;或0.062 5 g,每日3次。目前已研制出碳酸酐酶抑制剂局部用药制剂,如1%布林佐胺,其降眼压效果略小于全身用药,但全身副作用也很少。

【注意事项】

1. 肾上腺素滴药后有短暂结膜贫血及瞳孔扩大,禁用于闭角型青光眼。肾上腺素也可以导致黄斑囊样水肿,无晶状体眼患者不宜使用,对严重高血压,冠心病患者禁用。地匹福林是肾上腺素的前药,该药渗透力强,进入前房后转化为肾上腺素而起作用,对患有心血管疾病者较为安全。酒石酸溴莫尼定对 a_1 受体作用甚微,不引起瞳孔扩大,对心肺功能无明显影响。

2. 前列腺素衍生物不影响心肺功能,副作用主要为滴药后局部短暂性烧灼、刺痛、痒感和结膜充血,长期用药可使虹膜色素增加,睫毛增长,眼周皮肤色素沉着。毛果芸香碱可减少葡萄膜巩膜通道房水外流,理论上与前列腺素制剂有拮抗作用,一般认为两者不宜联合用药。

3. 乙酰唑胺多作为局部用药的补充,剂量不宜过大,久服可引起口唇面部及指趾麻木、全身不适、肾绞痛、血尿等副作用,故不宜长期服用。

二、继发性青光眼

继发性青光眼是以眼压升高为特征的眼部综合征,其病理生理是某些眼部或全身疾病或某些药物的不合理应用,干扰了正常的房水循环,或阻碍了房水外流,或增加了房水生成。其常见的病因包括炎症、外伤、出血、血管疾病、相关综合征、相关药物、眼部手术以及眼部占位性病变。其病情复杂、严重,预后较差,其诊断和治疗需要同时考虑原发病变与眼压,建议转送上级医院治疗。

三、发育性青光眼

发育性青光眼是胚胎期和发育期内眼球房角组织发育异常所引起的青光眼,多在出生时已经存在异常,但可以在儿童期甚至青年期才出现症状、体征。分为原发性婴幼儿型青光眼、儿童型青光眼和伴有其他异常的青光眼。此类青光眼由于发育的遏制,阻止了虹膜睫状体后移、房角形态和功能异常并存。降眼压药物在儿童均没有明确的临床有效性和安全性研究。一旦发现儿童眼压升高或伴有其他眼部异常或青少年近视度数进展过快,应尽早转送上级医院确诊,确诊后应手术治疗。药物仅适用于不能手术的患儿以及术后眼压控制不理想的患者的补充治疗。

(刘虎)

第十九章　口腔疾病

第一节　疱疹性龈口炎

【概述】

疱疹性口炎是指发生在口腔黏膜的单纯疱疹病毒感染。当累及牙龈时称疱疹性龈口炎。疱疹性龈口炎是口腔黏膜最常见的急性病毒感染，为单纯疱疹病毒（简称 HSV）引起的皮肤黏膜病。原发性疱疹性龈口炎为 HSV－1 引起，以 6 岁以下儿童较多见，尤其是 6 个月至 2 岁更多见。成人亦可发病。患者表现为口腔黏膜充血水肿，特别是牙龈充血水肿明显，黏膜出现簇集性小水疱，水疱破裂形成浅表溃疡。原发性疱疹感染愈合以后，有 30％～50％的病例可能发生复发性损害，一般复发感染的部位在口唇附近，故又称为复发性唇疱疹。

【诊断要点】

1. 原发性疱疹性龈口炎

(1) 以 6 岁以下儿童多见,尤其是 6 个月至 2 岁,成人亦可发病。

(2) 发病前可有接触史,潜伏期约 4～7 日,发病前 2～3 日全身不适,发烧 38～39℃左右,头痛、疲乏不适、全身肌肉酸痛、咽喉肿痛等急性症状,颌下和颈上淋巴结肿大、触痛。患儿流涎、拒食、烦躁不安。

(3) 口腔黏膜出现成簇小水疱,似针头大小,疱壁薄、透明,易破溃,形成浅表溃疡。疱易发生在紧张的黏膜上,如舌背、牙龈,在舌背病变周围常有较厚的白色舌苔。唇和口周皮肤也可有类似病损,疱破溃后则形成痂壳。

(4) 牙龈表现为急性炎症,缘龈和附着龈广泛充血水肿,触之易出血。

(5) 可疑时检查病毒包涵体,可观察到含有嗜伊红色包涵体的多核巨细胞。或利用抗 HSV 抗原的单克隆抗体,从受损细胞中查找特异性抗原。

2. 复发性唇疱疹

(1) 临床较为常见,患者多为成人。诱使复发的因素包括机械刺激、感冒、阳光照射等,情绪因素也能促使复发。

(2) 损害发生在口唇、口周、鼻孔等原先发作的位置或附近并以多个成簇的小水疱开始。

(3) 患者初始全身可觉轻微的疲乏,在将要出现损害的部位出现痒、灼痛、刺痛等症状,随后出现水疱。约持续 24 小时后疱破裂、糜烂、结痂,病程约 10 天,愈合后不留瘢痕,但可有色素沉着。

【药物治疗】

1. 全身抗病毒治疗

(1) 阿昔洛韦:对 1 型和 2 型单纯疱疹病毒有较强的抑制作用和高度选择性,常用于治疗原发性疱疹性龈口炎。口服或静脉注射后在体内均较稳定,成人用量及用法:一次 200 mg 口服,每日 5 次,

5～7 日为一个疗程。不良反应偶有头晕、头痛、呕吐、腹泻、白细胞下降等。

(2) 利巴韦林：成人 200 mg 口服，每日 3～4 次，7 日为一个疗程。儿童 10 mg/(kg·d)，分 4 次服用，7 日为一个疗程。不良反应有贫血、乏力等，停药后消失。偶有口渴、呕吐、腹泻、白细胞减少，过敏以及孕妇禁用。

2. 局部用药

(1) 口腔黏膜用药

① 漱口液：0.1%～0.2% 葡萄糖氯己定（洗必泰）溶液，有消毒杀菌作用。

② 抗生素糊剂、散剂和含片可用于局部对症治疗，消炎止痛，促进愈合。

(2) 唇部及口周皮肤用药

① 3% 阿昔洛韦软膏局部涂搽，可用于唇部及口周皮肤疱疹。

② 温的生理盐水湿敷。

3. 全身支持疗法

(1) 注意休息，保证饮水量，维持体液平衡，饮食以清淡为主。

(2) 补充维生素 B_2，成人每日需要量 2～3 mg；维生素 C，100 mg 口服，每日 3 次。

【注意事项】

1. 一旦疱疹症状与体征出现，应尽早给药。

2. 进食对阿昔洛韦血药浓度影响不明显。但在给药期间应给予患者充足的水，防止本品在肾小管内沉淀。本品大部分在体内呈原形经肾排出，有肾损害的患者要减少用量。

3. 阿昔洛韦多次应用后可能引起单纯疱疹病毒的耐药。

4. 哺乳期妇女应用利巴韦林时应暂停哺乳。脱水或已有肝、肾功能不全者需慎用。

5. 利巴韦林与齐多夫定同时应用具有拮抗作用，可引起肾毒性，表现为深度昏睡和疲劳。

6. 利巴韦林不宜长期大量使用，以免引起严重的肠胃反应。

7. 对单纯疱疹病毒的潜伏感染和复发无明显效果,不能根除病毒。

(张继生)

第二节　口腔念珠菌病

【概述】

口腔念珠菌病是念珠菌属感染所引起的急性、亚急性或慢性口腔黏膜疾病。近些年,随着抗生素和免疫抑制剂的广泛使用,造成菌群失调或免疫力降低,使口腔黏膜念珠菌病的发病率相应增高。念珠菌性口炎是最常见的口腔真菌感染,白色念珠菌是最主要的病原菌。口腔念珠菌病目前分型尚无统一观点,可按病损特征及病变部位等分型,目前普遍采用按主要病变部位分为念珠菌性口炎、念珠菌性唇炎与念珠菌性口角炎,其中念珠菌口炎又可分为急性假膜型、急性红斑型、慢性肥厚型及慢性红斑型等四型。

一、急性假膜型念珠菌口炎

【诊断要点】

1. 可发生于任何年龄的人,但多见于婴幼儿,尤以新生儿好发,故又称新生儿鹅口疮或雪口病。多在出生后 2～8 日内发生。

2. 病损可发生于口腔黏膜任何部位,好发部位为颊、舌、软腭及唇。损害区黏膜先出现充血,随即出现许多散在的白色小斑点,小点略高起,状似凝乳,逐渐增大,可融合为白色丝绒状斑片。斑片附着不十分紧密,稍用力可将其擦去,下方为充血的基底。

3. 患儿烦躁不安、哭闹、拒食,有时伴有轻度发热。患者有口干、烧灼感及轻微疼痛。病变严重者可向口腔后部蔓延至咽、气管、食管,引起食管念珠菌病和肺部的念珠菌感染,或并发皮肤念珠菌病。

4. 白色念珠菌病的实验室诊断最简单的方法是标本直接镜检。通常取病损的假膜、脱落上皮、痂壳等标本,置于载玻片上,滴加10%氢氧化钾液数滴,覆以盖玻片,用微火加热以溶解角质,然后立即进行镜检,如发现假菌丝或孢子,就可认为是真菌感染,但确诊必须通过培养。

【药物治疗】

1. 局部药物治疗

(1) 2%~4%碳酸氢钠(小苏打)溶液:是治疗新生儿鹅口疮的常用药物,病情较轻的小婴儿可用之擦洗口腔。轻症患儿病变在2~3日内即可消失,但仍需继续用药数天,以预防复发,也可用于清洗母亲乳头及浸泡义齿。

(2) 制霉菌素甘油液:较重的患儿可用10万U涂布,每2~3小时1次,涂布后可咽下。疗程为7~10日。

(3) 咪康唑软膏:唇部及口角部位的病损还可局部涂布咪康唑软膏,每日3次。

2. 全身抗真菌药物治疗

成人患者可全身应用抗真菌治疗,用药要连续两周,连续3次真菌检查阴性方可认为治愈。

(1) 氟康唑:首次每日200 mg口服,以后100 mg口服,每日1次,连续7~14日。

(2) 酮康唑:成人剂量为每日1次,每次1片(200 mg),与饭同服。2~4周为一疗程。

【注意事项】

1. 小儿喂养用具要清洁与消毒。注意防止因喂养而引起的交叉感染。

2. 成人患者首先应去除可能的诱发因素,如停用抗生素,治疗以局部为主,辅以全身治疗。

3. 白色念珠菌病的实验室诊断方法,包括涂片检查病原菌、分离培养、免疫学检验等,但确诊为白色念珠菌最可靠的方法是在玉米培养基上形成厚壁孢子。

4. 幼儿还可局部涂 0.05％甲紫(龙胆紫)进行治疗。

二、急性萎缩型念珠菌口炎

急性萎缩型念珠菌口炎,又称为急性红斑型,可以单独发病,也可和急性假膜型念珠菌病同时发生。

【诊断要点】

1. 患者多有长期服用大量抗菌药物和激素史,并且大多数患者患有消耗性疾病,如肿瘤化疗后、营养不良、内分泌紊乱等。

2. 某些皮肤病在大量应用青霉素、链霉素的过程中,也可发生念珠菌性口炎,因此本型又被称为抗生素性口炎。

3. 口腔黏膜充血、糜烂,舌背乳头呈团块萎缩,周围舌苔增厚,患者常首先自觉味觉异常或丧失,并感口干,黏膜灼痛。

4. 涂片检查可见念珠菌菌丝或培养证实念珠菌感染。

【药物治疗】

1. 全身抗真菌治疗用药要连续两周,但应连续 3 次真菌检查阴性方可认为治愈。氟康唑:首次 200 mg 口服,以后 100 mg 口服,每日 1 次,连服 7～14 日。酮康唑:成人剂量为每日 1 次口服 200 mg,2～4 周为一疗程。

2. 局部应用药物:局部口含化制霉菌素,5 万～10 万 U/次,一日 3 次;将碳酸氢钠配制成 2％～4％溶液局部含漱,一日 3 次。

【注意事项】

1. 应当停止使用诱发本病的药物。

2. 增强机体免疫力,加强营养治疗。

三、慢性萎缩型念珠菌口炎

慢性萎缩型念珠菌口炎又称慢性红斑型。

【诊断要点】

1. 好发于戴上颌义齿的患者,又称义齿性口炎,女性多见,损害部位常在上颌义齿腭侧面接触的上腭和牙龈黏膜,常伴有口角炎,也可发生于一般患者口中。

2. 慢性病程,持续数月至数年。

3. 患者可有轻度口干和烧灼感,义齿承托区黏膜广泛发红,或有黄白色的条索状或斑点状假膜。

4. 义齿组织面涂片检查可见念珠菌菌丝或培养法证实念珠菌感染。

【药物治疗】

1. 局部抗霉治疗主:局部口含化制霉菌素,5～10 万 U/次,每日 3 次;将碳酸氢钠配制成 2%～4% 溶液局部含漱,每日 3 次。

2. 睡觉前将义齿取下,浸泡在 2%～4% 碳酸氢钠溶液中。

【注意事项】

1. 长期佩戴义齿的患者应注意义齿清洁,养成睡前将义齿摘下,进食后将义齿清洁干净的良好习惯。

2. 去除局部创伤因素,义齿固位不好引起创伤的应重衬或重新修复。

四、慢性增殖型念珠菌口炎

慢性增殖型念珠菌口炎又称慢性肥厚型。

【诊断要点】

1. 常发生于吸烟或口腔卫生差的患者。有些患者发病与全身疾病有关,如血清铁低下、内分泌失调等。

2. 常对称地位于口角内侧三角区,表现为固着紧密的白色角质斑块,类似一般黏膜白斑,腭部病损可由义齿性口炎发展而来,黏膜呈乳头状增生。

3. 病损区涂片检查可见菌丝孢子。

4. 病损区组织病理检查,表现为上皮不全角化,可见白色念珠菌菌丝侵入。

【药物治疗】

1. 局部抗真菌治疗为主:局部口含化制霉菌素,5～10 万 U/次,每日 3 次;将碳酸氢钠配制成 2%～4% 溶液局部含漱,每日

3次。

2. 一般病损区抗真菌治疗后充血及溃疡消失,黏膜恢复正常或留下白色斑块。

【注意事项】

1. 吸烟的患者应戒烟。

2. 调整全身情况,如缺铁应考虑补充铁,内科配合治疗全身疾病,增强免疫功能。

3. 慢性增殖型念珠菌病需要组织病理学检查进一步确诊,如果没有条件进行病理学检查应及时转诊。如经病理确诊有恶变应及时转上级医院进一步诊治。

4. 表面出现颗粒增生的病损及组织学检查有上皮异常增生的病损,在治疗期间应严格观察,若疗效不明显,应考虑手术切除。

(张继生)

第三节 药物变态反应性口炎

【概述】

药物变态反应性口炎是指过敏体质的机体通过接触、口服或注射等不同途径接触药物后所产生的口腔黏膜变态反应性炎症。主要由Ⅰ型(速发型)和Ⅳ型(迟发型)变态反应所致。常见的药物主要有抗菌药、磺胺类药、解热镇痛药、安眠镇静药等。

【诊断要点】

1. 发病前有用药史,致敏药物多由磺胺类、解热止痛剂(水杨酸类、氨基比林等)、抗生素、巴比妥类等引起,发病与用药有明显的因果关系。

2. 发病急,药物引起变态反应有一定的潜伏期,由初次 24～48 小时发作,反复发作缩短至数小时或数分钟。

3. 口腔黏膜主要病损为红斑、水肿和大小不等的水疱,水疱破裂后形成糜烂或溃疡面,自觉胀痛。

4. 有的患者病损仅出现在口腔,有的患者生殖器出现红斑、水疱和糜烂面,眼有结合膜炎,皮肤有小红斑、丘疹和水疱,重者可发生剥脱性皮炎或表皮坏死松解症。

5. 变态反应性口炎可根据用药名、发作史和临床表现来诊断,此外尚可将可疑致敏物质固定于患者前臂屈侧皮肤上做斑贴试验,于 48 小时或 72 小时后观察反应有助于诊断。

【药物治疗】

1. 全身抗组胺药

(1) 氯苯那敏:4~8 mg,每日 3 次口服。应用氯苯那敏时应注意其不良反应以及禁忌证:嗜睡、疲劳、乏力,用药期间不得驾驶车辆或操作危险的机器。膀胱颈部梗阻、幽门十二指肠梗阻、消化性溃疡所致的幽门狭窄、心血管疾病、青光眼、高血压危象、甲亢、前列腺肥大的患者体征明显时慎用。下呼吸道感染以及哮喘患者禁用。

(2) 赛庚啶:4 mg,每日 3 次口服。不良反应有嗜睡、口干、乏力、头昏、食欲增强等,高空作业者、驾驶员应慎用。

(3) 苯海拉明:25~50 mg,每日 2~3 次口服。不良反应有嗜睡、头晕、恶心。过敏或对乙醇胺类药物过敏者,重症肌无力、闭角型青光眼、前列腺肥大患者禁用。

(4) 异丙嗪:12.5~25 mg,每日 3 次口服。不良反应有嗜睡、口干,因此高空作业者、驾驶员、运动员禁用。不应与哌替啶、阿托品合用。

(5) 输液可促进致敏药物排泄,有益于患者康复。

2. 局部用药对症治疗。主要应用消炎制剂,如 1%利多卡因液饭前含漱,局部贴各种消炎药膜,敷中药溃疡散等。

【注意事项】

1. 用药期间不得驾驶车、船或操作危险的机器。

2. 尽量找出可疑的致敏药物,同时立即停用。与致敏药物结构相似的药物也禁止应用。

3. 应当严格掌握用药的适应证,用药前需询问患者的药物过敏史,避免出现过敏反应。

4. 如发生剥脱性皮炎或表皮坏死松解症,应及时转上级医院进一步诊治。

(张继生)

第四节　急性坏死性溃疡性龈炎

【概述】

急性坏死性溃疡性龈炎的同义名有急性坏死性龈炎、奋森龈炎、梭螺菌龈炎等。表现为牙龈明显疼痛,自发出血,腐败性口臭,牙龈的急性坏死是本病的特点。

【诊断要点】

1. 常有明显的诱因,如过度疲劳、精神紧张、大量吸烟。机体免疫功能低下或缺陷者,如白血病、恶性肿瘤、艾滋病患者等易发生本病。

2. 起病急。常以牙龈自发性出血和明显疼痛为主诉。

3. 牙龈的龈乳头及龈缘坏死,牙龈边缘呈虫蚀状缺失,表面覆以灰白色假膜。坏死组织成为腐肉,脱落后形成龈缘区缺损。有严重的腐败性口臭,患部极易出血。病损区龈乳头变平,疼痛明显,或有木胀感。

4. 重症患者可有颌下淋巴结肿大和触痛,唾液增多,全身伴有低热等。

5. 坏死区涂片瑞氏染色可见大量的梭形杆菌和螺旋体。

6. 坏疽性口炎(又称走马疳)常为本病的重症型。走马疳可造成严重的面颊缺损,且死亡率较高。

【药物治疗】

1. 局部用药为主:氧化剂如 1‰~3‰过氧化氢溶液冲洗和反复含漱。

2. 重症者可口服硝基咪唑类药物,甲硝唑 200 mg,每日 3~4 次,连续服用 5~7 日。不良反应有恶心、呕吐、食欲不振等消化道症状,也可有头痛、眩晕等。孕妇、哺乳期妇女,有活动性神经系统疾病、血液病者禁用。口服维生素 C 100 mg,每日 3 次等支持治疗。

【注意事项】

1. 急性期治疗首先轻轻除去坏死组织,初步刮除大块牙石。及时进行口腔卫生宣教,更换牙刷。

2. 艾滋病患者常出现本病的症状,故临床上对患者可考虑行 HIV 抗体的检测以排除艾滋病。

3. 一旦发生坏疽性口炎,应及时转上一级医院进一步诊治。

4. 急性白血病患者,常常首先发生急性坏死性溃疡性龈炎而到口腔科就诊,一旦血象检查发现白细胞增多要考虑白血病的可能,需要转上级医院进一步检查或及时请上级医院专家会诊以指导诊治。

(张继生)

第五节　牙周炎

【概述】

牙周炎是由牙菌斑中的微生物所引起的牙周支持组织的慢性感染性疾病,导致牙周支持组织的炎症、牙周袋形成、进行性附着丧失和牙槽骨吸收,最后可导致牙松动拔除,是我国成人丧失牙的首位因素。

【诊断要点】

1. 牙龈有不同程度的炎症表现,红肿,探诊出血,可有溢脓。炎症程度一般与牙石、菌斑的量一致。

2. 有牙周袋形成,袋底在釉牙骨质界的根方,即已有牙周附着丧失,此有别于因牙龈肥大所致的假性牙周袋。

3. X线片显示有不同程度的骨吸收,呈水平型或垂直型吸收。

4. 晚期深牙周袋形成后,出现牙松动、咀嚼无力或疼痛,甚至发生急性牙周脓肿。

5. 常可出现牙移位、食物嵌塞、牙根暴露、口臭等伴发症状。

6. 可存在原发性或继发性咬合创伤。

【药物治疗】

1. 以局部治疗为主:可用3%过氧化氢溶液或氯己定溶液局部冲洗。

2. 重度牙周炎患者或伴有全身系统病的牙周炎患者可选用全身药物治疗。

(1)替硝唑:一次1 g,每日1次,连续服用5～6日。不良反应少见而轻微,主要为恶心、呕吐、上腹痛、食欲下降及口腔金属味,可有头痛、眩晕、皮肤瘙痒、皮疹、便秘及全身不适。此外,还可有中性粒细胞减少、双硫仑样反应及黑尿。高剂量时也可引起癫痫发作和周围神经病变。

(2)阿莫西林:500 mg,每日3次,连续服用7日。不良反应有恶心、呕吐、腹泻等消化道症状,青霉素过敏者禁用,与头孢菌素类药物之间存在部分交叉过敏。

(3)阿莫西林/克拉维酸钾:625 mg,每日3次口服。不良反应以胃肠道反应较常见,如恶心、呕吐、腹泻等。传染性单核细胞增多症患者可出现皮疹。

【注意事项】

1. 牙周炎的治疗是一项系统工程,应按一定顺序分阶段进行,主要包括基础治疗、手术治疗、维护期治疗。

2. 牙周治疗的总体目标是消除菌斑微生物及其他促进因素,消除炎症,控制牙周炎进展并防止复发,建立功能良好、舒适而美观的牙列,在有条件时争取牙周组织的新附着。

3. 在全面检查和诊断的基础上,针对不同病情的患牙制定有针对性的全面治疗计划,包括治疗可保留的牙齿、拔除应拔除的牙、可能施行的手术、修复问题等。在治疗过程中,治疗计划可能进行必要的修改和调整。

4. 发现影响牙周炎治疗进程的全身危险因素,例如糖尿病、免疫功能低下、长期用药情况等应请内科医师会诊。

5. 在没有条件进行牙周系统治疗的情况下,医师应告知患者其牙周病情,并建议其到有条件的医疗机构进行治疗。

(张继生)

第六节　牙周脓肿

【概述】

牙周脓肿是位于牙周袋壁或深部牙周组织中的局限性化脓性炎症,可发生于任何类型牙周炎晚期,若不彻底治疗,可以反复发作,也可能转为慢性脓肿。

【诊断要点】

1. 急性牙周脓肿发病突然,牙龈红肿光亮,呈半球状突起,位置较靠近龈缘,范围广泛者可接近龈颊沟处,疼痛较剧烈,可有搏动性疼痛,患牙有"浮起感",叩痛,松动明显。

2. 在脓肿的后期,脓肿表面较软,扪诊可有波动感,疼痛稍减轻,轻压牙根区可有脓液从袋内流出,脓肿亦可自行破溃。

3. 急性牙周脓肿患者一般无明显的全身症状,可有局部淋巴结肿大,或白细胞轻度增多。脓肿可以发生在单个牙齿,常位于磨牙根分叉处,也可同时发生于多个牙齿,或此起彼伏。此种多发性牙周脓肿时,患者十分痛苦,也常伴有较明显的全身不适、发热、白细胞增多、淋巴结肿大等症状。

4. 慢性牙周脓肿常因急性期过后未及时治疗,或反复急性发作所致。一般无明显症状,可见牙龈表面有窦道开口,开口处可以平坦,须仔细检查才可见有针尖大的开口,也可呈肉芽组织增生的开口,压时有少许脓液流出。叩痛不明显,有时可有咬合不适感。

【药物治疗】

1. 口服用药为辅助治疗手段

(1)替硝唑:一次 1 g,每日 1 次,连续服用 5～6 日。不良反应少见而轻微,主要为恶心、呕吐、上腹痛、食欲下降及口腔金属味,可有头痛、眩晕、皮肤瘙痒、皮疹、便秘及全身不适。此外,还可有中性粒细胞减少、双硫仑样反应及黑尿。高剂量时也可引起癫痫发作和周围神经病变。

(2)阿莫西林:500 mg,每日 3 次。不良反应有恶心、呕吐、腹泻等消化道症状,青霉素过敏者禁用,与头孢菌素类药物之间存在部分交叉过敏。

(3)阿莫西林/克拉维酸钾:625 mg,每日 3 次口服。不良反应以胃肠道反应较常见,如恶心、呕吐、腹泻等。传染性单核细胞增多症患者可出现皮疹。

2. 重度牙周脓肿、多发性牙周脓肿,可硝基咪唑类与阿莫西林联合应用。

【注意事项】

1. 急性牙周脓肿的治疗原则是止痛、防止感染扩散以及使脓液引流。

2. 在脓肿初期脓液尚未形成前,可清除大块牙石,冲洗牙周袋,将防腐收敛药或抗菌药置入牙周袋内,必要时全身给予抗生素或支持疗法,而不应过早切开引流造成创口流血过多和疼痛。

3. 脓肿形成切开后用生理盐水冲洗脓腔,切勿用过氧化氢溶液冲洗脓腔,以免因新生氧的气泡进入组织引起剧痛。

4. 对于患牙"浮出"而咬合接触疼痛者,可将明显的早接触点调磨,使患牙获得迅速恢复的机会。

5. 全口多个牙同时或先后发生急性牙周脓肿时应给予全身支持疗法,并应寻找有无全身疾病等背景。

(张继生)

第七节　急性根尖周围炎

【概述】

急性根尖周围炎是发生于牙根尖周围的局限性炎症,以剧烈的持续性自发痛和叩痛为特征。可由急性牙髓炎向根尖周围组织扩展而来,但更常见的是慢性炎症的急性发作。根据其发展过程可分为浆液期和化脓期,化脓期则根据脓液所在的部位不同又可分为根尖脓肿、骨膜下脓肿、黏膜下脓肿三个阶段。

【诊断要点】

1. 多有牙髓病史或外伤史或牙髓病治疗史。

2. 患牙疼痛特征从初期的轻微痛,逐渐发展到自发性持续性剧烈跳痛,从初期的咬紧牙疼痛减轻,逐渐发展到咬合剧烈疼痛甚至不敢咬合。患牙浮起、伸长感明显。疼痛能明确定位。牙齿有龋坏或非龋性牙体疾病,叩痛明显,轻度松动。牙髓温度测试或电活力测验无反应,X光片上根尖周膜略增宽,牙槽骨无明显改变。

3. 急性化脓性根尖周炎主要表现为牙齿持续性、自发性剧烈疼痛,不敢咬合。牙齿有龋坏或非龋性牙体疾病,叩痛明显,牙髓温度测试或电活力测验无反应。

4. 脓肿形成阶段可见根尖区牙龈红肿,龈颊沟变浅,压痛并有波动感。严重的患者可出现全身症状。

5. 骨膜下脓肿时患牙有剧烈的疼痛,叩诊可引起剧痛,根尖部红肿明显,有扪痛,可以伴有全身症状。

6. 黏膜下脓肿的疼痛减轻,骨膜下脓肿阶段所表现的症状均有所减轻,但有波动感,破溃后形成龈瘘。

7. 慢性根尖炎急性发作者 X 光片显示根尖部牙槽骨破坏的透射影像。

【药物治疗】

1. 口服抗菌药物类

(1) 替硝唑:一次 1 g,每日 1 次,连续服用 5~6 日。不良反应少见而轻微,主要为恶心、呕吐、上腹痛、食欲下降及口腔金属味,可有头痛、眩晕、皮肤瘙痒、皮疹、便秘及全身不适。此外,还可有中性粒细胞减少、双硫仑样反应及黑尿。高剂量时也可引起癫痫发作和周围神经病变。

(2) 阿莫西林:500 mg,每日 3 次口服。不良反应有恶心、呕吐、腹泻等消化道症状,青霉素过敏者禁用,与头孢菌素类药物之间存在部分交叉过敏。

(3) 阿莫西林/克拉维酸钾:625 mg,每日 3 次口服。不良反应以胃肠道反应较常见,如恶心、呕吐、腹泻等。传染性单核细胞增多症患者可出现皮疹。

(4) 头孢羟氨苄:0.5~1.0 g,每日 2 次口服。儿童一次按体重 15~20 mg/kg 服用,每日 2 次。不良反应小,主要是胃肠道反应,少数患者尚可发生皮疹等过敏反应。

2. 口服镇痛药以缓解疼痛

(1) 索密痛:需要时服用,一次 1~2 片,一日 1~3 次口服。不良反应:本复方所含氨基比林和非那西丁均有明显不良反应。氨基比林可有呕吐、皮疹、发热、大量出汗及发生口腔炎等。长期服用非那西丁可引起肾乳头坏死、间质性肾炎并发急性肾衰竭,还可造成对药物的依赖性。

(2) 布洛芬:0.2~0.4 g,4~6 小时 1 次,口服。不良反应:可加重消化道溃疡,引起出血,因此胃与十二指肠溃疡者慎用。服药期间饮酒可增加胃肠道副作用,并有致溃疡的危险,孕妇、哺乳期妇女以及对阿司匹林或其他非甾体抗炎药过敏者禁用,胃与十二指肠溃疡活动期患者禁用。

【注意事项】

急性根尖周围炎的治疗以治疗患牙为主。

1. 急性根尖周围炎必须及时开放髓腔引流根尖的脓液。根尖部骨膜下或黏膜下形成脓肿时须在利多卡因麻醉下切开引流,2~3日换一次药。

2. 急性期拔牙:无保留价值或重要病灶牙可以果断拔除患牙,通过牙槽窝引流。但复杂性拔牙易引起炎症扩散,应先保守治疗后拔牙。

3. 有瘘孔行瘘管通过法,瘘管经久不愈者可搔刮或做根尖切除术。

4. 消除病灶,保留患牙。急性症状控制后做根管治疗。

(张继生)

第八节 冠周炎

【概述】

智牙冠周炎是指未完全萌出或阻生的智牙牙冠周围软组织发生的炎症,一般多见于 18~25 岁的青年,临床上以下颌第三磨牙的冠周炎最为常见。食物残渣和细菌极易嵌塞于盲袋内,一般很难通过漱口或刷牙被清除干净,有利于细菌生长。当局部咬合损伤,黏膜发生糜烂和溃疡时,局部抵抗力降低,可发生冠周软组织炎症。全身抵抗力较强时,可能症状不明显或很轻微。而全身抵抗力降低时,如感冒、疲劳和月经期等,可引起冠周炎急性发作。

【诊断要点】

1. 局部检查探及未完全萌出或阻生的智牙牙冠,X 线片可发现智牙的存在。

2. 冠周牙龈红肿、触痛,盲袋内可有脓性分泌物,不同程度张口受限。

3. 可伴有下颌下及颈深上淋巴结肿大、压痛。

4. 患者体温可在 38℃左右,白细胞计数增加。

5. 冠周炎治疗不及时可能引发局部骨膜下脓肿,穿破黏膜或皮肤形成瘘管。当感染向邻近潜在的间隙扩散时,可发生蜂窝织炎,甚至颌骨骨髓炎、败血症和脓毒血症等严重并发症。

6. 急性冠周炎也可以迁延变成慢性冠周炎,此时全身症状消失,局部症状时好时坏,因没有彻底清除病灶,还可能出现急性发作。

【药物治疗】

治疗原则:在急性期应以消炎、镇痛、切开引流、增强全身抵抗力的治疗为主。根据局部炎症及全身反应程度和有无其他并发症,应选择抗菌药物及全身支持疗法。

1. 口服抗菌药物的选择

首选青霉素类药物。阿莫西林,成人 0.5 g,每 6～8 小时 1 次,每日剂量不超过 4 g,3～5 日为一疗程。青霉素皮试阳性反应者、对本品及其他青霉素类药物过敏者禁用。

阿莫西林与替硝唑联合用药,替硝唑 1 次 1 g,每日 1 次,连续服用 5～6 日。不良反应以消化道反应最为常见,包括恶心、呕吐、食欲不振、腹部绞痛,一般不影响治疗。

备选药物:① 红霉素,每日 1～2 g,分 3～4 次口服,3～5 日为一疗程。② 复方磺胺甲噁唑,口服 2 片,每日 2 次,3～5 日为一疗程。不良反应以过敏反应较为常见,可表现为药疹。③ 头孢氨苄,口服,一般 250～500 mg,每日 4 次,3～5 日为一疗程。

以上备选药物均可配合替硝唑使用。

2. 肌肉或者静脉用药

首选青霉素 G,成人剂量 160 万 U,每日 3～4 次,肌内注射;重症患者可增至每次 320 万 U,每 6 小时 1 次。严重的感染可静脉滴注,每日剂量 500～1 000 万 U 或更大,但仅可静脉滴注,且速度不可过快,否则可引起"青霉素脑病"等毒性反应。不良反应有过敏性休克、药疹等,因此应严格掌握适应证,并详细询问用药史,认真做好皮肤敏感试验。青霉素静脉用药的同时可以联合替硝唑注射液,用量为静脉给药首次按体重 15 mg/kg(70 kg 成人为 1 g),维持量按体重 7.5 mg/kg,每 6～8 小时静脉滴注 1 次。静脉或肌肉用药3～5日为一疗程。

备选肌肉或静脉用药:头孢呋辛肌内注射或静脉滴注,每日 0.5～2.25 g,分 2～3 次使用,对本品及头孢菌素类抗菌药物过敏者禁用。头孢曲松肌内注射或静脉给药,每日 1～2 g,每日 1 次。不良反应主要有腹泻、恶心、呕吐、腹痛、结肠炎、黄疸、胀气、味觉障碍和消化不良等消化道反应,偶有皮疹痛痒、发热、支气管痉挛和血清病等过敏反应。对头孢菌素类抗菌药物过敏者禁用。

【注意事项】

1. 智牙冠周炎的治疗应以局部处理为重点,局部又以清除盲袋内食物碎屑、坏死组织、脓液为主。常用生理盐水、1％～3％双氧水溶液等依次行冠周盲袋冲洗,至溢出液清亮为止。擦干局部,用探针蘸碘甘油或少量碘酚液导入龈袋内,每日 1～3 次,并用 0.1％氯己定(洗必泰)液等含漱剂漱口。

2. 若有脓肿形成,应在利多卡因局麻下切开脓肿,置入橡皮条或碘仿纱条引流,感染如波及邻近间隙,还应作该间隙的切开引流术。

3. 当炎症转入慢性期后,若为不可能萌出的阻生牙,则应尽早拔除,以防感染再发。

(张继生)

第九节 腮腺炎

一、流行性腮腺炎

【概述】

流行性腮腺炎为流腮病毒引起的急性传染病,常双侧腮腺同时或先后发生非化脓性肿胀。大都发生于儿童。本病病毒通过直接接触、飞沫、唾液污染食具和玩具等途径传播,四季都可流行,以晚冬、早春多见。通常潜伏期为2~3周,感染本病后可获终身免疫。一般预后良好,伴有脑炎、心肌炎者偶有死亡,大多为成年人。

【诊断要点】

1. 一般有接触史,潜伏期为2~3周,以前无类似发作史。

2. 本病前驱症状一般较轻,表现为体温中度增高,头痛、肌痛等。一般是双侧腮腺先后受累,也可同时或单独发作,也可累及双侧下颌下腺,甚至舌下腺。

3. 受累腺体明显肿大、质软。导管口无明显肿胀,亦无脓性分泌物溢出。肿痛在3~5日达到高峰,一周左右消退。腮腺肿大时体温仍高,多为中度发热,持续5~7日后消退。部分患者躯干偶见红色斑丘疹或荨麻疹。

4. 少数病例可并发睾丸炎或脑脊髓膜炎等。

【药物治疗】

本病是一种自限性疾病,抗病毒药物无效,主要为对症治疗。患者应卧床休息,适当补充水分和营养,饮食须根据病人咀嚼能力决定,不食酸性食品。严重头痛者可服用解热止痛药,并发睾丸炎者睾丸局部冰敷并用睾丸托支持。糖皮质激素疗效不肯定。严重呕吐者应补充水分及电解质。

【注意事项】

1. 保持口腔卫生,勤漱口,以防止逆行性感染。

2. 全身症状明显者,应积极对症处理。

3. 若怀疑有神经系统、生殖系统并发症,应请相关科室会诊。

4. 发病期间,应卧床休息,隔离,以免交叉感染,隔离患儿至腮腺肿胀完全消退,有接触史的易感儿童应检疫3周。

二、急性化脓性腮腺炎

【概述】

急性化脓性腮腺炎以往常见于腹部大手术以后,由于加强了手术前后的处理,加强体液平衡和口腔清洁,以及有效抗菌药物的应用,手术后并发的腮腺炎已很少见,多系慢性腮腺炎基础上的急性发作或邻近组织的急性炎症的扩散。急性传染病,长期卧床的消耗性疾病,糖尿病患者也易发生。急性化脓性腮腺炎主要的病菌为葡萄球菌,多见金黄色葡萄球菌,偶尔也可见链球菌。

【诊断要点】

1. 可有全身性严重疾病、胸腹部大手术等病史。

2. 多为单侧腮腺肿大,以耳垂为中心,皮肤微红发亮,触压痛,导管口充血、肿胀,按摩腺体可见脓液自导管口溢出。

3. 炎症可扩散到腮腺周围组织,伴发蜂窝织炎,或沿着颈部间隙往下扩散到纵隔,向上可通过颅底扩散到颅内,通过这些途径扩散的机会不多,一旦发生,则病情严重而危险。

4. 发病急,全身中毒症状重,血白细胞总数及中性粒细胞比例增高,急性期血液及尿淀粉酶可能升高。

【药物治疗】

1. 炎症早期可用热敷、理疗、外敷如意金黄散。可用生理盐水含漱,清洁口腔。

2. 选用有效抗菌药物

(1) 首选青霉素G,成人剂量160万U,每日3～4次,肌内注射;重症患者可增至每次 320 万 U,每 6 小时 1 次;严重的感染可静脉滴注,每日剂量 500～1 000 万 U 或更大,但仅可静脉滴注,且速度不可过快,否则可引起"青霉素脑病"等毒性反应。

(2) 头孢拉定:口服,成人 1 次 0.25～0.5 g,每 6 小时 1 次,1 日最高剂量 4 g。儿童 1 次 6.25～12.5 mg/kg,每 6 小时 1 次。静脉滴注、静脉注射或肌内注射,成人 1 次 0.5～1.0 g,每 6 小时 1 次,1 日最高剂量 8 g。儿童(1 周岁以上)1 次 12.5～25 mg/kg,每 6 小时 1 次。

(3) 应用抗革兰氏阳性球菌青霉素或头孢拉定等时,可联合应用替硝唑治疗。

【注意事项】

1. 针对发病原因,加强口腔护理(如认真刷牙、常用洗必泰溶液漱口等),纠正机体脱水及电解质紊乱,维持体液平衡。必要时输入复方氨基酸等以提高机体抵抗力。遇有病情重者宜收住院治疗。并发颅内及纵隔感染者应及时转上级医院进一步诊治,若病情危重或转院风险大,应该及时请上级医院专家会诊以指导诊治。

2. 选用有效抗生素。应用大剂量青霉素或适量头孢菌素等抗革兰氏阳性球菌的抗生素,并从腮腺导管口取脓性分泌物作细菌培养及药敏实验,选用最敏感的抗生素。

3. 当脓肿形成时,可以穿刺抽脓,但常采取切开引流术,因常为多发性脓肿,应注意向不同方向分离,分开各个腺小叶的脓腔。冲洗后安橡皮引流条,以后每天用生理盐水冲洗,更换引流条。

4. 切开引流可能在后期形成唾液腺瘘(即自瘘口处外溢唾液),大多能自愈,有的则需日后用手术等方法治疗。另外,个别实施切开引流手术者可能合并面神经损伤。如有上述并发症出现应及时转上级医院进一步诊治。

(张继生)

附 2011 版江苏省基本药物增补药物目录(化学药部分)

一、抗微生物药

1. 青霉素类		苄星青霉素,阿洛西林
2. 头孢菌素类		头孢拉定,头孢克洛,头孢噻肟,头孢羟氨苄,头孢唑肟,头孢克肟
3. 氨基糖苷类		依替米星
4. 大环内酯类		乙酰螺旋霉素,罗红霉素
5. 其他抗生素类		林可霉素
6. 喹诺酮类		洛美沙星
7. 抗真菌药		酮康唑
8. 硝基咪唑类		替硝唑,奥硝唑
9. 其他		大蒜素

二、麻醉药

1. 局部麻醉药		丁卡因
2. 全身麻醉药		丙泊酚
3. 吸入麻醉药		七氟烷

4. 骨骼肌松弛药　　　　　　　阿曲库铵

三、解热、镇痛、抗炎、抗风湿、抗痛风药
1. 镇痛药　　　　　　　　　　吗啡,曲马多
2. 解热镇痛药　　　　　　　　索米痛,赖氨匹林,氨咖黄敏,氨酚
　　　　　　　　　　　　　　　伪麻美芬片Ⅱ/氨麻苯美片,酚麻
　　　　　　　　　　　　　　　美敏,复方锌布,复方对乙酰氨基
　　　　　　　　　　　　　　　酚,复方氨酚烷胺,美敏伪麻,复方
　　　　　　　　　　　　　　　盐酸伪麻黄碱,美洛昔康
3. 抗痛风药　　　　　　　　　苯溴马隆

四、神经系统药物
1. 抗帕金森病药　　　　　　　左旋多巴,多巴丝肼
2. 脑血管用药及降颅压药　　　氟桂利嗪,倍他司汀,丹参酮ⅡA,
　　　　　　　　　　　　　　　尼麦角林
3. 其他　　　　　　　　　　　吡拉西坦,谷维素

五、治疗精神障碍药物
1. 抗精神病药　　　　　　　　氯氮平,舒必利
2. 抗躁狂药　　　　　　　　　碳酸锂

六、心血管系统药物
1. 抗心绞痛药　　　　　　　　单硝酸异山梨酯
2. 抗高血压药　　　　　　　　贝那普利,缬沙坦,可乐定
3. 抗休克药　　　　　　　　　去氧肾上腺素
4. 调脂及抗动脉粥
　　样硬化药物　　　　　　　非诺贝特,洛伐他汀
5. 扩张血管药　　　　　　　　地尔硫卓,非洛地平,哌唑嗪,地巴
　　　　　　　　　　　　　　　唑,左旋氨氯地平,复方硫酸双肼
　　　　　　　　　　　　　　　屈嗪,川芎嗪

587

6. 钙拮抗药   拉西地平,氨氯地平

7. 血管紧张素Ⅱ受体拮抗剂   厄贝沙坦,氯沙坦钾

8. 血管紧张素转化酶抑制剂   复方卡托普利

9. 其他   三磷酸腺苷

七、呼吸系统药物

1. 祛痰药   羧甲司坦,糜蛋白酶

2. 镇咳药   复方磷酸可待因,右美沙芬

3. 平喘药   特布他林,班布特罗,布地奈德

八、消化系统药物

1. 抗酸药及抗溃疡病药   硫糖铝,大黄碳酸氢钠,西咪替丁,铝碳酸镁

2. 助消化药   双歧杆菌活菌,多酶,乳酸菌素

3. 胃肠解痉药及胃动力药   莫沙必利

4. 泻药和止泻药   复方地芬诺酯

5. 肝胆疾病用药   曲匹布通,甘草酸二铵,谷氨酸,门冬氨酸钾镁,柳氮磺吡啶

6. 肝胆辅助用药   硫普罗宁

7. 其他   地奥司明

九、泌尿系统药物

1. 利尿药及脱水药   托拉塞米,复方阿米洛利

2. 良性前列腺增生用药   非那雄胺

3. 前列腺疾病用药   普适泰

十、血液系统药物

1. 抗贫血药   琥珀酸亚铁,富马酸亚铁

2. 抗血小板药   西洛他唑,曲可芦丁,藻酸双酯钠

3. 促凝血药   氨基己酸,酚磺乙胺,氨甲苯酸

4. 抗凝血药及溶栓药	低分子肝素,尿激酶,血凝酶
5. 升白细胞药	维生素 B4,鲨肝醇,肌苷,利血生,辅酶 A
6. 血容量扩充剂	羟乙基淀粉

十一、激素及调节内分泌功能药

1. 下丘脑垂体激素及其类似物	尿促性素
2. 肾上腺皮质激素类药	泼尼松龙,倍他米松,曲安奈德
3. 胰岛素及口服降血糖药	重组人胰岛素,精蛋白生物合成人胰岛素,精蛋白锌重组人胰岛素,门冬胰岛素,瑞格列奈,格列齐特,罗格列酮,格列美脲,阿卡波糖,格列喹酮,吡格列酮
4. 雄激素及同化激素	达那唑
5. 雌激素及孕激素	己烯雌酚
6. 钙代谢调节药钙 D3	维生素 D3,阿法骨化醇,碳酸
7. 其他	胰激肽原酶

十二、抗变态反应药

西替利嗪,氯雷他定,酮替芬,茶苯海明

十三、维生素、矿物质类药

1. 维生素	复合维生素 B,甲钴胺,呋喃硫胺,维生素 A,烟酸,复方芦丁,水溶性维生素
2. 肠外营养药	脂肪乳(中链及长链复合剂)

十四、调节水、电解质及酸碱平衡药

乳酸钠,灭菌注射用水

十五、皮肤科药物

1. 抗感染药 　　　　　　酮康唑(酮康唑乳膏,酮康唑洗液),克霉唑(克霉唑软膏,克霉唑溶液,克霉唑阴道片),曲安奈德(制剂规格 10 g∶2.5 mg),莫匹罗星,氟轻松

2. 其他 　　　　　　　　炉甘石,环吡酮胺,高锰酸钾,双氯芬酸,复方醋酸地塞米松

十六、眼科药物

1. 抗感染药 　　　　　　羟苄唑,金霉素,磺胺醋酰钠,四环素醋酸可的松

2. 其他 　　　　　　　　泼尼松龙(醋酸泼尼松龙滴眼液),复方妥布霉素,托吡卡胺,吡诺克辛,色甘酸钠

十七、耳鼻喉科药物

林可霉素,呋麻,羟甲唑啉,复方氯己定,糜蛋白酶,过氧化氢

十八、妇产科药物

替硝唑,复方莪术油,双唑泰

十九、抗肿瘤药

1. 烷化剂 　　　　　　　环磷酰胺

2. 抗代谢药 　　　　　　氟尿嘧啶

3. 抗肿瘤抗生素　　　　　丝裂霉素
4. 抗肿瘤植物药　　　　　长春新碱
5. 其他抗肿瘤药　　　　　顺铂